Thieme

Diagnostik und Therapie der akuten Aphasie

Ruth Nobis-Bosch
Ilona Rubi-Fessen
Rolf Biniek
Luise Springer †

13 Abbildungen
52 Tabellen

Georg Thieme Verlag
Stuttgart • New York

Impressum

Bibliografische Information der Deutschen Nationalbibliothek

Die Deutsche Nationalbibliothek verzeichnet diese Publikation in der Deutschen Nationalbibliografie; detaillierte bibliografische Daten sind im Internet über http://dnb.d-nb.de abrufbar.

Aktuelle Informationen finden Sie unter www.thieme.de/detailseiten/9783131479419.html

Rüdigerstraße 14
70469 Stuttgart
Deutschland
Telefon: +49/(0)711/8931-0
Unsere Homepage: www.thieme.de

Printed in Germany

Zeichnungen: Barbara Gay, Bremen
Umschlaggestaltung: Thieme Verlagsgruppe
Umschlaggrafik: Dorit David, Hannover
Redaktion: Saskia Dittgen
Satz: medionet Publishing Services Ltd., Berlin
gesetzt aus Adobe InDesign CS5
Druck: AZ Druck und Datentechnik GmbH, Kempten

ISBN 978-3-13-147941-9 1 2 3 4 5 6

Auch erhältlich als E-Book:
eISBN (PDF) 978-3-13-170731-4

Widmung

Für Luise

Vorwort der Herausgeberinnen

Mit dem vorliegenden Buch zu Diagnostik und Therapie akuter Aphasien wird eine wichtige Lücke in der Literatur geschlossen. Bereits 1991 veröffentlichte Biniek im Rahmen der Reihe Forum Logopädie mit dem Aachener Aphasie-Bedside Test (AABT) das erste deutschsprachige Testverfahren für akute Aphasien. Nach wie vor stellt der AABT einen für die Akutphase wichtigen Test dar, der auch das Erfassen wesentlicher Informationen zur Stimulierbarkeit von Patienten ermöglicht.

Im vorliegenden Werk wird im Rahmen der Diagnostik nicht nur der AABT vorgestellt, dessen Protokollbögen und Materialien sowohl im Anhang des Buches zu finden sind als auch online zur Verfügung stehen, sondern auch andere im deutschsprachigen Raum üblichen Aphasietests für die Akutphase. Damit ist ein systematischer Überblick über alle aktuellen Testverfahren für akute Aphasien entstanden. In anschaulichen Fallbeispielen zur Diagnostik werden die Ergebnisse verschiedener Testverfahren einander gegenübergestellt.

Neben der Diagnostik stellt die Behandlung akuter Aphasien einen wesentlichen Schwerpunkt des Buches dar. Therapeutische Konzepte werden hinsichtlich ihrer praktischen Durchführung nachvollziehbar geschildert und unter evidenzbasierten Gesichtspunkten kritisch reflektiert. Zahlreiche Fallbeispiele erleichtern die Umsetzung der Konzepte in den therapeutischen Alltag in der Akutphase. Zusätzlich haben die Autoren therapeutische Konzepte späterer Behandlungsphasen an die Akutphase adaptiert. Der Umgang mit wesentlichen Begleitstörungen, wie v.a. Dysphagien, aber auch Wahrnehmungs-, Aufmerksamkeits- und Gedächtnisstörungen, wird ebenso ausführlich berücksichtigt wie die Frührehabilitation bei Betroffenen mit schweren Bewusstseinsstörungen. Des Weiteren wird auf die im Akutstadium notwendige Angehörigenberatung inklusive konkreter Hilfestellungen für den Erstkontakt mit dem Betroffenen eingegangen. Der ICF und ihrer Berücksichtigung in der Akutphase ist ein eigenes Kapitel gewidmet, das Hinweise zu Klassifikation und Codierung akuter Aphasien sowie ein Fallbeispiel enthält.

Damit ist ein Buch entstanden, das in umfangreicher und praxisorientierter Weise die Möglichkeiten zu Diagnostik und Therapie akuter Aphasien und damit ein wichtiges Basiswerk für die Akutphase und Frührehabilitation darstellt.

Ein ganz besonderer Dank gilt Dr. Luise Springer, der dieses Buch gewidmet ist. Sie hat das Werk nicht nur als Herausgeberin unterstützt, sondern auch als Autorin entscheidend geprägt. Ihr ist es u.a. zu verdanken, dass wichtige therapeutische Konzepte aus dem angloamerikanischen Raum für den deutschen Sprachraum übersetzt, überprüft und modifiziert wurden, die zu den wesentlichen Grundlagen logopädischen Handelns bei Aphasien gehören.

Dietlinde Schrey-Dern   Norina Lauer

Vorwort

„Hat mein Mann jetzt bei dem Schlaganfall ganz die Sprache verloren? Wird der nie wieder sprechen können? Was kann man machen?“ – drängende Fragen an die Logopädin auf einer Stroke Unit, die nicht immer leicht zu beantworten sind.

Mit dem vorliegenden Buch möchten wir für die Akutsituation Hilfen geben. Gedacht ist dieses Buch für alle Logopädinnen, die auf einer Akutstation, in der Frührehabilitation oder in der weiterführenden Rehabilitation mit Menschen arbeiten, die an einer akuten Aphasie leiden. Hilfreich ist dieses Buch aber auch für den Arzt auf der Stroke Unit, wenn er sein Wissen um akute Aphasien erweitern will und verstehen will, was sprachtherapeutische Diagnostik und Therapie bedeutet.

Akute Aphasien haben in den letzten Jahren zunehmend an Bedeutung gewonnen, immer mehr Logopädinnen sind auf einer Stroke Unit und in der Frührehabilitation tätig. Eine umfassende Darstellung der Diagnostik und Therapie bei akuter Aphasie lag aber bisher nicht vor. Beim Nachdenken über eine neue Auflage des Buches „Akute Aphasien“ aus dem Jahr 1993 war deshalb schnell klar, dass es um diese Bereiche erweitert werden musste.

Der Aachener Aphasie-Bedside-Test (AABT) als normierter Test für die Akutphase wird in diesem Buch in überarbeiteter Form mit Testbögen, Abbildungen und Normwerten zur Verfügung gestellt. Gleichzeitig wurden mithilfe des Georg Thieme Verlags weitere Materialien zum Download aufbereitet, sodass z. B. Handanweisung und Normwerte zum AABT als PDF herunterladbar sind und eine nicht mehr lesbare Kopie der Kopie vermieden werden kann.

Wir verwenden die Bezeichnungen „Logopädin“ und „Therapeutin“ stellvertretend für alle Berufsgruppen, die Menschen mit akuten Aphasien behandeln. Angesprochen sind immer auch Sprachtherapeutinnen, klinische Linguistinnen, Patholinguistinnen, Sprachheilpädagoginnen und Sprechwissenschaftlerinnen (und diejenigen, die wir jetzt in der Aufzählung vielleicht vergessen haben). Da in der Logopädie weibliche Therapeuten in der Mehrzahl sind, haben wir die weibliche Form gewählt, gemeint sind aber stets Logopädinnen und Logopäden.

Unser Buch ist das Ergebnis vieler Dialoge mit Menschen, die uns sehr unterstützt haben:

Dank sei hier an erster Stelle Prof. Walter Huber und Prof. Klaus Willmes-von Hinkeldey gesagt. Ohne ihre unermüdliche Diskussionsbereitschaft und ihren Ideenreichtum wäre der AABT niemals entstanden. Dem Georg Thieme Verlag, insbesondere Frau Witschel, sei für die unerschöpfliche Geduld und mannigfaltige Unterstützung gedankt. Dank auch an die Kolleginnen und Kollegen, die uns in dem Projekt unterstützt haben, insbesondere sei hier Dr. Bruno Fimm erwähnt. An dieser Stelle möchten wir uns auch bei den Patienten bedanken, die durch ihre Bereitschaft zur Veröffentlichung der Daten dazu beigetragen haben, dass dieses Buch lebendiger wurde. Wir freuen uns ganz besonders, dass Herr L.C. trotz leichter sprachlicher Probleme inzwischen seine Arbeit als Architekt wieder aufnehmen konnte. Er plant Rehabilitationszentren!

Nicht zuletzt bedanken wir uns bei unseren Partnern und unseren Kindern, denen wir einiges abverlangt haben.

Dr. phil. Luise Springer hat dieses Buchprojekt ins Leben gerufen und hat uns über die Jahre immer wieder neu motiviert und bei der Stange gehalten. Sie hat das Konzept des Buches wesentlich mitgestaltet, Textpassagen mitgeschrieben, uns mit Literatur „gefüttert“ und ihren unerschöpflichen Erfahrungsschatz in zahllosen, lebhaften Diskussionen eingebracht. Wir sind sehr traurig, dass Luise die Fertigstellung unseres gemeinsamen Buches nicht mehr erleben konnte. In Gedanken sind wir oft bei ihr; wir haben über viele Jahre mit ihr zusammengearbeitet und haben viel von ihr lernen dürfen. Dieses Buch wäre ohne Luise so nicht entstanden. Wir widmen es ihr mit Dank für die bereichernde Zusammenarbeit und in großem Respekt vor einer außerordentlichen Logopädin!

Aachen/Köln/Bonn
im Dezember 2012

Ruth Nobis-Bosch
Ilona Rubi-Fessen
Rolf Biniek

Anschriften

Frau
Dr. Ruth Nobis-Bosch
Dipl.-Logopädin
Lehrlogopädin (dbl)
Hainbuchenstr. 27
52074 Aachen

Frau
Ilona Rubi-Fessen
Dipl.-Logopädin
Lehrlogopädin (dbl)
Berrenrather Str. 473
50937 Köln

Herrn
Prof. Dr. med. Rolf Biniek
LVR-Klinik Bonn
Abteilung Neurologie
Kaiser-Karl-Ring 20
53111 Bonn

Frau
Dietlinde Schrey-Dern
Lehr- u. Forschungslogopädin
RWTH Aachen
Segnistr. 23
52066 Aachen

Frau
Prof. Dr. Norina Lauer
Hochschule Fresenius
Limburger Str. 2
65510 Idstein

Inhaltsverzeichnis

1 Einleitung

Akute Aphasien sind neurologisch bedingte Sprachstörungen, die sich in den ersten Stunden, Tagen oder Wochen nach einem Schlaganfall oder einer anderen Hirnschädigung zeigen.

Anfangs sind die Betroffenen kaum ansprechbar und oft stumm (Mutismus). Allenfalls produzieren sie Stöhnlaute und inhaltsarme sprachliche Fragmente (Laut- und Silbenfolgen) sowie Redefloskeln, die oft stereotyp verwendet werden. Das Sprachverstehen kann sowohl gut erhalten als auch nur begrenzt oder gar nicht möglich sein. Dies beeinträchtigt die Kommunikation mit dem Klinikpersonal, aber selbst eine sprachliche Verständigung mit den engsten Angehörigen ist anfangs nicht möglich. Erste elementare Interaktionsversuche sind meist nur über nonverbale Ausdrucksmittel wie Händedruck, Mimik, Gestik und Blickverhalten erfolgreich. Die eigenen Gefühle, Ängste und Bedürfnisse nicht mehr sprachlich vermitteln zu können, ist für die Betroffenen eine traumatische Erfahrung.

Aus dem Erleben einer Patientin auf der Intensivstation:

„...Warum kann sie das nicht so laut ausrufen, wie sie möchte? Verdammt, das muss doch gehen! Nun regen Sie sich aber mal schön ab, wir kommen ja gleich zu Ihnen! Wer hat das gesagt? Der junge Mann da? [...] Warum kommt sie nicht weiter mit dem Satz? Jetzt sagt der junge Mann den anderen Männern in blauen Kitteln, dass es beinahe so klinge, als ob sie englisch zu sprechen versuche, seit sie hin und wieder wach werde. Die Männer lachen. [...] Einer der Männer beugt sich über sie. Können Sie mich hören?
(aus: Schmidt K. Du stirbst nicht. 2009, S. 8–9).

Die häufigste Ursache für Aphasien sind Schlaganfälle. Art und Schweregrad der Symptome sind Ausdruck der Dysfunktionen, die im akuten Stadium durch die sich relativ rasch ändernden pathophysiologischen Prozesse geprägt sind. Deshalb fluktuieren die sprachlichen Symptome in den ersten Wochen meist stark. Selten sind im akuten Stadium nur die sprachrelevanten Regionen der dominanten linken Hirnhälfte betroffen, deshalb sind akute Aphasien häufig von neuropsychologischen Störungen wie Antriebsminderungen oder Aufmerksamkeits- und Gedächtnisdefiziten überlagert.

Diese komplexe Symptomatik erschwert die Diagnostik und Therapie der akuten Aphasien. Zudem treffen Therapeutinnen immer häufiger auf Patienten mit schwersten Beeinträchtigungen im Bewusstsein und in der Kommunikation sowie auf Patienten mit Mehrfacherkrankungen (Multimorbidität). Und sie begegnen den Betroffenen zunehmend früher nach Erkrankungsbeginn. Diese Entwicklung ist auf eine erfolgreiche Aufklärungsarbeit zur Früherkennung des Schlaganfalls, eine bessere akutmedizinische Versorgung und die flächendeckende Einrichtung von Stroke Units sowie Einrichtungen zur Frührehabilitation zurückzuführen.

Insgesamt sind somit die Anforderungen an die Behandlung in den letzten Jahren deutlich gestiegen. Gleichzeitig stehen zunehmend weniger personelle und finanzielle Ressourcen zur Verfügung. Umso wichtiger ist es, die verbleibenden Ressourcen möglichst effektiv in der Diagnostik und Therapie akuter Aphasien zu nutzen. Das ist eine weitere Herausforderung für Logopädinnen.

Bis in die frühen 90er-Jahre stand kein standardisierter Test zur Diagnostik bei akuter Aphasie zur Verfügung. Erst mit dem Erscheinen des Aachener Aphasie-Bedside-Tests (Biniek 1993) wurde diese Lücke geschlossen. Zwischenzeitlich liegt eine Vielzahl von Untersuchungsverfahren vor, die bei akuten Aphasien eingesetzt werden können. Damit steht die Logopädin vor der Aufgabe, ein angemessenes Verfahren auszuwählen oder sich zunächst für eine Verlaufsbeobachtung zu entscheiden. Hierzu will das vorliegende Buch eine Orientierungshilfe geben.

Standards zur Therapie der akuten Aphasie sind weiterhin in Entwicklung. Therapieansätze für die Akutphase werden in Fachartikeln und -büchern vielfach beschrieben, dabei wird aber leider häufig noch von folgenden Prämissen ausgegangen:

- Therapieansätze, die sich in der chronischen Rehabilitationsphase als wirksam erwiesen haben, seien ebenso geeignet für die Akutphase.

- Das methodische Vorgehen sei vergleichbar mit den Verfahren und Prinzipien der chronischen Rehabilitationsphase.
- Frühe Sprachtherapie habe schädliche Auswirkungen, weil Fehladaptationen ausgelöst oder verstärkt werden. Günstiger sei es, die Spontanremission abzuwarten und mit der Sprachtherapie erst im stabilen Verlauf zu beginnen.

Diese Annahmen stehen im Widerspruch zu den mittlerweile häufig publizierten Aussagen, dass eine frühe Therapie ein prognostisch günstiger Faktor sei. In den Leitlinien der Fachgesellschaften und in aktuellen Fachbüchern (Bauer et al. 2002, Ziegler 2012, Huber et al. 2006a) wird deshalb eine möglichst frühe spezifische Sprachtherapie gefordert, um die spontane Restitution zu unterstützen und Fehlanpassungen zu vermeiden. Wie kommt es zu diesen gegensätzlichen Annahmen?

Ein entscheidender Grund ist sicherlich, dass im Bereich der Therapie akuter Aphasien bislang wenig aussagekräftige Therapiestudien existieren. Die meisten Studien zur Wirksamkeit von Sprachtherapie liegen für Patienten in der stabilen chronischen Phase vor (> 1 Jahr nach Insult). Die fehlende Evidenz für die Wirksamkeit einer frühen Behandlung resultiert zum einen aus der stark fluktuierenden und sehr heterogenen Symptomatik in der Akutphase. Hierdurch ist eine Gruppenbildung mit Randomisierung als methodischem Qualitätskriterium für Therapiestudien erheblich erschwert. Daraus folgt, dass wissenschaftlich begründete Therapieempfehlungen nicht oder nur mit geringer Evidenz ausgesprochen werden können. Zum anderen sind die neuronalen und neurophysiologischen Grundlagen der frühen Spontanremission des Gehirns sowie Effekte der sprachlichen Rehabilitation bei akuter Aphasie noch wenig bekannt und erforscht. Erst in den letzten Jahren sind diesbezügliche Fragestellungen in den Fokus der Forschung gerückt.

Des Weiteren wurde das Umdenken in der neurologischen Rehabilitation auch im Bereich akuter Aphasien durch folgende Forderungen gefördert und beeinflusst:

- Die Forderung nach evidenzbasiertem Vorgehen und die Entwicklung von Leitlinien für die Diagnostik und Behandlung neurologischer Störungsbilder.
- Die Forderung nach Teilhabe als Rehabilitationsziel durch die Einführung und gesetzliche Verankerung der ICF-Konzeption.

Die **Leitlinien der wissenschaftlichen Medizinischen Fachgesellschaften** sind systematisch entwickelte Hilfen zur Entscheidungsfindung in speziellen Situationen. In Deutschland hat sich die Arbeitsgemeinschaft für medizinische Fachgesellschaften (AWMF) seit 1992 als Forum für Leitlinien etabliert. Ziel ist die Qualitätsverbesserung der klinischen Forschung und Praxis. AWMF-Leitlinien sind im Internet unter www.awmf.org zugänglich. Übergeordnetes Ziel von Leitlinien ist die Sicherung und Verbesserung der gesundheitlichen Versorgung der Bevölkerung unter Berücksichtigung ökonomischer Aspekte. Leitlinien richten sich zwar primär an Ärzte, bieten aber auch Logopädinnen eine Orientierungshilfe für die Planung von Diagnostik und Therapie und für die Evaluation der Behandlung. Leitlinien beruhen auf aktuellen wissenschaftlichen Erkenntnissen und in der Praxis bewährten Verfahren. Sie berücksichtigen daher insbesondere evidenzbasierte Verfahren, für die entsprechend ihres Evidenzgrades unterschiedliche Empfehlungsstärken ausgesprochen werden. Für die Behandlung akuter Aphasien und begleitender Symptome nimmt das vorliegende Buch insbesondere auf die Leitlinien der Deutschen Gesellschaft für Neurologie (DGN) Bezug.

Eine grundlegende Veränderung hat die neurologische Rehabilitation zudem mit der Einführung der **Internationalen Klassifikation der Funktionsfähigkeit, Behinderung und Gesundheit (ICF)** im Jahr 2001 erfahren. Dieses Modell der funktionalen Gesundheit der Weltgesundheitsorganisation (WHO) wendet sich von einer defizitorientierten Sichtweise ab und stellt eine ressourcenorientierte Sichtweise in den Vordergrund. Übergeordnetes Ziel der Rehabilitation ist die aktive und selbstbestimmte Teilnahme der Rehabilitanden am Leben in der Familie, der sozialen Gemeinschaft und dem Berufsleben. Diese Philosophie einer Rehabilitation zur Teilhabe ist inzwischen auch geltendes Sozialrecht. Im neunten Sozialgesetzbuch (SGB IX) sind die rechtlichen Grundlagen der Rehabilitation und Teilhabe behinderter Menschen verankert. Zur Umsetzung einer Rehabilitation zur Teilhabe in die klinische Praxis liegen aber nur wenige Konzepte und Anregungen vor. Und auch Wirksamkeitsnachweise, die für ein evidenzbasiertes Vorgehen zu nutzen wären, stehen noch aus.

Das vorliegende Buch stellt dar, wie eine leitliniengerechte Diagnostik und Therapie gestaltet werden kann. Zudem gibt es Impulse zur Anwendung des ICF-Modells in der Rehabilitation bei akuter Aphasie. Die Akutphase der Aphasie wird als eigenständige Phase definiert, für die spezifische Testverfahren und Behandlungsmethoden anzuwenden sind. Deshalb wird argumentiert für

- einen frühen Beginn der Sprachtherapie unter Berücksichtigung der neurophysiologischen Rückbildungsprozesse,
- den Einsatz angemessener, vorzugsweise standardisierter Diagnostikverfahren,
- die Anwendung einer phasenspezifischen, primär funktionsorientierten Methodik, die alltags- und teilhabeorientierte Rehabilitationsziele berücksichtigt.

Das Buch enthält zu Beginn einen kurzen Überblick über die medizinischen Grundlagen, über die Ursachen akuter Aphasien und das Vorgehen auf einer Stroke Unit. Gleichzeitig wird auf die pathophysiologischen Vorgänge eingegangen, die der Rückbildung akuter Aphasien zugrunde liegen. Die Möglichkeiten, die sich aus der ICF für die Akutsituation ergeben, werden dargestellt. Zudem wird exemplarisch gezeigt, wie eine konsequente ICF-Klassifikation für die akute Aphasie aussehen kann. Es schließt sich eine Übersicht, Beschreibung und kritische Bewertung der aktuellen Screening- und Testverfahren für die akute Aphasie an, die auch die zahlreichen Begleitstörungen berücksichtigt. Schließlich folgt das Therapiekapitel, in dem die spezielle Methodik der logopädischen Therapie in der Akutphase vorgestellt wird. Dazu werden zahlreiche Beispiele für Übungen unter Berücksichtigung möglicher Begleitstörungen angeführt. Es folgen ausgewählte Therapieansätze zur Behandlung chronischer Aphasien, die modifiziert auch im akuten Stadium angewendet werden können. So oft wie möglich erhellen konkrete Fallbeispiele das Vorgehen in der Diagnostik und Therapie. Da Logopädinnen im Klinikalltag zunehmend auf kommunikativ schwerst betroffene Patienten treffen, wird auch eine kurze Übersicht über Diagnostik und Therapieverfahren gegeben, die Vorstufen verbaler Kommunikation erfassen und auf dieser Ebene therapeutisch ansetzen.

Im Anhang findet sich der aktualisierte Aachener Aphasie-Bedside-Test (AABT) mit Testbögen und Abbildungen. Die Handanweisung und die Normwerttabellen zum Test, das Bildmaterial zur VAT-Therapie (Springer 1986), der Protokollbogen der SEKS (Ziegler 2002) und ICF-Tabellen sind zum Download bereitgestellt. Ebenfalls zum Download findet sich der unveröffentlichte Untersuchungsbogen auf bukkofaziale Apraxie der Aachener Aphasiestation (Huber nach Kerschensteiner u. Poeck 1974). Er wurde uns freundlicherweise von Prof. Dr. W. Huber zur Verfügung gestellt.

2 Klinische Grundlagen

2.1 Ätiologie von Aphasien

2.1.1 Ischämischer Insult

Die Mehrzahl der akuten Aphasien wird durch zerebrale Gefäßprozesse verursacht, von denen der klassische ischämische Insult die häufigste Ursache darstellt. Der ischämische Insult wird dabei durch den akuten Verschluss einer zerebralen Arterie, häufig der A. cerebri media bzw. ihrer Seitenäste, hervorgerufen. Die dahinter liegenden pathophysiologischen Grundlagen sind:

- arterioarterielle Embolie: 60%
- kardiale Embolie: 15%
- lakunäre Infarkte: 15%
- hämodynamische Ischämie: < 5%
- In-situ-Thrombose: 3%

Die arterioarterielle Embolie entsteht durch arteriosklerotische Veränderungen an den proximalen hirnversorgenden Arterien, z.B. durch eine Stenose der A. carotis interna oder Auflagerungen von thrombotischen Ablagerungen in der Aorta ascendens. Dort lokal entstehendes thrombotisches Material löst sich und verschließt dann als Embolus eine intrazerebrale Arterie. Der typische Befund in der CT (Computertomografie) oder MRT (Magnetresonanztomografie) ist der Territorialinfarkt durch den Verschluss z.B. der A. cerebri media oder eines Seitenastes.

Unter In-Situ-Thrombosen versteht man den lokal entstehenden Verschluss eines hirnversorgenden Gefäßes, meist auf arteriosklerotischer Grundlage. Solche Verschlüsse können intrazerebrale Arterien oder die A. carotis interna sein. Der dazu passende CT- bzw. MRT-Befund ist wiederum der Territorialinfarkt.

Die kardialen Embolien sind meist durch Vorhofflimmern, seltener durch Klappenfehler oder andere Herzerkrankungen bedingt und zeichnen sich klinisch durch den akuten Beginn aus. Die entsprechenden CT-/MRT-Veränderung sind vielfältiger und können subkortikale, multiple, hämorrhagisch transformierte Infarkte, aber auch den Territorialinfarkt umfassen.

Die hämodynamische Ischämie bedingt eine hochgradige Stenose oder den Verschluss einer Arterie, z.B. der A. carotis interna. Bei systemischen Blutdruckabfällen, wie sie z.B. physiologisch während des Schlafes vorkommen, kommt es dann zu relevanten Ischämien in den Gebieten, die pathophysiologisch als „letzte Wiese“ bezeichnet werden. Dadurch entsteht das Bild im CT/MRT, das diese Gebiete als Grenzzoneninfarkte zwischen den hauptversorgenden Arterien wie der A. cerebri media, der A. cerebri posterior oder der A. cerebri anterior ausweist.

Der lakunäre Infarkt entsteht auf der Basis einer arteriolären Hyalinose (Umwandlung von Bindegewebe in das Protein Hyalin) der kleinen Arteriolen. Der lokale Verschluss dieser kleinen Gefäße verursacht kleine, < 1,5 cm Durchmesser betragende subkortikale Ischämien, die meist an typischer Stelle liegen und klinisch genau definierte Syndrome (z.B. das Dysarthria-clumsy-hand-Syndrom) hervorrufen können. Eine Aphasie gehört üblicherweise nicht zu diesen Syndromen.

2.1.2 Intrazerebrale Blutung

Bei den intrazerebralen Blutungen (ICB) muss zwischen der spontanen (= primären) und der sekundären Blutung unterschieden werden.

Die spontane ICB ist meist hypertensiv bedingt und wird durch die Ruptur eines kleinen arteriellen Gefäßes verursacht. Die Blutungen können sich in den ersten Stunden entlang den Faserbündeln noch deutlich ausdehnen und kommen entweder durch die einsetzende Blutgerinnung oder den wachsenden Gewebsdruck zum Stillstand.

Die sekundäre ICB kann vielfältigste Ursachen haben, wovon die vaskulären Malformationen und die Folgen von Antikoagulantien und antithrombotischer Therapie die häufigsten Gründe sind. Gefäßmissbildungen wie Aneurysmen, arteriovenöse Fehlbildungen, Kavernome sind in fast 25% die Ursache. Unter Marcumar wird von einem jährlichen Risiko von 1–2% für ICBs ausgegangen, bei ASS schätzt man das Risiko auf 1/1000 pro Jahr.

Die durch eine ICB ausgelösten Symptome sind in der Regel schwerer als die bei einem ischämischen Insult, die Sterblichkeit ist höher und die Prognose ist schlechter.

2.1.3 Subarachnoidalblutung (SAB)

Die SAB ist zu 70–80% auf ein rupturiertes Aneurysma, seltener auf eine arteriovenöse Fehlbildung, noch seltener auf eine Entzündung des ZNS (zentralen Nervensystems) oder einen Tumor zurückzuführen. Die Folgen einer SAB sind z.T. durch die direkten Folgen der Blutung, zum anderen aber auch durch die Folgen des erhöhten Hirndrucks oder durch sekundäre Ischämien durch unter der SAB auftretende Vasospasmen zu erklären.

2.1.4 Schädel-Hirn-Trauma (SHT)

Beim SHT muss zwischen der primärtraumatischen Hirnläsion und den sekundärtraumatischen Schäden unterschieden werden. Die primären Schäden resultieren aus Rindenkontusionen, Scherverletzungen mit Gewebszerstörungen, Gefäßzerreißungen mit Hirnblutungen. Die sekundärtraumatischen aus Blutungen, die entweder epi-, intra- oder subdural liegen können. Weiterhin können subarachnoidale oder intrazebrale Blutungen entstehen, weitere Schäden resultieren aus Ödemen mit Anstieg des intrakraniellen Druckes, evtl. sogar mit Massenverlagerungen und nachfolgender Herniation.

2.1.5 Enzephalitis

Im europäischen Umfeld ist die Herpesenzephalitis die häufigste entzündliche Ursache von Sprachstörungen. Die durch den Herpes-simplex-Virus Typ 1 hervorgerufene Temporallappenenzephalitis führt häufig zu Aphasien. Unbehandelt verläuft die Erkrankung zu 70% tödlich, die Mortalität hat seit der Einführung des Medikamentes Aciclovir drastisch verringert, allerdings scheint es damit aber auch mehr Defektheilung zu geben (Schmutzhard 2001).

2.2 Inzidenz und Prävalenz des Schlaganfalls

Unter Inzidenz versteht man die Anzahl von Erkrankungen, z.B. der erstmaligen Schlaganfälle, innerhalb einer festgelegten Population und eines bestimmten Zeitraums, meist auf 100000 Einwohner und ein Jahr bezogen. Für den Schlaganfall gibt es gute Daten aus dem Erlanger Schlaganfallsregister, wobei hier unter Schlaganfall alle akuten, anhaltenden Zustände durch zerebrale Durchblutungsstörungen verstanden werden (► Tab. 2.1). Im internationalen Vergleich ergeben sich aber deutliche Unterschiede zwischen verschiedenen Ländern.

Für die Prävalenz (wie viele an einer Krankheit Erkrankten leben zu einem definierten Zeitpunkt oder Zeitraum in einer Bevölkerung) gibt es aus Deutschland nur wenige belastbare Zahlen. Aus der Bundesgesundheitssurvey von 1998 (Wiesner 1999) ergibt sich eine Lebensprävalenz von 1630/100000 Einwohner mit einem Schlaganfall, davon leiden 20,5% an einer Sprachstörung, wobei hier nicht zwischen Sprach- und Sprechstörungen differenziert wurde.

Die Inzidenz des schweren SHT wird in Deutschland auf ca. 15–20 Patienten pro 100000 Einwohner pro Jahr geschätzt, exakte Zahlen liegen ebenso wenig wie zur Prävalenz vor. Die Inzidenz der Herpesenzephalitis ist mit 0,2–0,4/100000 Einwohner und Jahr deutlich niedriger.

Für akute Aphasien gibt es lediglich Berechnungen für die Folgen eines akuten Schlaganfalls. Hier schwanken die Angaben der akut aphasischen Patienten nach einem Insult zwischen 15,2% und 38% (u.a. Inatomi 2008, Pedersen 1995).

Tab. 2.1 Inzidenz des Schlaganfalls.

Schlaganfalltyp	Inzidenz (pro 100000 Einwohner und Jahr)
Hirninfarkt	137
ICB	24
SAB	6
nicht klassifiziert	8

2.3 Ärztliche Diagnostik

Die ärztliche Diagnostik umfasst auch in der Akutsituation die Erfassung des akuten Aufnahmeanlasses und der Vorgeschichte. Hier müssen insbesondere die Risikofaktoren wie Hypertonus, Hypercholesterinämie, Nikotin, Bewegungsmangel oder Herzerkrankungen erfasst werden. Ebenso muss gezielt nach Vorboten des jetzigen Schlaganfalls gefragt werden, z.B. den flüchtigen Sehstörungen auf dem linken Auge vor dem Auftreten des linksseitigen Mediainfarkts als Hinweis auf eine vorliegende Stenose der A. carotis interna links.

Die Akutdiagnostik umfasst ein bildgebendes Verfahren, entweder die CT oder die MRT. Bei der CT werden mittels Röntgenstrahlen, die in einem Rotationsverfahren das Gehirn abtasten, Schnittbilder im Computer berechnet. Die MRT nutzt einen anderen physikalischen Effekt: Legt man z.B. den Schädel eines Patienten in ein extrem starkes Magnetfeld, so werden alle Wasserstoffatome im Schädel entlang dieses Magnetfelds ausgerichtet. Bringt man jetzt zusätzlich noch ein weiteres Magnetfeld mit Störimpulsen ein, so fallen die Wasserstoffatome wieder durcheinander. Diese Bewegung der Wasserstoffatome erzeugt kurze magnetische Impulse, die von außen gemessen werden können und aus denen dann wieder Schnittbilder berechnet werden können. Die CT steht flächendeckend in Deutschland zur Verfügung und kann zuverlässig eine Hirnblutung darstellen. Der ischämische Insult ist in der Frühphase der ersten 24 h im CT nur inkomplett sichtbar, die Erkennung der sogenannten Frühinfarktzeichen bedarf einer guten radiologischen Ausbildung und versagt in der Regel bei kleineren Insulten oder bei Insulten im hinteren Stromgebiet. Insbesondere die Thrombose der A. basilaris kann mit der CT nicht festgestellt werden. Die MRT ist als Erstdiagnostikum noch nicht weit verbreitet, bietet in der Akutdiagnostik aber entscheidende Vorteile. Der frühe Infarkt kann

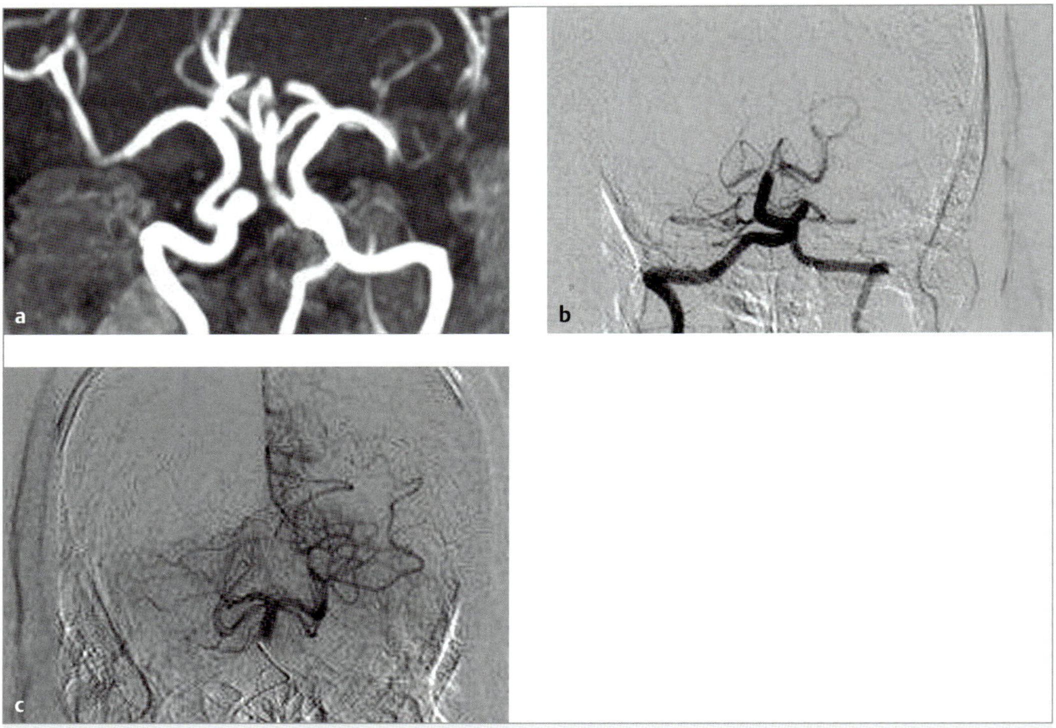

Abb. 2.1 MR- und konventionelle Angiografie bei einem bewusstlosen Patienten mit einem akuten Basilarisverschluss.
a. Abbruch der A. basilaris an der Basilarisspitze.
b. Angiografischer Befund, jetzt Verschluss ab Basilarismitte.
c. Zustand nach lokaler Lyse, erkennbar weiterhin der Verschluss der rechten A. cerebri posterior.
Der Patient erholte sich relativ rasch und wurde wegen seiner Hemianopsie in eine ambulante Reha überwiesen.

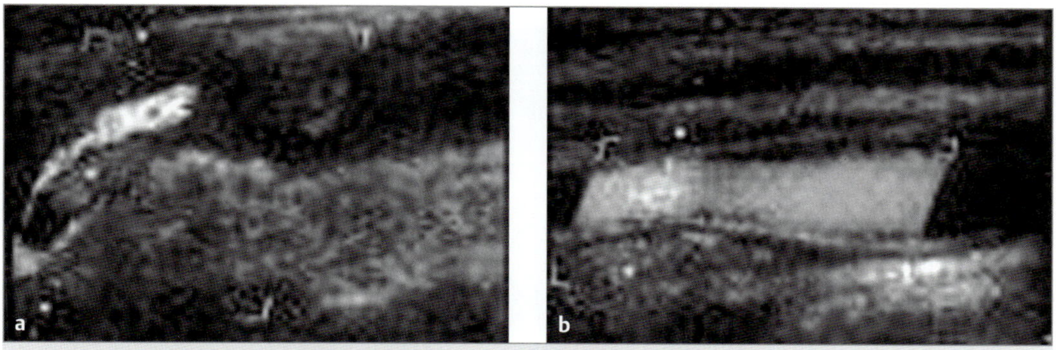

Abb. 2.2 Hochgradige Stenose der A. carotis interna vor und nach Stentbehandlung.
a. Vor der Stentbehandlung erkennt man den hellen Plaque, der weiße Streifen zeigt Verwirbelungen im Blutfluss an.
b. Normalen Strömungsverhältnisse; die weiße Kontur neben dem Lumen entspricht dem Stent.

mittels der Diffusionswichtung sehr früh dargestellt werden, und mittels MR-Angiografie können sowohl die intra- als auch die extrakraniellen Gefäße untersucht werden (▶ Abb. 2.1). Ein „Stroke-MRT" dauert mit den entsprechenden Protokollen derzeit (2012) nur 7 min, ist aber bei unruhigen und beatmeten Patienten schwieriger durchzuführen. Weiterhin gibt es gegenüber der CT bei der MRT einige Kontraindikationen (z.B. Herzschrittmacher, Ventrikeldrainage, Metallpartikel im Gehirn).

Steht die MR-Angiografie in der Akutsituation nicht zur Verfügung, muss zeitnah eine Ultraschalluntersuchung der Halsgefäße und der intrakraniellen Gefäße durchgeführt werden. Bleiben in der Situation Unklarheiten über die Gefäßsituation und evtl. die Notwendigkeit einer neurovaskulären Intervention, muss weiterhin die klassischen Angiografie eingesetzt werden.

Die Stärke der Ultraschallverfahren liegt in der Darstellung von dynamischen Geschehen, daher können spezielle Aspekte, wie z.B. der lokale Stenosegrad einer Einengung der A. carotis interna, gut untersucht werden (▶ Abb. 2.2).

Herzrhythmuserkrankungen können entweder in der Zeit der Monitorüberwachung erkannt werden oder es wird zusätzlich noch ein Langzeit-EKG durchgeführt. Die weitere kardiale Diagnostik besteht aus einer Ultraschalluntersuchung des Herzens, die transthorakal (TTE) oder von der Speiseröhre aus (transösophageale Echokardiografie = TEE) durchgeführt wird. Da die für Schlaganfälle verantwortlichen Teile des Herzens eher am dorsalen Teil des Herzens liegen, ist die TEE weitaus aussagekräftiger (▶ Abb. 2.3).

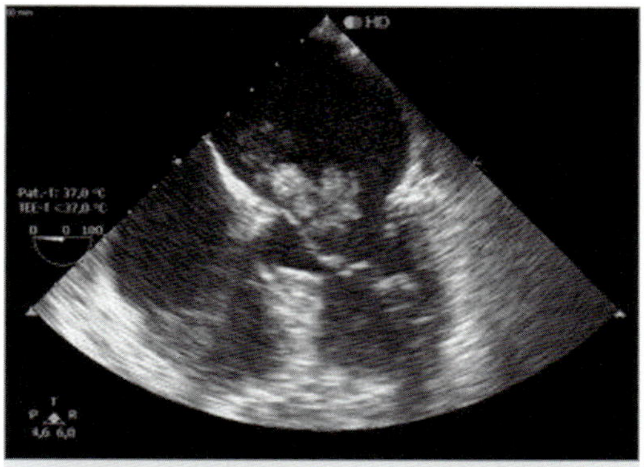

Abb. 2.3 In der TEE-Untersuchung stellt sich ein großer blumenkohlartiger Tumor (Myxom) im linken Vorhof dar, der z. T. auf der Mitralklappe aufsitzt und sich bei jedem Herzschlag in die linke Kammer hinein bewegt. Bei der Patientin lag ein Mediainfarkt vor, der vermutlich durch einen Embolus aus dieser Struktur zu erklären ist.

Die Labordiagnostik zielt auf die Erkennung von Risikofaktoren und Co-Erkrankungen wie der Hypercholesterinämie oder dem Diabetes mellitus. Ebenso müssen, insbesondere beim jüngeren Schlaganfallpatient, seltenere Ursachen wie Morbus Fabry, Gerinnungsstörungen oder Vaskulitiden ausgeschlossen werden.

2.4 Medizinische Therapie akuter Aphasien

Die medizinische Akuttherapie der akuten Aphasien richtet sich nach der zugrunde liegenden Ursache. Insbesondere beim ischämischen Insult und der intrakraniellen Blutung konnten durch 2 Faktoren in den letzten 20 Jahren erhebliche Fortschritte erreicht werden: die Lysetherapie und die Stroke-Unit-Behandlung.

Bei der Lysetherapie konnten die pathophysiologischen Erkenntnisse umgesetzt werden, dass bei einem akuten Gefäßverschluss nur ein kleiner Teil der Hirnzellen unmittelbar so schlecht versorgt wird, dass es sofort zum Zelltod kommt. Die anfangs weitaus größere Zone der sogenannten Penumbra befindet sich für Stunden in einem Zustand, in dem noch der Strukturstoffwechsel zum Erhalt der Zelle, aber kein Funktionsstoffwechsel mehr möglich ist. Gelingt es rasch genug die Blutzufuhr wieder zu gewährleisten, können viele dieser Gehirnzellen wiederbelebt werden (▶ Abb. 2.4). Die Grenze, innerhalb derer eine solche Lysetherapie möglich ist, liegt derzeit bei 4,5 h. Danach übersteigt das Risiko einer Einblutung in das geschädigte Gewebe den möglichen Nutzen. Die Lysetherapie ist ein mittlerweile übliches Verfahren, trotzdem erreichen zu wenige Patienten diese Therapiemöglichkeit, meist weil die Symptome nicht ernst genommen werden.

Für den langjährig tätigen Neurologen ist es immer noch eindrucksvoll, wenn der Patient, der mit einer Hemiparese rechts und einer globalen Aphasie in die Klinik kommt, einem 2 h nach Lysebeginn mit der rechten Hand zuwinkt und sagt: „Das war aber Klasse, kann ich jetzt wieder nach Hause?"

Tab. 2.2 Vergleich der Mortalität in einer Institution nach 3 Monaten in Abhängigkeit vom primären Behandlungsort bei 105043 Schlaganfallpatienten in Schweden.

	Stroke Unit (n = 79689)	andere Stationen (n = 25353)
Alter 18–64 Jahre	11,0 %	21,9 %
Alter 65–74 Jahre	18,7 %	25,6 %
Alter 75–84 Jahre	33,0 %	39,1 %
Alter ≥ 85	53,6 %	58,9 %

Die Stroke-Unit-Behandlung des akuten Schlaganfalls hat sich ebenso durchgesetzt. Mittlerweile wird die Mehrzahl der Schlaganfallpatienten auf solchen Spezialstationen behandelt. Die Grundidee dahinter ist bestechend einfach:

- Nur was häufig gemacht wird, wird auch gut gemacht.
- Durch frühzeitige Mobilisation und Beachtung von weiteren Komplikationsmöglichkeiten (z. B. Schluckstörungen) wird die Prognose deutlich verbessert.

Die nachhaltige Wirksamkeit einer solchen Behandlung konnte mehrfach überzeugend nachgewiesen werden. So konnte Terent (2009) von 2001–2005 die in Schweden registrierten 105043 Patienten nach der Art der Schlaganfallsbehandlung (Stroke Unit im Vergleich zu anderen Stationen) auswerten. Die oben stehende ▶ Tab. 2.2 vergleicht den Effekt einer Stroke-Unit-Behandlung auf den Endpunkt Tod oder Leben in einer Institution nach 3 Monaten.

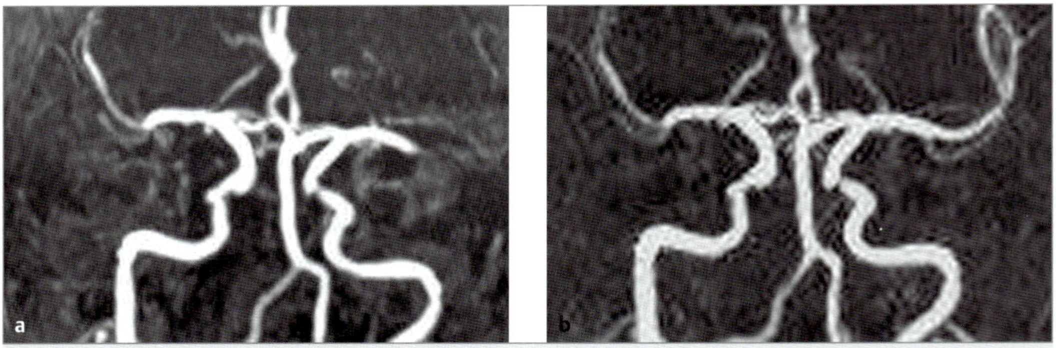

Abb. 2.4 MR-Angiografie vor und nach Lysetherapie (PD Dr. J. Textor, GKH Bonn).
a. Abbruch der linken A. cerebri media.
b. Nachweis der Rekanalisation nach systemischer Lysetherapie.

2.4.1 Besonderheiten der Stroke-Unit-Behandlung

Neben der Überwachung der Vitalparameter (EKG, Blutdruck, Temperatur, Sauerstoffsättigung) beinhaltet die Stroke-Unit-Behandlung die regelmäßige neurologische Kontrolluntersuchung und insbesondere den frühen Einsatz von aktivierenden Verfahren der unterschiedlichsten therapeutischen Dienste. So setzt die Physiotherapie mit aktivierenden Verfahren wie Mobilisation, Atemtherapie und evtl. auch schon funktionellem Training unmittelbar am Tag der Aufnahme ein.

Die Rolle der Logopädie ist im Hinblick auf die Aphasie in den ersten Tagen auf eine eher diagnostische und begleitende Rolle beschränkt. Das Schwergewicht der logopädischen Behandlung auf der Stroke-Unit liegt mittlerweile eindeutig auf der Diagnostik und Behandlung von Schluckstörungen (Enderby 2002). Die frühe Erkennung von Schluckstörungen und damit die Adaption der Nahrungsaufnahme scheint einer der maßgeblichen Erfolge der Stroke-Unit-Behandlung zu sein.

Die Ergotherapie kann insbesondere bei geringer ausgeprägten Störungen schon früh eingesetzt werden, um ein funktionelles Training zu beginnen. Die speziell in Deutschland vom DRG-Abrechnungssystem geforderte Neuropsychologie scheint zumindest für die ersten Tage kaum angebracht zu sein. Es gibt keine standardisierten Tests, die so früh eingesetzt werden können, von daher bleibt es bei der klinischen Untersuchung auf weitere neuropsychologische Störungsbilder wie Apraxie, Neglect, Anosognosie, Dyslexie oder das Pusher-Syndrom.

Um eine Stroke-Unit-Behandlung gegenüber der Krankenkasse abrechnen zu können, müssen die entsprechenden Anforderungen an die Behandlungsqualität auch individuell nachprüfbar erfüllt sein. Eine Voraussetzung des Operationen- und Prozedurenschlüssels (OPS) 8-981 lautet: „Beginn von Maßnahmen der Physiotherapie, Neuropsychologie, Ergotherapie oder Logopädie innerhalb von 24 h mit mindestens einer Behandlungseinheit pro Tag pro genannten Bereich bei Vorliegen eines entsprechenden Defizits und bestehender Behandlungsfähigkeit."

2.5 Pathophysiologie der Spontanremission

In der Regel setzt insbesondere bei kleineren Infarkten und bei jüngeren Patienten auch ohne spezifische Therapie in den ersten Wochen eine deutliche Besserung der Sprachfähigkeit ein. Als Ursachen für diese Spontanremission werden im Wesentlichen zwei Mechanismen angesehen:

- **Penumbra.** In der Regel ist bei einem ischämischen Insult nur ein kleiner Teil des betroffenen Territoriums so in der Blutzufuhr (unter 10% der Norm) reduziert, dass die betroffenen Zellen innerhalb weniger Minuten definitiv zerstört werden. In den ersten Stunden befinden sich große Anteile der Hirnzellen in einem Zustand, in dem der reduzierte Metabolismus zwar keine Funktionen mehr zulässt, gleichzeitig jedoch für eine begrenzte Zeit ein Strukturstoffwechsel noch aufrecht erhalten werden kann. Dieses Gebiet wird als Penumbra bezeichnet und stellt die Menge an Hirnzellen dar, die innerhalb einer kurzen Zeit noch „gerettet" werden können und sich bei besserer Blutzufuhr vollständig wieder erholen können. Insbesondere in der Akutphase eines Schlaganfalls können solche raschen Verbesserungen beobachtet werden. Bleibt die Blutzufuhr aber anhaltend niedrig, kommt es innerhalb des ersten Tages durch Sekundärkaskaden zu einer Ausweitung des definitiv zerstörten Areals. Eine neuronale Regeneration mit Restitution der Sprachfunktion kann nicht mehr stattfinden.
- **Diaschisis.** Zusätzlich zu den Funktionsstörungen durch die direkten Schädigungen kommt es auch in Bereichen, die nicht unmittelbar durch die Krankheit beeinträchtigt waren, zu einer z. B. im MRT nachweisbaren Minderung des Stoffwechsels. Solche Bezirke sind z. B. das korrespondierende Gebiet in der anderen Hirnhälfte oder funktionell mit dem betroffenen Gebiet verbundene Areale. In mehreren Untersuchungen konnte der Zusammenhang von Erholung mit der Reaktivierung der supprimierten Bezirke nachgewiesen werden. Zum Teil kommt es sogar zu einer anhaltenden Aktivierung z. B. der korrespondierenden Bezirke der gesunden Hirnhälfte als kompensatorischer Mechanismus (Cappa 2009).

2.5.1 Neurophysiologische Prozesse der funktionellen Reorganisation

Im Laufe der ersten Wochen bis Jahre nach einer akuten Schädigung werden eine Reihe von Fähigkeiten wiedererlangt. Diese Besserungen der Symptomatik, die sich teils spontan, teils durch die Therapien vermittelt einstellen, können auf 3 verschiedene Mechanismen zurückgeführt werden, die sich teilweise überschneiden und auch gegenseitig unterstützen:

- **Restitution.** Die Nervenzellen, die ihren Strukturstoffwechsel in einem geschädigten Areal noch erhalten konnten, haben die Möglichkeit, sich bei Besserung der Stoffwechsellage wieder zu erholen. Dies setzt aber voraus, dass sie nicht durch die zusätzlichen Sekundärkaskaden der Stoffwechselstörungen in der Zwischenzeit irreparabel gestört wurden. Können sich diese Nervenzellen wieder erholen, kann es hier zu einer Restitution auch der Funktionen kommen. Eindrucksvolle Bespiele kann man z. B. durch eine frühe Lysetherapie auf der Stroke Unit oder durch die einsetzende Spontanlyse gerade in den ersten Stunden nach einem ischämischen Insult häufiger erleben.
- **Substitution.** Die Frage der Regeneration von Nervenzellen im ZNS kann im Augenblick nicht ausreichend beurteilt werden. Während es im peripheren Nervensystem Regenerationsprozesse gibt, z. B. die Wiedereinsprossung von peripheren Nerven nach Traumata, so bleibt die Situation im ZNS unklar. Insbesondere konnte bisher nicht geklärt werden, ob solche Regenerationsprozesse im ZNS für den Patienten zum Vor- oder Nachteil werden.
- **Kompensation.** Unter Kompensation versteht man den Einsatz von nichtbetroffenen funktionellen Einheiten, um den erlittenen Verlust an Fähigkeiten wieder ausgleichen oder vermindern zu können. Zahlreiche Untersuchungen mit der fMRT (funktionellen Magnetresonanztomografie) belegen die Plastizität von neuronalem Gewebe. So sind an der Reorganisation des Sprachsystems unter anderem auch Strukturen der nichtbetroffenen rechten Hemisphäre beteiligt.

Diese pathophysiologischen Prozesse liegen der neuronalen (auch: strukturellen oder funktionellen) Reorganisation jeder Hirnschädigung zugrunde und somit auch dem Reorganisationsprozess bei Aphasie. Zur Beschreibung der sprachlich-funktionellen Rückbildungsmechanismen findet sich die gleiche Terminologie (Restitution, Substitution, Kompensation). Allerdings unterscheiden sich die Zeitverläufe deutlich; die sprachlich-funktionelle Reorganisation erscheint insgesamt langwieriger als die neuronale Reorganisation. Auch liegen keine Evidenzen für einen synchronen Verlauf einzelner Prozesse auf neuronaler und sprachlicher Ebene vor. So ist beispielsweise nicht bekannt, ob der Restitution von Sprachfunktionen auch die Restitution von Nervenzellen zugrunde liegt.

M!

Merke

Sprachlich-funktionelle Reorganisation

Die **Restitution** von Sprachfunktionen bezeichnet die vollständige Wiederherstellung der Sprachkomponenten.

Die **Substitution** von Sprachfunktionen bezeichnet die Ersetzung bleibend gestörter Funktionen durch andere intakte Funktionen innerhalb des sprachlichen Netzwerks (z. B. Umschreibungsstrategien bei Wortfindungsstörungen). Dieser Prozess erfordert sprachliches Lernen, muss also von außen angeregt werden. Sprachliche Funktionen werden nicht aufgrund spontaner Rückbildung substituiert.

Die **Kompensation** von Sprachfunktionen bezeichnet einen dauerhaften Ausgleich sprachlicher Funktionen. Hierunter sind auch Verhaltensänderungen wie beispielsweise die Nutzung von Kommunikationshilfen oder angepasstes Gesprächsverhalten seitens der Angehörigen zu verstehen. Kompensatorisches Sprachlernen erfordert ebenso wie die Substitution von Sprachfunktionen intensives Lernen. Außerdem sind Funktionen, die durch das Frontalhirn vermittelt werden (Handlungsplanung, Problemlösen), für den erfolgreichen Erwerb kompensatorischer Strategien entscheidend (Huber u. Ziegler 2009).

> Substitution und Kompensation werden auch als **funktionelle Reorganisationsprozesse** zusammengefasst. Aufgrund der komplexen Organisation sprachlicher Funktionen in Netzwerken erfordert der Ausgleich von Funktionsausfällen vermutlich mehrfache Substitutions- und Kompensationsprozesse.

2.6 Beschreibung der akuten Aphasie

Als akute Aphasien werden erworbene Störungen der Sprache und der Kommunikation nach einer Hirnschädigung innerhalb der ersten 4–6 Wochen bezeichnet. Bis zu einem Zeitraum von 12 Monaten spricht man von der postakuten Phase, die noch einmal in eine frühe postakute Phase (ca. 1–4 Monate nach Ereignis) und eine späte postakute Phase (5–12 Monate nach Ereignis) unterteilt werden kann. Ab ca. 1 Jahr ist von einer chronischen Aphasie auszugehen (s. S. 26 und Springer 2008). Degenerative Erkrankungen, die mit einer Aphasie einhergehen können, wie etwa die Primär Progressive Aphasie (PPA) oder Morbus Parkinson, haben andere Verlaufsformen (Huber 2006).

2.6.1 Klinische Besonderheiten

Wie stabil sind akute Aphasien?

Das klinische Bild der akuten Aphasie ist uneinheitlicher als das Bild der chronischen Aphasien. Durch die oben beschriebenen pathophysiologischen Vorgänge wie Diaschisis, Penumbra und die Begleitsymptome wie Antriebsstörungen, delirante Episoden, Bewusstseinstrübungen etc., zeigen sich in der Akutphase äußerst **instabile sprachliche Störungsmuster**, die sich täglich oder sogar im Verlauf weniger Stunden verändern können. Insgesamt ist bei den meisten Patienten durch die Spontanremission eher mit einer Leistungsverbesserung zu rechnen. Es kann aber auch zu starken Schwankungen der Schwere der sprachlichen und kommunikativen Beeinträchtigung kommen. Symptome können auftreten und wieder verschwinden, wobei bei Verschlechterungen der sprachlichen Leistungen auch immer auf Komplikationen wie Pneumonien, Harnwegsinfekte oder Depressionen geachtet werden sollte. Insgesamt scheint der klinische Verlauf der ersten Wochen auch von der Aktivierbarkeit homologer rechtshemisphärischer Sprachareale beeinflusst zu sein (Saur et al. 2006, Heiss u. Weiduschat 2011, Cappa 2005).

Die Belastbarkeit der Patienten ist aufgrund der pathophysiologischen Vorgänge im Gehirn (s. o.) in der Regel deutlich reduziert (Bley 2002, Bauer 2001). Die Patienten können sich häufig nur über eine Zeitdauer von wenigen Minuten konzentrieren. Die Autoren der Sprachtests für die Akutphase haben dieser Tatsache Rechnung getragen. So sind die Tests entweder für diese kurze Zeitdauer konzipiert, wie der Aphasie-Schnell-Test (AST) oder können durch Abbruchkriterien verkürzt werden. In anderen Verfahren sind bei der Durchführung Pausen möglich, etwa beim Aachener Aphasie-Bedside-Test (AABT) und dem Bielefelder Aphasie Screening (BIAS).

Sind akute Aphasien sinnvoll klassifizierbar?

Während Lang et al. (1999) und Trapl (2004) auch in der Akut- und Postakutphase Aphasien nach den Syndromen der chronischen Aphasie klassifizieren, suchen andere Autoren nach anderen Klassifikationsschemata.

Wallesch (1992) und Biniek (1993) wählten in ihren Untersuchungen zur Analyse der sprachlichen Leistungen akut aphasischer Patienten die Methode der **Clusteranalyse** und konnten dadurch vergleichsweise klinisch homogene Patientengruppen ermitteln, die nach ihren herausragenden sprachlichen Besonderheiten beschrieben wurden. In allen Studien zeigte sich, dass die Beschreibungen der Cluster nur bedingt mit den Syndromeinteilungen der chronischen Phase in Deckung zu bringen waren und sich auch keine regelhaften Überleitungen zwischen den Clustern der akuten Aphasie und den Syndromen der chronischen Aphasien ableiten ließen.

Wallesch et al. (2008) beschreiben neben der „akuten Sprechapraxie“, auf die der Begriff der „motorischen Aphasie“ referiert, weitere Syndrome der akuten Aphasie. Aufgeführt werden die „akute motorische Aphasie“, die „akute transkortikal-motorische Aphasie“, die „akute Leitungsaphasie“ und die „akute Paraphasie bei weitgehend intaktem

Sprachverständnis". Wallesch et al. bezeichnen diese vergleichsweise häufig auftretenden Symptomkombinationen als **„instabile Syndrome akuter Aphasien"**. Biniek (1993) berechnete seine Cluster aus der Spontansprache und den Untertests des Aachener Aphasie-Bedside-Tests (AABT) und entwickelte, wie in Kap. 4 beschrieben, für die Untertests des AABT eigene Normen für die Akutphase.

Aufgrund der schnellen Veränderung der Symptome akuter Aphasien und der mangelnden Therapierelevanz der akuten Syndrombezeichnungen halten wir es im klinischen Alltag aus logopädischer Sicht für sinnvoll, der Empfehlung von Bauer (2002), Richter et al. (2006) und Wittler (2006) zu folgen und diese Aphasien lediglich als **„akute Aphasien"** zu bezeichnen und die ggf. in geeigneten Testverfahren (s. u.) ermittelten herausragenden Symptome zu beschreiben.

M!

Merke

Da sich das klinische Bild akuter Aphasien in den ersten Wochen nach dem Ereignis häufig stark und teilweise täglich verändert, scheint im klinischen Alltag eine Klassifikation nach Syndromen wenig praktikabel und für die Therapieplanung wenig relevant.

2.6.2 Assoziierte Störungen

Begleiterscheinungen wie Apraxie, Dysarthrophonie oder hemianopische Störungen können die Differenzialdiagnose erschweren. Bereits bestehende leichte demenzielle Erkrankungen werden zum Teil erst bei einer Diagnostik im Akutkrankenhaus entdeckt oder durch einen Infarkt demaskiert (Trapl 2004) und machen eine Abgrenzung zwischen aphasischen und demenziellen Symptomen fast unmöglich.

Die Beeinträchtigungen basaler kognitiver Funktionen wie Vigilanz- oder Aufmerksamkeitsstörungen können spezifisch sprachliche Störungen überlagern und deren Identifikation und Diagnose erschweren. Nach Wallesch et al. (1992) haben 50% der Patienten Bewusstseinsstörungen. Im Bereich der Frührehabilitation liegt dieser Prozentsatz sicherlich noch höher. Um die individuellen und stark fluktuierenden Leistungen zu dokumentieren und um die Therapie den veränderten Bedingungen schnell anzupassen, kommt der Verlaufsdiagnostik in der Akutphase eine besondere Bedeutung zu.

M!

Merke

Häufige assoziierte Störungen bei akuter Aphasie

- Störungen von Aufmerksamkeit und Gedächtnis
- Störungen der visuellen Wahrnehmung (Hemianopsie, Hemineglect, Anosognosie)
- Sprechapraxien, bukkofaziale Apraxien, Gliedmaßenapraxien

2.6.3 Rückbildung der akuten Aphasie

In Verlaufsstudien zur akuten Aphasie besteht Konsens darüber, dass sich viele anfänglich diagnostizierte Aphasien spontan und schnell zurückbilden (Maas et al. 2010, Marquardsen 1969, Brust et al. 1976, Lendrem u. Lincoln 1985, Pedersen 1995, Pedersen et al. 2004, Enderby 1987, Laska et al. 2001, Wallesch 1992, Wade et al.1986 u. 1987, Willmes u. Poeck 1984). Ein Großteil der Rückbildung findet innerhalb der ersten 4 Wochen nach Ereignis statt. Es zeigt sich, dass sich vor allem leichte Störungen gut und teilweise vollständig zurückbilden. In selteneren Fällen kann aber auch bei initial schweren Aphasien eine vollständige Spracherholung erfolgen (Pedersen et al. 2004).

Die aufgeführten Studien unterscheiden sich deutlich hinsichtlich ihres Patientenklientels, ihrer Methodik und der Beobachtungszeiträume und kommen somit zu unterschiedlichen Ergebnissen. In einer frühen Arbeit fand Marquardsen (1969) bei 16% der Patienten mit akuter Aphasie eine komplette Erholung. Laska et al. (2001) konnten nach 18 Monaten bei 24% ihrer initial aphasischen Patienten keine Aphasie mehr nachweisen und Maas et al. (2010) fanden sogar eine Rückbildungsquote von 74% der überlebenden Patienten mit initialer Aphasie. Maas et al. untersuchten ihre Patienten jedoch das erste Mal bereits innerhalb der ersten 12h nach Ereignis („hyperacute window"), ein Zeitraum, der von den meisten anderen Studien nicht erfasst wurde.

Wade et al. (1986) erfassten in ihrer umfangreichen Studie 545 Patienten, von denen initial 24% eine schwere Aphasie aufwiesen. 43% der in der ersten Woche nach Ereignis als deutlich aphasisch klassifizierten Patienten wiesen nach 6 Monaten keine Aphasie mehr oder nur ein leichtes Defizit auf. Bei der Verlaufstestung nach 6 Monaten wurden bei 12% aller untersuchten Patienten noch eine deutliche Aphasie und bei weiteren 9% leichte sprachliche Defizite diagnostiziert. Dies spricht dafür, dass initial schwere Sprachstörungen nicht unbedingt eine schlechte Prognose haben. Die Wahrscheinlichkeit einer kompletten Rückbildung verringert sich jedoch mit zunehmender Dauer einer schweren Aphasie. Bemerkenswert war jedoch, dass 44% der Patienten und 57% der Angehörigen in der Nachuntersuchung die Sprache der Betroffenen als auffällig bezeichneten. Die Autoren vermuten, dass hierfür auch leichte dysarthrische Störungen verantwortlich gemacht werden können. Das verwendete Aphasie-Screening, das aus 4 Untertests standardisierter englischsprachiger Verfahren bestand, hatte aber auch einen vergleichsweise niedrigen Cut-Off-Wert für die Feststellung einer Aphasie, durch den möglicherweise leichte aphasische Störungen nicht erfasst wurden. Die Sprachtestung wurde zudem in den meisten Fällen nicht durch Sprachtherapeuten durchgeführt.

Pedersen et al. (1995) stellten in ihrer Untersuchung nach 6 Monaten bei 56% der initial leicht aphasischen Patienten eine vollständige Rückbildung fest, jedoch nur bei 12% der initial schwer betroffenen Patienten. In ihrer konsekutiven und prospektiven Studie diagnostizierten Pedersen et al. (2004) zum ersten Untersuchungszeitpunkt innerhalb einer Woche nach Ereignis bei 270 von insgesamt 488 Patienten eine Aphasie, davon 203 Patienten mit Erstinsult. Nach einem Jahr konnten 103 Patienten dieser Gruppe erneut untersucht werden, davon wurden 60% als aphasisch klassifiziert. Alle Patienten hatten sich bezüglich ihres Schweregrads verbessert; Einflussfaktoren waren der initiale Schweregrad der Aphasie sowie die Stärke der neurologischen Symptomatik, gemessen an der Scandinavian Stroke Scale. Der Einfluss einer möglichen Sprachtherapie während dieses Zeitraums wurde nicht kontrolliert.

In den Leitlinien der Deutschen Gesellschaft für Neurologie (2012) wird auf die Studie von Willmes et al. (1984) Bezug genommen, in der bei ⅓ der Patienten mit akuter Aphasie eine weitgehende Normalisierung der Sprachfunktionen innerhalb der ersten 4 Wochen beobachtet worden war. Nach 4 Monaten waren die aphasischen Symptome bei weiteren 11% der Patienten verschwunden, nach 7 Monaten bei weiteren 8%.

> **Merke**
>
> Da in den Studien zum Rückbildungsverlauf akuter Aphasien unterschiedliche Messinstrumente verwendet und verschiedene Patientengruppen und Zeiträume erfasst werden, sind die Ergebnisse wenig vergleichbar.

Welche Faktoren beeinflussen den Verlauf der Aphasie?

In fast allen Studien zum Verlauf der akuten Aphasie stellt sich der **initiale Schweregrad** als wesentlicher prognostischer Faktor heraus (Maas et al. 2010, Pedersen et al. 2004). In einigen Untersuchungen ist der Schweregrad der akuten Aphasie sogar der einzige klinisch relevante prognostische Faktor, wie beispielsweise in der umfangreichen Copenhagen Stroke Study (Pedersen et al. 1995) und den Studien von Enderby et al. (1987), Laska et al. (2001) und Pedersen et al. (2004).

Wallesch et al. (1992) fanden ebenfalls eine Beziehung zwischen initialem Schweregrad und Rehabilitationsverlauf, interpretierten diese aber so, dass initial leichte Aphasien grundsätzlich eine bessere Prognose hätten. Die Autoren fanden auch Zusammenhänge zwischen dem Rehabilitationsverlauf und der Flüssigkeit der Sprachproduktion.

> **Merke**
>
> Obwohl der initiale Schweregrad der wesentliche prognostische Faktor einer akuten Aphasie ist, können sich auch anfangs schwere Störungen vollständig zurückbilden.

Wie bereits beschrieben sind die zitierten Studien bezüglich ihrer Methodik und der verwendeten Testverfahren nicht einheitlich. Bauer (2002) konstatiert zudem, dass die Ermittlung des Schweregrads nicht immer spezifisch dargestellt wird und die Parameter zur Schweregradermittlung in den verschiedenen Studien nicht vergleichbar sind. Im deutschen Sprachraum ist unter anderem durch die später beschriebenen Testverfahren Aachener Aphasie-Bedside-Test (AABT, Biniek 1993), Aphasie-Schnell-Test (AST, Kroker 2000) und Bielefelder Aphasie Screening (BIAS, Richter et al. 2006) aufgrund der vergleichsweise homogenen Normierungsgruppen eine valide Schweregradeinschätzung und Verlaufskontrolle möglich.

Neben dem initialen Schweregrad ist die **Läsionsgröße** bzw. das Ausmaß der Hypoperfusion der stärkste negative Prädiktor (Maas et al. 2010, Cappa 2008, Hillis et al. 2006). Weitere Faktoren, die den Verlauf der Aphasie beeinflussen, sind die Lokalisation der Läsion und die nach dem Ereignis vergangene Zeitdauer. Betrifft die Läsion ein für eine bestimmte Sprachleistung existenzielles Areal, ist mit einer persistierenden Störung zu rechnen. Als weitere prognostische Faktoren werden Ätiologie, Händigkeit, Alter, Erziehung, Geschlecht und internale Faktoren wie Motivation und Stimmungslage diskutiert. Die Rolle dieser Variablen wird in der Literatur uneinheitlich bewertet (für eine Übersicht vgl. Cappa 1998).

Der Rehabilitationsverlauf wird zudem von Begleitstörungen wie Paresen und Gesichtsfeldeinschränkungen, der Stärke der neurologischen Symptomatik und der Flüssigkeit der Sprache beeinflusst.

Im Zuge der erweiterten Darstellungsmöglichkeiten aphasischer Störungen und deren Rückbildung mittels bildgebender Verfahren wird zunehmend über die unterschiedliche Rolle rechts- und linkshemisphärischer Sprachareale diskutiert. Dabei wird die Plastizität intakter Hirnrindenanteile als prognostischer Faktor für den Verlauf einer Aphasie betrachtet (s. u. 3-Phasen-Modell der sprachlichen Erholung). Die Bildgebungsbefunde sprechen außerdem dafür, dass die Größe der Läsion bzw. das Vorhandensein potenziell nutzbarer periläsionärer Strukturen eine entscheidende Rolle bei der Spracherholung spielen.

Ob eine bleibende Aktivierung rechtshemisphärischer Sprachareale für den Verlauf und die Prognose einer Aphasie als Fehlanpassung (Maladaption) oder als sinnvolle neuronale Plastizität zu werten ist, wird kontrovers diskutiert.

2.7 Akute Aphasien im Phasenmodell der Aphasietherapie

Die therapeutischen Strategien zur Behandlung von Aphasien orientieren sich inhaltlich am Rückbildungsverlauf der Symptomatik. Im klinischen Verlauf von Aphasien werden 3 Stadien unterschieden, die aus Befunden zum spontanen Rückbildungsverlauf abgeleitet sind (Springer 2008, Huber et al. 2006a):

1. Akutphase
2. Postakutphase
3. chronische Phase

Die Rückbildung sprachlicher Funktionsstörungen geht mit strukturellen Veränderungen auf neuronaler Ebene einher. Diese beruhen auf den Mechanismen der Restitution, Substitution und Kompensation, die zu unterschiedlichen Zeitpunkten im Verlauf der Erkrankung unterschiedlich stark wirksam sind. Die Reorganisationsprozesse setzen spontan ein (Spontanremission) und betreffen neuronale Netzwerke in der linken und rechten Hemisphäre. Durch ein phasenspezifisches Vorgehen in der logopädischen Behandlung wird versucht, den jeweils besonders stark wirkenden Mechanismus gezielt zu unterstützen (▶ Abb. 2.5).

2.7.1 Akutphase

Die erste Phase nach dem plötzlichem Auftreten eines hirnschädigenden Ereignisses wird als Akutphase bezeichnet. Terminologisch sind hier die medizinische Akutphase und die akute Verlaufsphase bei Aphasie zu unterscheiden. Die medizinische Akutphase umfasst nur wenige Tage (2–3), in denen zeitkritische Therapien (z. B. Lysetherapie in den ersten 4,5 h) und Untersuchungen (u. a. Echokardiografie) erfolgen müssen.

Die akute Verlaufsphase von Aphasien umfasst mit 4–6 Wochen einen deutlich längeren Zeitraum. Diese Zeitangaben beruhen auf Verlaufsbeobachtungen zur Spontanremission, die innerhalb der ersten 6 Wochen am stärksten wirkt (Pedersen et al. 1995). Unter dem Einfluss der Spontanremission bessert sich die Symptomatik vor allem in den ersten 4 Wochen nach Auftreten der Aphasie. Da-

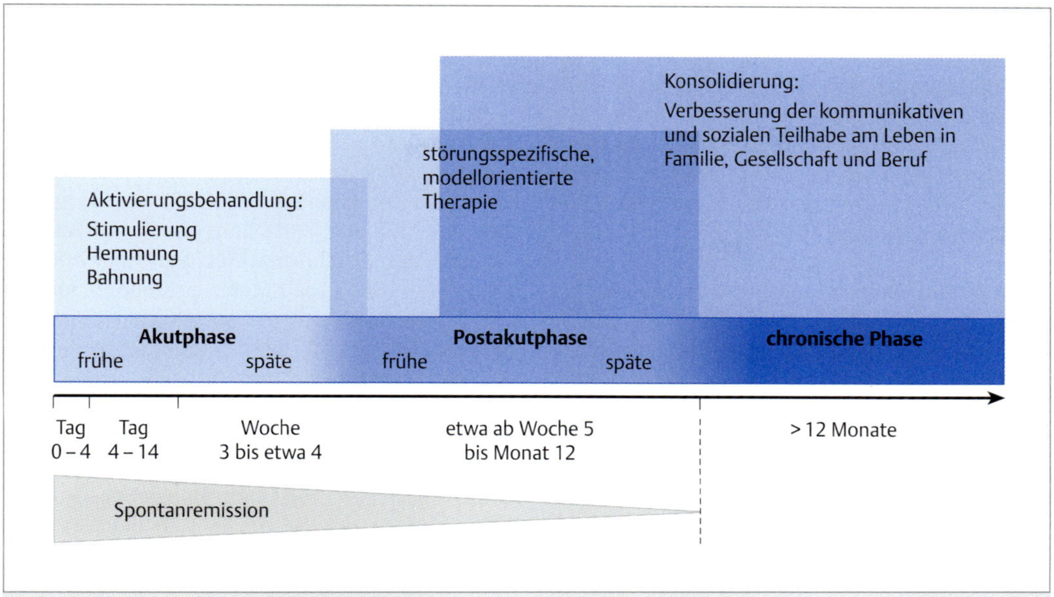

Abb. 2.5 Behandlungsphasen der Aphasietherapie.

bei beschleunigen und verstärken die logopädische Aktivierungsbehandlung und auch die Aktivierung seitens der Angehörigen und des gesamten Rehateams die Besserung. Die wichtigsten Methoden in der Therapie sind die Stimulierung sprachlicher Äußerungen, die Hemmung repetitiver Phänomene und der Einsatz kompensatorischer Maßnahmen zur frühen Unterstützung der Kommunikation. Bei etwa einem Drittel der Betroffenen tritt innerhalb der ersten 4 Wochen unter Einfluss der Spontanremission und sprachlicher Lernprozesse eine weitgehende Normalisierung der Sprachfunktionen ein (Biniek 1993). Bei den übrigen bildet sich nach Ablauf von etwa 4 Wochen eine stabile klinische Symptomatik aus (Huber et al. 2006a, 2006b).

Evidenzen für eine frühe und späte Akutphase

Verhaltensdaten ebenso wie Bildgebungsbefunde sprechen dafür, dass die Akutphase eine besonders sensible und vulnerable Phase im Rückbildungsverlauf ist, in der vielfältige Veränderungsprozesse zu unterschiedlichen Zeiten stattfinden. So scheint der Einfluss therapeutischer Maßnahmen auf die Plastizität des Gehirns sowohl vom Zeitpunkt als auch von der Intensität der Intervention abhängig zu sein.

Prinzipiell sind durch einen frühen Beginn bessere Behandlungseffekte zu erreichen als bei spätem Beginn. Dies konnte in tierexperimentellen Verhaltensstudien zur motorischen Rehabilitation bei Ratten und Affen überzeugend nachgewiesen werden (u. a. Biernanski et al. 2004, Norrie et al. 2005). Früh beginnende Interventionen setzten hier einige Tage nach dem Infarkt ein, späte Interventionen einige Wochen nach dem Infarkt. Ähnliche Belege gibt es für die Aphasietherapie. Eine Metaanalyse zum klinischen Behandlungserfolg zeigt, dass die Stärke der Behandlungseffekte in der Akutphase größer ist als in der chronischen Phase (Robey 1998).

Neben dem Zeitpunkt, zu dem die Behandlung beginnt, ist auch die Intensität, mit der die Intervention dann durchgeführt wird, ein kritischer Faktor für die Wirksamkeit einer Therapie in der Akutphase. Wichtige Hinweise hierzu finden sich in der tierexperimentellen Forschung. Die Befunde zeigen, dass zu frühe (ab dem ersten Tag nach Eintritt der Hirnschädigung) und zu intensive Interventionen (Forced-use Training) zumindest bei Tieren in der Akutphase kontraindiziert sind, weil sie unerwünschte, negative Auswirkungen auf die Rückbildungsprozesse im Gehirn haben (u. a. Griesbach et al. 2004). Als Folgen werden eine Vergrößerung der ursprünglichen Hirnläsion aufgrund irreversibler Neuronenschädigung in der Penumbra oder auch eine reduzierte neuronale Plastizität im Hippocampus beschrieben. Bei gemäßigtem Training mit verzögertem Beginn ab der 2. Woche nach dem hirnschädigenden Ereignis blieben negative Effekte aus. Vielmehr konnte ein positiver Einfluss auf die Mechanismen der neuronalen Plastizität nachgewiesen werden.

Zur Frage des Behandlungsbeginns und der Behandlungsintensität in der frühen Akutphase beim Menschen liegen bisher nur wenige Studien mit uneinheitlichen Befunden vor (s. S. 114). Godecke et al. (2011) verglichen die Wirksamkeit täglicher (durchschnittlich 45 min) und wöchentlicher (durchschnittlich 10 min) Therapie ab dem 3. Tag nach Erkrankungsbeginn. Es zeigten sich stärkere Effekte auf die sprachlichen und kommunikativen Leistungen bei täglicher Behandlung. Im Gegensatz hierzu konnten Laska et al. (2008, 2010) keine eindeutige Überlegenheit einer ähnlich intensiven Akutbehandlung gegenüber Nichtbehandlung auf die verbale Kommunikationsfähigkeit nachweisen. Die Effekte dieser Therapie auf die sprachsystematischen Leistungen wurden bislang nicht berichtet. Bakheit et al. (2007) stellen die Machbarkeit eines frühen Behandlungsbeginns bei akuter Aphasie infrage. In ihrer Untersuchung tolerierten nur wenige Betroffene innerhalb der ersten 4 Wochen nach Erkrankungsbeginn eine Sprachtherapie. Darüber hinaus verglich die Studie die Effekte einer Intensivtherapie (5 h pro Woche) mit einer Standardtherapie (2 h pro Woche), die jeweils etwa 30 Tage post onset begann, also in der späten Akutphase. Die Ergebnisse zeigten keine signifikanten Unterschiede zwischen intensiver und nichtintensiver Sprachtherapie auf die sprachlichen Leistungen. Hier muss jedoch berücksichtigt werden, dass die Standardtherapie weniger Behandlungen pro Woche umfasste und daraus auch ein insgesamt geringerer Behandlungsumfang resultierte (19 vs. 37 Behandlungen in 12 Wochen). Keine der Studien untersuchte den Einfluss der frühen Intervention auf die Mechanismen der neuronalen Plastizität.

Zusammenfassend legen die beschriebenen Befunde die Annahme von Zeitfenstern nahe, also **sensiblen Phasen in der Rehabilitation**, in denen die Mechanismen der zentralnervösen Plastizität besonders effektiv unterstützt werden können und das Gehirn besonders sensibel für Behandlungsmaßnahmen ist (Kleim u. Jones 2008). Zu welchem Zeitpunkt in der Rehabilitation diese Fenster „offen“ sind, scheint auch abhängig von Art und Ausmaß der Hirnschädigung zu sein (Woodlee u. Schallert 2006, Griesbach et al. 2007). Evidenzen für solche zeitlichen Fenster stammen auch aus einer longitudinalen Bildgebungsstudie zur Reorganisation des sprachlichen Netzwerks bei Aphasie (Saur et al. 2006). Die Autoren postulieren folgendes **3-Phasen-Modell** der sprachlichen Erholung (Saur 2010), das auf dem Aktivierungsverlauf in sprachrelevanten Regionen in beiden Hemisphären basiert:

▸ **Akutphase: 0–4 Tage nach Infarkt.** Kennzeichen dieser Phase ist eine globale Störung des sprachlichen Netzwerks. Es zeigen sich deutlich verminderte Aktivierungen in den nichtbetroffenen Sprachregionen der linken Hemisphäre. Es kommt zu Dysfunktionen in intakten, aber funktionell abhängigen Arealen (Diaschisis).

▸ **Subakutphase: etwa Tag 4 – Tag 14 nach Infarkt.** Kennzeichen dieser Phase ist die Hochregulierung der rechten Hemisphäre. In Abhängigkeit von sprachlichen Leistungsverbesserungen nimmt die neuronale Aktivität in intakten Arealen der linken und homologen Arealen der rechten Hemisphäre (besonders rechtes Broca-Areal) zu.

▸ **Konsolidierungsphase: 4–12 Monate nach Infarkt.** In dieser Phase zeigen sich normalisierte Aktivierungsmuster im Sinne eines Re-Shifts der Aktivierungen zur linken Hemisphäre. Diese Veränderungen korrelieren mit sprachlichen Verbesserungen und spiegeln möglicherweise die Wiederherstellung und Konsolidierung des sprachlichen Netzwerks wieder.

Revision des Phasenmodells zur Aphasiebehandlung

Für die Therapie akuter Aphasien legen die beschriebenen tierexperimentellen und bildgebenden Befunde nahe, eine Unterscheidung in eine frühe und eine späte Akutphase zu treffen (▸ Abb. 2.5). Die **frühe Akutphase** im Phasenmodell zur Aphasiebehandlung umfasst dann die im Rückbildungsverlauf als akut und subakut beschriebene Phase. Auf neuronaler Ebene erfolgt in der frühen Akutbehandlungsphase eine Aktivierungszunahme der rechten Hemisphäre. Eine empirisch gesicherte Aussage zur Frage, bis zu welchem Zeitpunkt in der frühen Akutphase intensive Sprachtherapie möglicherweise auch kontraindiziert ist und welche Behandlungsintensität angemessen ist, ist derzeit nicht möglich. In jedem Fall sollten ab dem 2. Tag nach Insult eine logopädische Diagnostik und tägliche, kurze Behandlungsversuche erfolgen, die abhängig vom Allgemeinzustand und der Belastbarkeit des Patienten sukzessive gesteigert werden.

Die **späte Akutphase** umfasst den Zeitraum bis zur Stabilisierung der sprachlichen Symptomatik, die etwa bis zur 4. Woche nach einem Infarkt erreicht wird. Auf neuronaler Ebene beginnt in der späten Akutphase (im Rückbildungsverlauf nicht genau bezeichnet) die Zunahme linkshemisphärischer Aktivierungen (Re-Shift nach links). Spätestens mit Beginn der späten Akutphase sollte ein möglichst intensives Behandlungsschema erreicht sein, das tägliche Therapieeinheiten von insgesamt mindestens 30 min umfasst. Verteiltes Lernen in mehreren kurzen Einheiten (2- bis 3-mal 15 min) ist dabei aus lerntheoretischer Sicht empfehlenswert. Hinweise auf die Machbarkeit moderat intensiver Therapie und die Überlegenheit gegenüber weniger intensiver Behandlung geben aktuelle Rehabilitationsstudien (u. a. Laska et al. 2008, Godecke et al. 2011).

Eine solche Differenzierung in eine frühe und späte Akutphase impliziert auch angepasste Behandlungsstrategien. Inhaltlich stehen sowohl in der frühen als auch in der späten Phase jeweils stimulierende und/oder hemmende Verfahren im Vordergrund, übergeordnetes Ziel ist jeweils die Verbesserung der Kommunikationsfähigkeit. Methodisch sind diese Inhalte differenziert zu erarbeiten, um die Dynamik neuronaler Aktivierungen in beiden Hemisphären zu nutzen (▶ Tab. 2.3).

Neurophysiologische Grundlage für die Reaktivierung sprachlicher Funktionen ist sowohl in der frühen als auch in der späten Akutphase die neuronale Regenerierung (u. a. Rückbildung von Penumbra- und Diaschisis-Effekten, Restitution vorübergehend geschädigter Neuronen). Ob die Effekte der logopädischen Therapie tatsächlich mit den angenommenen Rückbildungsprozessen korrelieren, muss die zukünftige Forschung zeigen.

Tab. 2.3 Aphasiebehandlung in der frühen und späten Akutphase.

Phase	Dauer	Behandlungsstrategie	Intensität	Methodisches Vorgehen
frühe Akutphase	bis etwa 2. Woche nach Ereignis	Aktivierung und Nutzung rechtshemisphärisch vermittelter Sprachfunktionen Vermeiden von ausschließlich linkshemisphärisch vermittelten Funktionen	flexibel, individuell zu steigernde Dauer und Häufigkeit der Behandlung	konsequente Kombination sprachlicher und nichtsprachlicher Hilfen in der Stimulierungsbehandlung (z. B. melodisch-rhythmische Hilfen, Gesteneinsatz, emotional ansprechende Materialien) Berücksichtigung der Lernprinzipien für die Akutphase frühe Kommunikation anbahnen, dazu alle verfügbaren nonverbalen Strategien (Gestik, pantomimisches Beschreiben, Zeigen) und Hilfsmittel (z. B. Kommunikationsbuch, Bildlexika) nutzen
späte Akutphase	etwa Woche 3 und 4 nach Ereignis	verstärkt linkshemisphärisch vermittelte Sprachfunktionen ansprechen	mindestens eine Behandlungseinheit täglich Dauer in Abhängigkeit von der Belastbarkeit des Patienten, sinnvoll sind mindestens 30 min	nichtsprachliche Hilfen in der Stimulierungsbehandlung zurücknehmen verstärkt sprachliche Hilfen einbeziehen (z. B. Vor-, Mit- und Nachsprechen, Anlauthilfen, Kontexthilfen) Berücksichtigung der Lernprinzipien für die Akutphase frühe Kommunikation anbahnen, dabei verstärkt verbale Umwegstrategien einbeziehen (sprachliches Umschreiben)

Kennzeichen für den Wechsel von der Stimulierungsbehandlung hin zu einem modellorientierten, störungsspezifischen Vorgehen in der logopädischen Therapie ist eine weitgehend stabile sprachliche Symptomatik. Diese lässt, mit Ausnahme der sehr schweren globalen Aphasie, erhaltene und gestörte sprachliche Verarbeitungsrouten und Leistungsdissoziationen zwischen den verschiedenen sprachlichen Komponenten (Phonologie, Semantik, Lexikon, Syntax) und Modalitäten (Sprechen, Verstehen, Lesen, Schreiben) erkennen. Bei der Mehrzahl der Patienten ist die spezifische Störung nach etwa 4 Wochen erkennbar und zeigt den Wechsel von der Akut- in die Postakutphase der Aphasiebehandlung an. Dieser Phasenwechsel erfolgt nicht zu einem festgelegten Zeitpunkt, vielmehr liegt ein kontinuierlicher Prozess zugrunde, an dem die Mechanismen der Spontanremission noch besonders stark mitwirken.

2.7.2 Postakutphase

Basierend auf Befunden zum Spontanverlauf von Aphasien ohne logopädische Behandlung (Willmes u. Poeck 1984) wird auch die Postakutphase in eine frühe und späte Phase unterteilt. Denn der Einfluss der Spontanremission auf die sprachliche Funktionserholung ist in der frühen Postakutphase (etwa Monat 1–6) stärker als in der späten (Monat 7–12). Für die Planung spezifischer Therapiemaßnahmen ist zunächst eine ausführliche Sprach- und Kommunikationsdiagnostik erforderlich.

Insbesondere in der frühen Postakutphase ist die sprachliche Symptomatik noch dynamisch, sie kann sich bei gezielter Behandlung weiter verbessern. Durch sprachliche Lernprozesse soll die **funktionelle Reorganisation**, insbesondere die Substitution sprachlicher Funktionsstörungen durch Umwegstrategien (z. B. Aktivierung sprachlicher Zielformen durch semantisches Umschreiben) angeregt werden. Ein Behandlungsschwerpunkt im Bereich der sprachlichen Funktionsstörung ist deshalb gut begründbar.

Im weiteren Verlauf der Postakutphase sind die Folgen der Sprachbehinderung auf die **Alltagskommunikation** und die **Teilhabe** an individuell relevanten Lebensbereichen mehr und mehr in den Vordergrund der Therapie zu stellen. Zudem ist in der späten Postakutphase häufig absehbar, welche sprachlichen Funktionen dauerhaft gestört bleiben und beispielsweise durch gestische Zeichensysteme oder Kommunikationshilfen kompensiert werden müssen. Die spontane Rückbildung nimmt im Verlauf der Postakutphase immer mehr ab. Durch sprachliche Lernprozesse werden Substitutions- und/oder Kompensationsvorgänge, also die Reorganisation des sprachlichen Netzwerks angeregt.

2.7.3 Chronische Phase

Nach Ablauf eines Jahres tritt ein chronischer Zustand der Aphasie ein. Die Spontanremission ist vollständig abgeschlossen, weitere sprachliche Funktionsverbesserungen erfordern intensives Üben und Lernen. Dazu bieten sich Intensivtherapien in Intervallen an, beispielsweise auch in Form eines supervidierten Heimtrainings. Zentrale Behandlungsziele bei chronischer Aphasie sind die **Konsolidierung** der erzielten sprachlichen Effekte und die Verbesserung der **kommunikativen und sozialen Teilhabe**. Wenn möglich, sollte die Einzeltherapie durch Gruppentherapie ergänzt werden.

Hintergrundwissen

Spracherholung und Plastizität des Gehirns

Die Spracherholung nach einem Schlaganfall ist abhängig davon, in welchem Ausmaß sich die Strukturen des Gehirns verändern. Diese Veränderungen erfolgen durch Lernprozesse und werden durch die neuronale Plastizität ermöglicht. Für den Lernerfolg ist auch die funktionelle Integrität gedächtnisrelevanter Strukturen (Hippocampus) entscheidend (Menke et al. 2009).

Befunde aus bildgebenden Studien sprechen für einen dynamischen Rückbildungsverlauf, in dem verschiedene Mechanismen neuronaler Plastizität in beiden Hemisphären wirken. Die Ergebnisse dieser Studien lassen folgenden Zusammenhang zwischen der Spracherholung und neuronalen Strukturveränderungen erkennen (hierarchische Organisation des Rückbildungsverlaufs, Heiss u. Weiduschat 2011, Hamilton et al. 2011):

- Eine bestmögliche, in manchen Fällen vollständige Rückbildung der Aphasie wird erzielt, wenn das sprachliche Netzwerk in der linken Hemisphäre seine ursprüngliche Funktion wiedererlangt, also reaktiviert werden kann **(Restitution)**.

- Eine gute, aber zumeist inkomplette Rückbildung der Aphasie erfolgt, wenn die periläsionalen Bereiche in der linken Hemisphäre die Funktionen irreparabel geschädigter linkshemisphärischer Bereiche übernehmen können **(Substitution)**.
- Die Rückbildung der Aphasie bleibt begrenzt, wenn die rechte Hemisphäre nicht ausreichend aktiviert werden kann, um sprachliche Funktionen effektiv zu unterstützen **(unzureichende Kompensation)**.

3 ICF in der Rehabilitation bei akuter Aphasie

Info

Die Internationale Klassifikation der Funktionsfähigkeit, Behinderung und Gesundheit (ICF) fordert in der Rehabilitation einen grundsätzlichen Paradigmenwechsel von der Defizitorientierung hin zur Teilhabeorientierung. Ziel der Rehabilitation ist, den Betroffenen die Teilnahme am Leben in der Familie, in der sozialen Gemeinschaft und am Berufsleben wieder zu ermöglichen. Eine reine Funktionsverbesserung in den Bereichen Sprache, Kognition oder Motorik ist somit kein hinreichendes Rehabilitationsziel im Sinne der ICF.

Das folgende Kapitel gibt einen kurzen Überblick über das Modell der ICF mit Erläuterungen am Beispiel der Aphasie. Grenzen und Möglichkeiten von teilhabeorientierter Diagnostik und Therapie bei Aphasie werden reflektiert. Im Anschluss wird diskutiert, was die ICF für die Rehabilitation bei akuter Aphasie impliziert. Diagnostische und therapeutische Möglichkeiten zur Integration des Teilhabegedankens in der Akutphase werden aufgezeigt.

3.1 Das biopsychosoziale Modell der ICF

Die Internationale Klassifikation der Funktionsfähigkeit, Behinderung und Gesundheit (ICF) wurde im Jahr 2001 von der Weltgesundheitsorganisation WHO verabschiedet (deutsche Übersetzung: Deutsches Institut für medizinische Dokumentation und Information / DIMDI 2005). Sie wendet sich ab von einer defizitorientierten Sichtweise hin zu einer ressourcenorientierten Sichtweise, die 3 Komponenten (Ebenen) funktionaler Gesundheit betrachtet. Dazu wird die funktionale Gesundheit („Funktionsfähigkeit") eines Menschen auf den Ebenen

- Körperfunktionen und -strukturen,
- Aktivitäten und
- Partizipation (Teilhabe)

beschrieben. Die funktionale Gesundheit wird darüber hinaus in Wechselwirkung mit dem gesamten Lebenshintergrund einer Person gesehen. Deshalb berücksichtigt die ICF Kontextfaktoren, also externe und personenbezogene Bedingungen, die Einfluss auf die funktionale Gesundheit nehmen. Der Gedanke der Partizipation der ICF ist seit 2001 im neunten Sozialgesetzbuch (SGB IX) gesetzlich verankert und damit in der Rehabilitation verpflichtend anzuwenden. Die deutschsprachige Übersetzung der ICF (Stand Oktober 2005) kann unter www.dimdi.de kostenlos heruntergeladen werden.

3.1.1 Wie definiert die ICF Gesundheit?

Nach der Definition der ICF ist ein Mensch gesund, wenn er möglichst kompetent und mit einem möglichst gesunden Körper an möglichst „normalisierten" Lebensbereichen teilnimmt. Gesund zu sein bedeutet auch, trotz bestehender physischer oder psychischer Beeinträchtigungen bestimmte Aufgaben und Handlungen durchführen zu können und in das Gemeinschaftsleben einbezogen zu sein. Um diese Aspekte zu betonen, verwendet die ICF den Terminus **funktionale Gesundheit**. Funktionsfähigkeit bezeichnet somit die positiven Aspekte der Interaktion zwischen einer Person (mit einem Gesundheitsproblem) und ihrem individuellen Lebenskontext.

M!

Merke

Im Konzept der ICF gilt eine Person als funktional gesund (DIMDI 2005), wenn

- ihre körperlichen Funktionen (einschließlich des mentalen Bereichs) und Körperstrukturen denen eines gesunden Menschen entsprechen (Konzepte der Körperfunktionen und -strukturen);
- sie all das tut oder tun kann, was von einem Menschen ohne Gesundheitsproblem erwartet wird (Konzept der Aktivitäten);
- sie ihr Dasein in allen Lebensbereichen, die ihr wichtig sind, in der Weise und dem Umfang entfalten kann, wie es von einem

Menschen ohne gesundheitsbedingte Beeinträchtigung der Körperfunktionen oder -strukturen oder der Aktivitäten erwartet wird (Konzept der Partizipation/Teilhabe an Lebensbereichen).

Darüber hinaus beeinflusst der Kontext, in dem Menschen leben, die funktionale Gesundheit. Im Konzept der ICF werden dazu 2 Komponenten unterschieden:

- Umweltfaktoren
- personenbezogene (persönliche) Faktoren

Unter **Umweltfaktoren** sind externe Bedingungen zu verstehen, wie beispielsweise die materielle und soziale Lebenssituation eines Menschen, aber auch die gesellschaftlichen, infrastrukturellen, wirtschaftlichen oder rechtlichen Gegebenheiten des Lebenshintergrunds. Ob Menschen trotz Behinderung am Berufsleben teilhaben können, hängt beispielsweise auch davon ab, in welchem Umfang der Staat rechtliche Ansprüche auf finanzielle Unterstützung gewährleistet.

Eine solche Wechselwirkung zwischen der Teilhabe an bestimmten Lebensbereichen und dem Lebenskontext wird auch durch individuelle Lebensbedingungen oder Lebenseinstellungen, also in der Persönlichkeit begründeten, **internen (personenbezogenen) Faktoren** hervorgerufen. So ist die Teilhabe am Berufsleben auch davon abhängig, welchen Stellenwert der Beruf in der persönlichen Lebensgestaltung hat, ob trotz eines hohen akademischen Ausbildungsniveaus eine weniger anspruchsvolle oder fordernde Arbeit akzeptiert werden kann oder ob ausreichend Motivation für eine Umschulung besteht.

Umweltfaktoren und personenbezogene Faktoren können auf die funktionale Gesundheit förderlich, aber auch einschränkend wirken. Darum werden sie in **Förderfaktoren** und **Barrieren** unterteilt (s. S. 35).

Zusammenfassend zeigt ▸ Abb. 3.1 die Komponenten des biopsychosozialen Modells der ICF. Zur Erläuterung sind in den Komponenten Beispiele zu Aspekten der funktionalen Gesundheit angeführt, die nach einem Schlaganfall betroffen sein können.

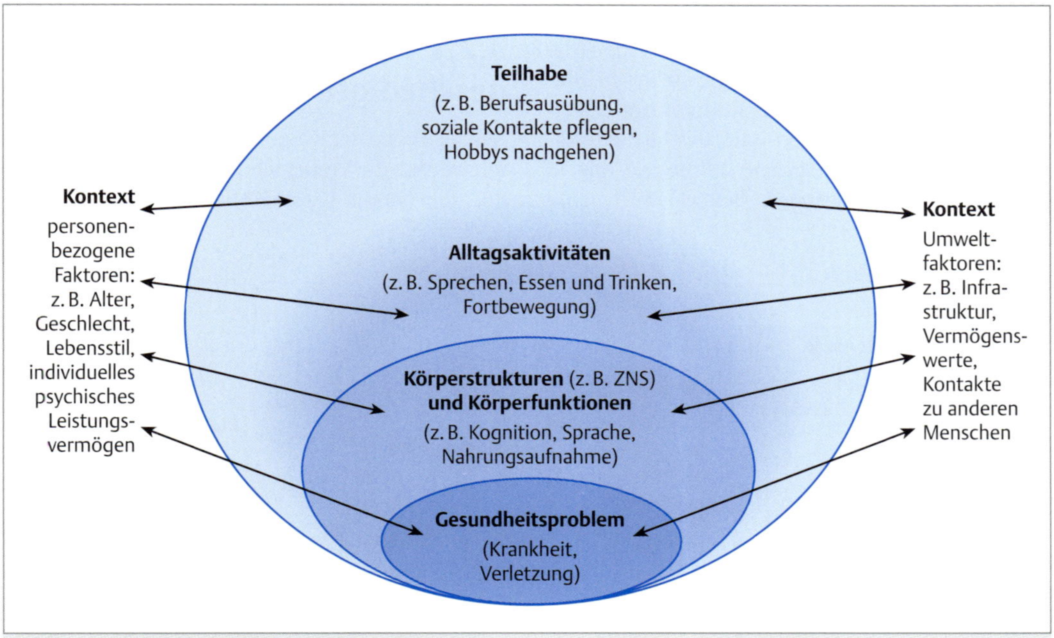

Abb. 3.1 Die Komponenten des biopsychosozialen Modells der ICF (in Anlehnung an Rentsch u. Bucher 2008).

3.2 Das ICF-Modell in der Rehabilitation bei Aphasie

Die Übernahme des ICF-Modells in den klinischen Alltag ist für alle WHO-Mitgliedsstaaten verpflichtend. Und eine Orientierung an der ICF-Konzeption findet in der neurologischen Rehabilitation auch zunehmend statt (Grötzbach u. Iven 2009, Rentsch u. Bucher 2008, Fries et al. 2007). Ein ICF-orientiertes Vorgehen in der Rehabilitation bei Aphasie setzt zunächst Wissen darüber voraus, wie eine Aphasie im Modell abgebildet wird. Dies wird im Folgenden erläutert.

Zur Einordnung eines Gesundheitsproblems gibt die ICF für jede der 3 übergeordneten **Komponenten** (Körperfunktionen und -strukturen, Aktivitäten und Partizipation) **Domänen** vor. Domänen werden als Mengen verschiedener gebündelter physiologischer Funktionen, Handlungen oder Aufgaben definiert. So werden auf der Ebene der Körperfunktionen insgesamt 8 Domänen aufgelistet. Für die Aphasien relevant sind hier besonders die Domänen

- mentale Funktionen,
- Sinnesfunktionen und Schmerz,
- Stimm- und Sprechfunktionen.

Innerhalb dieser Domänen differenziert die ICF zwischen weiteren **Kategorien.** So werden die mentalen Funktionen beispielsweise in die Kategorien globale mentale Funktionen und spezifische mentale Funktionen unterteilt. In den Kategorien erfolgt eine weitere Differenzierung in Bereiche dieser Funktionen. Beispielsweise sind in der Kategorie „spezifische mentale Funktionen“ unter anderem die Bereiche „kognitiv-sprachliche Funktionen“, „Funktionen der Aufmerksamkeit“ und „Funktionen des Gedächtnisses“ gelistet. Diese Funktionsbereiche setzen sich wiederum aus weiteren Einzelfunktionen zusammen. Beispielsweise sind in den kognitiv-sprachlichen Funktionen das Sprachverständnis oder das sprachliche Ausdrucksvermögen betreffende Funktionen aufgeführt. Diese komplexe hierarchische Gliederung wird in ▸ Tab. 3.1 am Beispiel der Aphasie veranschaulicht.

Die Beschreibung einer Aphasie erfolgt also strikt klassifikatorisch in dieser vorgegebenen Struktur. Aphasiesyndrome und modellorientierte Störungsschwerpunkte sind von untergeordneter Bedeutung, sie finden sich in der Terminologie der ICF nicht wieder. Wie Aphasien in der ICF abgebildet sind, wird im Folgenden für alle Komponenten inhaltlich erläutert. Die formale Klassifizierung, Codierung und Beurteilung ist weiter unten am Beispiel der akuten Aphasie dargestellt. Eine tabellarische Zusammenfassung derjenigen Domänen, die in den 3 Komponenten der funktionalen Gesundheit für die akute Aphasie besonders relevant sind, befindet sich in den Online-Materialien zu diesem Buch.

3.2.1 Aphasie als geschädigte Körperfunktion

Auf der Ebene der Körperfunktionen und -strukturen werden die Verursachung (z. B. Insult, Blutung) und die daraus resultierenden Einschränkungen

Tab. 3.1 Klassifikation der Aphasie in der Komponente der Körperfunktion.

Komponente				
Körperfunktion	**Domäne**			
	mentale Funktionen	**Kategorie**		
		spezifische mentale Funktionen	**Funktionsbereich**	
			kognitiv-sprachliche Funktionen	**Einzelfunktionen**
				• das Sprachverständnis betreffend • das sprachliche Ausdrucksvermögen betreffend

kognitiv-sprachlicher Funktionen betrachtet. Eine Aphasie ist nach der ICF eine mentale Funktionsschädigung, die primär die kognitiv-sprachlichen Funktionen betrifft und sich in rezeptiven (Sprachverstehen) und/oder produktiven (sprachliches Ausdrucksvermögen) Beeinträchtigungen manifestieren kann.

▶ Tab. 3.1 veranschaulicht die Darstellung von Aphasien in der Komponente der Körperfunktionen des ICF-Schemas. Bei Aphasie liegen zumeist auch Einschränkungen in weiteren spezifisch mentalen Funktionen wie beispielsweise Aufmerksamkeit und Gedächtnis vor, die hier unberücksichtigt bleiben. An dieser Stelle soll mit Beschränkung auf den zentralen Aspekt von Aphasie ein erster Eindruck der ICF-Klassifikation vermittelt werden.

3.2.2 Aphasie als beeinträchtigte Aktivität und Partizipation

Auf den Ebenen Aktivität und Partizipation werden Beeinträchtigungen in Alltagsaktivitäten betrachtet, die auch dazu führen, dass die Teilhabe an bestimmten Lebenssituationen nicht mehr in gewohntem Maße möglich ist. Eine Aphasie ist eine Kommunikationsstörung, die sich nach der ICF in Schwierigkeiten im „Kommunizieren als Empfänger oder Sender“ manifestiert und auch die Konversation und den Gebrauch von Kommunikationsgeräten und -techniken erschwert (▶ Tab. 3.2). Auch hier wird zum leichteren Verständnis nur ein Ausschnitt dargestellt. Aufgeführt sind nur die Leistungen, die bei Störungen im Sprachverstehen eingeschränkt sein können.

Eine Trennung zwischen den Konzepten Aktivität und Partizipation, wie sie die Definition von funktionaler Gesundheit (s. o.) impliziert, ist oft nicht möglich. Eine klare Unterscheidung erweist sich auch bei der Klassifikation von Aphasien als theoretisches Konstrukt: In der Regel werden Alltagsaktivitäten (z. B. Sprechen, Schreiben) initiiert, um sie in konkreten Lebenssituationen zu nutzen (z. B. Konversation, Dokument unterschreiben). So wird im Manual der ICF diese strikte Trennung ebenfalls aufgehoben. Für die Komponenten Aktivität und Partizipation steht eine gemeinsame Liste von insgesamt 9 Domänen zur Verfügung (siehe ICF-Tabelle zur akuten Aphasie zum Download).

3.2.3 Aphasie und Kontextfaktoren

Die sozialen und materiellen Bedingungen ebenso wie personenbezogene Merkmale, die sich auf die Rehabilitation förderlich, aber auch hinderlich auswirken können, werden als Kontextfaktoren im ICF-Modell berücksichtigt. Zur Beurteilung der funktionalen Gesundheit sind sie nicht nur zu benennen, vielmehr ist einzuschätzen, ob bestimmte Kontextfaktoren sich als Förderfaktoren oder Barrieren auswirken.

Für Menschen mit Aphasien sind innerhalb der **Umweltfaktoren** insbesondere in den Domänen „Produkte und Technologien“ und „Unterstützung

Tab. 3.2 Klassifikation der Aphasie in der Komponente Aktivität und Partizipation.

Komponente	Domäne	Kategorie	Funktionsbereich	Einzelfunktionen
Aktivität und Partizipation	Kommunikation	Kommunizieren als Empfänger	kognitiv-sprachliche Funktionen	• gesprochene Mitteilungen • nonverbale Mitteilungen • Mitteilungen in Gebärdensprache • schriftliche MItteilungen

und Beziehungen“ wichtige Faktoren aufgelistet, die bei der Planung von Therapiemaßnahmen zu berücksichtigen sind (siehe ICF-Tabelle zur akuten Aphasie zum Download). Die kognitiv-sprachlichen Beeinträchtigungen bei Aphasie führen bei vielen Betroffenen dazu, dass der Umgang mit Informations- und Kommunikationstechniken (z. B. Fernseher, Radio, Computer, Handy) erschwert ist. Diese stellen häufig Barrieren für die kommunikative Teilhabe dar, weil die Bedienung zu komplex ist oder die Art der Informationsübermittlung Menschen mit Aphasie überfordert. Denn rasches Verstehen und/oder Formulieren, wie es beispielsweise Nachrichtensendungen oder Telefonieren fordern, ist ihnen oft nicht möglich. Besonders förderlich auf die soziale Teilhabe wirken sich stabile soziale Beziehungen aus (Domäne „Unterstützung und Beziehungen“). Sie erleichtern Menschen mit Aphasie sowohl die Bewältigung alltagspraktischer Dinge als auch der psychosozialen Krankheitsfolgen.

Unter den **personenbezogenen Faktoren** spielen Wille und Motivation, eine bestimmte Leistungsfähigkeit auch in eine konkrete Handlung umzusetzen, eine große Rolle (Schuntermann 2009). Bei Aphasie stehen diese Faktoren oft in Wechselwirkung mit den Fortschritten in der Behandlung (Huber et al. 2006a). Je stärker eine eingeschränkte Funktion sich bessert, desto höher sind oftmals auch Motivation und Selbstvertrauen, entsprechende Alltagsanforderungen zu bewältigen. Relevante personenbezogene Faktoren bei Aphasie sind weiterhin Ausbildung und Beruf. Sie bestimmen die individuelle Bedeutsamkeit sprachlicher und kommunikativer Fähigkeiten im persönlichen Lebenskontext. Menschen, deren sprachlich-kommunikative Leistungen im Beruf weniger stark gefordert sind (z. B. Kraftfahrer, Schneider, Programmierer) können bisweilen leichter mit den Folgen einer Aphasie umgehen als Menschen mit hohen kommunikativen Anforderungen im Beruf (z. B. Lehrerin, Erzieherin).

Beispiel

Abbildung einer schweren Schriftsprachstörung bei Aphasie in der ICF

Eine Person leidet infolge eines Schlaganfalls unter einer Aphasie. Unter anderem ist das Schreiben des eigenen Namens nicht mehr möglich, weil Schwierigkeiten beim Abruf hochvertrauter Wörter aus dem graphematischen Output-Lexikon bestehen (siehe Logogen-Modell; Stadie u. Schröder 2009). Diese modellorientierte Lokalisation der Störung wird aber in der ICF-Klassifikation nicht beschrieben. Mit Blick auf die funktionale Gesundheit wird das Abrufproblem in der Hauptkategorie Körperfunktionen als Schädigung einer Funktion, die das sprachliche Ausdrucksvermögen betrifft, klassifiziert und weiter als eine das „schriftsprachliche Ausdrucksvermögen betreffende Funktion, die notwendig ist, schriftsprachlich sinnvolle Mitteilungen zu verfassen“ spezifiziert. Die Funktionsschädigung führt zu Beeinträchtigungen bei Aktivitäten, z. B. eine Unterschrift leisten, und Einschränkungen in der Teilhabe, z. B. beim selbstständigen Tätigen von Bankgeschäften. Diese Auswirkungen des Gesundheitsproblems auf Aktivität und Teilhabe werden in der Domäne „bedeutende Lebensbereiche“ in der Kategorie Beteiligung an „komplexen wirtschaftlichen Transaktionen“ klassifiziert. Online-Banking ist nicht möglich, weil die schriftlichen Informationen, die die Computersoftware vermittelt, nicht verarbeitet werden können (Umweltfaktor „Produkte und Technologien“, Computersoftware als Barriere). Der Lebenspartner unterstützt den Wunsch nach aktiver Teilhabe am Alltagsleben (Wille als förderlicher personenbezogener Faktor) und bietet Begleitung und Hilfe beim Tätigen von Bankgeschäften an (Umweltfaktor „Unterstützung und Beziehungen“ als Förderfaktor; s. ▶ Abb. 3.2).

3.2.4 Aphasietherapie: von der Funktionsschädigung zur Teilhabe

Vor dem Hintergrund der ICF ist die „Wiederherstellung oder Besserung der funktionalen Gesundheit des Rehabilitanden bei bestehender Behinderung oder bedrohter Teilhabe an Lebensbereichen“ die zentrale Aufgabe der Rehabilitation (Schuntermann 2009, S. 63). Um dieses Ziel zu erreichen, kann eine Therapie sich nicht alleine auf die Verbesserung von Funktionen, die durch eine neurologische Erkrankung beeinträchtigt sind (Defizite), beschränken.

M!

Merke

Eine verbesserte Teilhabe ist nicht die unmittelbare Konsequenz aus verbesserten Funktionen, vielmehr muss Partizipation in der Rehabilitation gezielt gefördert werden. Dies gilt für die Aphasietherapie in besonderer Weise, da Aphasien immer auch die psychosoziale Situation und das Selbstwertgefühl der Betroffenen verändern (Huber et al. 2006a, Huber 2009).

Strategien der Behandlung

Vorschläge und Fallbeschreibungen zur Unterstützung einer verbesserten Teilhabe in der Rehabilitation bei chronischer Aphasie finden sich zahlreich (s. Grötzbach u. Iven 2009, Fries et al. 2007). Langjährige Erfahrungen in der praktischen Anwendung im Alltag einer Rehabilitationsklinik beschreiben darüber hinaus Rentsch u. Bucher (2008). Methodisch werden beispielsweise die PACE-Therapie (Promoting Aphasics Communicative Effectiveness), Rollenspiele, In-vivo-Arbeit und Gruppentherapien mit dem Ziel, die soziale und kommunikative Teilhabe zu verbessern, eingesetzt. Die spezifische Wirksamkeit dieser Behandlungsmethoden zur Verbesserung der sozialen und kommunikativen Teilhabe ist aber nicht sicher belegt.

Auch ist bislang nicht ausreichend geklärt, ob nach einer Behandlung mit einer teilhabeorientierten Methode die Kommunikation nicht nur in alltagsähnlichen Untersuchungssituationen sondern auch im realen Alltag besser gelingt. Offen ist ebenso, welche Behandlungsstrategie zur nachhaltigen Verbesserung der kommunikativen Teilhabe effektiv ist. Einerseits belegen Studien zur PACE-Therapie, dass Verbesserungen in der Kommunikation stärker unterstützt werden, wenn die Aphasietherapie inhaltlich nicht nur auf soziale Teilhabe ausgerichtet ist, sondern gleichzeitig auch störungsspezifisches Sprachlernen anregt (Glindemann u. Springer 1995, Springer 1991). Andererseits zeigt eine aktuelle methodenvergleichende Studie (de Jong-Hagelstein et al. 2011), dass kommunikationsorientierte Therapie im Vergleich zu störungsspezifisch orientierter Therapie schon in der frühen Phase der Erkrankung zu vergleichbaren Verbesserungen in der Alltagskommunikation führt.

M!

Merke

Verbesserungen der kommunikativen Teilhabe resultieren bei Aphasie nicht nur aus Verbesserungen kommunikativer Leistungen sondern auch aus Verbesserungen der psychosozialen Krankheitsfolgen.

Als wichtige Aspekte der Partizipation bei Aphasie sind vor allem Lebensqualität, Krankheitsverarbeitung und die berufliche Wiedereingliederung zu nennen. Die Teilhabe am sozialen Leben wird in der Rehabilitation durch Alltagstraining, psychosozial orientierte Gruppentherapie, Kommunikationsrunden, Beratungsangebote oder auch durch ein Kommunikationstraining mit den Angehörigen unterstützt. Diese psychosozialen Therapieansätze zielen darauf ab, die Betroffenen darin zu stärken, mit allen verfügbaren Mitteln trotz Aphasie zu kommunizieren und die sprachlichen Defizite ebenso wie die sozialen und beruflichen Veränderungen allmählich zu akzeptieren (Huber et al. 2006a). Hierdurch wird die Auseinandersetzung mit der veränderten Lebenssituation angeregt.

Wie eine aktuelle systematische Übersichtsarbeit zeigt, liegt ausreichend gesicherte Evidenz für den positiven Einfluss eines Kommunikationstrainings mit Angehörigen oder anderen Gesprächspartnern der Menschen mit Aphasie auf ihre kommunikative Teilhabe vor (Simmons-Mackie et al. 2010). Die Wirksamkeit anderer psychosozialer Ansätze kann derzeit nicht als gesichert gelten. Die Integration kommunikationsorientierter Interventionen in die Aphasietherapie entspricht jedoch den Leitlinienempfehlungen der DGN zur Rehabilitation aphasischer Störungen nach Schlaganfall (Ziegler 2012).

Diagnostik und Evaluation der Behandlung

Um Veränderungen des subjektiven Wohlbefindens und des Stimmungsverlaufs als Dimensionen von Lebensqualität oder Veränderungen in der Krankheitsverarbeitung zu untersuchen, sind für Menschen mit Aphasie piktografisch unterstützte Testinstrumente entwickelt worden (u. a. Aachener Lebensqualitätsinventar / ALQI-Aphasie, Engell et al. 2003). Diese Tests zur Untersuchung und Veränderungsmessung der psychosozialen Krankheitsfolgen sind aber bislang nicht erhältlich.

Auch inhaltlich angemessene und statistisch abgesicherte Tests, die kommunikative Teilhabe als Funktion kommunikativer Leistungen messen, sind kaum verfügbar. Das einzige normierte Instrument zur direkten Erfassung der verbalen Kommunikationsfähigkeit in einem Quasi-Rollenspiel ist der Amsterdam-Nijmegen Everyday Language Test (ANELT, Blomert et al. 1994), der jedoch nur in einer niederländischen Version vorliegt (Blomert 1997; deutsche Fassung in Vorbereitung).

Des Weiteren können die Auswirkungen einer Aphasie auf die Alltagskommunikation indirekt durch Fremdbeurteilung mit dem Communicative Effectiveness Index (CETI, Lomas et al. 1989; Schlenck u. Schlenck 1994) oder direkt durch eine Gesprächsanalyse (Assessment Protocol of Pragmatic-Linguistic Skills / APPLS, Gerber u. Gurland 1989; Bongartz 1998) erfasst werden. Weitere normierte und validierte Verfahren zur Beurteilung kommunikativ-pragmatischer Leistungen (pragmatisch-funktionelle Diagnostik / PFD, Balazs et al. 2010; Scenario Test, van der Meulen et al. 2010) und zur Fremdbeurteilung der Kommunikationsfähigkeit (Partner-Kommunikations-Fragebogen / PKF, Schütz u. de Langen 2010) sind in Vorbereitung.

Fazit

Zusammenfassend darf die Aphasietherapie für sich in Anspruch nehmen, unabhängig vom gewählten Therapieansatz teilhabeorientiert zu sein, denn die Verbesserung der Kommunikation im Alltag war und ist übergeordnetes Behandlungsziel (u. a. Springer und Weniger 1980, Springer 1986a). Unter der Prämisse einer wissenschaftlichen Evidenzbasierung ist jedoch noch viel Forschungsarbeit erforderlich, um zu beantworten, wie Lernen, Transfer und Generalisierung in der Aphasietherapie effektiv gefördert und wie Veränderungen der kommunikativen Teilhabe gemessen werden sollen. Die Partizipation in allen Lebensbereichen kann für Menschen mit Aphasie durch Rehabilitation wesentlich verbessert, aber auch bei gutem Rückbildungsverlauf in den wenigsten Fällen wieder voll hergestellt werden. So ist für viele Betroffene eine Rückkehr in den Beruf auch nach Jahren der Therapie schwierig bis unmöglich.

3.3 Akute Aphasie im biopsychosozialen Modell der ICF

In der akutmedizinischen Versorgung ist die Umsetzung des ICF-Modells generell noch in den Anfängen (Bundesarbeitsgemeinschaft für Rehabilitation – BAR, 2010). So liegen auch für die Akutbehandlung von Aphasien bislang kaum Vorschläge zur praktischen Anwendung vor. Der geforderte Paradigmenwechsel hin zu einer ressourcenorientierten Sichtweise, die die soziale Teilhabe fokussiert, stellt in dieser sehr frühen Phase der Rehabilitation eine besondere Herausforderung dar:

- Das klinische Bild der akuten Aphasie ist instabil, und die sprachliche Symptomatik stark fluktuierend. Eine Prognose zum Rückbildungsverlauf der Aphasie oder verlässliche Aussagen zu kommunikativen Ressourcen sind zu diesem Zeitpunkt noch nicht möglich.
- Daraus folgt, dass auch die Folgen der Kommunikationsstörung auf Aktivitäten und soziale Teilhabe nicht vorhersagbar sind. Entsprechend können noch keine angemessenen Maßnahmen zur Verbesserung dieser Komponenten funktionaler Gesundheit geplant werden. Darüber hinaus sind die Betroffenen in den ersten Tagen nach Erkrankungsbeginn in der Regel intensivpflichtig. Eine aktive Teilnahme an einer teilhabeorientierten Therapieplanung ist kaum möglich.
- Eine frühe Sprachaktivierung begünstigt die Restitution des geschädigten Gewebes und unterstützt die Mechanismen der Spontanremission, die in den ersten Wochen nach der Hirnschädigung stärker wirken als im späteren Rückbildungsverlauf. Die Chancen einer vollen Wiederherstellung vorübergehend gestörter sprachlich-kognitiver Funktionen können in der Akutphase durch eine spezifische, prinzipiengeleitete Therapie erhöht werden. Darum muss die logopädische Diagnostik und Therapie primär funktionsorientiert sein.

3.3.1 Akute Aphasie und ICF-orientierte Diagnostik

Grundsätzlich gibt es kein Messinstrument, das alle relevanten Teilhabedimensionen in den verschiedenen Lebensbereichen Familie, Gesellschaft und Beruf erfasst (Farin 2011). Die im deutschsprachigen Raum veröffentlichten Diagnostikverfahren für die Akutphase der Aphasie überprüfen Kommunikation und Sprache überwiegend auf der Ebene der Körperfunktionen und -strukturen, bei der die eher defizitorientierte Beschreibung der Störung der Sprach- und Sprechfunktionen im Vordergrund steht. Die daraus abgeleiteten funktionalen, zumeist linguistischen Therapieziele sind in der Regel kommunikativ zunächst nur wenig relevant und müssen in individuell bedeutsame Therapieziele integriert werden.

Testverfahren für akute Aphasien nehmen zunehmend auch allgemeine kommunikative Elemente in die Untersuchung auf und beschreiben, wie Menschen mit Aphasien mit ihren Sprachdefiziten umgehen. Schon der Aachener Aphasie-Bedside-Test (Biniek 1993) erfasste nonverbale Möglichkeiten der Kommunikation (u. a. Blickkontakt, Mimik, Gestik) und ihre Stimulierbarkeit. Neuere Verfahren, wie beispielsweise das Bielefelder Aphasie Screening (BIAS, Richter et al. 2006), erfassen ebenfalls alternative Kommunikationsstrategien oder beinhalten Ratings zur Kommunikationsfähigkeit wie die Aphasie-Check-Liste (ACL, Kalbe et al. 2002). Die informelle Untersuchung der sprachlichen Leistungen bei Akutaphasie (USLA, Simons 1997) schätzt das Kommunikationsverhalten von Menschen mit Aphasie im Klinikalltag ein, wie beispielsweise bei der Visite. Logopädinnen sind gefordert, diese kommunikativen Kompetenzen und Ressourcen in die Therapieplanung mit einzubeziehen, zu fördern und zu erweitern. Aufgrund der schweren Kommunikationsstörungen und Begleitstörungen im akuten Stadium der Aphasie ist aber eine detaillierte kommunikative Analyse oftmals nur eingeschränkt möglich und angesichts der stark fluktuierenden Symptomatik wenig sinnvoll. Im anschließenden Diagnostikkapitel werden die verfügbaren Testverfahren zur Diagnostik der akuten Aphasie auch mit dem Blick auf die Erfassung kommunikativer Fähigkeiten beschrieben.

Die folgende ▸ Tab. 3.3 gibt einen Überblick über funktions- und strukturbezogene sowie aktivitäts- und teilhaberelevante Faktoren, die den Rehabilitationsverlauf beeinflussen, und Verfahren zu deren Diagnostik.

3.3.2 Akute Aphasie und ICF-orientierte Therapie

In der Akutphase stehen die medizinische Behandlung des Gesundheitsproblems und die Verbesserung der Funktionsschädigung im Vordergrund. Primäres Ziel der logopädischen Therapie bei akuter Aphasie ist die Restitution gestörter Sprachfunktionen. Wie zahlreiche Verlaufsstudi-

Tab. 3.3 Einflussfaktoren für die Rehabilitation bei akuter Aphasie und Möglichkeiten der diagnostischen Erfassung (in Anlehnung an Rentsch u. Bucher 2008).

Körperstruktur	Körperfunktion	Aktivitäten	personenbezogener Kontext	Umweltkontext
• Läsionsgröße • Multiinfarkt-syndrom • Lokalisation der Schädigung • vorbestehende Schädigung	• räumlich visuelle Störungen • Aphasie • Apraxie	• z. B. Schwere der Beeinträchtigung	• Vorzustand • Alter • psychischer Zustand • Selbstständigkeit • kognitive Kapazität • Begleiterkrankungen • Reinsult	• soziale Situation: - alleinstehend - viele Freunde und soziale Kontakte
Messung				
• CT • MRI • andere diagnostische Verfahren	• Strokeskalen • Sprachtests, z. B.: - AABT - BIAS - AST	• FIM • Kommunikation: - ANELT - Scenario-Test - CETI	• (Fremd-)Anamnese	• (Fremd-) Anamnese

en zur Aphasie zeigen, bildet sich die Symptomatik innerhalb der ersten 4 Wochen nach dem hirnschädigenden Ereignis besonders rasch zurück (u. a. Pedersen et al. 2004, Willmes u. Poeck 1984). Diese Rückbildung resultiert aus verschiedenen neuropathobiologischen Prozessen (Kap. 2), die durch eine Übungsbehandlung unterstützt werden können. Hierdurch kann besonders bei leichter ausgeprägten Störungen eine vollständige Wiederherstellung der Sprachfunktion eintreten. Dies ist aber auch bei initial schweren Aphasien nicht auszuschließen. Darum muss die Therapie bei akuter Aphasie unmittelbar an den kognitiv-sprachlichen Funktionen ansetzen. Eine entsprechende Empfehlung geben auch die Leitlinien der DGN zur multiprofessionellen neurologischen Rehabilitation (Ackermann u. Schönle 2008). Inhaltliche Schwerpunkte der logopädischen Übungsbehandlung sind je nach Symptomatik stimulierende, deblockierende und hemmende Maßnahmen.

Gleichzeitig fordert die Sozialgesetzgebung dem ICF-Modell entsprechend, in der Rehabilitation die Bedürfnisse und Ressourcen des Patienten in den Vordergrund zu stellen. Es wird verlangt, dass Rehabilitationsmaßnahmen ausschließlich auf eine verbesserte Teilhabe an verschiedenen Lebensbereichen, wie Familie, Freizeit und Beruf, abzielen (§ 4 SGB IX). „Die Verbesserung von Funktionen an und für sich, das heißt die Verbesserung übungsspezifischer Fertigkeiten in Motorik, Kognition und Sprache ist nur solange gerechtfertigt, als nachgewiesen ist, dass hierdurch die Teilhabe verbessert werden kann“ (Fries 2007, S. 10). Dieser Anspruch scheint auf den ersten Blick mit der Alltagsrealität einer Akutstation und den Evidenzen aus der klinischen Forschung schwer vereinbar. Die Möglichkeiten zur Integration des Teilhabegedankens sind einerseits durch die intensivmedizinische Versorgungssituation und die stark fluktuierende sprachliche Symptomatik mit häufig ausgeprägten Beeinträchtigungen von Gedächtnis- und Aufmerksamkeitsfunktionen stark begrenzt. Andererseits zeigt sich bei genauer Betrachtung des Therapiekonzepts in der Akutphase, dass wichtige Aspekte für eine verbesserte kommunikative und soziale Teilhabe bereits berücksichtigt werden.

M!

Merke

Teilhabeorientierte Therapie bei akuter Aphasie bedeutet vor allem, so früh wie möglich Kommunikation im klinischen Umfeld trotz aller bestehenden Beeinträchtigungen mit allen verfügbaren Mitteln zu ermöglichen und anzubahnen.

Unter der Annahme, dass durch eine phasenspezifische Therapie die spontane Rückbildung der akuten Aphasie gefördert wird, ist zunächst die Arbeit an den mentalen Funktionen, auf die die klassischen Behandlungsmethoden abzielen, verpflichtend. Denn aus einer vollständigen Remission resultiert unmittelbar eine vollständige Wiederherstellung der kommunikativen Teilhabe. Dies

Tab. 3.4 Ziele und mögliche Inhalte einer ICF-orientierten Therapie bei akuter Aphasie.

Komponente	Ziel	ICF-Gedanke	Inhalte
Körperfunktionen Domäne: mentale Funktionen, kognitiv-sprachliche Funktionen	Restitution der gestörten Sprachfunktionen	Wiederherstellung oder Besserung der körperlichen Funktionen	Stimulierung instabiler Sprach- und Sprechfähigkeiten, Deblockierung vorübergehend nicht verfügbarer Sprachleistungen, Hemmung von Sprachautomatismen
Aktivität und Teilhabe Domäne: Kommunikation	Teilhabe an Gesprächen mit Angehörigen, Bezugspersonen und Klinikpersonal ermöglichen bzw. erleichtern	Teilhabe an der Kommunikation im Alltag trotz bestehender physischer und psychischer Beeinträchtigungen	Einbeziehen aller verfügbaren Kommunikationsmittel und -strategien in ein Gespräch (z. B. Gestik, Zeigen, Kommunikationsbücher, Buchstabentafeln)
Umweltfaktoren, Unterstützung und Beziehungen	Teilhabe an Gesprächen erleichtern	Kontextfaktoren analysieren, Förderfaktoren stärken, Barrieren abbauen	frühe Angehörigenberatung, Informationen zur Aphasie und zu über- und unterforderndem Gesprächsverhalten vermitteln, günstige Kommunikationsstrategien aufzeigen

ist jedoch nur bei etwa einem Drittel der Patienten zu erreichen, sodass in der Therapie parallel Hilfen und Strategien zur unmittelbaren Verbesserung der Kommunikation zu erarbeiten sind. Sie setzen auf den Ebenen Aktivität und Teilhabe und bei den Kontextfaktoren an. Eine Übersicht über relevante Ziele und ausgewählte Inhalte einer ICF-orientierten Therapie bei akuter Aphasie gibt ▶ Tab. 3.4.

Aus der Philosophie der ICF folgt, dass Patienten Verantwortung für ihre Rehabilitation mit übernehmen und aktiv in die Therapieplanung einbe-

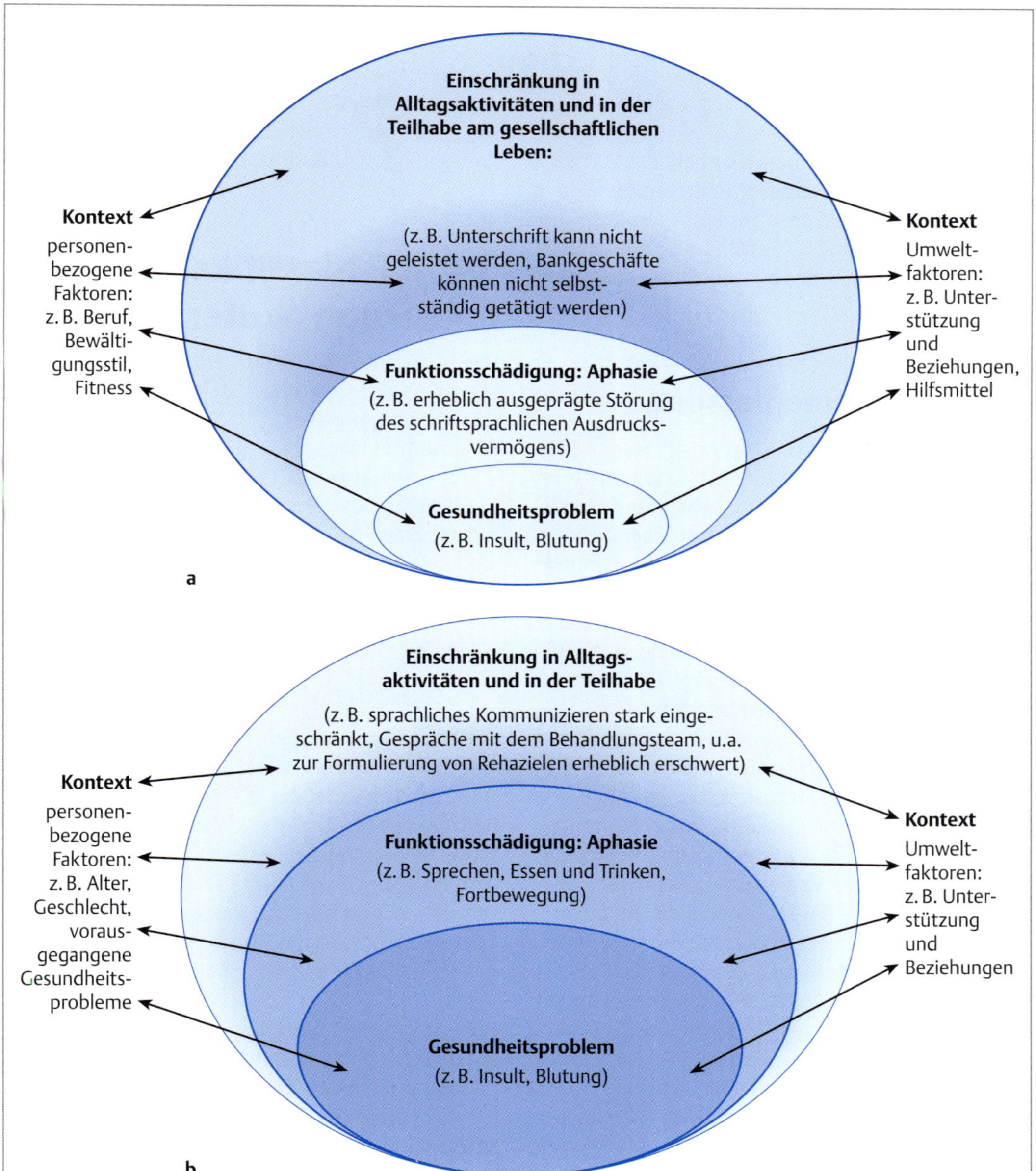

Abb. 3.2 Anwendung und Schwerpunkte des ICF-Modells bei Aphasie (in Anlehnung an Rentsch u. Bucher 2008).
a. Chronische Aphasie.
b. Akute Aphasie.

zogen werden (siehe auch Prinzip der Selbstbestimmung, Teilhabe- und Ressourcenorientierung; Ackermann u. Schönle 2008 Leitlinie multiprofessionelle neurologische Rehabilitation). Aufgrund der Schwere der Erkrankung ist dies in der Akutbehandlung zumeist unrealistisch. Therapieziele werden zunächst stellvertretend für den Patienten im interdisziplinären Austausch und unter Einbeziehung der Angehörigen abgeleitet. Informationen zum Lebenskontext, zu persönlichen Interessen und Vorlieben geben wichtige Hinweise, um diese Ziele zu formulieren und persönlich relevante Themen in die allgemeine sprachliche Aktivierung einzubinden. In dieser Weise wird die Arbeit an den Funktionsdefiziten in der Akutphase mit Zielen der Teilhabe an Gesprächen in (individuell) für den Patienten bedeutsamen Situationen verknüpft.

3.3.3 Zusammenfassung

Die Ausführungen zum ICF-Modell zeigen eine deutlich andere Gewichtung der Komponenten funktionaler Gesundheit in der Rehabilitation akuter Aphasien im Vergleich zu chronischer Aphasie (▶ Abb. 3.2). In der Akutphase stehen das Gesundheitsproblem und die Funktionsschädigung im Vordergrund. Es werden vor allem kurative Maßnahmen ergriffen, um die Ursache des Gesundheitsproblems zu beheben und die Symptome zu lindern. Gleichzeitig beginnen rehabilitative Maßnahmen, für die der Gesetzgeber basierend auf dem Modell der ICF grundsätzlich eine teilhabebezogene Zielsetzung fordert. Solche Ziele, die sich bei Aphasie stark auf die kommunikative Teilhabe beziehen, sind auch in der Akutphase erreichbar. Sie beschränken sich aber aufgrund der äußeren Gegebenheiten (intensivmedizinische Situation) und der typischerweise stark fluktuierenden aphasischen Symptomatik, die zusätzlich durch starke Beeinträchtigungen von Aufmerksamkeit und Gedächtnis überlagert sein kann, auf vorübergehende Kompensation (kommunikative Ersatzstrategien) und Anpassung von Umweltfaktoren (Angehörigenberatung zu günstigen Gesprächsstrategien).

> M!
> **Merke**
> Je stabiler das klinische Bild der Aphasie wird, desto genauer sind die Auswirkungen auf Aktivitäten und Teilhabe abschätzbar und desto spezifischer können entsprechende Behandlungsstrategien ausgerichtet werden.

▶ Abb. 3.2 zeigt, wie chronische und akute Aphasien im Modell der ICF darstellbar sind. Sie veranschaulicht die unterschiedliche Gewichtung der Komponenten funktionaler Gesundheit.

3.4 ICF-Klassifikation und Codierung akuter Aphasien

Das Gesundheitsproblem eines Menschen mit akuter Aphasie wird nach dem ICF-Modell in den 3 Hauptkomponenten

- Körperfunktionen,
- Körperstrukturen,
- Aktivitäten und Partizipation

erfasst. Dazu werden für jede Komponente Buchstaben-Ziffern-Codes vergeben. Alle Codes werden durch Beurteilungsmerkmale ergänzt, die das Ausmaß oder die Größe der Schädigung kennzeichnen (z. B. 0 = nicht vorhanden bis 4 = voll ausgeprägt).

Zur Klassifizierung der Ebene **Körperstrukturen** sind für die Aphasien die Strukturen des Nervensystems (1. Kapitel des ICF-Manuals) heranzuziehen, die mit „s"-Codes versehen sind (z. B. s11001 für den Temporallappen des Großhirns). Da Aphasien, ebenso wie die häufig assoziierten Störungen Dysarthrie und Sprechapraxie, immer aus einer Schädigung des Nervensystems resultieren, sind die Kennziffern aus dem 1. Kapitel relevant.

Die sprachlichen Symptome bei Aphasie werden auf der Ebene der **Körperfunktionen**, die mit „b"-Codes verschlüsselt ist, abgebildet. Auch hier ist das 1. Kapitel, das die mentalen Funktionen klassifiziert, relevant. Innerhalb der mentalen Funktionen wird zwischen globalen und spezifischen Funktionen differenziert. Die kognitiv-sprachlichen Funktionen sind innerhalb der spezifisch mentalen Funktionen mit dem Code b167 belegt. Liegt neben der Aphasie auch eine Sprechapraxie vor, wird diese zusätzlich codiert. Hierzu ist der Code b176 zu vergeben, der für eine beeinträchtigte mentale Funktion steht, die die Durchführung komplexer Bewegungshandlungen betrifft. Bei Vorliegen einer Dysarthrie werden aus dem 3. Kapitel „Stimm- und Sprechfunktionen" die Codes b310–b340 vergeben, wobei zur Beschreibung der Sprechatmung außerdem Ziffern aus dem 4. Kapitel „Funktionen des Atmungssystems" herangezogen werden müssen (s. ICF-Tabelle zur akuten Aphasie zum Download).

Auf der Ebene **Aktivitäten und Partizipation**, die mit „d"-Codes klassifiziert wird, ist der Kommunikation ein eigenes Kapitel eingeräumt. Hier werden die rezeptiven und expressiven Fähigkeiten in der Kommunikation (Codes d310–329 „Kommunizieren als Empfänger" und Codes d330–349 „Kommunizieren als Sender") ebenso wie der Umgang mit Kommunikationsgeräten und -techniken (Codes d350–369) beurteilt (s. ICF-Tabelle zur akuten Aphasie zum Download). Darüber hinaus werden auch alle anderen sozialen und beruflichen Konsequenzen einer neurologisch bedingten Sprach- und/oder Sprechstörung in weiteren Kapiteln klassifiziert. Dabei werden die spezifischen Folgen einer Sprach- und/oder Sprechstörung nicht mehr von den Folgen der Hirnschädigung insgesamt getrennt. So wird beispielsweise bei der Teilhabe an Freizeitaktivitäten nicht unterschieden, ob die Beteiligung an kulturellen Veranstaltungen aufgrund einer Beeinträchtigung der Mobilität oder der Kommunikation erschwert ist.

Eine letzte Komponente der ICF sind die **Umweltfaktoren**, die als Barriere oder Förderfaktor eingestuft werden können und durchgängig mit „e"-Codes versehen sind. Hier wird unter anderem die Nutzung von Produkten und Technologien (1. Kapitel), z. B. Radio, Fernsehen, Telefon als allgemeine Produkte oder Hörgeräte, Brillen, Kontaktlinsen als Hilfsprodukte für die Kommunikation codiert. Dabei wird eingeschätzt, ob beispielsweise die Benutzung des Telefons möglich ist oder nicht. Weiterhin werden das Ausmaß an physischer und emotionaler Unterstützung und die Beziehungen (3. Kapitel) zu unterschiedlichen Personen dokumentiert. Die beiden beispielhaft genannten Umweltfaktoren aus insgesamt 5 Kapiteln sind bei Menschen mit Aphasie, Dysarthrie und/oder Sprechapraxie besonders relevant.

Am Fallbeispiel von Herrn Sch. soll gezeigt werden, wie eine ICF-Klassifikation der kommunikationsbezogenen Krankheitsfolgen aussehen kann. Zur Beurteilung werden unterschiedlich viele Beurteilungsmerkmale für die einzelnen Komponenten herangezogen (siehe Anhang 2 der ICF; DIMDI 2005). Erstes Beurteilungsmerkmal ist immer das Ausmaß der Beeinträchtigung, das jeweils in der rechten Spalte der ▸ Tab. 3.5 aufgeführt ist, und deshalb als erste Codierung hinter dem Punkt im Code steht. Im Fallbeispiel werden die weiteren Krankheitsfolgen (u.a. eingeschränkte Mobilität) zur besseren Veranschaulichung der Codierung nicht berücksichtigt.

Fallbeispiel

Herr Sch. erlitt einen Territorialinfarkt im Mediastromgebiet. In der Folge trat eine akute Aphasie mit flüssiger Sprachproduktion, Dysarthrie und bukkofazialer Apraxie auf. Weiterhin kam es zu einer leichten armbetonten rechtsseitigen Hemiparese. Herr Sch. kann wegen einer allgemeinen Schwäche zurzeit nur mit einer Hilfsperson am Rollator gehen und benötigt teilweise noch pflegerische Unterstützung bei Alltagsaktivitäten wie etwa der Körperpflege. Herr Sch. kann auf einem Stuhl sitzend selbstständig essen.

Herr Sch. ist 80 Jahre alt, verheiratet, hat 3 Kinder und 6 Enkelkinder, zu denen ein enger Kontakt besteht. Er war Busfahrer und ist seit 20 Jahren berentet. In seiner Freizeit verbringt er gerne Zeit mit seinen Enkeln. Zu seinen Hobbys zählen Reisen mit seiner Ehefrau. Herr Sch. lebt mit seiner Frau im eigenen Haus, bisher benötigte das Ehepaar keine Unterstützung zur Bewältigung des Alltags.

6 Tage nach dem Ereignis erfolgte eine Codierung derjenigen Störungsmerkmale, die sich auf Sprache, Sprechen und Kommunikation beziehen (▸ Tab. 3.5).

Bei sehr schwer betroffenen Patienten mit komplexer Symptomatik (z. B. Dysphagie mit Aphasie und Sprechapraxie, zusätzliche Vigilanzminderung und Hemiplegie) ist die detaillierte Codierung aller Einzelsymptome in allen 3 Komponenten vorgesehen. Es scheint offensichtlich, dass eine solche Anforderung im Klinikalltag weder machbar noch sinnvoll ist. Deswegen wurden für den klinischen Bereich „ICF-Core-Sets", also Kurzlisten relevanter

Tab. 3.5 ICF-Codierung der kommunikationsbezogenen Krankheitsfolgen am Fallbeispiel Herr Sch. (in Anlehnung an Ziegler 2010).

Komponente / Code	Beschreibung	Schweregrad/Ausmaß
Körperstrukturen		
Erläuterung: Herr Sch. hat eine infarktbedingte strukturelle Läsion im Versorgungsgebiet der A. cerebri media links.		
s11009.272	Struktur des Großhirns nicht näher bezeichnet (s11009), Strukturveränderung (7), links (2)	mittelgradig (2)
Körperfunktionen		
Erläuterung: Herr Sch. hat eine akute Aphasie mit leichten Beeinträchtigungen im auditiven und visuellen Sprachverstehen, leichten Beeinträchtigungen in der Sprachproduktion, und eine schwere Störung im Schreiben. Begleitend liegt eine Dysarthrie mit mittelschwerer Stimmstörung, mittelschwerer bis schwerer Beeinträchtigung der Stimmqualität, mittelschwerer Artikulationsstörung vor, das Sprechtempo ist leicht bis mittelgradig verlangsamt. Zusätzlich ist die Durchführung von nichtsprachlichen Bewegungen des Mundes und der Artikulationsorgane leicht bis mittelgradig eingeschränkt.		
b16700.1	Verständnis gesprochener Sprache (b16700)	leicht ausgeprägte Störung (1)
b16701.1	Verständnis geschriebener Sprache (b16701)	leicht ausgeprägte Störung (1)
b16710.1	lautsprachliches Ausdrucksvermögen (b16710)	leicht ausgeprägte Störung (1)
b16711.3	schriftsprachl. Ausdrucksvermögen (b16711)	erhebl. ausgeprägte Störung (3)
b3100.2	Stimmbildung (b3100)	mäßig ausgeprägte Störung (2)
b3101.3	Stimmqualität (b3101)	erhebl. ausgeprägte Störung (3)
b320.2	Artikulationsfunktionen (b320)	mäßig ausgeprägte Störung (2)
b3302.2	Sprechtempo (b3302)	mäßig ausgeprägte Störung (2)
b176.2	Durchführung komplexer Bewegungshandlungen (b176)	mäßig ausgeprägte Störung (2)
Aktivitäten / Teilhabe		
Erläuterung: Herr Sch. hat Probleme komplexe Aussagen zu verstehen und Gespräche zu führen, er kann seinen Kindern und Enkelkindern keine E-Mails mehr schreiben.		
d310.1	Kommunizieren als Empfänger gesprochener Mitteilungen (d310)	leicht ausgeprägtes Problem (1)
d3500.3	eine Unterhaltung beginnen (d3500)	erhebl. ausgeprägtes Problem (3)
d345.4	Mitteilungen schreiben (d345)	voll ausgeprägtes Problem (4)
Umweltfaktoren		
Erläuterung: Herr Sch. wird von seiner Ehefrau täglich besucht, sie hat ein angemessenes Kommunikationsverhalten und ist für Herrn Sch. eine große emotionale Stütze, Herr Sch. wird mehrmals wöchentlich von Freunden besucht.		
e310.+4	Engster Familienkreis (e310)	Förderfaktor voll ausgeprägt (4)
e320.+3	Freunde (e320)	Förderfaktor erheblich ausgeprägt (3)

Kategorien, für spezifische Krankheiten, wie etwa den Schlaganfall entwickelt. Einerseits vereinfacht eine solche Vorstrukturierung die Dokumentation, andererseits wird sie dem individuellen Krankheitsbild nicht gerecht (Grötzbach u. Iven 2009). Erste Core-Set-Entwürfe für einzelne logopädische Störungsbilder (Rapp 2007, Neumann u. Romonath 2008) liegen bereits vor, allerdings nicht für die neurologischen Störungsbilder.

3.5 Fazit

Die ICF bietet grundsätzlich 2 Optionen, die prinzipiell auch in der Akutbehandlung nutzbar sind: Sie ist zum einen eine **Konzeption („Philosophie“)** für ein umfassendes Verständnis von Krankheitsfolgen und zum anderen eine **Klassifikation**, die eine Codierung aller Komponenten funktionaler Gesundheit als Basis für die Dokumentation erlaubt.

Die Anwendung der ICF-Konzeption im klinischen Alltag ermöglicht eine umfassende Darstellung des Gesundheitsproblems eines Menschen mit Aphasie in seinen biografischen und sozialen Bezügen. Ein entscheidender Vorteil ist, dass die individuellen Auswirkungen der Kommunikationsstörung erfasst werden können.

Dennoch erschließt sich das individuelle Bild des Gesundheitsproblems nur unzureichend. Diese Schwierigkeit resultiert vor allem aus **Unzulänglichkeiten** der ICF als Klassifikationsinstrument und Codierungssystem:

- Die Sprache, derer sich die Terminologie der ICF bedient, ist formelhaft, „sperrig" und deshalb schwer verständlich.
- Die Komponenten sind unterspezifiziert.
- Die allgemeinen Beurteilungsmerkmale marginalisieren Befunde aus psychometrisch gesicherten Testverfahren.

Die **Unterspezifizierung** der Komponenten wird besonders bei der restriktiven Klassifikation von Apraxien deutlich. Das Schema der ICF erfasst die Sprechapraxien auf der Ebene der Körperfunktionen gemeinsam mit den Gliedmaßenapraxien (Code b176), bukkofaziale Apraxien sind nicht aufgenommen. Eine Unterscheidung zwischen Sprechapraxie, bukkofazialer Apraxie oder Gliedmaßenapraxien ist also bei der Codierung nicht möglich, sodass auch Rückschlüsse auf die individuelle Beeinträchtigung anhand des Klassifikationsschemas und seiner Codes nicht möglich sind. Eine solche Unterspezifizierung findet sich auch in Bereichen, die bei Aphasie relevant sind. So ist die Klassifikation kognitiv-sprachlicher Funktionen auf Beeinträchtigungen im Sprachverständnis, im sprachlichen Ausdrucksvermögen und in integrativen Sprachfunktionen beschränkt. Alle sprachlichen Komponenten (Semantik, Phonologie, Syntax, Lexikon), werden dabei in der Codierung zusammengefasst, eine Differenzierung zwischen den linguistischen Ebenen (Laut-, Wort-, Satz-, Text-, Diskursebene) ist nicht vorgesehen. Beispielsweise können Leistungsdifferenzen zwischen auditivem Verstehen und Lesesinnverstehen, zwischen Wortverstehen und Verstehensleistungen im Diskurs im vorgegebenen Klassifikationsschema nicht abgebildet werden. Solche Befunde sind aber für die Planung und Evaluation der Behandlung, insbesondere in der primär funktionsorientierten Therapie in der Akutphase, unverzichtbar.

Ebenso unterspezifiziert ist die Merkmalsliste in der Komponente Aktivität und Teilhabe. Auch hier erfordern Therapieplanung und Evaluation eine konkretere und differenziertere Erfassung der Alltagsprobleme und Ressourcen von Menschen mit Aphasie, als dies mit der vorliegenden Form der ICF möglich ist.

Darüber hinaus ist die **Übertragung von Untersuchungsergebnissen** aus den unterschiedlichen Verfahren zur Aphasiediagnostik auf die Graduierungsrichtlinien der ICF (Beurteilungsmerkmal Code 0–4) sehr problematisch. Die Ergebnisse psychometrisch gut abgesicherter Testverfahren (z.B. AABT, BIAS, ACL) werden hierbei stark verallgemeinert. Häufige Begleitstörungen akuter Aphasien, wie Sprechapraxien, Dysarthrien und bukkofaziale Apraxien werden in der Akutphase zumeist nur orientierend oder „ohrenphonetisch" überprüft. Einer umfassenden Klassifizierung liegen dann Befunde sehr unterschiedlicher psychometrischer Güte zugrunde.

Zusammenfassend erscheint es sinnvoll, die Philosophie der ICF in die Akutbehandlung einzubeziehen. Sie ist von großem Nutzen für einen bestmöglichen Rehabilitationserfolg, weil hierdurch schon früh die (Re-)Integration in Gesellschaft und Beruf in den Blick genommen wird. Allerdings hat die ICF als Klassifikations- und Codierungssystem in der vorliegenden Form kaum Relevanz für die Therapieplanung und Therapieevaluation bei neurologisch bedingten Sprach-, Sprech- und Schluckstörungen.

4 Logopädische Diagnostik der akuten Aphasie

In diesem Kapitel wird zunächst auf die sprachlichen Symptome und Charakteristika der akuten Aphasie eingegangen. Danach werden die Besonderheiten der logopädischen Diagnostik in der Akutphase vorgestellt. Um einen möglichst umfassenden Überblick über die Möglichkeit zur Diagnostik der akuten Aphasie zu geben, wurden neben den speziell für die akute Aphasie entwickelten Testinstrumenten auch informelle und ergänzende Verfahren etwa für leichte oder sehr schwere Störungen mit aufgenommen. Alle Verfahren werden auch unter dem Gesichtspunkt betrachtet, inwieweit sie die Ebenen der ICF – also Körperfunktion, Aktivität und Teilhabe – berücksichtigen. Aufgrund der hohen klinischen Relevanz werden auch differenzialdiagnostische Kriterien zu anderen Krankheitsbildern wie Sprechapraxie, Dysarthrie und neuropsychologischen Störungen aufgezeigt. Ein Unterkapitel gibt Informationen zur Kurzdiagnostik der akuten Dysphagie. Diese ist in der Regel der Diagnostik der Aphasie vorgeschaltet, da die Dysphagie eine vitale Bedrohung des Patienten auf der Stroke Unit darstellt. Das Kapitel endet mit Fallbeispielen, die die Anwendung der 3 speziell für die Akutphase entwickelten Testverfahren exemplarisch vorstellen und die Stärken der einzelnen Verfahren am individuellen Fall sowie die Möglichkeiten zur Therapieableitung aufzeigen.

4.1 Sprachliche Symptomatik bei akuter Aphasie

4.1.1 Welche Symptome und Phänomene treten häufig auf?

In der Akutphase können alle klinischen Symptome einer chronischen Aphasie auftreten. Dies sind z.B. Störungen des Wortabrufs, phonematische und semantische Paraphasien bis hin zum Jargon oder syntaktische Störungen wie reduzierter oder überschießender Satzbau. Wallesch et al. (1992, 2010) beschreiben zudem 3 „instabile Syndrome akuter Aphasien“ (s. S. 24). Da es sich hierbei nicht um stabile Symptomkomplexe handelt und keine therapeutischen Strategien ableitbar sind, werden sie an dieser Stelle nicht weiter vertieft.

Charakteristische sprachliche Parameter zur Beschreibung bei akuten Aphasien:

- Mutismus
- flüssige und nichtflüssige Sprachproduktion
- repetitive sprachliche Symptome
- Symptome sprachlicher Enthemmung
- syntaktische Symptome

Mutismus

In den ersten Tagen nach dem verursachenden Ereignis ist vielen Menschen mit Aphasie keine sprachliche Äußerung möglich, sie sind nahezu stumm. Emotionale Laute können vereinzelt produziert werden. Oft liegt eine ausgeprägte Sprach- und Sprechanstrengung vor. Als Ursache des akuten Mutismus werden 3 Faktoren beschrieben:

- eine schwere Störung des **Sprachantriebs**,
- eine schwere Störung der **Sprechprogrammierung** (Sprechapraxie),
- eine **schwere Aphasie**

sowie eine Kombination aus allen 3 Verursachungsfaktoren, insbesondere bei anterioren Läsionen und ausgedehnten Mediainfarkten (Schnider et al. 1990, Ziegler u. Ackermann 1994, Marx 2005). Differenzialdiagnostische Kriterien sind die schriftsprachlichen Leistungen, das Sprachverstehen und die kommunikative Stimulierung. Bei Patienten mit schwerer Sprachantriebsstörung können sprachliche Äußerungen im Verlauf der logopädischen Therapie mit affektiv stimulierendem Material häufig rasch evoziert, stabilisiert und erweitert werden. Dies wird bei sprechmotorischer und/oder aphasischer Verursachung nur bedingt erreicht. Darüber hinaus zeigt sich das Sprachverstehen bei gebessertem Antrieb, ebenso wie bei einer rein sprechmotorischen Verursachung, nur wenig beeinträchtigt oder ist sogar vollständig erhalten. Hinweisend auf eine sprechmotorische Verursachung sind außerdem gut erhaltene Leistungen der Schriftsprache, die bei einer schweren Aphasie mit akutem Mutismus zumeist stark betroffen ist. Aussagen zur Ursache des akuten Mutismus können also erst im Therapieverlauf getroffen werden.

Flüssige und nichtflüssige Sprachproduktion

Bei Patienten, die sich in der Akutphase sprachlich äußern können, wird zwischen flüssiger und nichtflüssiger Sprachproduktion unterschieden. Die Unterscheidung zwischen flüssigen und nichtflüssigen Aphasien ist aus dem angloamerikanischen Raum übernommen und hat, nicht nur für die Akutphase, eine lange Tradition (Wittler 2006). Die Kriterien zur Einteilung in die Kategorien flüssig und nichtflüssig sind jedoch nicht einheitlich und unterscheiden sich bezüglich der Angaben zur **Sprach- und Sprechgeschwindigkeit** und bezüglich der zur Einteilung betrachteten Parameter. Wallesch (1992) definiert nichtflüssige Sprache ab weniger als 60 Silben pro Minute. Lang et al. (1999) verweisen auf Albert et al. (1981) und geben als Voraussetzung für flüssige Sprache eine Untergrenze von 80 Silben pro Minute sowie eine Phrasenlänge von 5 Wörtern pro Phrase an. Im Handbuch zum Aachener Aphasie-Test (AAT) führen Huber et al. (1983) zusätzlich noch den Parameter „Unterbrechungen" als Charakteristikum nichtflüssiger Sprache auf. Die Begriffe „flüssig" und „nichtflüssig" werden häufig auch auf bestimmte aphasische Syndrome bezogen. So gelten die globale Aphasie und die Broca-Aphasie als nichtflüssige Aphasien, die Wernicke-Aphasie und die amnestische Aphasie werden als flüssige Aphasien bezeichnet. Die Differenzierung zwischen nichtflüssiger Sprache und nichtflüssigem Sprechen wird häufig nicht sorgfältig getroffen. So ist häufig nicht ersichtlich, ob es sich um eine Unflüssigkeit aufgrund aphasisch-linguistischer Probleme oder aufgrund sprechmotorischer Probleme handelt. Wittler (2006) analysiert in ihrer Dissertation die Spontansprache von Menschen mit akuter Aphasie und führt eine Untersuchung u. a. zur Einschätzung und Wahrnehmung von Sprachflüssigkeit durch. Anhand von Clusteranalysen ermittelt sie Faktoren und Kriterien, die für die Beurteiler ihrer Studie bei der Urteilsfindung von Bedeutung waren. Neben der Sprechgeschwindigkeit scheinen Sprachanstrengung und die mittlere Phrasenlänge die entscheidenden Faktoren zu sein. Insgesamt zeigt sich jedoch, dass es in der Akutphase von Aphasien viele Mischformen gibt, die sich nicht in die Flüssigkeitsdichotomie einordnen lassen und dass zur Beschreibung aphasischer Spontansprache neben der Beschreibung der Flüssigkeit noch weitere Parameter wichtig sind.

Repetitive sprachliche Symptome

Insbesondere in der Spontansprache schwer betroffener Patienten sind häufig repetitive Phänomene beobachtbar. Repetitives Sprachverhalten äußert sich in Automatismen, Recurring Utterances, Stereotypien, Perseverationen und Echolalien. Diese Symptome entstehen unbeabsichtigt, sie sind nicht Teil des kontrollierten Sprachplanungsprozesses.

- **Sprachautomatismen** sind häufig wiederkehrende formstarre Wörter oder Satzfragmente, die gegen die Intention des Sprechers geäußert werden und nicht gestoppt werden können (z. B. „einmal", „Annemie, glaubst'e").
- Von **Recurring Utterances** (Huber et al. 2006a) spricht man, wenn die Sprachautomatismen fortlaufend sind und aus aneinander gereihten Silben, Wörtern oder Satzfragmenten (z. B. „tochtochtoch", „eins zwei eins zwei") bestehen. Unter Umständen können diese inadäquaten, unkontrollierten Wiederholungen die Gesamtheit der Äußerungen ausmachen.
- **Stereotypien** sind ebenfalls mehrfach wiederkehrende, formstarre Äußerungen. Dabei handelt es sich um Redefloskeln, die zumeist angemessen eingesetzt werden und somit in den Gesprächskontext passen, aber inhaltsarm sind (z. B. „muss ich ehrlich sagen", „ungefähr so", „weiß nicht", „warten Sie"). Stereotype Anteile finden sich sowohl bei nichtflüssiger als auch bei flüssiger Sprachproduktion.
- **Perseverationen** bezeichnen das ungewollte Verhaften an vorausgegangenen eigenen verbalen oder schriftlichen Äußerungen. Sie können unmittelbar oder verzögert auftreten. Perseverationen sind häufig Ausdruck einer Überforderung, z. B. bei zu schweren oder zu langen Übungen.
- **Echolalien** liegen vor, wenn unbeabsichtigt vorausgegangene Äußerungen des Gesprächspartners gleich oder nahezu gleich wiederholt werden. Perseverationen und Echolalien sind Menschen mit Aphasie in der frühen Phase der Erkrankung häufig nicht bewusst.

Symptome sprachlicher Enthemmung

Sprachliche Enthemmungsphänomene treten bei gut artikulierter, flüssiger, oft überschießender Sprachproduktion auf. Der Sprachfluss ist unkontrolliert, Wörter, Floskeln und/oder **Neologismen** werden sinnlos aneinander gereiht („Wortsalat und Kauderwelsch", Huber et al. 2006a). Die Bedeutung des Gesagten erschließt sich dem Zuhörer nicht oder nur teilweise. Diese unverständliche Aneinanderreihung wird als **Jargon** bezeichnet. Je nach vorherrschender Art der Abweichung vom Zielwort wird zwischen neologistischem, phonematischem und semantischem Jargon unterschieden. Trotz vieler semantischer und phonematischer Abweichungen können im Jargon Anlagen eines komplexen Satzbaus erkennbar sein. Symptome des **Paragrammatismus** (langer, komplexer Satzbau mit Satzverschränkungen und Verdoppelung von Satzteilen) gehen häufig mit Jargon einher. Die meisten Patienten nehmen ihre enthemmte, überschießende Sprachproduktion selber nicht wahr. Diese stark beeinträchtige Eigenwahrnehmung, also die mangelnde Kontrolle der eigenen Sprache und des eigenen Sprechens, wird auch als Monitoring-Störung (Self-Monitoring, Levelt 1989) bezeichnet. Mit Ausnahme der Stereotypien zeigen auch die oben beschriebenen repetitiven Symptome Enthemmungscharakteristiken als Folge einer fehlenden Sprachkontrolle. Dies trifft insbesondere auf die Recurring Utterances zu.

Syntaktische Symptome

Die Spontansprache von Menschen mit akuter Aphasie ist auch durch syntaktische Abweichungen charakterisiert. Biniek (1993) stellte bei der Untersuchung der Spontansprache bei akuter Aphasie z. B. an Tag 4 nach Ereignis fest, dass die **syntaktische Vollständigkeit** mit knapp 48% nur etwa halb so hoch war, wie bei Kontrollpatienten (88%). Die **mittlere Phrasenlänge** unterschied sich mit 3,9 Wörtern bei Menschen mit Aphasie und 5,3 Wörtern bei den Kontrollpatienten ebenfalls. Allerdings war die Variabilität bei gesunden Sprechern und vor allem bei den Patienten mit Aphasie so groß, dass die „besten" Patienten mit Aphasie immer auch im Bereich der Gesunden lagen. Somit kann die Phrasenlänge nicht als verlässliches Kriterium zur Abgrenzung von gesundem und aphasischem Sprachverhalten angeführt werden.

Neuere Normwerte für gesunde Sprecher haben Meffert et al. (2010) an einer Stichprobe von 60 sprachgesunden Probanden erhoben und diese mit einer Patientengruppe von 28 Menschen mit Aphasie (14 flüssige und 14 nichtflüssige Aphasien) in der postakuten und chronischen Phase verglichen. Auch in dieser Untersuchung wiesen die syntaktischen Parameter (Anteil vollständiger Phrasen, syntaktische Komplexität und mittlere Phrasenlänge) bei gesunden und aphasischen Sprechern die höchste Streuung auf. Während sich die Patientengruppe mit nichtflüssiger Aphasie in allen Syntaxparametern deutlich von der Kontrollgruppe unterschied, waren die Übergänge zwischen der Patientengruppe mit flüssiger Aphasie und der Kontrollgruppe fließend. Die Gruppenmittelwerte bezüglich des Anteils vollständiger Phrasen und der mittleren Phrasenlänge unterschieden sich jedoch signifikant.

Akuter Agrammatismus

Beim akuten Agrammatismus sind die spontanen sprachlichen Äußerungen stark unvollständig, es gibt aber keine systematischen Störungsmuster. Weniger als 10% aller Patienten mit akuter Aphasie zeigen in den ersten 4 Wochen nach Ereignis das ausgeprägte Bild eines akuten Agrammatismus mit stark reduziertem Satzbau. Ein klinischer Unterschied zum chronischen Agrammatismus besteht darin, dass vollständige syntaktische Strukturen stimulierbar sind. Nach Springer et al. (2000) sind die Ursache kleinere kortikale oder subkortikale Läsionen im vorderen Bereich der A. cerebri media. Im Gegensatz zum chronischen Agrammatismus, der sich häufig im Rahmen des Rückbildungsprozesses von der globalen Aphasie zur Broca-Aphasie entwickelt, hat der akute Agrammatismus eine günstigere Prognose und verbessert sich teilweise auch ohne spezielle therapeutische Interventionen. Dies kann dadurch erklärt werden, dass der akute Agrammatismus Ausdruck einer vorübergehenden Zugriffsstörung auf morphosyntaktisches Wissen ist, oft verbunden mit einer reduzierten Verarbeitungskapazität. Ein typischer Läsionsort ist eine partielle Schädigung der vorderen und/oder zentralen linken perisylvischen Sprachregion.

Merke

Zur Beschreibung der Spontansprache bei akuter Aphasie sind neben der Differenzierung zwischen flüssiger und nichtflüssiger Sprache auch noch weitere Parameter, wie das Auftreten von spezifischen linguistisch-aphasischen Symptomen (z. B. Paraphasien), repetitiven Symptomen und Symptomen sprachlicher Enthemmung sowie die Beschreibung des Satzbaus wichtig.

4.2 Besonderheiten der logopädischen Diagnostik in der Akutphase

4.2.1 Was kennzeichnet die Arbeit mit akut betroffenen Patienten?

In Akutkrankenhäusern tätige Logopädinnen stehen vor der Herausforderung, viele Störungsbilder wie Aphasie, Sprechapraxie, Alexie, Agrafie, Akalkulie, Dysarthrie, Dysphagie, neurogenes Stottern und Sprachstörungen bei Demenz in kurzer Zeit erkennen und behandeln zu müssen. Neuropsychologische Störungen wie Vigilanzstörungen oder Aufmerksamkeitsprobleme überlagern die aphasischen Symptome und erschweren die Diagnostik und Therapie in besonderem Maße. Die fluktuierende sprachliche Symptomatik, die reduzierte Belastbarkeit und Vigilanz erfordern eine hohe Flexibilität der Therapeutin. Aufgrund der stark interdisziplinären Arbeit muss der Sprachstatus zudem stets aktuell für alle Disziplinen verständlich dokumentiert sein.

4.2.2 Welche Besonderheiten ergeben sich auf der Stroke Unit?

Auf den inzwischen zahlreich eingerichteten Spezialstationen für akute Schlaganfallpatienten, den Stroke Units, stehen vor allem die medizinische Diagnostik und Therapie der Patienten im Vordergrund (Kap. 1; weitere Informationen finden sich zudem unter www.dsg-info.de). Die Verweildauer ist je nach Stroke-Unit-Modell mit 2–5 Tagen kurz. Der Geräuschpegel durch medizinische Geräte erschwert die logopädische Untersuchung und Therapie. Die Patienten sind monitorpflichtig und in der Regel nur eingeschränkt untersuchungsfähig und belastbar. Dies erfordert von der Therapeutin eine kurzfristige Planung therapeutischer Interventionen. Der Schwerpunkt der logopädischen Tätigkeit liegt deshalb häufig auf der ersten Einschätzung oder dem Ausschluss einer Schluckstörung, einer informellen Kommunikationsaufnahme mit dem Patienten sowie der Beratung und Begleitung der Angehörigen. Bei Patienten, bei denen die Sprach- und Kommunikationsstörung im Vordergrund steht, ist jedoch die Durchführung eines für die Akutphase konzipierten Sprachtests angebracht.

4.2.3 Wann sollten Diagnostik und Therapie durchgeführt werden?

Beim Auftreten von sprachlichen und/oder kommunikativen Auffälligkeiten wird eine frühe Diagnostik und sprachliche Aktivierung in den Leitlinien der Deutschen Gesellschaft für Neurologie (DGN, Ziegler 2012) empfohlen. Huber et al. (2006a) raten zur sprachlichen Diagnostik und Aktivierungsbehandlung, sobald die Patienten kommunikativ ansprechbar sind und auch Richter et al. (2006) empfehlen, das Rückbildungspotenzial der Patienten durch eine zeitnahe Diagnostik und Therapie effektiv zu nutzen. Voraussetzung ist, dass der Allgemeinzustand des Patienten und neuropsychologische Faktoren dies zulassen und sich der Patient über eine Zeitdauer von etwa 15 min aktiv an der Behandlung beteiligen kann. Biniek (1993) hält anhand der Berechnungen der testpsychologischen Gütekriterien des Aachener Aphasie-Bedside-Tests (AABT) Untersuchungen ab dem zweiten Tag für sinnvoll. In dieser frühen Phase sind verlässliche Aussagen über Art und Schweregrad der Aphasie bei vielen Patienten nur orientierend möglich, da die sprachlichen Leistungen stark fluktuieren und häufig von neuropsychologischen Phänomenen überlagert werden. Das geeignete Diagnostikverfahren muss deshalb von der Logopädin sorgfältig ausgewählt werden (S. 53 ff.).

4.2.4 Wer führt die Diagnostik durch?

In einigen Ländern der Europäischen Union ist es mittlerweile üblich, dass auch Nichtsprachtherapeuten ein erstes Screening zur Feststellung einer Aphasie durchführen. Dazu existieren Testverfahren, die sich entweder gezielt an medizinisches Fachpersonal anderer Disziplinen z. B. akademisch qualifizierte Krankenschwestern und -pfleger wenden, wie etwa das skandinavische Ullevaal Aphasie Screening (UAL, Thommessen et al. 1998). Andere Testverfahren nehmen mehrere therapeutische Disziplinen in ihre Zielgruppe mit auf, wie der Frenchay Aphasie Screening Test (FAST, Enderby 1987) für den angloamerikanischen Raum. Während es für den Bereich Dysphagie bereits Screenings für speziell ausgebildete Pflegekräfte gibt, sind die deutschsprachigen Testverfahren für die Akutphase alle gezielt für die Sprachtherapie entwickelt. Lediglich der nach dem Vorbild des FAST entwickelte Aphasie-Schnell-Test (AST, Kroker 2000) kann auch von Ärzten und Neuropsychologen durchgeführt werden.

Wird ein Aphasiescreening nicht von Logopädinnen durchgeführt, besteht die Gefahr, dass vor allem leichte Störungen übersehen werden (Al-Khawaja et al. 1996). Ohne spezifisch linguistisches Hintergrundwissen kann es zu Fehlinterpretationen von Sprachreaktionen und klinischen Symptomen kommen. Zudem können Untersucher ohne sprachtherapeutische Erfahrung aus den Ergebnissen eines Aphasietests keine therapeutischen Konsequenzen ziehen. Deshalb ist es notwendig, dass überall, wo die Patienten über einen Zeitraum von mehr als 2 Tagen verbleiben, eine Diagnostik durch eine Logopädin stattfindet. In der gemeinsamen Empfehlung der Deutschen Schlaganfall-Gesellschaft und der Stiftung Deutsche Schlaganfall-Hilfe wird für zertifizierte Stroke Units vorgeschrieben, im Bedarfsfall eine logopädische Diagnostik- oder Therapieeinheit pro Tag und Patient anzubieten (www.schlaganfall-hilfe.de). Ein notwendiger Bestandteil dieser Diagnostik ist aber auch eine Befragung des Pflegepersonals zu den kommunikativen Fähigkeiten des Patienten im Stationsalltag z. B. beim Äußern von Bedürfnissen oder bei der Körperpflege.

4.2.5 Welchen Anforderungen muss die Diagnostik genügen?

Die Aphasiediagnostik in der Akutphase soll Aufschluss geben über folgende Punkte und Fragen:

- **Auslese**: Besteht eine Aphasie?
- **Schweregradbestimmung**: Kann der Schweregrad der Aphasie bestimmt werden?
- Erfassung der **Therapiefähigkeit**: Ist der Patient therapeutisch belastbar? Und wenn ja, wie lange?
- Einschätzung der **Kommunikationsfähigkeit**: Kommuniziert der Patient verbal oder nonverbal? Der Kommunikationsbegriff sollte hier laut der Definition der ICF (DIMDI 2005, S. 101) die „Kommunikation mittels Sprache, Zeichen und Symbolen, einschließlich des Verstehens und Produzierens von Mitteilungen sowie der Konversation und des Gebrauchs von Kommunikationsgeräten und -techniken" umfassen.
- Ermittlung der **Funktionsbeeinträchtigungen** und **Ressourcen**: Sowohl Wittler (2006) als auch Huber et al. (2006a) fordern nicht nur eine reine Leistungsüberprüfung, sondern auch eine Überprüfung der Stimulierbarkeit, da sonst funktionelle Beeinträchtigungen der Sprache, die durch Stimulierung überwunden werden können, möglicherweise nicht erkannt werden.
- **Quantifizierung** grundlegender expressiver und rezeptiver **Sprach- und Sprechleistungen** unter besonderer Berücksichtigung der:
  - Beschreibung der Dynamik der vorherrschenden Symptome bei verschiedenen sprachlichen Leistungen, vor allem eine Beurteilung der Spontansprache (Bley 2002);
  - Beurteilung des Sprachverständnisses, welches in der Akutphase eine besondere pragmatische Relevanz hat. Die Patienten müssen z. B. über medizinische Untersuchungs- und Behandlungsverfahren aufgeklärt und bezüglich der rehabilitativen Maßnahmen beraten werden.
- **Differenzialdiagnostik** der Aphasie zu Dysarthrie, Sprechapraxie und Mutismus.
- Gibt es signifikante **Änderungen im Verlauf**? Dazu muss ein Test innerhalb weniger Tage wiederholbar sein, ohne dass Lerneffekte das Ergebnis beeinflussen.
- Abgrenzung von **Begleiterscheinungen**, die die Aphasiebehandlung erschweren. Dies betrifft z. B. visuelle Störungen, Antriebsstörungen sowie Störungen von Gedächtnis, Aufmerksamkeit und Exekutivfunktionen (Sturm et al. 2009).

- Das diagnostische Prozedere der Akutphase muss Zeit für **Patientenaufklärung** und **Angehörigenberatung** beinhalten.

4.2.6 Was wird untersucht?

In den Verfahren zur Diagnostik der akuten Aphasie findet sich eine Vielzahl unterschiedlicher Aufgaben zur Untersuchung sprachlicher Leistungen. Je nach Zielgruppe, d.h. eher schwer betroffene Patienten oder Aphasien aller Schweregrade, sind es einfachere sprachliche und kommunikative Leistungen wie im Aachener Aphasie-Bedside-Test (AABT, Biniek 1993) oder auch spezifische und komplexere Sprachleistungen wie im Bielefelder Aphasie Screening (BIAS, Richter et al. 2006). Bezüglich der Komponenten der ICF (s.o.) wird durch die gängigen Aphasietests überwiegend eine **Funktionsdiagnostik** auf der Ebene der **(mentalen) Körperstrukturen** und **-funktionen** durchgeführt. Das bedeutet z.B.: Wie gut kann der Patient nach auditiver Vorgabe kleine Aufträge ausführen, auf entsprechende Bilder zeigen und diese mündlich oder schriftlich benennen? Dabei wird darauf geachtet, dass der Untersucher bewusst keine nonverbalen Hinweisreize wie Gesten oder Blickbewegungen einsetzt, die dem Patienten die linguistische Entschlüsselung der verbalen Botschaft erleichtern.

Tab. 4.1 Kommunikative und sprachliche Leistungen im funktionsorientierten und im aktivitäts- und teilhabeorientierten Kontext bei akuter Aphasie.

Funktionsorientierte Betrachtung	Aktivitäts- und Teilhabeaspekt	
expressiv		
• Spontansprache (Beschreibung nach sprachsystematischen Auffälligkeiten z.B. nach dem Vorbild des AAT-Spontansprachinterviews) • automatisierte Sprache: Mit-, Nach-, Reihensprechen • elizitierte mündliche Sprachproduktion (z.B. Benennen, Wortflüssigkeitsaufgaben, Bildbeschreibungen) • Schriftsprache: Schreiben nach Diktat, spontanes Schreiben oder schriftliches Benennen	• Spontansprache im Alltag • globale Kommunikation / Kommunikationsaufnahme: z.B. Blickkontakt, Begrüßen, Grußfloskeln, Verabschieden • auf sich aufmerksam machen bei Bedürfnissen, z.B. Toilette • Gesten: sprachersetzende (referenzielle) und sprachbegleitende Gesten • Wünsche äußern • verbale oder nonverbale Signalisierung von Nichtverstehen • Fragen stellen • Schreiben im Alltag: z.B. Unterschrift leisten	• beispielsweise Kontakte in der Klinik knüpfen • am Frühstückstisch das bekommen, was man möchte • vom Pflegepersonal rechtzeitig auf die Toilette gebracht werden • mit der Familie telefonieren und einen Besuch vereinbaren • auf der Visite nachfragen • Mitentscheidung über ärztliche und therapeutische Maßnahmen • schriftliche Einwilligung zu medizinischen Maßnahmen, Formulare ausfüllen, Notizen machen, schriftliche Korrespondenz tätigen
rezeptiv		
• auditives Sprachverständnis auf Wort-, Satz- oder Textebene • abstrakte Handlungsaufträge verstehen „Zeigen Sie den roten Kreis" • Schriftsprache: Lesesinnverständnis, lautes Lesen	• situatives Sprachverständnis im Kontext: z.B. Fragen zu Bedürfnissen wie Hunger und Durst • komplexes Sprachverstehen in Alltagssituationen: z.B. Krankheitsinformation bei Visite • Symbolverständnis: z.B. Toilette oder Verkehrszeichen 🚹 ♿ • Schriftsprache: z.B. Lesen von Beschriftungen, Hinweisschildern, Beipackzetteln, Zeitung, (Fach-) Literatur	• aus einer Alternativfrage das gewünschte Getränk wählen • Informationen über geplante ärztliche oder therapeutische Maßnahmen verstehen • nach einer Beschreibung/Hinweis am richtigen Ort in der Klinik ankommen (Radiologie, Kiosk, Toilette) • den Speiseplan lesen und Essen auswählen können • durch Zeitung, Fernseh- oder Radionachrichten über die aktuelle (Lokal-)Politik informiert werden
Differenzialdiagnostik		

In einigen Verfahren wird aber zumindest die kommunikativ-pragmatische Kompetenz beschrieben. So enthält z. B. der AABT einen Bogen zur Einschätzung des globalen Kommunikationsverhaltens, das BIAS erfasst neben linguistischen Parametern der Spontansprache auch nonverbales Verhalten. Die Berücksichtigung dieser Ebenen von Aktivität und Teilhabe ist auch im Akutstadium wesentlich: Wie gut kann der Patient die eingeschränkten Sprachfähigkeiten kompensieren und z. B. durch sprachersetzende Blick- oder Zeigegesten auf sich aufmerksam machen und elementare Bedürfnisse wie Durst äußern? Wie gut kann er im situativen Kontext Aufforderungen z. B. zu Lagewechseln oder bei der logopädischen Untersuchung zur Öffnung des Mundes nachkommen?

> **Merke**
> Jede Funktionsdiagnostik sollte durch die Berücksichtigung des Aktivitäts- und Teilhabeaspekts zumindest beobachtend und beschreibend ergänzt werden (▶ Tab. 4.1).

4.2.7 Warum ist die Analyse der Spontansprache wichtig?

Das spontane Gespräch ist die natürlichste Kommunikationssituation im Alltag. Nur in der Spontansprache werden bei einer Aphasie die Wechselbeziehungen aphasischer Symptome erfasst. Die Spontansprachanalyse erfasst verbleibende kommunikative Fähigkeiten und kommunikative Strategien und bildet im Sinne der ICF die Möglichkeit zur Teilhabe am Alltagsleben ab. Die mündliche Kommunikation hat für die Patienten in der Regel eine höhere Alltagsrelevanz als beispielsweise die Fähigkeiten im lauten Lesen oder beim Schreiben. Barthel (2005) fasst zusammen:

„Aufgrund ihres komplexen Aufbaus ist die Spontansprache eines aphasischen Patienten das sensibelste Merkmal seiner Erkrankung. Sie erlaubt die Beschreibung und Bewertung der verschiedenen sprachlichen Ebenen wie Phonologie, Lexikon, Semantik oder Syntax. Dabei werden nicht nur Störungen in diesen Bereichen deutlich, sondern es können auch die erhaltenen sprachlichen Leistungen von Menschen mit Aphasie erfasst werden."

3 der Testverfahren, die zur Untersuchung akuter Aphasien eingesetzt werden können, der Aachener Aphasie-Bedside-Test (AABT, Biniek 1993), die Kurze Aphasie Prüfung (KAP, Lang et al. 1999) und das Bielefelder Aphasie Screening (BIAS, Richter et al. 2006) beinhalten eine Untersuchung der Spontansprache, sind aber auch ohne diese auswertbar. Während in der KAP die Spontansprache zur Syndrombestimmung erforderlich ist, stehen bei AABT und BIAS kommunikative Aspekte im Vordergrund.

4.2.8 Was können die Angehörigen beitragen?

Der Befragung von Angehörigen kommt vor allem in der frühen akuten Phase, in der die Patienten mit Aphasie am stärksten kommunikativ beeinträchtigt sind, eine besondere Bedeutung zu. Die Angaben der Angehörigen sind wichtig zur Einschätzung der prämorbiden Sprachfähigkeit, der schriftsprachlichen Fähigkeiten und ggf. einer vorliegenden Mehrsprachigkeit. Die Angehörigen geben zudem Informationen über spezielle Interessen und Bedürfnisse des Patienten, um Patienten mit Sprech- oder Sprachhemmung kommunikativ zu fordern und anzusprechen. Angaben zu Kontextfaktoren wie Familien-, Berufs- und Wohnsituation ergänzen das Bild. Oft haben auch die Angehörigen bei schwer betroffenen Patienten einen Weg zur Kommunikation gefunden, den die Therapeutin als ersten Einstieg nutzen und ggf. erweitern oder modifizieren kann. Für die Angehörigen sind diese Anamnesegespräche gleichzeitig Beratungsgespräche, in denen ihnen erste Informationen über die Art der Sprachstörung und Tipps für den sprachlichen Umgang vermittelt werden (s. S. 165).

4.2.9 Warum müssen leichte Störungen erfasst werden?

In der ICF ist die **berufliche Wiedereingliederung** ausdrücklich formuliertes Rehabilitationsziel auf der Teilhabeebene. Auch leichte Aphasien oder Restsymptome einer Aphasie haben negative Auswirkungen auf die Kommunikationsfähigkeit und sprachliche Leistungsfähigkeit (z. B. unter Zeitdruck) und behindern die soziale Integration und die Wiedereingliederung in das Berufsleben

(Claros-Salinas u. Greitemann 2005). Die in der Literatur häufig angegebene Rückbildungsquote aphasischer Störungen von 30–70% (S. S. 24) ist deshalb unter dem Gesichtspunkt der beruflichen Reintegration kritisch zu betrachten. Die Erfassung und Therapie leichter oder restaphasischer Symptome sind also zwingend notwendig.

4.2.10 Welches Vorgehen gilt bei Kindern?

Im Kinder- und Jugendalter treten Aphasien zu 50–80% nach einem Schädel-Hirn-Trauma auf (u. a. Spencer 2006). Dadurch kommt es vermehrt zu diffusen Hirnschädigungen, die **heterogene klinische Erscheinungsformen** aufweisen (Friede u. Kubandt 2011).

Möhrle u. Spencer (2007) beschreiben die kindlichen Aphasien als typischerweise nichtflüssig und durch Verarmung des Wortschatzes, Wortfindungs- und Sprachverständnisprobleme sowie eine reduzierte Grammatik gekennzeichnet. Typisch für die Akutphase ist ein initialer Mutismus (Martins 1997), der jedoch auch bei nichtaphasischen Kindern nach Hirnschädigung beobachtet wird. Symptome wie Jargon oder Automatismen sind seltener und verschwinden meist schnell. Prinzipiell können kindliche Aphasien alle Symptome aufweisen, die auch bei erwachsenen Patienten mit Aphasie vorkommen. Da kindliche Aphasien meist während des noch nicht abgeschlossenen Spracherwerbs auftreten, ist die Diagnose erschwert. Wichtig ist deshalb insbesondere bei jüngeren Kindern eine Erfragung des prämorbiden Sprachstands durch die Befragung der Eltern um ggf. eine Sprachentwicklungsverzögerung von der aphasischen Störung abzugrenzen. Auch akute kindliche Aphasien werden von Aufmerksamkeits-, Konzentrations- und Gedächtnisstörungen begleitet.

Da bis auf eine Altersnormierung des **Token-Tests** ab 5 Jahren (Gutbrod u. Michel 1986) keine Tests zur Erfassung kindlicher Aphasien existieren, muss auf **normierte Sprachentwicklungstests** zurückgegriffen werden, die in Abhängigkeit vom Alter des Kindes durchgeführt werden. Eine Darstellung der geeigneten Verfahren geben Friede u. Kubandt (2011) sowie Möhrle u. Spencer (2007). Ab etwa einem Alter von etwa 10 Jahren können Verfahren zur Diagnostik der Aphasie bei Erwachsenen, wie etwa der Aachener Aphasie-Test (AAT, Huber et al. 1983) oder der Regensburger Wortflüssigkeitstest (RWT, Aschenbrenner u. Tucha 2000), der sogar Normen für Kinder beinhaltet, hinzugezogen werden.

Empfohlen werden bei Kindern generell eine Kombination verschiedener Verfahren sowie eine Ergänzung durch informelle Verfahren wie Bildbeschreibungen. Zu betonen ist, dass keiner der in der Literatur beschriebenen Tests explizit für die Akutphase der Aphasie bei Kindern konzipiert ist. Weitere Informationen zum Thema Diagnostik und Therapie bei Kindern sind über den Bundesverband Aphasie e. V. (www.aphasiker.de) zu erhalten.

4.3 Verfahren der Diagnostik

In der chronischen Phase der Aphasie wird von relativ stabilen sprachlichen Störungsmustern ausgegangen. Zur Beschreibung und Klassifikation chronischer Aphasien gibt es aktuell 2 theoretische Erklärungsansätze.

- Im **Syndromansatz** (Huber et al. 1983, Huber et al. 2006a, 2006b) werden Patienten mit charakteristischen Kombinationen sprachlicher Symptome zu aphasischen Standardsyndromen oder Sonderformen zusammengefasst.
- Im **Einzelfallansatz** werden aphasische Symptome der Patienten im Rahmen psycholinguistischer Wortverarbeitungsmodelle (z. B. dem Logogenmodell, Morton 1980) interpretiert. Dadurch wird eine Erklärung von isolierten Störungen der Wortverarbeitung in einzelnen Modalitäten und Aufgaben ermöglicht.

Beide Ansätze sind Grundlage diverser Testverfahren. So klassifiziert z. B. der Aachener Aphasie-Test (AAT, Huber et al. 1983) nach Syndromen, während das testtheoretische Modell der Testbatterie LeMo Lexikon (LeMo, de Bleser et al. 2004) der Einzelfallansatz ist. Während die Einteilung nach Syndromen ein gut etabliertes und allgemein verbreitetes Klassifikationsschema darstellt, lassen sich aus der einzelfallorientierten Diagnostik konkrete therapeutische Interventionen ableiten. Für die Planung einer modellgeleiteten Therapie ist die einzelfallorientierte Diagnostik ab der frühen chronischen Phase unentbehrlich. Aufgrund der eingangs beschriebenen Besonderheiten der Akutphase der Aphasie (fluktuierende Leistungen, eingeschränkte Belastbarkeit der Patienten, Reaktivierung vor Restitution etc.) sind für die Diagnostik der akuten Aphasie andere Verfahren und Aufgabenstellungen erforderlich als in der chronischen Phase.

4.3.1 Informell oder standardisiert testen?

Zur Diagnostik der akuten Aphasie werden folgende Verfahrenstypen beschrieben:

- informelle Verlaufsbeschreibungen
- Screeningverfahren
- psychometrisch abgesicherte Tests

Welche dieser Verfahren in der Akutphase sinnvoll anzuwenden sind, wird kontrovers diskutiert. Während Bauer (2001) eine informelle Verlaufsbeschreibung empfiehlt, halten z.B. Richter et al. (2006) bei gegebener Belastbarkeit der Patienten eine standardisierte Testung für sinnvoll.

Bauer befürwortet in der frühen Akutphase die Verlaufsbeschreibung, da „eine verlässliche Diagnose bzw. Differenzialdiagnose, eine detailliertere individuelle Befunderhebung und eine relativ verlässliche Einschätzung des Schweregrads erst dann sinnvoll erscheinen, wenn das Störungsbild sich stabilisiert hat, d.h. im Zeitraum von 2–10 Wochen nach dem Ereignis" (Bauer 2001, S. 170). Selbst wenn Aphasietests auch früher durchführbar sind, äußert sich Bauer kritisch über deren Aussagegehalt bezüglich des Vorliegens einer Aphasie und deren qualitativer Beschreibung. Sie empfiehlt deswegen ein individuell am Patienten ausgerichtetes, gut dokumentiertes Vorgehen, ausgehend von einer systematischen Beobachtung und Analyse des Kommunikationsverhaltens, einer (auch schrittweise erhebbaren) Spontansprachanalyse sowie einer sukzessiv erfolgenden Untersuchung der sprachlichen Modalitäten.

Biniek (1993) und Richter et al. (2006) halten eine frühe standardisierte Diagnostik durchaus für sinnvoll, soweit sie in einem für den Patienten gut zu verkraftenden Ausmaß stattfindet und die zu erwartenden Ergebnisse der Testung eine klinische Relevanz für das therapeutische Vorgehen oder die Weiterbehandlung haben. Das verwendete Diagnostikinstrument sollte jedoch die Besonderheiten der Akutphase in der Testkonstruktion berücksichtigen, insbesondere die erwartbare schnelle Veränderung des klinischen Bildes und die Stimulierbarkeit sprachlicher Funktionen.

> **Merke**
>
> Weitgehend Konsens besteht darüber, dass vor allem in der frühen Akutphase der Aphasie eine symptomorientierte Diagnostik und eine Erfassung der Stimulierbarkeit sprachlicher Funktionen einer syndromorientierten Diagnostik vorzuziehen sind.

Angesichts der immer kürzeren Verweildauern in den Akutkrankenhäusern sind eine frühe Diagnostik, die Erkennung einer Aphasie und die evtl. Einleitung einer Rehabilitationsmaßnahme gerade für Patienten mit leichteren Störungen von großer Bedeutung. Ohne eine standardisierte Diagnostik wird eine beträchtliche Anzahl der Patienten v.a. mit leichten sprachlichen Auffälligkeiten übersehen (Trapl 2004). Ein Test für die Akutphase der Aphasie sollte auch am Krankenbett durchführbar sein, damit er auch bei nicht mobilisierbaren Patienten eingesetzt werden kann. Er sollte auch im Abstand von wenigen Tagen (mindestens nach 5–10 Tagen) wiederholbar sein ohne Lerneffekte zu erzeugen, damit eine zweite abschließende Testung bei der Entlassung aus der Akutklinik möglich ist (Richter et al. 2006).

Bei schwer betroffenen Patienten entdeckt nur eine sorgfältige **beobachtende Diagnostik** verbleibende basale kommunikative Fähigkeiten. In Zeiten knapper werdender therapeutischer Ressourcen kann eine entsprechend standardisierte und verlässliche Erfassung kommunikativer Restfähigkeiten – oder deren Stimulierbarkeit – auch bei Schwerstbetroffenen wichtige Informationen über das zu erwartende Rehabilitationspotenzial geben. Dies kann durch eine deskriptive, regelmäßige Verlaufsbeschreibung geschehen, die in vielen Kliniken informell erhoben wird. Mittlerweile existieren auch für diese Patienten teilweise standardisierte Verfahren zur Erfassung basaler kommunikativer Fähigkeiten bzw. derer physiologischer Voraussetzungen. Aufgrund der klinischen Relevanz werden exemplarisch 2 dieser Verfahren, die **Skala Expressive Kommunikation und Selbstaktualisierung** (SEKS, Zieger 2002) und der **Dokumentationsbogen zur frühen sprachlichen Aktivierung schwerst hirnverletzter Patienten** (Kemper et al. 2009), in dieses Kapitel aufgenommen.

> **Merke**
>
> Bei schwer betroffenen Patienten können basale kommunikative Fähigkeiten durch eine sorgfältige Verlaufsbeobachtung, gegebenenfalls gekoppelt mit dem Einsatz von Skalen der Frührehabilitation, erfasst werden.

Im klinischen Alltag ist es die Entscheidung und Verantwortung der Logopädin aus einer Auswahl von Instrumenten und Methoden das individuell passende für den jeweiligen Patienten auch unter Berücksichtigung des Aktivitäts- und Teilhabeaspekts auszuwählen und die zur Verfügung stehenden Ressourcen möglichst optimal und effektiv einzusetzen und zu nutzen.

Im deutschen Sprachraum stehen neben den in vielen Kliniken und Praxen individuell erstellten und erprobten Aufgabensammlungen auch standardisierte Testinstrumente zur Verfügung. Dieses Kapitel gibt einen Überblick über die verschiedenen Testverfahren, um die Entscheidung für einen speziellen Test oder die Kombination unterschiedlicher Verfahren zu erleichtern und im Sinne eines evidenzbasierten Vorgehens zu nutzen. Es gibt im deutschsprachigen Raum allerdings noch kein standardisiertes Instrument, welches in der Akutphase die Aktivitäts- und Partizipationsebene in ausreichendem Maße mit einbezieht. Informationen zur Ebene der Aktivitäten und Partizipation geben die Spontansprache, informelle Beobachtungen z. B. im Klinikalltag sowie die Aussagen der Angehörigen.

> **Merke**
>
> Für die Akutphase der Aphasie gibt es bisher kein standardisiertes Testverfahren, welches die Aktivitäts- und Partizipationsebene differenziert erfasst.

Im folgenden Abschnitt sollen die Diagnostikverfahren, die (auch) für die Akutphase der Aphasie konzipiert und normiert wurden, vorgestellt werden. Zusätzlich beschrieben werden Verfahren, die zur Auslese leichter Aphasien oder modalitätsspezifischer Störungen sinnvoll eingesetzt werden können. Eine einführende Übersicht bietet ▶ Tab. 4.2.

Auf eine detaillierte Beschreibung des **Amsterdam-Nijmegen Everyday Language Tests** (ANELT, Blomert 1997) wird verzichtet, da dieser pragmatisch orientierte Test bisher nur im Niederländischen normiert und veröffentlicht ist. Eine Übertragung ins Deutsche ist jedoch in Arbeit. Der ANELT misst die verbale Kommunikationsfähigkeit aphasischer Patienten. Der Untersucher schildert in 2 parallelen Versionen verbal 10 Alltagsprobleme, die der Patient sprachlich im Quasirollenspiel lösen soll: „Sie haben einen Termin beim Arzt. Sie sind jedoch verhindert. Sie rufen an. Was sagen Sie?“ Die Patientenreaktionen werden anhand zweier Skalen nach Verständlichkeit und Versteh-

Tab. 4.2 Test- und Screeningverfahren für die akute und postakute Aphasie.

Testverfahren	Materialien
standardisierte Tests für die Akutphase konzipiert und normiert	• Aachener Aphasie-Bedside-Test (AABT, Biniek 1993) • Aphasie-Schnell-Test (AST, Kroker 2000) • Bielefelder Aphasie Screening (BIAS, Richter et al. 2006)
Screening für die Akutphase	• Untersuchung der sprachlichen Leistungen bei Akutaphasie (USLA, Simons 1997)
standardisierte Tests u. a. für die Akutphase normiert	• Aphasie-Check-Liste (ACL, Kalbe et al. 2002) und (ACL-K) • Kurze Aphasieprüfung (KAP, Lang et al. 1999)
standardisierte Tests zur Erfassung und Auslese leichter Aphasien oder modalitätsspezifischer Störungen	• Regensburger Wortflüssigkeitstest (RWT, Aschenbrenner et al. 2001) • Bad Schwalbacher Schriftprobe (Eckold u. Helmenstein 2007)
standardisierter Test ab der postakuten Phase	• Aachener Aphasie-Test (AAT, Huber et al. 1983)

barkeit der kommunikativen Botschaft bewertet. Der ANELT ist im Akutstadium und in der chronischen Phase einsetzbar und richtet sich an mittelschwer bis leicht betroffene Patienten.

Die multimodale Erweiterung des ANELT, der **Scenario-Test** (van der Meulen et al. 2010), wird aktuell ins Deutsche übersetzt und validiert. Der Test erfasst neben der verbalen Kommunikationsfähigkeit auch deren Kompensation durch schriftsprachliche, zeichnerische und gestische Ausdrucksmittel der Patienten. Der Scenario-Test bildet zudem den Unterstützungsbedarf des Patienten vom Gesprächspartner ab. Erwähnt sei an dieser Stelle eine Übersetzung des niederländischen Testverfahrens **ScreeLing** (Visch-Brink u. van de Sandt-Koenderman 2006). Sie wurde in einer Pilotstudie im deutschen Sprachraum erprobt (Burg u. Leise 2009). Als einziger Test für die Akutphase orientiert sich ScreeLing am modellorientierten Einzelfallansatz.

4.3.2 Screening- und Testverfahren für die Akutphase

Aachener Aphasie-Bedside-Test (AABT)

Zusammenfassung

Der Aachener Aphasie-Bedside-Test (AABT, Biniek 1993) ist das erste deutschsprachige Testverfahren, das speziell für akute Aphasien entwickelt wurde. Das Ziel ist die Erfassung elementarer, sprachlich-kommunikativer Störungen bei akut aphasischen Patienten und die Überprüfung der Stimulierbarkeit dieser Leistungen. Eine detaillierte Überprüfung sprachlicher Modalitäten oder sprachsystematischer Komponenten ist nicht beabsichtigt. Als relevante Parameter werden die Spontansprache, das Sprachverstehen, die Bewegungsplanung sowie Sprech- und Sprachleistungen untersucht. Da die Aufgaben eher basale sprachliche Leistungen erfassen, kann bei unauffälligen Leistungen im AABT eine Aphasie nicht sicher ausgeschlossen werden. Durch die Spontansprachanalyse wird die Vielfalt der aphasischen Symptome erfasst. Sie soll zudem kleine Verhaltensänderungen im Verlauf sichtbar machen. Die sich anschließenden Untertests des AABT sind einzeln normiert und können auch ohne eine Spontansprachanalyse durchgeführt und ausgewertet werden.

Als erster Sprachtest im deutschen Sprachraum untersucht der AABT gezielt die Stimulierbarkeit der überprüften Leistungen durch hierarchisch abgestufte Stimulierungsstufen. Somit wird auch das Leistungspotenzial der Patienten erfasst, woraus sich konkrete Therapieinhalte und ein mögliches methodisches Vorgehen ableiten lassen. Durch die Auswahl der Aufgaben und die Stimulierungshilfen ist er besonders gut für schwer bis mittelschwer betroffene Patienten geeignet. Hinweise auf apraktische oder dysarthrische Begleitstörungen geben Untertests, in denen u.a. die Bewegungsplanung oder die sprechmotorische Realisation überprüft werden. Um die Testdauer nicht zusätzlich zu verlängern, verzichtet der Test bewusst auf die Überprüfung von z.B. Wortflüssigkeit oder Schriftsprache, zudem ist die Stimulierbarkeit in diesen Bereichen schwerer testbar. Die Bearbeitungsdauer liegt bei 15–40 min; durch Abbruchkriterien ist er auch bei schwer betroffenen Patienten in maximal 15 min durchführbar. Eine Besonderheit sind Normwerte (Pathonormen) für alle Untertests zur Schweregradbestimmung und Verlaufsbeobachtung für 7 Messzeitpunkte von Tag 2 bis Tag 21 nach dem Ereignis. Somit können auch einzelne Untertests ausgewählt, durchgeführt und verglichen werden. Zur computergestützten Auswertung der Spontansprache steht das PC-Programm **Aachener Sprachanalyse** (ASPA, Huber et al. 2005) zur Verfügung.

Testaufbau

Der AABT besteht aus einem Protokollbogen, 10 Schwarz-Weiß-Strichzeichnungen und einer Handanweisung. Bogen und Zeichnungen finden sich als Kopiervorlagen im Anhang dieses Buches oder im Buch „Akute Aphasien" (Biniek 1993), in dem auch die Testentwicklung, -durchführung und -auswertung beschrieben werden. Benötigt werden zudem die Realgegenstände Messer, Gabel, Tasse und Teller. Für dieses Buch wurde der AABT aktualisiert. Die komplett überarbeitete Handanweisung steht unter den Online-Materialien zum Download bereit.

Zunächst bekommt der Untersucher durch die Beobachtung des **globalen Kommunikationsverhaltens** bei Begrüßung und Verabschiedung einen ersten Eindruck vom (non)verbalen Kommunikationsverhalten des Patienten (▶ Tab. 4.3). Beurteilt werden die Verwendung und Stimulierbarkeit (spontan, leicht, mittel, schwer) von Blickkontakt, Händedruck, Sprache, Mimik und Gestik.

Die Themen des anschließenden etwa 10-minütigen **Spontansprachinterviews** orientieren sich am Vorbild des Aachener Aphasie-Tests und behandeln Krankheitsverlauf, Biografie, Familie und Hobbys. Das Interview sollte aufgezeichnet und nachträglich transkribiert und ausgewertet werden.

Anschließend folgen 5 Untertests mit jeweils 10 Items:

- Aufforderung zu Blick- und Kopfbewegungen (BLIKO)
- Aufforderung zu Mundbewegungen (MUMO) mit Zusatzaufgaben zu Artikulation und Phonation
- Singen, Reihen und Floskeln sprechen (SIREI)
- Identifizieren von Objekten (IDENT)
- Benennen von abgebildeten Objekten (BENENN)

Das Sprachverständnis wird gekoppelt mit der Bewegungsplanung in den Untertests BLIKO, MUMO und IDENT erfasst. In den Untertests Artikulation/Phonation, SIREI und BENENN werden die expressiven Sprach- und Sprechleistungen überprüft. Den Abschluss des Test bildet in der aktualisierten Version ein Verlaufsbogenformular, in dem die Ergebnisse maximal dreier Untersuchungen dokumentiert werden können.

Durchführung und Bewertung

Spontansprache

Für die Spontansprachanalyse werden die Äußerungen des Patienten quantitativ und qualitativ analysiert. Anstelle aphasischer Symptome werden Basisparameter der Spontansprache erfasst. Die Analyse dieser Parameter kann von Hand oder PC-gestützt durch die Aachener Sprachanalyse (ASPA, Huber et al. 2005) erfolgen. Im PC kann das Transkript durch eine Verknüpfung von Ton- und Textdatei direkt erstellt werden (Hussmann et al. 2006, Grande et al. 2007). Das Transkript umfasst idealerweise 30 Phrasen, also (Teil-)Sätze. Die Bewertung und Interpretation der errechneten Parameter im Sinne einer Abgrenzung zwischen gesundem und pathologischem Sprachverhalten ist nicht eindeutig möglich. Biniek (1993) beschreibt orientierende Normwerte anhand einer Untersuchung von 15 neurologisch unauffälligen Probanden sowie 30 Patienten mit chronischer Aphasie und unterschiedlichen Aphasiesyndromen. Der Vergleich dieser Werte mit der Spontansprache akuter Patienten zeigt zwar für Untergruppen von Akutpatienten signifikante Unterschiede, diese können jedoch nicht für alle Patienten mit akuter Aphasie generalisiert werden. Grundsätzlich sind z. B. bei den Wörtern der offenen Wortklasse niedrige Werte als pathologisch anzusehen, genaue Grenzen sind aufgrund der großen Variabilität der Spontansprache bei Gesunden schwer zu ziehen. Durch Verlaufsanalysen können jedoch bei Patienten auch geringe Veränderungen erfasst werden (Hussmann et al. 2006, Meffert et al. 2010).

Tab. 4.3 Bereiche und Untertests des AABT.

Bereich / Untertest	Itemzahl / max. Punktzahl	Inhalt / Beispiele
globales Kommunikationsverhalten		Blickkontakt, Händedruck Sprache Mimik, Gestik
Spontansprache		Krankheitsverlauf, Familie, Freizeit
Blick- und Kopfbewegungen (BLIKO)	10 Items / 50 Pkt.	„Schauen Sie zur Decke“
Mundmotorik und bukkofaziale Apraxie (MUMO)	10 Items / 50 Pkt.	Wangen aufblasen
Artikulation und Phonation		Diadochokinese „*bababa*“, Phonemhaltedauer
Singen, Reihensprechen, Floskeln (SIREI)	10 Items / 50 Pkt.	„Hänschen klein“ „Macht nichts“
Identifizieren von Objekten (IDENT)	10 Items / 50 Pkt.	„Zeigen Sie auf die Gabel“
Benennen (BENENN)	10 Items / 50 Pkt.	‚Kette’

Untertests

Für jedes Item aller Untertests (bis auf Artikulation und Phonation) gibt es 4 Stimulierungsstufen. Es wird so lange weiter stimuliert, bis entweder eine korrekte Reaktion erfolgt oder die maximale Stimulierungsstufe erreicht ist. Die erste Stimulierungsstufe ist der Handlungsauftrag (z.B. „Nehmen Sie die Tasse"), die zweite Stimulierungsstufe in der Regel die Wiederholung des Auftrags. Die dritte Stimulierungsstufe beinhaltet u.a. die Vorgabe der korrekten motorischen Reaktion durch die Logopädin oder beim Benennen eine semantische Deblockierungshilfe. Die vierte Stufe besteht aus der maximal möglichen Hilfestellung. Je nach Modalität sind das z.B. Vormachen mit zusätzlicher taktiler oder situativer Hilfestellung, Mitsprechen oder eine Anlauthilfe. Entscheidend für die Bewertung ist die letzte Stimulierungsstufe, die bei dem zu bewertenden Item durchgeführt wurde. Je nach Stimulierungsstufe werden maximal 5 Punkte vergeben, pro Untertest können also 50 Punkte erreicht werden.

Auf dem Protokollbogen können die Reaktionen neben der Punktbewertung durch Ankreuzen zusätzlich qualitativ gekennzeichnet werden (z.B. falsch, richtig, Automatismus, keine Reaktion, verzögert). Die qualitative Bewertung fließt nicht in die Punktbewertung ein.

- **Aufforderung zu Blick- und Kopfbewegungen (BLIKO)** überprüft Basisfunktionen des Sprachverstehens und der Bewegungsplanung durch das Verstehen und Ausführen elementarer Bewegungen (z.B. „Schütteln Sie den Kopf").
- **Aufforderung zu Mundbewegungen (MUMO)** testet Funktionen, die bei einer bukkofazialen Apraxie häufig betroffen sind. Richtige Reaktionen bis Stimulationsstufe 3 (Modell des Therapeuten) sind Hinweise auf ein eher aphasisches Defizit, falsche Reaktionen bei Stimulationsstufe 3 und 4 (Modell des Therapeuten und taktile Hilfe) gelten als Hinweise auf eine apraktische Störung.
- Im Untertest **Artikulationsschnelligkeit** und **Phonationsdauer** werden die sprechmotorischen Voraussetzungen expressiver Sprache getestet. Überprüft wird die Qualität und Geschwindigkeit der Diadochokinese beim Wiederholen von Silbenketten (bababa, danadana) sowie die Phonemhaltedauer bei Vokalen und einem Konsonanten.
- Der Untertest **Singen, Reihen- und Floskelnsprechen (SIREI)** überprüft den Abruf hochautomatisierter Sprachfunktionen. Diese Leistungen (Tonleiter summen, Zählen, Wochentage, Floskeln nachsprechen) sind auch bei schwer betroffenen Patienten häufig gut stimulierbar.
- **Identifizieren von Objekten (IDENT)** erfasst das auditive Sprachverständnis anhand des Zeigens und Nehmens von Realobjekten aus dem Umfeld des Patienten (semantisches Feld Besteck/Geschirr).
- Der Untertest **Benennen von abgebildeten Objekten (BENENN)** testet den lexikalischen Abruf zweisilbiger Nomen anhand von Strichzeichnungen. Auf Stimulierungsstufe 2 wird dabei durch eine passende Geste stimuliert. Stimulierungsstufe 3 beinhaltet eine semantische Hilfe, d.h. die Vorgabe eines semantisch nahen Begriffs oder Antonyms (Tasse: „Nicht Teller, sondern..."), die auf Stimulierungsstufe 4 noch durch eine phonologische Hilfe ergänzt wird. („Nicht Teller, sondern Ta...").

Dysarthrisch bedingte Fehler werden bei den verbal expressiven Aufgaben nicht gewertet, wenn zwei Drittel des Zielworts eindeutig erkennbar sind. Unmittelbare erfolgreiche Selbstkorrekturen werden ebenfalls als richtig gezählt. Alle anderen phonematischen oder semantischen Fehler werden als falsch gewertet. Bei einer als falsch gewerteten leicht phonematisch entstellten Reaktion bei Stimulierungsstufe 1 sollte aber weiter stimuliert werden, um ggf. noch eine korrekte Reaktion abzurufen. Zwischen aphasischen und sprechapraktischen Störungen wird nicht weiter differenziert.

Alle Untertests außer SIREI können nach dem dritten Item abgebrochen werden, wenn keine richtige oder falsche Reaktion wenigstens bei Stimulierungsstufe 4 erfolgt. Dadurch wird eine deutliche Verkürzung des Tests erreicht. Bei Ermüdung kann auch nach 10–15 min eine Pause eingelegt werden. Zur Interpretation der Punktwerte ist zu ergänzen, dass bei Werten unter 20 Punkten pro Untertest davon auszugehen ist, dass die Leistungen nicht nur durch Störungen des Sprachverständnisses zu erklären sind (Biniek 1993). Beim Untertest Artikulationsschnelligkeit und Phonationsdauer wird auf die Normwerte aus Ziegler u. Vogel (2010) und Kent (1987) verwiesen.

Standardisierung und Normierung

Die Normstichprobe für den AABT bestand aus 82 Patienten mit akutem linkshirnigem Insult. Für die Spontansprachauswertung wurden anhand von 15 Patienten ohne neurologische Ausfälle und 31 Patienten mit chronischer Aphasie orientierende Normwerte ermittelt. Zum Vergleich wurden Spontansprachparameter von 82 akuten Patienten mit linkshirniger und 15 akuten Patienten mit rechtshirniger Schädigung erfasst.

▶ **Objektivität.** Die Auswertungsobjektivität des AABT wurde anhand der Videoaufnahmen von 10 Patienten untersucht, die von 20 Ratern bewertet wurden. Bis auf den Untertest SIREI (89,7) zeigt sich eine durchgängig hohe Beurteilerübereinstimmung von mehr als 96,1.

▶ **Reliabilität.** Zur Ermittlung der Retestreliabilität wurden 28 chronische Patienten mit Aphasie im Abstand von jeweils 2 Tagen insgesamt dreimal untersucht. Dabei zeigten sich akzeptable bis hohe Korrelationen zwischen den Untersuchungszeitpunkten (0,755 bei MUMO U1–U3 bis 0,949 bei BLIKO U2–U3). Somit ist der AABT für Verlaufsbeobachtungen geeignet. Die Werte der inneren Konsistenz, die als weiterer Reliabilitätsnachweis untersucht wurden, zeigen mit einem Wert für Cronbachs α fast immer zwischen 0,911 und 0,970 eine hohe Konsistenz der Untertests.

▶ **Validität.** Für die Konstruktvalidität wurden die Verläufe der 82 Patienten mit Aphasie (Untersuchungen an Tag 2, 4, 6, 8, 11, 15 und 22) untersucht. Die Ergebnisse der „Smallest Space Analysis" zeigten, dass die eher expressiven Tests SIREI, MUMO, BENENN nahe beieinander gruppiert werden und somit inhaltliche Gemeinsamkeiten aufweisen. Das gilt auch für die eher das Sprachverständnis testenden Untertests BLIKO und IDENT. Für die Kriterienvalidität wurde bei 47 chronischen Patienten mit Aphasie am gleichen Tag der AABT und der AAT durchgeführt. Die Untertests „Benennen" der beiden Verfahren korrelieren mit 0,82 am höchsten, für die anderen Untertests bestehen Korrelationen im mittleren Bereich. Die differenzielle Validität untersucht die Frage, ob eine Gruppenbildung bei akuten Patienten möglich ist. In den Clusteranalysen für Tag 4 und 15 unterscheiden sich die Patienten vorwiegend im Schweregrad. Eine Stabilität der Gruppenzuordnung zeigt sich bei den eher leicht und den schwer betroffenen Patienten. Patienten mit mittleren Störungen wiesen die höchsten Fluktuationen auf. Anhand dieser Ergebnisse kann darauf geschlossen werden, dass Patienten, die am Tag 4 im AABT noch schwerste Störungen aufweisen, auch eine vergleichsweise schlechte Prognose haben.

Fazit

Der AABT erfasst psychometrisch gut abgesichert elementare (sprachliche) Fähigkeiten und die (Veränderungen der) Spontansprache in der Akutphase. Pragmatische Kompetenzen und die Aktivitäts- und Partizipationsebene der ICF werden durch die Beschreibung des „Globalen Kommunikationsverhaltens" und die Spontansprachanalyse mit berücksichtigt. Durch die Auswahl und Konstruktion der Untertests ist er vor allem für mittelschwer bis schwer betroffene Patienten geeignet. Für die schwer betroffenen Patienten sind auch erste prognostische Aussagen zu treffen. Die Erfassung der Stimulierbarkeit kann Hinweise auf geeignete Therapiemethoden geben. Leichte Aphasien werden aufgrund möglicher Deckeneffekte nicht sicher identifiziert. Zudem sind für die Erfassung leichter Aphasien mehr spezifisch sprachliche Untertests erforderlich. Für die sichere Klassifikation von leichten Aphasien wird die Durchführung eines ergänzenden trennscharfen Verfahrens, wie etwa des AATs oder des Token-Tests (Orgass 1976), empfohlen. Zur genauen (Verlaufs-)Dokumentation und zu wissenschaftlichen Zwecken bieten sich die Spontansprachanalyse und Auswertung mit dem ASPA-Programm und die differenzierten Normen für die Untertests in der Akutphase an.

Aphasie-Schnell-Test (AST)

Zusammenfassung

Das Ziel des Aphasie-Schnell-Tests (AST, Kroker 2000) ist eine zeit- und materialökonomische standardisierte Testung der Sprache, die akute aphasische Störungen nicht nur gut identifiziert, sondern auch eine Schweregradeinstufung leistet. Der AST wurde nach dem Vorbild des FAST (Frenchay Aphasia Screening Test, Enderby et al. 1987) entwickelt. In 6 Untertests werden die Modalitäten Sprachverständnis, Lesen, Sprechen und Schreiben erfasst. Der Test ermöglicht eine Auslese von Aphasien sowie die Bestimmung rezeptiver oder expressiver Störungsschwerpunkte. Die Abgrenzung einer Dysarthrie oder Sprechapraxie ist durch die Durchführung einzelner Untertests möglich. Die Schweregradeinteilung erfolgt durch die Transformation von Rohwertpunkten in Prozentränge. Diesen liegen Pathonormen, gültig für Tag 1–28 nach dem Ereignis, zugrunde. Durch wiederholte Testung ist eine Verlaufsbeobachtung möglich. Durch den Punktwert werden nach Angaben des Autors bereits wesentliche Informationen über die Sprachfähigkeit eines Patienten vermittelt, die für die Therapieplanung relevant sein können. Die Durchführungsdauer beträgt inklusive Auswertungszeit etwa 15 min. Der AST richtet sich vor allem an Sprachtherapeuten, aber auch an Ärzte oder Neuropsychologen.

Testaufbau

Der AST besteht aus der Durchführungsmappe, Protokollbögen, der Prozentrangmappe sowie einem Manual. Der Test umfasst 6 Untertests: Verstehen 1, Verstehen 2, Ausdruck 1, Ausdruck 2, Lesen und Schreiben (▶ Tab. 4.4).

Durchführung und Bewertung

Das Aufgabenverständnis wird in der Regel über eine Übungsaufgabe bzw. Erklärungen (bei den geometrischen Formen) gesichert. Mögliche Hilfestellungen, Auswertungshinweise und -beispiele werden im Manual beschrieben. Pro Untertest können maximal 5, beim Untertest Schreiben 6 Punkte erreicht werden.

- **Verstehen 1** überprüft das auditive Sprachverständnis auf Wort- und Satzebene. Dazu wird dem Patienten die Schwarz-Weiß-Strichzeichnung „Berglandschaft" vorgelegt. Der Untersucher benennt oder beschreibt nacheinander 5 Objekte, auf die der Patient zeigen soll.
- **Verstehen 2** testet ebenfalls das auditive Sprachverständnis, es müssen hier aber geometrische Formen gezeigt werden. Bei beiden Verstehensaufgaben steigt die Komplexität durch Länge und Anzahl der Wörter sowie durch die linguistische Struktur. Pro richtig gelöste Einzelaufgabe wird ein Punkt gezählt.
- Im Untertest **Ausdruck 1** soll sich der Patient verbal expressiv zum Bild Berglandschaft äußern. Die Bewertung erfolgt hier nach der Anzahl der genannten Objekte bzw. der Äußerung von vollständigen Sätzen.
- **Ausdruck 2** ist eine Wortflüssigkeitsaufgabe zum Oberbegriff Tiere. Die Bewertung erfolgt nach der Anzahl der aufgezählten Tiere, maximal können 5 Punkte erreicht werden. Bei beiden Ausdrucksaufgaben werden phonematische Abweichungen sprechapraktischer oder dysarthrischer Genese als korrekt bewertet, wenn das Wort eindeutig verständlich ist.
- Beim **Lesen** (Lesesinnverständnis) soll der Proband auf dem Bild Berglandschaft die Dinge zeigen, die er zuvor auf einer Schriftkarte leise gelesen hat. Die Struktur und Bewertung der Items entsprechen hierbei „Verstehen 1".
- Das **Schreiben** umfasst das Schreiben des Namens, eines Wortes nach Diktat sowie freie Äußerungen auf Wort- oder Satzebene zum Bild

Tab. 4.4 Untertests des AST.

Untertest	Itemzahl / maximale Punktzahl	Inhalt / Beispiele
Verstehen 1 (Bild Berglandschaft)	5 Items / 5 Punkte	„Zeigen Sie mir den Mann auf dem Traktor"
Verstehen 2 (geometrische Figuren)	5 Items / 5 Punkte	„Zeigen Sie mir den Würfel, das Dreieck und das Rechteck"
Ausdruck 1 (Bild Berglandschaft)	max. 5 Punkte	der Patient äußert sich frei zum Bild oder benennt darauf Objekte
Ausdruck 2 (Wortflüssigkeit)	max. 5 Punkte	Tiere aufzählen
Lesen/Lesesinnverständnis (Bild Berglandschaft)	5 Items / 5 Punkte	der Patient liest leise und zeigt das Beschriebene auf dem Bild, „Zeigen Sie mir den Tunnel und den höchsten Baum"
Schreiben (u. a. Bild Berglandschaft)	max. 6 Punkte	Schreiben des Nachnamens, des Wortes „Hund" und schriftliche Äußerung zum Bild

Berglandschaft. Neben der Anzahl der genannten Objekte fließen auch die syntaktische Vollständigkeit und korrekte Orthografie in die Bewertung ein. In diesem Untertest können maximal 6 Punkte erreicht werden.

Die Punktwerte der Untertests werden zu einem Summenscore addiert, wobei maximal 31 Punkte erreicht werden können. Anhand kritischer Werte wird die Diagnose „Aphasie" (< 26 Punkte), „keine Aphasie" (> 28 Punkte) oder „Aphasie unsicher" (26/27 Punkte) gestellt. Der Test kann auch verkürzt ohne die Untertests Ausdruck 1+2 oder Schreiben durchgeführt werden, dann gelten jedoch andere Grenzwerte. Der Gesamtrohwert, die Rohwerte der rezeptiven und expressiven Modalitäten, jeweils mit und ohne Schriftsprache, sowie die Rohwerte der verkürzten Formen, ohne die Untertests Ausdruck 1+2 oder Schreiben können in Prozentränge transformiert werden, welche ggf. auf unterschiedliche Störungsschwerpunkte hinweisen und den Schweregrad bestimmen.

Standardisierung und Normierung

Die Normstichprobe für den AST bestand aus 193 Patienten mit Aphasie und 100 gesunden Personen. Die Patienten wurden zwischen Tag 1 und Tag 28 nach Ereignis mit dem AST untersucht. Die Kontrollgruppe setzte sich zusammen aus 8 Patienten mit Restaphasie und 92 Patienten ohne Aphasie, darunter allerdings 20 Patienten mit rückgebildeter Aphasie und 28 Patienten mit reiner Dysarthrie. Diese Zusammensetzung könnte für Schwierigkeiten der Klassifikation (s. u.) bei sehr leichten Störungen verantwortlich sein.

Die **Objektivität** wurde durch den Vergleich der Testergebnisse von 12 Untersuchern (Studierende der Logopädie) an 4 Patienten bestimmt. Die Beurteilerübereinstimmung beträgt je nach Untertest zwischen 0,86 im Untertest **Verstehen 1** und 0,97 im Untertest **Schreiben** und ist damit als gut anzusehen. Die Durchführungsobjektivität scheint aufgrund der genauen Durchführungs- und Auswertungsanweisungen gegeben.

Bei der Überprüfung der **Validität** ergaben sich 94,88 % korrekte Klassifikationen, wenn bei Patienten mit Werten < 26 die Diagnose „Aphasie" und bei Werten >27 die Diagnose „keine Aphasie" gestellt wurde. Nicht klassifiziert wurden dadurch 4,44 % der untersuchten Probanden, in der Versuchsgruppe Patienten mit leichten amnestischen Aphasien und in der Kontrollgruppe u. a. 2 Patienten mit Restaphasie. Als falsch negativ klassifiziert wurden aus der Versuchsgruppe 2 Patienten mit leichter amnestischer Aphasie und hoher Schulbildung. Bei der Verkürzung des Tests sank die korrekte Auslese auf 90,78 %, dabei kam es lediglich zu falsch negativen Urteilen. Die Validierung der Subtests des AST mit den entsprechenden Subtests des AAT als Außenkriterium ergab annehmbare bis gute Werte (0,75 für Schreiben und 0,82 für Verstehen 1+2).

Als Reliabilitätsmaß wurde die **Retestreliabilität** durch die wiederholte Testung von 13 Patienten mit akuter Aphasie innerhalb eines Tages sowie anhand 22 postakuter und chronischer Patienten mit Aphasie ermittelt und ergab mit 0,94 für den Gesamttest einen guten Wert.

Fazit

Der AST ist ein psychometrisch abgesichertes, einfach zu handhabendes Testinstrument, welches sehr schnell und für den Patienten wenig belastend durchgeführt werden kann und auch leichtere Aphasien gut erfasst.

Durch die Beschränkung auf wenige Items können die statistischen Kennwerte und Reliabilitätsmaße nicht so gut sein, wie dies bei Verfahren mit höherer Itemzahl zu erwarten ist. Das Bild „Berglandschaft" ist von den Proportionsverhältnissen und der Perspektive nicht eindeutig, und die Bildelemente sind eher klein, was für Patienten mit visuellen Problemen erschwerend sein kann. Zum Teil werden diese Faktoren schon bei der Auswertung berücksichtigt. Kommunikative und pragmatische Fähigkeiten auf der Aktivitäts- oder Teilhabeebene werden nicht erfasst. Durch die Ermittlung rezeptiver und expressiver Störungsschwerpunkte können erste Hinweise für die Therapie gewonnen werden. Für eine spezifische Therapieplanung ist jedoch eine vertiefende Untersuchung erforderlich. Kroker (2002) bindet den AST in ein Gesamtkonzept sprachtherapeutischen Vorgehens für die klinische Diagnostik in der Akutphase ein.

Bielefelder Aphasie Screening (BIAS)

Zusammenfassung

Ziel des Bielefelder Aphasie Screenings (BIAS; Richter, Wittler u. Hielscher-Fastabend 2006) ist eine schnelle, sichere Auslese von Patienten mit Aphasie mit Schweregradbestimmung. In kurzer Zeit sollen möglichst viele sprachliche Modalitäten und linguistische Parameter, wie z. B. die phonologische oder semantische Struktur geprüft werden. Dazu werden Spontansprache, Sprachverstehen, automatisierte Sprache, mündliche Sprachproduktion und Schriftsprache erfasst. Im BIAS wird die Stimulierbarkeit sprachlicher Reaktionen durch differenzierte Hilfestellungen überprüft, um dadurch therapierelevante Informationen zu gewinnen. Durch die unterschiedlich komplexen Leistungsbereiche (z. B. automatisierte Sprache vs. elizitierte mündliche Sprachproduktion) und Schweregradsteigerungen innerhalb der Leistungsbereiche werden sowohl leichte als auch schwere aphasische Störungen erfasst. Eine Syndromklassifikation wird nicht angestrebt. Bei der Gestaltung der Mappe wurde Wert darauf gelegt, eine Untersuchung am Bett so komfortabel wie möglich zu gestalten, z. B. durch Magnetplättchen bei der Untersuchung der Schriftsprache. Die Zeitdauer des BIAS ist mit 30–40 min angegeben, sie kann jedoch durch Abbruchkriterien auf 15–20 min gesenkt werden.

Testaufbau

Der Test besteht aus einer Vorlagenmappe, Protokollbögen sowie einem ausführlichen Manual. Die übersichtlichen Protokollbögen und das Handbuch mit theoretischer Einführung, Testentwicklung, Durchführungs- und Auswertungsanweisung sowie Patientenbeispielen stehen auch zum kostenlosen Download unter www.nat-verlag.de/diagnostik_bias.php bereit.

Spontansprache

Der Test beginnt mit einem 5- bis 10-minütigen semistandardisierten Interview. Durch offene „W-Fragen“ zu Krankheit, Beruf, Familie etc. sollen möglichst umfassende Antworten hervorgerufen werden. Danach werden 4 Leistungsbereiche mit je 3 Aufgabengruppen untersucht (▶ Tab. 4.5).

Leistungsbereiche

Alle Leistungsbereiche im BIAS unterliegen folgenden Prinzipien:

- Steigende Komplexität der Items innerhalb einer Aufgabe.
- Gewertet wird nur richtig (teilweise mit Stimulation / Selbstkorrektur / Unsicherheit) oder falsch – eine qualitative Auswertung durch Ankreuzen ist möglich.
- In der Regel ist eine Wiederholung erlaubt.

Tab. 4.5 Leistungsbereiche des BIAS (nach Richter et al. 2006).

Leistungsbereich	Item-/Punktzahl	Aufgabengruppe
auditives Sprachverständnis (24 Items)	12 Items	auditives Wortverständnis mit Bildunterstützung
	6 Items	auditives Satzverständnis mit Bildunterstützung
	6 Items	Entscheidungsfragen „Ist eine Zitrone sauer?“
automatisierte Sprache (12 Items)	2 Items	Reihensprechen
	4 Items	Sprichwörter ergänzen
	6 Items	Floskeln nachsprechen
elizitierte mündliche Sprachproduktion	8 Items	Benennen von (Real-)Gegenständen
	4 Items	Beschreiben von Situationsbildern
	3 Items	Wortflüssigkeitsaufgaben
Schriftsprache (18 Items)	6 Items	Lesesinnverständnis für konkrete Substantive mit Bildunterstützung
	6 Items	lautes Lesen
	6 Items	Schreiben nach Diktat

- Jede neue Aufgabe wird mit einem nicht korrigierten Übungsbeispiel eingeführt.
- Es gibt Abbruchkriterien für belastende Aufgaben.

Durchführung und Bewertung

Spontansprache

Es wird empfohlen, das Interview aufzuzeichnen. Ein Protokollbogen bietet Platz für das Transkript des Interviews. Während des Gesprächs können aber im Ankreuzverfahren schnell wesentliche Komponenten der Sprache dokumentiert werden. Dabei werden verbale Anteile der Sprache (z. B. Sprachanstrengung, Dynamik der Sprachproduktion, semantische Struktur, Hinweise auf neurophonetische Störung etc.) betrachtet und nonverbale Anteile wie „Hinwendung zum Gesprächspartner" oder „Einsatz von Zeigegesten" erfasst. Anschließend wird das Kommunikationsverhalten auf einer Skala von 0–5 anhand der Spontansprachkriterien des Aachener Aphasie-Tests (Huber et al. 1983) eingeschätzt.

Leistungsbereich auditives Sprachverständnis

Im Untertest **Wortverständnis** soll der Patient aus 3 Auswahlbildern das auditiv vorgegebene Zielitem zeigen. Durch die Wahl der phonematischen und semantischen Ablenker (Buch/Tuch bzw. Buch/Zeitung) können erste Schlüsse auf die zugrunde liegende Störungslokalisation gezogen werden. Eine Steigerung der Schwierigkeit wird einerseits durch die Steigerung der Komplexität der Items sowie durch die Nähe der Ablenker erreicht.

Beim **auditiven Satzverständnis** soll der Patient aus 3 Situationsbildern das passende Bild zeigen. Durch die Ablenker sollen Informationen über die lexikalische und syntaktische Differenzierungsfähigkeit gewonnen werden. Beispielweise gibt es zum Zielitem „Der Mann gießt der Frau Kaffee ein" die Ablenker „Die Frau gießt dem Mann Kaffee ein" und „Der Mann und die Frau trinken Kaffee".

Bei den **Entscheidungsfragen** wird das auditive Satzverständnis für komplexe semantische und syntaktische Relationen beurteilt („Hat der Fuß Finger?" „Wird der Pastor vom Kind getauft?"). Durch die rein auditive Vorgabe kann dieser Teil auch bei visuellen Beeinträchtigungen durchgeführt werden.

Leistungsbereich automatisierte Sprache

Im Bereich der automatisierten Sprache wird das **Reihensprechen**, das **Ergänzen von Sprichwörtern** und das **Nachsprechen von Floskeln** überprüft, wobei bei den ersten beiden Aufgaben eine sprachliche Deblockierung zulässig ist. Durch diese Aufgabengruppen soll u. a. die Stimulierbarkeit verbaler Äußerungen bei sehr schwer betroffenen Patienten überprüft werden. Inhaltliche und phonematische Abweichungen werden als falsch gewertet, wenn sie nicht eindeutig auf eine neurophonetische Ursache wie eine Sprechapraxie oder Dysarthrie zurückzuführen sind.

Leistungsbereich elizitierte mündliche Sprachproduktion

Dieser Bereich überprüft durch das **Benennen von Objekten**, das **Beschreiben von Situationsbildern** und Wortflüssigkeitsaufgaben den lexikalischen Abruf auf Wort- und Satzebene. Zum Abruf der Objekte können festgelegte Stimulierungshilfen wie beispielsweise Lückensatzergänzung mit semantischer und phonologischer Hilfe eingesetzt werden. Semantische oder syntaktische Abweichungen werden als Fehler gewertet. Durch die **Wortflüssigkeitsaufgaben** sollen leichtere Störungen des Wortabrufs, aber auch Aspekte der kognitiven Verarbeitungsfähigkeit wie die Verarbeitungsgeschwindigkeit und die kognitive Flexibilität erfasst werden. Die Auswertung erfolgt hier nach einer Normstichprobe gesunder Probanden.

Leistungsbereich Schriftsprache

Hier werden das **Lesesinnverständnis**, das **laute Lesen** sowie das **Schreiben nach Diktat** oder **Zusammensetzen aus Anagrammen** überprüft. Die Einbeziehung der Schriftsprache kann bei Vorliegen einer Dysarthrie oder Sprechapraxie modalitätsspezifische Unterschiede deutlich machen und differenzialdiagnostische Hinweise für den Ausschluss eines Mutismus geben. Vor dem Bereich Schriftsprache kann gegebenenfalls eine Pause gemacht werden, das gesamte Screening sollte jedoch an einem Tag durchgeführt werden.

Beim **Lesesinnverständnis** wird der Patient analog zum auditiven Wortverständnis aufgefordert, ein schriftlich dargebotenes Wort einem von 3 Auswahlbildern zuzuordnen. Beim **Lauten Lesen** und **Schreiben nach Diktat** weisen die Items eine Schwierigkeitssteigerung nach Länge und Komplexität auf. Das Schreiben nach Diktat kann bei einer Parese der Schreibhand durch das Zusammensetzen aus Magnetplättchen ersetzt werden. Vorzug ist jedoch der Handschrift zu geben, ggf. mit der linken Hand.

Bei der Bewertung der Untertests wird in der Regel als korrekt gewertet, wenn die korrekte Reaktion „spontan", „unsicher", „nach Wiederholung", „nach Selbstkorrektur" oder „nach Stimulierung" produziert wird. Phonematische Abweichungen werden bei der elizitierten mündlichen Sprachproduktion nicht gewertet, wenn das Zielwort erkennbar ist. In den Untertests „Automatisierte Sprache" und „Lautes Lesen" werden aphasisch bedingte phonematische Abweichungen als Fehler gewertet, sprechapraktisch oder dysarthrisch bedingte Defizite jedoch nicht. Nach welchen Kriterien phonematische Paraphasien sprechapraktischer oder aphasischer Genese differenziert werden sollen, wird nicht angegeben.

Alle Antworten werden für die Rohwertberechnung nur als richtig oder falsch klassifiziert. Das Protokoll sieht jedoch sowohl für richtige als auch für falsche Reaktionen eine qualitative Zusatzbewertung durch einfaches Anstreichen während der Durchführung vor (z. B. Unsicherheit, semantische oder phonematische Fehler). Diese qualitative Bewertung gibt Hinweise auf zugrunde liegende Fehlermuster und ist für die Therapieplanung relevant. Die Rohpunktwerte aus den 4 Leistungsbereichen werden durch eine einfache Formel in Prozentwerte pro Leistungsbereich umgerechnet. In einer Tabelle können sowohl den ermittelten Prozentwerten, als auch den Rohpunktwerten ein entsprechender Prozentrang pro Leistungsbereich zugewiesen werden. Durch Mittelung der Prozentwerte wird ein durchschnittlicher Prozentwert ermittelt, dem in einer Tabelle ein Gesamtprozentrang und ein Staninewert als Maß für die Schwere der Aphasie entspricht.

Unterschreitet der Prozentrang die angegebenen kritischen Werte, kann die Diagnose Aphasie mit 99 %iger bzw. 95 %iger Wahrscheinlichkeit gestellt werden, der Staninewert bestimmt den Schweregrad der Störung. Liegt der ermittelte Wert des Patienten zwischen 88,2 und 89,9 oder darüber, so besteht eine gewisse Unsicherheit bezüglich des Vorliegens einer Aphasie. In diesem Fall kann unter zusätzlicher Berücksichtigung der Spontansprache eine genaue manuelle, jedoch etwas aufwendigere, Reklassifikation vorgenommen werden.

Für die Aufdeckung modalitätsspezifischer Störungen sind kritische Werte für die einzelnen Leistungsbereiche in einer Tabelle aufgeführt. Zur Verlaufskontrolle und zur Feststellung signifikanter Veränderungen sind sowohl für die einzelnen Leistungsbereiche als auch für den Gesamttest Konfidenzintervalle (kritische Punktwertdifferenzen) angegeben.

Standardisierung und Normierung

Testgütekriterien

Die Normstichprobe des BIAS bestand aus 60 Patienten mit akuter Aphasie, die am zweiten oder dritten Tag nach Ereignis getestet wurden. Zudem gab es 2 Kontrollgruppen, eine Gruppe mit 40 gesunden Probanden, die andere Gruppe bestand aus 10 Patienten mit einer Dysarthrie. Beim Vergleich der Gruppenmittelwerte zeigt sich, dass die Leistungen der Patienten mit Aphasie gegenüber beiden Kontrollgruppen signifikant abfallen. Beim Vergleich zwischen Menschen mit Dysarthrie und Sprachgesunden zeigen Menschen mit Dysarthrie eine schlechtere Leistung, was als Hinweis auf eine generelle kognitive Einbuße aufgrund der neurologischen Erkrankung gewertet wird.

Für alle 4 Leistungsbereiche sowie die Gesamtleistung wurden Normen bestimmt, für die neben den Rohpunktwerten jeweils Prozentrangangaben, T-Werte und Staninewerte angegeben werden. Signifikante Unterschiede zwischen Sprachgesunden und Patienten mit Aphasie zeigten sich auch bei der Spontansprachbeurteilung, wobei alle sprachlich auffälligen Phänomene wie Wortfindungsstörungen, Satzabbrüche etc. auch bei den Kontrollen in geringerem Maße auftraten. Die Grenze zwischen pathologischem und gesundem Sprachverhalten ist deshalb fließend.

Für eine kleine Gruppe von Patienten (n = 23) wurde eine Verlaufsbeschreibung über 3 Messzeitpunkte erhoben. Obwohl die Messzeitpunkte T2 (Range: Tag 5–16) und T3 (Range: Tag 24–87) innerhalb dieser Gruppe eine große Streuung aufwiesen, zeigten sich mit Ausnahme des Sprachverständnisses in allen Leistungsbereichen signifikante Veränderungen. Daraus wird geschlossen, dass das BIAS Verbesserungen bis zur Anwendung umfassenderer Verfahren ohne Deckeneffekte abbilden kann und somit eine Verlaufskontrolle ermöglicht.

▶ **Objektivität.** Die Durchführungsobjektivität ist aufgrund der genauen Anweisungen zu Durchführung, Hilfestellungen, Übungsbeispielen und Abbruchkriterien gegeben. Für eine bessere Beurteilerübereinstimmung wurde bis auf den Untertest „Wortflüssigkeit" eine binäre Bewertung (richtig/falsch) eingeführt. Bei allen anderen Aufgaben wird durch den Protokollbogen eine zusätzliche qualitative Bewertung mittels Ankreuzverfahren ermöglicht, die jedoch nicht in das Punktergebnis einfließt. Die Interpretationsobjektivität zur Klassifikation einer Aphasie und zur Schweregradbestimmung ist durch die Normen und kritischen Werte gewährleistet. Eine Objektivität hinsichtlich der Interpretation qualitativ zusätzlich erfassbarer Parameter, z. B. der Wirksamkeit bestimmter Hilfen, ist nicht beabsichtigt.

▶ **Reliabilität.** Zur Bestimmung der Reliabilität des BIAS wurden u. a. umfangreiche Itemanalysen durchgeführt. Für alle Items innerhalb der einzelnen Aufgaben wurde ein Schwierigkeitsindex P sowie der Trennschärfekoeffizient r_{jit} berechnet. Durch den Schwierigkeitsindex werden „leichte" Aufgaben (auditives Sprachverständnis Nomen, Benennen Nomen) und „schwere" Aufgaben (Wortflüssigkeit) ermittelt. Für die Bewertung der internen Konsistenz wurde Cronbachs α ermittelt. Für das Gesamtscreening liegt dieses bei 0,983, für die verschiedenen Leistungsbereiche und Aufgabengruppen bei 0,79 bis 0,97, was als sehr zufrieden stellend gesehen wird. Die Retestreliabilität wurde an chronischen Patienten für eine Vorversion des BIAS ermittelt und zeigte bis auf 2 Aufgabengruppen, die überarbeitet oder weggelassen wurden, Werte zwischen 0,74 und 0,97. Die Autorinnen gehen somit auch für die vorliegende Form des BIAS von einer hohen Retestreliabilität aus. Für die 23 im Verlauf beobachteten Patienten mit akuter Aphasie wird aufgrund der zufrieden stellenden Rangkorrelationskoeffizienten und somit relativ stabilen Rangreihen auch für den Akutbereich auf eine gute Retestreliabilität geschlossen, obwohl sich für alle Patienten natürlich signifikante Änderungen ergeben.

▶ **Validität.** Zur Validierung des BIAS wurden die Konstruktvalidität und die kriterienbezogene Validität untersucht. Erwartet wurde ein starker Generalfaktor Aphasie. Durch die Ermittlung der Rangkorrelationen nach Spearman zwischen Aufgabengruppen und Leistungsbereichen zeigen sich zum Messzeitpunkt T1 signifikante Interkorrelationen. Die Interkorrelationen zwischen den Leistungsbereichen nehmen über 3 Messzeitpunkte T1–T3 leicht ab, was als Ausdruck der Herausbildung differenzierterer Störungsbilder interpretiert wird. Zur Überprüfung der inneren Validität wurden die Leistungsbereiche des BIAS mit den entsprechenden Untertests von AABT und AST verglichen. Es bestehen hohe Korrelationen zwischen den Gesamtleistungen von AABT und BIAS (0,91) sowie dem Bereich Sprachverstehen und dem entsprechenden Untertest IDENT aus dem AABT. Zwischen BIAS und AST besteht bezüglich der Gesamtleistung ebenfalls eine hohe Übereinstimmung (0,93) und auch die sich entsprechenden Leistungsbereiche weisen zufrieden stellende Korrelationen (0,60 bei Schreiben BIAS und freies Schreiben AST) bis hohe Korrelationen auf (0,95 ASV Wörter BIAS und Verstehen von Aufforderungen AST).

▶ **Differenzierungsfähigkeit.** Um die Differenzierungsfähigkeit des BIAS zwischen Menschen mit und ohne Aphasie zu überprüfen, wurden für die 60 Patienten mit Aphasie und 40 gesunden Kontrollpersonen Diskriminanzanalysen durchgeführt, wobei neben den 4 Leistungsbereichen zusätzlich die Spontansprache mit aufgenommen wurde. Dadurch konnten 100% der Kontrollpersonen und 91,2% der Patienten mit Aphasie korrekt reklassifiziert werden. Führt man die Reklassifikation anhand der 4 Variablen Spontansprache, Automatisierte Sprache, mündliche Sprachproduktion und Sprachverständnis durch, werden 100% der Kontrollen und 93% der Patienten mit Aphasie korrekt reklassifiziert. Dabei gibt es bei den Patienten mit Aphasie 4 falsch negative klassifizierte Patienten. Dies entspricht einer Gesamtreklassifikationsgüte von 95,6%.

Fazit

Das BIAS kombiniert auf sinnvolle Weise bewährte Elemente der Diagnostik für die Akutphase, wie die Spontansprachbeurteilung, die Stimulierbarkeit sprachlicher Reaktionen aber auch schwierigere und spezifisch linguistische Aufgabenstellungen. Dadurch können leichte und schwere akut aphasische Störungen sicher erfasst werden. Durch die Kurzbeurteilung der Spontansprache werden verbale und nonverbale Ressourcen und Strategien informell erfasst. Die empfohlene detailliertere Auswertung der Spontansprache nach den Bewertungskriterien des Aachener Aphasie-Tests (AAT, Huber et al. 1983) beschreibt durch die Bewertung der Kommunikationsfähigkeit die kommunikative Effektivität des Patienten auf der Aktivitäts- und Teilhabeebene.

Die qualitativen Zusatzinformationen über Fehlertypen und Stimulierbarkeit geben bereits bei der Untersuchung wertvolle Hinweise für die Therapie. Bei der Gestaltung des Bildmaterials hätte man sich etwa beim Satzverständnis etwas eindeutigere Personendarstellungen gewünscht, um Patienten mit visuellen Problemen nicht zu verunsichern. Die Durchführung und Auswertung des Screenings sind im Handbuch sehr detailliert beschrieben. Sie erfordern vor allem bei der Reklassifikation von Grenzfällen etwas Einarbeitung und Zeit. Dafür bietet das BIAS psychometrisch sehr gut abgesicherte und verlässliche Daten. Die angegebene Bearbeitungszeit ist realistisch.

Untersuchung der sprachlichen Leistungen bei Akutaphasie (USLA)

Zusammenfassung

Speziell für die Akutphase entwickelt, jedoch nicht normiert, ist die „Untersuchung der sprachlichen Leistungen bei Akutaphasie" (USLA, Simons 1997). Die USLA ist ein informelles Screening zur Feststellung einer Aphasie sowie zur Beurteilung der Sprachverständnisleistung und anderer sprachlicher Modalitäten. Es wird besonderer Wert auf die Erfassung des **Sprachgebrauchs im Alltag** gelegt, die Aktivitäts- und Teilhabeebene werden somit explizit berücksichtigt.

Testaufbau

Die USLA ist Teil des Buches **„Therapie akuter Aphasien"** (Simons 1997) und besteht aus einem Untersuchungsheft mit den Teilen Therapievorbereitung, Sprachliche Aktivität und Therapieprotokoll. Die Untersucherin erfasst im Bereich **Therapievorbereitung** zunächst wesentliche Informationen zum Patienten wie Name, Erkrankung etc., aber auch Bewusstseinslage, Belastbarkeit, Ausdrucksverhalten und eingesetzte Therapiemedien.

Im Teil **Sprachliche Aktivität** (▶ Tab. 4.6) werden das Auftreten von (vor-)sprachlichem Verhalten und dessen Anwendung im Alltag dokumentiert. Es gibt die 3 Unterbereiche „Kontakt", „Verhalten auf Fragen" und „Sprachgebrauch". Im Bereich „Kontakt" werden die 3 Items Blickkontakt, Gruß und Gegengruß sowie sprachliche Initiativleistungen erfasst. Beim „Verhalten auf Fragen" wird dokumentiert, wie verlässlich der Patient auf Ja/Nein-Fragen, Oder-Fragen und offene Fragen bzw. Sachfragen reagiert. Im Bereich „Sprachgebrauch" wird überprüft, ob der Patient Anweisungen befolgen kann und sprachliche Aktivitäten durchführt. Das beinhaltet z. B. die Äußerung von Schmerzen und Unwohlsein oder das Durchführen von Telefonaten oder Besorgungen am Kiosk. In der Regel wird das Auftreten sprachlicher Aktivitäten lediglich mit Ja oder Nein dokumentiert, bei einigen Fragen ist eine qualitativ abgestufte Dokumentation möglich. Auf die Frage „Kann der Patient Auskunft über eventuelle Schmerzen oder Unwohlsein geben?" kann der Untersucher aus differenzierteren Antwortmöglichkeiten, wie z. B. „Nein", „nur auf Fragen" oder „in genauen Angaben" auswählen. Simons betont, dass es sich bei der Beobachtung der sprachlichen Aktivität um eine Beobachtung spontanen Sprachverhaltens handeln soll und keine künstliche Testsituation geschaffen wird. Die Beobachtung kann sich auch über einen größeren Zeitraum von Tagen oder Wochen erstrecken.

Tab. 4.6 Beobachtete sprachliche Aktivitäten im USLA.

Sprachliche Aktivität	Itemzahl	Inhalt / Beispiele
Kontaktaufnahme	3 Items	• Blickkontakt • Grußinitiative
Verhalten auf Fragen	3 Items	• sichere Beantwortung von • Ja-Nein-Fragen • Oder-Fragen • Sachfragen
Sprachgebrauch	8 Items	• Befolgen von Anweisungen • Befindlichkeit kundtun • Gesprächsinitiative ergreifen • Telefonate führen • Verhalten bei Visite

Der Therapieprotokollbogen bietet Raum für die tägliche Therapiedokumentation und eine kurze Zusammenfassung des Behandlungsergebnisses. Die Bewertung des Behandlungsergebnisses erfolgt anhand folgender Kriterien:

- zunehmende Spontansprachproduktion
- Transfer in Alltagshandlungen
- Verringerung der Fehlerquote
- Veränderung im vor-/teilsprachlichen Kommunikationsverhalten

Simons gibt Beispiele, wie die Kriterien zu interpretieren sind, quantitative Angaben und Auswertungsbeispiele werden nicht gegeben. Nach Simons (persönliche Kommunikation) ist eine Neufassung der USLA in Arbeit. Diese beinhaltet mehr Items zu vor- und teilsprachlichem Kommunikationsverhalten und sprachlichem Handeln sowie eine detailliertere Überprüfung einzelner sprachlicher Modalitäten, die in einem individuellen Leistungsprofil abgetragen werden können.

Fazit

Die USLA ist ein pragmatisch orientiertes Verfahren, das informell im akuten Stadium der Aphasie Funktionsstörungen der Sprache und das Sprach- und Kommunikationsverhalten der Patienten im Alltag erfasst. Die Beobachtungen des Patientenverhaltens sind dadurch schwer objektivier- und messbar. Die Auswertung und Verlaufskontrolle sind informell. Trotzdem ist die Beschreibung des Sprachgebrauchs vor allem im Hinblick auf die Aktivitäts- und Teilhabeebene ein wesentliches Element, welches die kommunikative Kompetenz eines Patienten im Alltag erfasst. Bei Stabilisierung des Störungsbilds, steigender Belastbarkeit des Patienten und zur Ableitung spezifischer Therapieansätze ist eine Ergänzung der USLA durch ein standardisiertes Testinstrument sinnvoll.

Die nun folgenden Verfahren sind sowohl für die Akutphase als auch für die chronische Phase normiert.

Aphasie-Check-Liste (ACL)

Zusammenfassung

Die 2002 erschienene Aphasie-Check-Liste (ACL; Kalbe, Reinhold, Ender u. Kessler 2002) wurde als Alternative zum Aachener Aphasie-Test entwickelt. Sie soll eine standardisierte und zeitökonomische Diagnostik akuter und chronischer Aphasien unterschiedlicher Ätiologie ermöglichen.

Die Ergebnisse der sprachlichen Untertests der ACL ergeben ein individuelles Profil sprachlicher Teilfunktionen mit Schweregradeinstufung. Dabei werden u.a. Reihensprechen, Farb-Figur-Test (in Anlehnung an den Token-Test), Sprachverständnis, Benennen, Lesen und Lesesinnverständnis überprüft. Die Zahlenverarbeitung und die Verarbeitung von Pseudowörtern werden ebenfalls erfasst. Die ACL enthält zudem ein kurzes, leicht durchzuführendes Rating der verbalen Kommunikationsfähigkeit. Als erstes sprachtherapeutisches Verfahren enthält die ACL eine informelle nonverbale Überprüfung neuropsychologischer Funktionen. Durch diese können Hinweise auf Beeinträchtigungen wesentlicher kognitiver Funktionen wie Gedächtnis, Aufmerksamkeit und logisches Denken gewonnen werden. Die Feststellung einer Aphasie erfolgt anhand eines Trennwerts (Cut-Off-Wert), gemessen an der maximalen Gesamtpunktzahl der sprachlichen Untertests. Es wird eine Bearbeitungszeit von ca. 30 min angegeben.

Auf der Grundlage der ACL wurde die **ACL-K** erstellt. Sie dient als Kurzscreening und erste Schweregradabschätzung. Sie besteht aus den Kurzformen der 4 Untertests der ACL, die sich am sensitivsten für die Diagnose der Aphasie herausgestellt haben: Farb-Figur-Test, Lesen, Wortgenerierung und das Rating der verbalen Kommunikationsfähigkeit. Die ACL-K ist jedoch derzeit nicht im Handel erhältlich.

Testaufbau

Die ACL besteht aus der Vorlagenmappe inkl. Buchstaben-, Zahl- und Wortplättchen, Testheften für den Patienten, Protokollheften und Auswertefolien für die Untersucherin sowie dem Manual. Der Test besteht aus den Testteilen Sprache und Kognition (► Tab. 4.7). Der Sprachteil enthält 7 Subtests wie z.B. Reihensprechen, Farb-Figur-Test und Wortgenerierungsaufgaben. Im Subtest V werden 6 (mit Zahlenverarbeitung 7) einzelne sprachliche Leistungen untersucht. Da eine Vielzahl unterschiedlicher Leistungen überprüft wird, bestehen die Subtests lediglich aus 2–6 Items, der Farb-Figur-Test beinhaltet 10 Items. Die Items zur Überprüfung „einzelner sprachlicher Leistungen“ sind nach

Tab. 4.7 Aufbau der ACL.

Sprachbereich	**Itemzahl / maximale Punktzahl**	**Inhalt / Beispiele**
Reihensprechen (I)	2 Items / 4 Pkt.	Zählen 1–15, Wochentage
Befolgen von Handlungsanweisungen (II)	2 Items / 4 Pkt.	„Klopfen Sie bitte auf den Tisch"
Farb-Figur-Test (III)	20 Items / 20 Pkt.	Zeigen geometrischer Figuren „Zeigen Sie den roten Kreis"
Wortgenerierungsaufgabe (IV)	2 Items / 20 Pkt.	Supermarkt, „B"
Mündliches Benennen (V)	6 Items / 18 Pkt.	Nomen: „Buch", Verben: „duschen" und Sätze: „Der Mann trägt eine Kiste"
Lautes Lesen / Lesesinnverständnis (V)	12 Items / 26 Pkt.	Nomen, Verben und Sätze, Zahlen „561" und Pseudowörter „Tesolan"
Auditives Sprachverständnis (V)	6 Items / 18 Pkt.	Nomen, Verben und Sätze
Schreiben nach Diktat (V)	6 Items / 18 Pkt.	Nomen, Verben, Sätze, Zahlen und Pseudowörter
Nachsprechen (V)	12 Items / 36 Pkt.	Nomen, Verben, Sätze, Zahlen und Pseudowörter
Rating der verbalen Kommunikationsfähigkeit (VI)	Skala von 0–3	keine Störung – schwere Störung
Kognitionsteil		
Nonverbaler Gedächtnistest	2 Untertests	unmittelbare und verzögerte Rekognition geometrischer Figuren
Aufmerksamkeitstest	1 Aufgabe	Durchstreichparadigma
Logische Reihen	11 Reihen	Fehler in Zeichenreihen erkennen

Frequenz und Wortklasse kontrolliert. Der Kognitionsteil besteht aus 3 Untertests zur Überprüfung von Gedächtnis, Aufmerksamkeit und logischem Denken. Einzelne Untertests können auch separat durchgeführt werden.

Durchführung und Auswertung

Sprachteil

Der Sprachteil besteht aus 7 Subtests und beginnt mit **Reihensprechen (I)**, wobei hier durch Mitsprechen deblockiert werden darf. Das anschließende **Befolgen von Handlungsanweisungen (II)** überprüft das Sprachverständnis für Instruktionen, die der Patient ausführen soll.

Der **Farb-Figur-Test (III)** wurde in Anlehnung an den Token-Test von Orgass (1976) konstruiert und überprüft das auditive Verständnis für abstraktes verbales Material. Der Patient soll auf verbal vorgegebene grafische Elemente zeigen. Die Komplexität und somit auch die Anforderung an das Kurzzeitgedächtnis steigen durch die Zahl der zu zeigenden Items oder durch die syntaktische Komplexität des Zielsatzes. Die **Wortgenerierungsaufgaben (IV)** gliedern sich in eine formal-lexikalische und eine semantische Suchaufgabe. Die Rohwertpunkte werden altersabhängig transformiert.

Untertest V überprüft einzelne sprachliche Leistungen. Getestet werden:

- **Mündliches Benennen** anhand farbiger Zeichnungen
- **Lautes Lesen**
- **Lesesinnverständnis**, wobei die laut gelesenen Items aus einer Auswahl von 4 Bildern gezeigt werden sollen und somit das auditive Sprachverständnis direkt mit überprüft wird
- **Schreiben nach Diktat:** Bei motorischen Problemen kann ohne Punktabzug aus Anagrammen oder Wortplättchen zusammengesetzt werden
- **Nachsprechen**

Alle Einzelitems werden nach einer dem AAT angelehnten qualitativen Bewertungsskala mit 0–3 Punkten bewertet.

Als VI. Subtest wird das **Rating der verbalen Kommunikationsfähigkeit** durchgeführt und die verbale Kommunikationsfähigkeit auf einer Skala von 0–3 bewertet. Die **Zahlenverarbeitung (VII)** wird im Rahmen der Untertests Lautes Lesen, Schreiben nach Diktat und Nachsprechen erfasst.

Kognitionsteil

Die Untertests des Kognitionsteils orientieren sich an bewährten neuropsychologischen Paradigmen. Der **nonverbale Gedächtnistest** überprüft die figurale kurz- und mittelfristige Gedächtnisleistung im Rekognitionsverfahren. Der Patient prägt sich Zeichen ein, die unmittelbar und verzögert aus einer Reihe ähnlicher Zeichen wiedererkannt werden sollen. Im **Aufmerksamkeitstest** werden die selektive Aufmerksamkeit und Konzentration anhand eines Durchstreichparadigmas überprüft. Bewertet werden Tempo und Qualität der Ausführung. Bei den **Logischen Reihen** werden das logische Denken und die Fähigkeit zur Erkennung von Gesetzmäßigkeiten getestet.

Das Kognitionsscreening ist darauf angelegt, Hinweise auf neuropsychologische Begleitsymptome zu geben und soll keinesfalls eine neuropsychologische Funktionsdiagnostik ersetzen. Nach der Ermittlung der Punktwerte und Transformation für jeden Subtest im Sprach- und Kognitionsteil kann die Untersucherin sowohl für jeden Subtest als auch für den Summenwert im Protokollbogen den entsprechenden Cut-Off-Wert ersehen, unterhalb dessen von einer Beeinträchtigung auszugehen ist. Die Cut-Off-Werte wurden so festgelegt, dass sich 80 % der Kontrollpersonen im Normalbereich befinden oder bei den Kognitionstests nicht mehr als eine Standardabweichung unterhalb des Mittelwerts liegen. Der Cut-Off-Wert für den Gesamtscore des Sprachteils liegt bei 135 von 148 möglichen Punkten. Zusätzlich ist eine Aphasie wahrscheinlich, wenn von den Sprachverständnisaufgaben (Farb-Figur-Test, auditives Sprachverständnis, Lesesinnverständnis) oder Produktionsaufgaben (Wortgenerierung, Benennen) mindestens ein Bereich betroffen ist. In einem „Leistungsprofil Sprache“ werden den Punktwerten der sprachlichen Subtests Schweregradeinstufungen zugewiesen. Die Schweregradeinteilung ergibt sich aus den Punktwertergebnissen der Patientengruppe und beinhaltet die Klassen: schwer gestört: < 30. Perzentil, mittel gestört: zwischen 30. und 60. Perzentil, leicht gestört: zwischen 60. Perzentil und Cut-Off-Wert.

Standardisierung und Normierung

Die Normierung der ACL erfolgte durch 154 Patienten mit Aphasie oder Restaphasie unterschiedlicher Genese und Krankheitsdauer, in der Kontrollgruppe befanden sich 106 gesunde Probanden.

Testkennwerte

▸ **Objektivität.** Da Durchführung, Auswertung und Interpretation nach Angaben der Autoren vollständig standardisiert sind, wird die Objektivität vorausgesetzt. Bis auf eine Untersuchung der Interraterreliabilität der verbalen Kommunikationsfähigkeit (s. u.) wurde auf weitere Untersuchungen verzichtet.

▸ **Reliabilität.** Die interne Konsistenz (Cronbachs α) der ACL liegt für die einzelnen Subtests zwischen 0,71 (Auditives Sprachverständnis) und 0,95 (Lautes Lesen) was als ausreichend bis gut gewertet wird. Die Gesamttesthomogenität (durchschnittliche Korrelation der einzelnen Items des gesamten Tests) für Sprachteil A beträgt 0,45, was als sehr zufrieden stellend angesehen wird. Die Retestreliabilität wurde an 20 Patienten mit postakuter oder chronischer Aphasie vaskulärer Genese im Abstand von 2 Tagen getestet. Die Retestreliabilität der einzelnen Subtests ergab mit Werten zwischen 0,55 und 0,91 zufrieden stellende bis gute Werte. Beim Reihensprechen und den Handlungsanweisungen zeigten sich keine signifikanten Korrelationen. Die Interraterreliabilität des Ratings der verbalen Kommunikationsfähigkeit wurde anhand zweier Urteile verglichen und ergab mit 0,83 einen sehr guten Wert.

▸ **Validität.** Da im Sprachteil klar definierte sprachliche Einheiten überprüft werden, gehen die Autoren von einer guten Inhaltsvalidität aus. Die Konstruktvalidität bezieht sich weitgehend auf den AAT. Die Korrelationen zwischen den ACL- und den entsprechenden AAT-Subtests liegen zwischen 0,64 (ASV) und 0,90 (Schreiben nach Diktat) und sind somit als zufrieden stellend bis gut anzusehen. Das Rating der Kommunikationsfähigkeit korreliert mit der Beurteilung des Kommunikationsverhaltens in der Spontansprache des AAT mit 0,74.

Testkennwerte des Kognitionsteils

Da bewährte neuropsychologische Paradigmen verwendet werden, wird von einer hohen **Inhaltsvalidität** ausgegangen. Die **Konstruktvalidität** zwischen Aufgaben der ACL und den Validierungsinstrumenten wird als zufrieden stellend bezeichnet. So ergab sich für die logischen Reihen, korreliert mit dem Untertest 3 aus dem Leistungsprüfsystem (LPS) bzw. LPS 50+ (Horn 1962 bzw. Sturm, Willmes u. Horn 1993) die beste Korrelation von 0,54.

Bei der **Diskriminierung** ergaben sich für die Kontrollgruppe bei allen sprachlichen Subtests (außer der Wortgenerierungsaufgabe) Deckeneffekte, da basale Sprachfähigkeiten überprüft werden. Die Gruppe der Patienten mit Aphasie erwies sich als sehr heterogen, zeigte aber in allen Subtests signifikant schlechtere Leistungen als die Kontrollgruppe. Bei der Wortgenerierungsaufgabe zeigte sich ein signifikanter Alterseffekt, der durch eine altersabhängige Punktauswertung korrigiert wurde.

Die **Diskriminanzanalyse** ergab, dass durch den Cut-Off von 135 Punkten bei einem Maximalpunktwerte von 148 94,6% der Probanden und Patienten korrekt der Patientengruppe oder Kontrollgruppe zugeordnet werden, was als sehr guter Wert gilt. Die Sensitivität (korrekte Zuordnung der Patienten mit Aphasie) beträgt 94,2%, die Spezifität (korrekte Zuordnung der Kontrollen) beträgt 95,2%. Ebenfalls ist eine Aphasie wahrscheinlich, wenn von den Subtests Farb-Figur-Test, Lesesinnverständnis, auditives Sprachverständnis, Benennen und Wortgenerierungsaufgabe mindestens einer auffällig ist. Durch dieses Kriterium werden 89,9% der Probanden und Patienten korrekt klassifiziert.

Fazit

Die ACL ist zur Auslese von Aphasien gut geeignet. Die Untersucherin bekommt durch die Vielzahl der überprüften Aufgaben schnell einen Überblick über eine Reihe sprachlicher Leistungen, eine erste Schweregradeinschätzung, Hinweise auf mögliche begleitende Störungen (z.B. Akalkulie) sowie Anhaltspunkte für funktionelle Störungsschwerpunkte. So können z.B. Probleme bei der Pseudowortverarbeitung auf Störungen der segmentalen Verarbeitungswege hinweisen. Aufgrund der wenigen Items in den einzelnen Untertests sind diesbezügliche Hypothesen jedoch zusätzlich zu überprüfen. Inwieweit alle untersuchten linguistischen Parameter (z.B. Pseudowortverarbeitung) für eine Beschreibung der aphasischen Störung in der Akutphase relevant sind, kann diskutiert werden. Die Informationen zu den kognitiven Faktoren wie Konzentration, Aufmerksamkeit und Gedächtnis aus dem Kognitionsteil sind für die logopädische Therapie äußerst relevant und vor allem für leichte bis mittelschwere Störungen sehr sinnvoll. Schwerer betroffene Patienten können jedoch in der Akutphase durch den zeitlichen Druck, die kleinen Vorlagen beim Aufmerksamkeitstest und die Anforderung (schnelles Durchstreichen mit Bleistift) überfordert sein. Für eine komplette Untersuchung reichen die angegebenen 30 min häufig nicht aus. Bis auf das Kommunikationsrating erfasst die ACL Sprache und Kommunikation ausschließlich auf der Funktionsebene.

Kurze Aphasieprüfung (KAP)

Zusammenfassung

Die Kurze Aphasieprüfung (KAP; Lang, Dehm, Dehm u. Leuschner 1999) wurde entwickelt, um in der Klinik und logopädischen Praxis eine standardisierte und zeitökonomische Diagnostik von Aphasien zu ermöglichen. Die KAP wurde nicht ausschließlich für die Akutphase entwickelt, orientiert sich aber von der Durchführungsdauer und dem Materialaufwand her an der Belastbarkeit von Patienten der Akutphase und den Gegebenheiten im klinischen Alltag. Die KAP will auch für Untersucher mit wenigen Vorkenntnissen eine sichere Klassifikation von Aphasien und eine Verlaufsdiagnostik ermöglichen und Hinweise auf den Aphasietyp (Syndrome und Sonderformen) liefern. Sie umfasst ein semistandardisiertes Interview und eine Sammlung – teilweise fakultativ durchführbarer – Untertests wie z.B. den verkürzten Token-Test, Nachsprechen, Diktat schreiben, Sprachverständnis, Benennen und Lesen. Ein Teil der fakultativ durchführbaren Tests kann als Kurzscreening dienen, um Informationen über mögliche Begleitstörungen zu gewinnen. So können z.B. Probleme beim Kopieren von Graphemen und Wörtern Hinweise auf eine konstruktive Apraxie geben.

Den Rohwerten der einzelnen relevanten Untertests sowie dem Summenwert können Prozentränge zugeordnet werden, die den Schweregrad bestimmen. Die Identifikation von Aphasien und die Zuordnung zu bestimmten Aphasietypen und -syndromen werden durch Trennwerte, operationalisierte Kriterien und anhand der Beurteilung elementarer Sprachfunktionen erreicht. Die Durchführungsdauer wird mit 30 min angegeben.

Testaufbau

Die KAP besteht aus einem Protokollbogen, einem Arbeitsblatt für den Patienten und der Handanweisung. Erforderlich sind zudem Alltagsgegenstände wie Brille, Sicherheitsnadel oder Bleistift. Auf dem Anamneseblatt des Protokollbogens werden unter anderem testeinschränkende Faktoren wie Paresen, Hemianopsie oder Konzentrationsstörungen vermerkt.

Der Anamnese folgen das Spontansprachinterview und die 10 Untertests: Objekte behalten (fakultativ), Interview, gekürzter Token-Test, Nachsprechen, Reihensprechen (fakultativ), Abschreiben (nicht bewertet), Diktat schreiben, Lautes Lesen, Sprachverständnis, Benennen, Lesesinnverständnis (▶ Tab. 4.8). Die für die Testauswertung obligatorischen Untertests beinhalten je 10 Items steigender Komplexität. Für diese Tests existieren Abbruchkriterien, in der Regel sind dies 5 aufeinander folgende Fehlreaktionen.

Durchführung und Auswertung

Als korrekt gewertet werden nur vollständig richtige Reaktionen, eine zusätzliche qualitative Beschreibung wird empfohlen. Übungsbeispiele zur Sicherung des Instruktionsverständnisses sind nicht vorgesehen.

Durch die Aufgabe **Behalten von 4 Objekten** kann der Untersucher Hinweise auf eine mögliche Störung des Arbeitsgedächtnisses erhalten, dieser Untertest kann aber auch entfallen. Erforderlich ist jedoch das **semistandardisierte Interview**, welches in 4 min analog zum Interview des AATs die Themen Krankheit, Beruf, Familie und Hobbys behandelt. Während des Gesprächs kann der Untersucher auftretende sprachliche Kriterien (z. B. Sprachfluss fließend, stockend, phonematische Paraphasien) aus einer vorgegebenen Auswahl durch Unterstreichen kennzeichnen. Diese qualitativen Merkmale haben auch Auswirkungen auf die Syndromklassifikation.

Tab. 4.8 Untertests der KAP.

Untertest	Itemzahl / maximale Punktzahl	Inhalt / Beispiele
Objekte behalten (fakultativ)	4 Items	Rauch – Gelb – Fuß – Neun
Spontansprache	vierminütiges Interview zu Krankheit, Beruf, Familie, Hobbys	Bewertung von Sprachfluss, Syntax, Semantik, Phonematik, Sprachverständnis (auditiv), Sprechstörungen und Iterationsphänomenen
Token-Test (verkürzt)	10 Items / 10 Punkte	„Zeigen Sie das rote Viereck", „Zeigen Sie das kleine gelbe Viereck und das große blaue Viereck"
Nachsprechen	10 Items / 10 Punkte	Laute / Worte / Sätze
Reihensprechen (fakultativ)	2 Folgen	Zahlen, Wochentage
Abschreiben (fakultativ)	6 Items	Buchstaben / Zahlen / Zeichen
Diktat schreiben	10 Items / 10 Punkte	Laute / Worte / Sätze
Lautes Lesen	11 Items (Zahl fakultativ) / 10 Punkte	Laute / Worte / Sätze / Zahlen
Sprachverständnis	10 Aufträge / 10 Punkte	Zeigen von Objekten, Handlungsaufträge befolgen, Mundmotorik ausführen
Benennen	11 Objekte (eines fakultativ) / 10 Punkte	Objekte, Anordnungen beschreiben
Lesesinnverständnis	10 Items / 10 Punkte	Objekte zeigen, Handlungsaufträge

Der auf 10 Items verkürzte **Token-Test** kann bei bettlägerigen Patienten weggelassen werden, allerdings fehlen dann die Rohwertpunkte für die Klassifikation. Das **Nachsprechen** wird auf Laut-, Wort- und Satzebene überprüft. Das Schema der Itemauswahl und Steigerung (3 Laute/Grapheme, 4 Wörter steigender Länge, 4 Sätze steigender Komplexität und Länge) wird auch in den Untertests Diktat schreiben und lautes Lesen beibehalten. Auch sprechmotorisch bedingte Abweichungen werden als falsch gewertet und geben dann ggf. durch Leistungsdissoziationen zwischen verschiedenen Untertests Hinweise auf eine Sprechapraxie.

Beim fakultativ durchgeführten **Reihensprechen** (Zahlen und Wochentage) sind deblockierende Hilfen oder Mitsprechen erlaubt, da keine quantitative Auswertung erfolgt. Durch das Reihensprechen soll v.a. die Sprachproduktion und Stimulierbarkeit schwer betroffener Patienten angeregt und überprüft werden. Hilfen sind ebenfalls beim nicht bewerteten **Abschreiben** erlaubt. Durch das Kopieren von 6 Graphemen oder Symbolen sollen Hinweise auf eine Apraxie oder Agrafie gewonnen werden.

Die Items des **Diktatschreibens** orientieren sich an der Konstruktion des Untertests Nachsprechen. Falls bereits das Kopieren nicht möglich war, kann hier nach den ersten 3 Graphemen abgebrochen werden. Für das **Laute Lesen** wird zusätzlich eine qualitative Bewertung empfohlen, wie beim Nachsprechen werden sprechmotorische Abweichungen als falsch bewertet. Das zusätzliche, nicht bewertete elfte Item überprüft das Zahlenlesen. Das **Sprachverständnis** wird durch das Zeigen von Realgegenständen und das Durchführen kleiner Handlungsaufträge überprüft. Durch die letzten 3 Items kann die Untersucherin Hinweise auf eine bukkofaziale Apraxie bekommen (z.B. „Wackeln Sie mit der Zungenspitze hin und her.").

Beim **Benennen** werden der Abruf von Wortformen und die Beschreibung komplexerer Items (z.B. 2 überkreuzte Bleistifte) überprüft. Wie sprechmotorische Abweichungen bewertet werden, ist nicht erwähnt. Das Zusatzitem „Summe aus 3 Geldstücken bilden" dient der Prüfung des Rechenvermögens und wird nicht bewertet. Als letzter Untertest wird das **Lesesinnverständnis** auf Satzebene untersucht. Der Patient soll entweder Gegenstände im Raum zeigen, kleine Handlungsaufträge ausführen oder Aussagen zu seiner Situation bejahen oder ablehnen.

Für die Testauswertung wird für die obligatorischen Untertests die Summe der richtigen Antworten addiert. Für alle Untertests und den Gesamtwert können aus Tabellen die zugehörigen T-Werte, Prozentränge und Staninewerte zur Schweregradbestimmung abgelesen werden. Der T-Wert 50 entspricht hierbei etwa dem Prozentrang 50. Eine Aphasie kann anhand verschiedener Kriterien festgestellt oder ausgeschlossen werden. Keine Aphasie liegt vor, wenn die Summe der bewerteten Untertests > 63 ist, aber auch, wenn im Token-Test mindestens 8 Punkte erreicht werden und die Spontansprache unauffällig ist. Wenn beim Token-Test und Diktatschreiben die maximale Punktzahl erreicht wird, muss geprüft werden, ob nicht eine Dysarthrie, eine reine Alexie oder eine Sprechapraxie vorliegen. Aus den T-Werten und sprachlichen Auffälligkeiten aus dem Spontansprachinterview können anhand operationalisierter Kriterien Zuordnungen zu Aphasiesyndromen und Sonderformen vorgenommen werden. Können die Patientenleistungen keinem Aphasietyp zugeordnet werden, wird die Aphasie als unklassifizierbar eingestuft. Für eine Wiederholungsmessung sind für alle Untertests kritische Differenzwerte (Konfidenzintervalle) angegeben. Werden diese überschritten, ist von einer überzufälligen Verbesserung oder Verschlechterung auszugehen.

Standardisierung und Normierung

Die Standardisierung der KAP erfolgte anhand zweier gemischter Kollektive mit insgesamt 162 Patienten. Bei 10% der Patienten bestand keine Aphasie, die anderen Patienten hatten Aphasien unterschiedlicher Genese. Die Aphasien waren zu 89% akut oder postakut, zu 11% chronisch. Anhand dieser Stichprobe wurden die Normwerte für die Untertests und den Gesamtscore ermittelt.

► **Objektivität.** Zur Überprüfung der Inter-Rater-Reliabilität wurden insgesamt 200 Testungen an 100 Patienten durchgeführt. Die Patienten wurden von 2 erfahrenen Untersuchern am selben Tag getestet. Dabei ergaben sich hohe Korrelationen von 0,8026 für das Sprachverständnis bis zu 0,9059 beim Diktatschreiben. Die nicht formal untersuchte Auswertungsobjektivität wird als hoch angegeben. Die Urteilskonkordanz wurde anhand der Typenklassifikation bestimmt und liegt erwartungsgemäß niedriger, da die Typenklassifikation ein abgeleitetes Maß aus mehreren Parametern ist. Bei insgesamt 10 Klassifizierungsmöglichkeiten stimmten beide Untersucher in 72% aller Patientenurteile überein. Bei weiteren 15% der Bewertungen wichen die Urteile um eine benachbarte Klassifikationsstufe voneinander ab. Welche Aphasietypen jedoch als benachbart angesehen werden, wird außer dem nachvollziehbaren Beispiel „amnestische Aphasie – keine Aphasie" nicht beschrieben. Cohens κ als Maß der Beurteilerübereinstimmung betrug mit 0,67 einen noch zufrieden stellenden Wert. In einer weiteren Untersuchung betrug Cohens κ 0,72.

▶ **Reliabilität.** Als Reliabilitätsmaß wurde die Retestreliabilität durch die wiederholte Testung von 62 Patienten innerhalb von 0–3 Tagen ermittelt. Trotz der verschiedenen Krankheitsphasen und der zu erwartenden Spontanremission der Patienten in der Akutphase wurde nach Angaben der Autoren mit einem Mittelwert der Korrelationskoeffizienten von 0,93 ein sehr guter Wert erreicht. Die interne Konsistenz wurde anhand der Split-Half-Reliabilität errechnet. Für die Untertests ergaben sich gute Werte (Spearmans ρ) von 0,841 beim Sprachverständnis bis 0,948 für das Lesesinnverständnis, der Mittelwert lag bei 0,9186.

▶ **Validität.** Die Validierung der KAP erfolgte durch die Ermittlung der Übereinstimmungsrate zwischen klinischem Urteil (ohne Testung) und KAP-Untersuchung sowie durch den AAT als Außenkriterium. Dabei nahm die Beurteilerübereinstimmung zu, je weniger Klassifizierungsstufen (Aphasietypen) vorgegeben waren. Der Vergleich der KAP mit dem AAT ergab mit Korrelationskoeffizienten zwischen 0,787 beim Sprachverständnis und -0,914 im Token-Test eine gute Korrelation der entsprechenden Untertests. Als weiterer Validitätsparameter wurde die diagnostische Konkordanz untersucht, d.h. die Übereinstimmung von KAP-Klassifikation und AAT-Klassifikation, ermittelt durch das ALLOC-Programm. Bei 6 Kategorien ergab sich eine Konkordanz von 62%. Diese erklären die Autoren damit, dass der AAT häufig noch eine amnestische Aphasie klassifiziert, wenn die KAP bereits eine Restaphasie oder keine Aphasie feststellte. Dies bedeutet jedoch auch, dass mit der KAP eventuell auch sehr leichte Störungen nicht entdeckt werden. Die Ergebnisse zweier Diskriminanzanalysen ergeben noch zufrieden stellende Reklassifikationsraten zwischen 80 und 92% korrekt klassifizierter Patienten mit Aphasie (Sensitivität) und 100% korrekte Zuordnungen der Kontrollpersonen (Spezifität). Auch hier wurden v.a. Patienten mit Restaphasie und amnestischer Aphasie fehlerhaft klassifiziert. Die Reklassifikationsrate für Aphasietypen betrug 70,4%.

Fazit

Die KAP ist ein an einer hohen Patientenzahl normiertes Verfahren. Durch die umfangreichen Untertests gewinnt die Untersucherin schnell und ökonomisch einen Überblick über die sprachlichen Leistungen des Patienten. Durch das Kürzen der fakultativen Tests kann die Testdauer an die individuelle Belastbarkeit der Patienten angepasst werden. Die Aktivitäts- und Teilhabeebene wird durch die Spontansprachauswertung mit erfasst.

Die kleinen Kopiervorlagen können für Patienten mit visuellen Problemen schwer zu erkennen sein. Übungsaufgaben könnten v.a. bei rezeptiv betroffenen Patienten das Aufgabenverständnis sichern. Bei den eher niedrigen Werten v.a. bei der Reklassifikation der Syndrome (Aphasietypen) stellt sich die Frage, ob eine Syndromklassifikation in der Akutphase sinnvoll erscheint (S. S. 23). Zudem erfordert eine Klassifikation, die teilweise auf Basis der Erfassung klinischer Beobachtungen erfolgt, mehr klinische Erfahrung als eine Klassifikation, die sich lediglich auf Punktwerte (Cut-Off-Werte) stützt. Bei der Untersuchung sehr leicht betroffener Patienten sollte die KAP zudem durch ein weiteres Testverfahren ergänzt werden.

Vergleichende Zusammenfassung

Zusammenfassend sind alle in ▶ Tab. 4.9 aufgeführten Testverfahren geeignet, aphasische Störungen in der Akutphase mit einem angemessenen Zeitaufwand und einer vertretbaren Belastung für den Patienten zu erfassen und zu beschreiben. Die Verfahren setzen jedoch unterschiedliche Schwerpunkte, die die Logopädin kennen sollte, um im Einzelfall für jeden Patienten das geeignete Verfahren auszuwählen.

Tab. 4.9 Übersicht über die standardisierten Tests für die Akutphase der Aphasie.

	AABT	BIAS	AST	KAP	ACL
Material	Realgegenstände Vorlagen Aufnahmegerät Ggf. PC-Programm	Vorlagenordner Buchstaben-, Wortplättchen, Aufnahmegerät	2 Vorlagen, Schriftkarten	Vorlagen Realobjekte Aufnahmegerät	Vorlagenringbuch
Kommunikationsrating	ja	ja (s. AAT)		ja (s. AAT)	ja
Spontansprachanalyse	ja	ja		ja	
Subtests/ Leistungsbereiche	Blick- und Kopfbewegungen Mundmotorik Artikulation und Phonation Singen, Reihen-, Floskelsprechen Identifikation Objekte Benennen	Auditives Sprachverständnis: Worte, Sätze, Entscheidungsfragen Automatisierte Sprache: Reihen, Sprichwörter, Floskeln Mündliche Sprachproduktion: Benennen Objekte, Situationsbilder, Wortflüssigkeit Schriftsprache: Lesesinnverständnis, Lautes Lesen, Diktatschreiben	Verstehen 1: Auditives Satzverstehen Verstehen 2: Auditives Satzverstehen. Geometrische Formen Ausdruck 1: Benennen / Bildbeschreibung Ausdruck 2: Wortflüssigkeit Lesesinnverständnis Schreiben	Objekte behalten Token-Test (kurz) Nachsprechen Reihensprechen Abschreiben Diktatschreiben Lautes Lesen Sprachverständnis Benennen Lesesinnverständnis	Reihensprechen Handlungsanweisungen Farb-Figur-Test Wortgenerierung Nachsprechen Benennen Auditives Sprachverständnis Lesesinnverständnis Schreiben Lautes Lesen Neuropsychologisches Screening
Durchführungsdauer	15–40 min	ca. 30 min	5–15 min	ca. 30 min	ca. 30 min (Sprachteil)
Klassifikation/Auslese	(ja)	ja	ja	ja	ja
Schweregrad	ja	ja	ja	ja	ja
Leistungsprofil	ja	ja	ja	ja	ja
Syndromklassifikation				ja	
Hinweise auf Begleiterscheinungen	ja	ja	ja	ja	ja
Verlaufsdiagnostik	ja (Normen für 7 Messzeitpunkte)	ja (Konfidenzintervalle für U-Tests)	ja	ja (Konfidenzintervalle für U-Tests)	ja (Konfidenzintervalle für U-Tests)

Tab. 4.9 Fortsetzung.

	AABT	BIAS	AST	KAP	ACL
Items / Aufgaben	Nomen, Floskeln, Sätze Mundmotorik, Artikulation und Phonation	Nomen, Floskeln, Sätze	Nomen, Sätze	Laute, Nomen, Sätze, Zahlen	Wörter (versch. Wortklassen), Pseudowörter, Sätze, Zahlen
Normen (Pathonormen)	ja	ja	ja	ja	ja
spezifische Normen für die Akutphase	ja	ja	ja		
geeignet für	Akut- und Postakutphase	Akut- und Postakutphase	Akut- und Postakutphase	alle Phasen der Aphasie	alle Phasen der Aphasie
Altersrange (Jahre)	28–90	41–95	35–92	18–92 (2 Kollektive)	19–94
Ätiologie	ischämischer Insult	Insult, Blutung	keine Angabe	vaskulär, Blutung, degenerativ	alle
Gütekriterien					
Objektivität	ja	ja	ja	ja	ja
Reliabilität	ja	ja	ja	ja	ja
Validität	ja	ja	ja	ja	ja

Da der **AABT** neben sprachlichen Leistungen auch gezielt deren Stimulierbarkeit und elementare Funktionen wie Mundmotorik, Artikulation und Phonation erfasst, eignet er sich besonders für schwerer betroffene Patienten. Leichte Störungen können weniger gut abgebildet werden, da das Schwierigkeitsniveau der Untertests eher niedrig ist und im Test außer der Spontansprache keine komplexen linguistischen Aufgabenstellungen enthalten sind. Durch die Normen für unterschiedliche Zeitpunkte in der Akutphase misst der AABT in dieser Phase besonders differenziert. Durch die Spontansprachanalyse wird die Kommunikationsfähigkeit der Patienten erfasst.

Der **AST** ist das kürzeste der vorgestellten Testverfahren. Durch den AST können auch leichtere Störungen erfasst und der Schweregrad einer Aphasie bestimmt werden. Der AST kann zwischen rezeptiven und expressiven Störungsschwerpunkten differenzieren, die Ableitung von Therapiestrategien ist jedoch nur begrenzt möglich. Der AST ist das einzige Verfahren, welches laut Manual von anderen Berufsgruppen zur Auslese von Aphasien eingesetzt werden kann.

Das **BIAS** bildet für die Akutphase ein differenziertes Leistungsspektrum mit Akutnormen ab. Es erfasst die Stimulierbarkeit der untersuchten Leistungen, wodurch therapierelevante Informationen gewonnen werden. Durch das breite Aufgabenspektrum und die Spontanspracherhebung ist das BIAS zur Erfassung leichter und schwerer Aphasien geeignet, die Durchführung ist jedoch etwas zeitaufwendiger als etwa beim AST.

In der **USLA** wird auf informellem Niveau besonderer Wert auf die Erfassung des Sprachgebrauchs im klinischen Alltag der Patienten gelegt. Dadurch werden die kommunikativen Fähigkeiten in Einzelsituationen erfasst. Informationen zum Schweregrad oder zu linguistischen Charakteristika der aphasischen Störung werden durch die Testitems nicht gewonnen und müssen vom Untersucher beschreibend dokumentiert werden. Da die USLA nicht standardisiert ist, ist die Vergleichbarkeit mit den anderen Verfahren nicht gegeben. Sie ist deshalb in ▶ Tab. 4.9 nicht enthalten.

Die **ACL** erfasst viele relevante Sprachleistungen und kognitive Basisparameter, aus denen der erfahrene Untersucher Hinweise für die Therapieplanung ableiten kann. Die Durchführung des neuropsychologischen Testteils ist einerseits klinisch sehr relevant, sie kann jedoch Patienten in der frühen Akutphase überfordern. Eine einfache Einschätzung der Kommunikation wird durch das Kommunikationsrating erreicht.

Die **KAP** beinhaltet neben der Spontansprache ebenfalls die Untersuchung vieler sprachlicher Leistungen und gibt somit einen guten Überblick über sprachliche Schwierigkeiten und Ressourcen der Patienten. Die Syndromeinteilung in der Akutphase, wie in der KAP-Auswertung vorgesehen, wird kontrovers diskutiert.

4.3.3 Tests zur Auslese und bei leichten Störungen

Leichte Aphasien, Restaphasien oder modalitätsspezifische Störungen, wie etwa isolierte Störungen der Schriftsprache, werden im klinischen Alltag der Akutkrankenhäuser häufig übersehen (Trapl 2004). Sind Patienten in der Spontansprache weitgehend unauffällig, wird auf eine logopädische Diagnostik aus Kapazitätsgründen meist verzichtet. Neben den bereits beschriebenen Verfahren existieren jedoch Testverfahren, die eine gezielte Überprüfung spezifischer Sprachleistungen in der Akutphase der Aphasie auf hohem Niveau ermöglichen. Die im Folgenden vorgestellten Testverfahren sind nicht explizit für die Diagnostik in der Akutphase konzipiert. Sie können aber bei eher leichten oder modalitätsspezifischen Störungen zur Auslese von Aphasien oder bei differenzialdiagnostischen Fragestellungen sinnvoll eingesetzt werden.

Token-Test

Zusammenfassung

Der Token-Test (de Renzi u. Vignolo 1962, deutsch nach Orgass 1976) ist ein etabliertes Verfahren zur Auslese von Patienten mit Aphasie. Er ist ein rein auditiv-rezeptives Verfahren, bei dem der Patient auf Aufforderung der Untersucherin auf geometrische Formen zeigt oder diese manipuliert. Durch die Reduktion auf die Merkmale Form, Farbe und Größe muss der Patient abstrakte, semantisch kontextfreie Informationen verstehen und adäquat umsetzen. Dadurch wird die Integration von situativem Sprachverständnis und Weltwissen ausgeschlossen, kommunikative Fähigkeiten der Patienten werden bewusst nicht gefordert.

Testaufbau

Nach verbaler Aufforderung soll der Patient in 5 Untertests geometrische Figuren unterschiedlicher Farbe und Größe zeigen oder Handlungsaufträge mit entsprechenden Farbplättchen ausführen. Bei den ersten 4 Subtests mit jeweils 10 Items steigen systematisch die Anzahl der Auswahlmenge (kleine und große Kreise und Vierecke) und die Anzahl der zu zeigenden Elemente. Im letzten Untertest soll der Patient mit 10 Kunststoffplättchen Handlungsaufträge ausführen. Dabei müssen zum Teil komplexe syntaktische Informationen verarbeitet werden, wie „Bevor Sie den grünen Kreis berühren, nehmen Sie das weiße Viereck".

Durchführung und Auswertung

Als Übungsbeispiel bekommt der Patient eine Vorlage mit 5 verschiedenfarbigen Vierecken, die er auf verbale Aufforderung hin zeigen soll. Wiederholungen sind nicht zulässig, die Reaktionen werden nur nach richtig und falsch bewertet. Nach der Addition der Fehlerpunkte wird ab dem 45. Lebensjahr eine altersabhängige Fehlerkorrektur vorgenommen. Danach kann dem Endergebnis ein Prozentrang und ein Schweregrad zugeordnet werden. Bei einem alterskorrigierten Fehlerwert von > 6 besteht eine Wahrscheinlichkeit für eine Aphasie von 50–80 %, bei einem Ergebnis von weniger als 5 Fehlern besteht eine 50–80 %ige Wahrscheinlichkeit für den Ausschluss einer Aphasie. Liegt das Ergebnis bei weniger als 4 Fehlern, liegt zu mehr als 80 % keine Aphasie vor (Huber et al. 1983).

Standardisierung und Normierung

Der Reliabilitätskoeffizient von r = 0,96 weist das Verfahren als homogen und als Auslesetest geeignet aus.

Fazit

Durch den Token-Test ist eine schnelle und valide Auslese und Schweregradklassifikation von Patienten mit Aphasie möglich. Der Test prüft in erster Linie das kontextfreie auditive Sprachverstehen, sodass über die anderen Modalitäten keine Aussage gemacht werden kann. Zu beachten ist, dass Patienten mit Störungen des Kurzzeitgedächtnisses auch ohne Aphasie im Token-Test auffällig sind. Therapeutische Hinweise bekommt die Untersucherin nicht. Die Aktivitäts- und Teilhabeebene werden nicht erfasst.

Regensburger Wortflüssigkeitstest (RWT)

Zusammenfassung

Der Regensburger Wortflüssigkeitstest (RWT; Aschenbrenner, Tucha u. Lange 2001) erfasst auf sprachlicher Ebene Störungen des Problemlöseverhaltens, insbesondere des divergenten Denkens. Er besteht aus jeweils zweiminütigen Aufgaben zum Wortabruf nach formallexikalischen Kriterien (Anfangsbuchstabe), semantischen Kriterien (Oberbegriff) sowie formallexikalischen und semantischen Kriterienwechseln. Neben Patienten mit Aphasie zeigen im RWT auch Patienten mit demenzieller Symptomatik oder mit Störungen der Exekutivfunktionen Auffälligkeiten.

Testaufbau

Der RWT besteht aus 14 einzeln normierten Untertests mit unterschiedlich großen Suchräumen.

Alle Untertests sind einzeln durchführbar und auswertbar. Das umfangreiche Manual enthält differenzierte Normen und Prozentranglisten für die ein- und zweiminütige Durchführungsdauer, Altersklassen Erwachsene (5 Altersstufen), Kinder (4 Altersstufen) sowie Geschlecht und Bildung (2 bzw. 3 Stufen).

Tab. 4.10 Aufgabentypen im RWT.

Aufgabentyp	Untertests	Anzahl
formallexikalische Suche	S-, P-, M-, K- u. B-Wörter	5
formallexikalischer Kategorienwechsel	G-R, H-T	2
semantisch-kategorielle Wortflüssigkeit	Vornamen, Tiere, Lebensmittel, Berufe, Hobbys	5
semantischer Kategorienwechsel	Sportarten – Früchte, Kleidungsstücke – Blumen	2

Durchführung und Auswertung

Zur Durchführung benötigt die Untersucherin die Protokollbögen und eine Stoppuhr. Bei einem hohen Antworttempo der Probanden wird eine Tonaufnahme empfohlen. Die Untersucherin gibt eine ausführliche Instruktion, bei der auch Beispiele für ungültige Wortnennungen gegeben werden. So wird etwa die Nennung von Eigennamen nicht gewertet. Die Instruktion kann vor jedem Test beliebig oft wiederholt werden. Die Auswertung erfolgt nach korrekt produzierten Wörtern und nach Fehlern. Als Fehler werden Fehlnennungen, Wiederholungen oder Regelbrüche gewertet. Sie werden von der Gesamtzahl der Nennungen abgezogen, der Rohwert wird in Prozentränge transformiert. Im Gegensatz zu den bisher dargestellten logopädischen Testverfahren werden keine Pathonormen angegeben, sondern Normen aus einer sprachgesunden Population. Als Grenzwerte werden 2 mögliche Cut-Offs aufgeführt: Nach Lezak (1995) gilt ein Prozentrang < 10 als unterdurchschnittlich, wodurch falsch positive Zuweisungen vermieden werden können. Eine andere übliche Trennung stellt eine Grenze von „Mittelwert ± eine Standardabweichung“ dar, wonach ein Prozentrang von < 16 als unterdurchschnittlich zu werten ist.

Gütekriterien

Der RWT wurde an 634 gesunden erwachsenen Probanden und 184 Kindern normiert. Die Daten der Patienten werden also in Bezug zur gesunden Normgruppe gesetzt. Die Durchführungsobjektivität ist durch die vollständige Standardisierung gewährleistet. Für geschulte Rater zeigt sich eine sehr gute Interraterreliabilität bei der Ermittlung korrekter Wörter. Der Intraclass-Coefficient (ICC) beträgt 0,99 für alle Untertests. Die korrekte Klassifikation der Fehler lag bei fast allen Untertests bei über 60 %.

Fazit

Der RWT ist ein psychometrisch gut abgesichertes Verfahren, welches besonders gut zur Erfassung leichter Probleme des Wortabrufs geeignet ist. Eine Aussage, ob diese Probleme durch eine Aphasie, eine nichtaphasische Kommunikationsstörung oder etwa eine demenzielle Erkrankung hervorgerufen werden, kann jedoch anhand der Testergebnisse nicht getroffen werden. Diese Entscheidung und die Wahl einer weiterführenden Diagnostik bleiben der Logopädin überlassen. Der RWT ist ein rein funktionsorientierter Test.

Bad Schwalbacher Schriftprobe

Zusammenfassung

Die Bad Schwalbacher Schriftprobe (Eckold u. Helmenstein 2007) wurde zur validen und zeitökonomischen Auslese v. a. leichter Aphasien und modalitätsspezifischer Störungen entwickelt. Grundannahme ist, dass sich auch leichte sprachsystematische Störungen beim Schreiben frei formulierter Sätze zeigen. Die Modalität des Schreibens wurde gewählt, da es sich dabei um die komplexeste sprachliche Leistung handelt. Neben der Auswahl der passenden lexikalischen Einheiten, deren Einbettung nach morphosyntaktischen Kriterien in einen zuvor ausgewählten syntaktischen Rahmen und die Transcodierung in Schriftsprache, erfordert das Schreiben die Aktivierung von Arbeitsgedächtnissystemen.

Testaufbau

Die Schriftprobe besteht aus der freien Formulierung dreier Sätze, die der Patient aufschreiben soll.

Durchführung und Auswertung

Der Patient wird aufgefordert, sich 3 vollständige Sätze auszudenken und aufzuschreiben. Anweisung: „Bitte denken Sie sich 3 Sätze aus. Die Sätze müssen inhaltlich nichts miteinander zu tun haben, sie sollen aber vollständig sein. Diese 3 Sätze schreiben Sie bitte auf.“

Besteht eine Parese der rechten bzw. dominanten Hand, wird der Patient aufgefordert, mit der nicht betroffenen Hand in Druckbuchstaben zu schreiben. Als Bewertungskriterien werden verschiedene Beurteilungsebenen angegeben, auf denen Fehler entstehen können. Die Beurteilung der Fehler bzw. die Unterscheidung zwischen orthografischen Fehlern (Rechtschreibfehlern) und aphasisch bedingten phonologischen Fehlern erfordert klinische Erfahrung.

Gütekriterien

In einer ersten Studie mit 100 Versuchspersonen ergaben sich mit einer Sensitivität von 96–100% und einer Spezifität von 86–96% gute Werte für die korrekte Auslese der Patienten mit Aphasie und der Kontrollpersonen. Dabei untersuchten 5 Sprachtherapeuten mit Schriftprobenerfahrung 50 Patienten mit akuter, postakuter und chronischer Aphasie. Die Mehrzahl der Patienten (n = 45) hatte einen linkshirnigen Infarkt erlitten. Zusätzlich wurden 50 Patienten ohne Aphasie nach links- und rechtshemisphärischem Insult, Subduralhämatom und Multiinfarktsyndrom sowie 17 sprachgesunde Personen untersucht. Die Gruppe der Patienten mit Aphasie unterschied sich sowohl im Token-Test, im Untertest Schriftsprache aus dem AAT und im Mini-Mental-Status-Test (MMST; Folstein et al. 1975) signifikant von allen anderen Gruppen.

▶ **Validität.** Für die 5 Rater zeigte sich mit Werten von 96–100% korrekter Auslese eine sehr hohe Sensitivität und mit 86–96% eine hohe Spezifität und somit eine korrekte Zuordnung der Kontrollpersonen. Diese Werte wurden mit denen des Auslesetests aus dem AAT (Token-Test und Schriftsprache) und dem Token-Test allein verglichen. Die Schriftprobe erwies sich als dem Token-Test überlegen, die Sensitivität und Spezifität des AAT-Auslesetests betrugen jeweils 86%. Die Beurteilerübereinstimmung zwischen 2 Ratern lag zwischen 89 und 92%, was mit einem Korrelationskoeffizienten von 0,78–0,84 einen guten Wert erreicht.

Fazit

Die Bad Schwalbacher Schriftprobe ist ein schnelles, ökonomisches Testverfahren, durch das leichte oder modalitätsspezifische Störungen valide diagnostiziert werden können. Die Interpretation der auftretenden Fehler erfordert jedoch klinische Erfahrung. Eine Berücksichtigung kommunikativer Faktoren ist nicht beabsichtigt.

4.3.4 Test ab der Postakutphase

Aachener Aphasie-Test (AAT)

Zusammenfassung

Der Aachener Aphasie-Test (AAT; Huber, Poeck, Weniger u. Willmes 1983) wird nur kurz beschrieben, da der Test ab der postakuten Phase, d. h. mehr als 6 Wochen nach Ereignis, normiert wurde. Der AAT wird vom theoretischen Hintergrund ab diesem Zeitpunkt sinnvoll einsetzbar, da sich dann die Aphasiesyndrome weitgehend stabilisiert haben, nach denen der AAT klassifiziert. Für eine schnelle Diagnostik ist der AAT zu umfangreich, die Untertests sind zudem nicht auf die speziellen Charakteristika der Akutphase ausgerichtet. Trotzdem kann der AAT und vor allem eine gekürzte Form aus den Untertests Token-Test und Schriftsprache als Ausleseinstrument gut genutzt werden. Da er der in Deutschland am weitesten verbreitete Aphasietest ist, wird er bei leichter betroffenen Patienten häufig schon in der Akutphase eingesetzt. In der vollständigen Fassung besteht der AAT aus einem semistandardisierten Spontansprachinterview und den Untertests:

- Token-Test (de Renzi u. Vignolo 1962, s. oben)
- Nachsprechen
- Benennen
- Schriftsprache (Lautes Lesen, Zusammensetzen nach Diktat, Schreiben nach Diktat)
- Sprachverständnis (auditives Sprachverständnis und Lesesinnverständnis)

Durch jeden Untertest wird eine andere sprachliche Modalität auf verschiedenen linguistischen Ebenen überprüft. Die Durchführungsdauer des kompletten AAT beträgt 60–90 min. Laut dem Handbuch des AAT hat sich die Kombination von Token-Test und Schreiben nach Diktat als trennschärfste Kurztestvariante zur Auslese von Aphasien erwiesen. An dieser Stelle soll lediglich auf diese gekürzte Version eingegangen werden.

Durchführung und Auswertung gekürzte Version

- Token-Test: s. o.
- Schriftsprache: Die 3 Subtests beinhalten jeweils 10 Items steigender Länge und Komplexität (7 Wörter und 3 Sätze). Diese Items müssen je nach

Untertest entweder vorgelesen (Lautes Lesen), aus Graphem- und Wort(teil)plättchen zusammengesetzt (Zusammensetzen nach Diktat) oder nach Diktat geschrieben werden (Schreiben nach Diktat). Den Reaktionen werden nach einem vierstufigen Bewertungsschema Punktwerte zugeordnet. Im Handbuch des AAT können den Punktwerten ein Prozentrang und ein Schweregrad zugewiesen werden.

Die Entscheidung für oder gegen die Diagnose Aphasie ist anhand der erreichten Testwerte im Token-Test und Schriftsprache in der Tabelle III (S. 132) im Handbuch zum AAT für alle möglichen Testwertkombinationen einfach zu treffen und abzulesen. Erfahrungsgemäß dauert die Durchführung der verkürzten Version bei leichter betroffenen Patienten etwa 15–30 min.

Gütekriterien

Die Trennschärfe der Kombination von Token-Test und Schriftsprache beträgt 92,2 %. Falsch positive Ergebnisse waren in der untersuchten Stichprobe ausschließlich bei Patienten mit rechtshemisphärischen Läsionen anzutreffen.

Fazit

Die gekürzte Version des AAT aus Token-Test und Schriftsprache ist gut geeignet, um aphasische Störungen schnell und sicher zu identifizieren. Sinnvoll ist der Einsatz deswegen bei leichter betroffenen Patienten, bei denen es um den Ausschluss einer Aphasie geht. Ist ein Patient in Token-Test und Schriftsprache unauffällig, ist eine Aphasie fast sicher auszuschließen. Bei einem auffälligen Befund, v. a. im Token-Test, sollte auch eine Störung des Kurzzeitgedächtnisses in Betracht gezogen werden. In der klinischen Praxis wird der Bereich Schriftsprache häufig auf das Schreiben nach Diktat verkürzt. Statistische Kennwerte gibt es für diese weitere Reduktion nicht, ein unauffälliger Befund lässt jedoch auch in dieser Version eine Aphasie unwahrscheinlich erscheinen. Hinweise für die Therapie kann der erfahrene Kliniker aus auftretenden Fehlern beim Schreiben ableiten. Kommunikative Aspekte werden in der Kurzform nicht erfasst.

Die vollständige Version des AAT kann bei leichteren Aphasien auch im Akutstadium eingesetzt werden. Wie bereits beschrieben, vermittelt eine Untersuchung der Spontansprache ein gutes Bild der sprachlichen Fähigkeiten der Patienten. Sowohl kommunikationsrelevante Aspekte (z. B. wie häufig muss der Gesprächspartner nachfragen) und sprachlich strukturelle Gesichtspunkte (z. B. die phonematische Struktur) werden erfasst, woraus sich Therapieinhalte ableiten lassen. Da sich die Symptome der Patienten im Akutstadium schnell ändern, ist abzuwägen, ob sich der zeitliche Aufwand für Durchführung und Auswertung lohnt oder ob nicht ein kürzeres Verfahren vergleichbare therapierelevante Hinweise gibt. Die zeitliche Belastung kann durch Abbruchkriterien zwar reduziert werden, dies geschieht jedoch auf Kosten der Information. Da im AAT bewusst auf automatisierte Sprache und stimulierende Elemente verzichtet wird, hängt der sinnvolle Einsatz des AAT vom individuellen Patienten ab. Die Syndrom- und Schweregradeinteilung orientiert sich dann an Normwerten von Patienten der postakuten bis chronischen Phase.

4.4 Kommunikative Diagnostik bei schweren Störungen des Bewusstseins

Da Logopädinnen auf der Stroke Unit wie auch in Frührehabilitationseinrichtungen zunehmend kommunikativ schwerst beeinträchtigten Patienten begegnen, werden im folgenden Abschnitt Möglichkeiten zur Überprüfung residualer verbaler und nonverbaler Kommunikationsmöglichkeiten vorgestellt. Ziel der Anwendung von Frührehabilitationsskalen ist die Einschätzung der allgemeinen sprachlichen und nichtsprachlichen Leistungen, um beispielsweise einen Kommunikationscode zu finden oder basale Kommunikationsfähigkeiten zu fördern. Die sprachlichen Funktionen sind in diesen Skalen häufig eingebettet in eine Reihe vegetativer oder körperlicher Funktionen.

4.4.1 Skalen zur frühen kommunikativen Diagnostik

Als eine der ersten Skalen wurde die Skala der **Remissionsphasen des apallischen Syndroms** nach Gerstenbrand (1967) veröffentlicht. Die Einstufung in eine der 7 Phasen erfolgt anhand des Auftretens von beobachtbarem Verhalten, welches Gerstenbrand für die jeweilige Phase als typisch erachtet. Dabei können die Phasen jedoch ineinander übergehen oder auch übersprungen werden. Wesentliche Elemente des Verhaltens betreffen die Kommunikation oder deren Vorstufen, wie etwa erste mimische Reaktionen in der „Phase 4 des Nachgreifens" oder Ja/Nein-Codes in der „Klüver-Bucy-Phase".

In den letzten Jahren hat sich die Zahl der Skalen erweitert. In den verschiedenen Skalen werden unterschiedliche Verhaltensaspekte wie die motorische oder die kommunikative Aktivität in den Vordergrund gestellt. Aus der Vielzahl der Frührehabilitationsskalen sollen 2 Verfahren vorgestellt werden, die schwerpunktmäßig Parameter der Kommunikation bzw. deren physiologische Voraussetzungen erfassen:

- die Skala für Expressive Kommunikation und Selbstaktualisierung (SEKS, Zieger 2002)
- der Dokumentationsbogen für die frühe sprachliche Aktivierung schwerst schädel-hirn-verletzter Patienten in der Frührehabilitation (Kemper et al. 2009).

Auf Verfahren wie das Functional Independence Measure (FIM, Keith et al. 1987, de Langen 1995), den Barthel-Index (z. B. Collin et al. 1988) oder die Early Functional Abilities (EFA, Heck et al. 2000), die die (Vorstufen der) Kommunikation als Unterpunkte in einer Reihe anderer Aktivitäten des täglichen Lebens (ADL) erfassen, sei an dieser Stelle verwiesen. Zudem gibt es eine Reihe elementarer Skalen, wie die Glasgow Coma Skale (GCS), die Koma-Remissions-Skala (KRS) und die Coma-Recovery-Scale (CRS, Masur 1995). Ein großer Teil der Items dieser Verfahren prüft jedoch lediglich die Reaktion auf Schmerzreize.

4.4.2 Skala für Expressive Kommunikation und Selbstaktualisierung (SEKS)

Die Skala für Expressive Kommunikation und Selbstaktualisierung (SEKS; Zieger 2002) wird häufig in der Frührehabilitation bei Patienten mit schwerer Hirnschädigung angewendet, die anfänglich oft nur über minimale Körpersignale kommunizieren können. Da gezielt Parameter der (non-) verbalen Kommunikation betrachtet werden (u. a. vegetative Körpersignale, Augen[bewegungen], Mimik, Phonation oder Sprechen), können auch kleine Fortschritte im Kommunikationsaufbau dokumentiert werden.

Die Skala besteht aus 7 Bereichen, ausgehend von basalen Reaktionen wie „vegetative Körpersignale" bis zu zielgerichteten Stimm- und Sprachreaktionen. Die 7 Bereiche beinhalten insgesamt 38 Items/ Merkmale, die als „vorhanden" oder „nichtvorhanden" klassifiziert werden. Die Items erfassen zum Teil gleichgeordnete Merkmale, so werden etwa im Bereich „vegetative Körpersignale" u. a. Schwitzen, Erröten und Atemfrequenz beobachtet. In anderen Bereichen wird eine interne Hierarchie und Komplexitätssteigerung abgebildet. So werden z. B. im Bereich „Augen" matter Blick, [...], Fixieren, Blickwendung, [...] und Blinzelcode bewertet. Maximal können 38 Punkte erreicht werden. Je höher die Punktzahl, desto besser wird die Möglichkeit des Patienten zur Kommunikation oder gezielten Kontaktaufnahme eingeschätzt. Wie jeder Summenscore erfordert jedoch auch die SEKS eine differenzierte Betrachtung der einzelnen Unterpunkte, da ein hoher Punktwert auch durch viele „qualitativ niedrige" Items erreicht wird und den Anschein einer guten Kommunikation und des Ausdrucks vermitteln kann. Die SEKS wendet sich explizit an das interdisziplinäre Behandlerteam. Sie kann durch verschiedene Disziplinen erhoben werden und die Therapieplanung aller Mitglieder des Rehabilitationsteams durch den kommunikativen Aspekt ergänzen. Der Protokollbogen der SEKS kann unter den Online-Materialien abgerufen werden.

4.4.3 Dokumentationsbogen für die frühe sprachliche Aktivierung schwerst schädel-hirn-verletzter Patienten

Mithilfe des Dokumentationsbogens für die frühe sprachliche Aktivierung (FSA) schwerst schädel-hirn-verletzter Patienten in der Frührehabilitation (Kemper, Mause u. Bach 2009, ▶ Tab. 4.11) sollen das interaktive Antwortverhalten und die Entwicklung der verbalen und nonverbalen Kommunikation von Patienten im **„Minimal Conscious State“** (MCS) beschrieben werden. Diese Patienten können im Gegensatz zu Patienten im vegetativen (apallischen) Syndrom teilweise bereits über spezifische und unspezifische Kommunikationsmuster verfügen, die durch den Kommunikationsbogen qualitativ beschrieben und erfasst werden können.

Im Bogen wird das Antwortverhalten auf eine basale sprachliche oder kommunikative Stimulierung dokumentiert. Betrachtet werden 3 aufeinander aufbauende Bereiche mit jeweils 3–4 beobachtbaren Verhaltensweisen.

Jede der aufgeführten Verhaltensweisen kann in Abhängigkeit von der erforderlichen Stimulationsintensität mit einem Punktwert zwischen 0 und 3 bewertet werden. Eine forcierte Stimulation (Punktwert 1) bedeutet z. B., dass das gewünschte Verhalten nur kurz und nicht wiederholbar innerhalb eines mehrminütigen Zeitraums abgerufen werden kann. Die Dokumentation der gezeigten Reaktionen ergibt sich idealerweise aus dem interaktiven Stimulationsprozess und wird nicht im Sinne einer Diagnostik abgeprüft. Der Dokumentationsbogen sollte deshalb auch nicht als diagnostischer Score verstanden werden, sondern als dialogische Ergänzung der bestehenden Frührehabilitationsskalen. Mögliche therapeutische Ableitungen werden ab S. 186 beschrieben.

4.5 Differenzialdiagnostik

Die sichere Differenzierung kombinierter Störungsbilder wie Aphasie mit Sprechapraxie oder Dysarthrie ist selbst in der stabilen chronischen Phase der Aphasie nicht immer eindeutig zu treffen. Die Logopädin ist dabei zunächst darauf angewiesen, anhand bestimmter sprachlicher Fehler, der charakteristischen Kombination von Fehlertypen und weiteren klinischen Parametern hypothesengeleitet auf das zugrunde liegende Defizit zu schließen und dies dann gegebenenfalls mit einem entsprechenden Testverfahren zu verifizieren. So kommt es bei einer Dysarthrie aufgrund der Beeinträchtigung der Bewegung der Respirations-, Phonations- und/oder Artikulationsorgane eher zu durchgängigen Symptomen wie verwaschener Sprache oder Lautentstellungen – etwa durch Hypernasalität bei einer Störung des nasopharyngealen Verschlusses. Die Differenzialdiagnostik bei akuten Aphasien gestaltet sich aufgrund des insgesamt instabileren Bildes, der Vigilanzschwankungen und der häufigen gemischten Störungen besonders problematisch und erfordert große klinische Erfahrung (Trapl 2004).

Tab. 4.11 Kommunikationsbereiche nach Kemper, Mause und Bach (2009).

Kommunikative Bereiche der frühen sprachlichen Aktivierung	Beschreibung
Kontaktfähigkeit	Die Kontaktfähigkeit wird von den Autoren als gezielte Hinwendung auf Ansprache betrachtet und beinhaltet z. B. Orientierungsreaktionen, Blickkontakt, Handdruck und Augenschluss. Diese Reaktionen werden als sicherer Hinweis auf eine Kontaktfähigkeit des Patienten angesehen.
formale Dialogstrukturen	Hierbei tritt der Patient z. B. durch Begrüßungsrituale oder das Nehmen und Geben von Objekten bereits in einen basalen Dialog mit dem Kommunikationspartner oder beginnt mit verbalen, noch nicht zwingend gerichteten, Äußerungen.
interpersonale Interaktionssequenzen	Interpersonale Interaktionssequenzen sind u. a. Reaktionen, die auf verbale Aufforderung erfolgen. Sie erfordern das Zeigen von angebotenen Objekten oder die Hinlenkung der Aufmerksamkeit zu sprachlichen Interventionen. In diesem Stadium wird der Therapeut bewusst als Dialogpartner wahrgenommen.

> **Info**
>
> Für alle im Folgenden beschriebenen spezifischen differenzialdiagnostischen Untersuchungsmethoden gilt, dass eine Durchführung erst sinnvoll ist, wenn sich die sprachliche Symptomatik der Patienten so weit stabilisiert hat, dass ein störungsspezifisches therapeutisches Vorgehen sinnvoll erscheint (s. S. 49). Dies kann unter Umständen erst in der späten Akutphase der Fall sein.

Die folgende Tabelle gibt einen kurzen Überblick über die wichtigsten differenzialdiagnostisch relevanten Störungsbilder. Leitsymptome und Unterschiede zur akuten Aphasie werden bewusst knapp dargestellt. Die Unterscheidungsmerkmale zur Aphasie beziehen sich auf reine Störungsformen, nicht auf gemischte Störungsbilder.

4.5.1 Abgrenzung zur akuten Dysarthrie

Dysarthrien sind neurologisch bedingte erworbene **Störungen des Sprechens** als Folge einer Hirnschädigung, einer Schädigung der Hirnnerven oder des neuromuskulären Übergangs (Ziegler u. Vogel 2010). Die sprechmotorische **Ausführung der Bewegung** ist beeinträchtigt. Die Störung betrifft üblicherweise alle am Sprechvorgang beteiligten Muskelsysteme, sodass Artikulation, Atmung, Phonation und Prosodie gestört sein können. Die Sprechgeschwindigkeit ist häufig reduziert. Bei isolierten Dysarthrien ist die Abgrenzung zur Aphasie in der Akutphase häufig gut möglich, da das Sprachwissen erhalten ist und sich die Störung auf die verbal expressive Sprachmodalität beschränkt. Ätiologisch kommt es v. a. bei Infarkten oder Blutungen im Hirnstamm, im Bereich der Basalganglien oder des Kleinhirns zu akuten Dysarthrien. Die stärkste funktionale Einschränkung besteht in der Verständlichkeitsminderung, die auch von den Betroffenen als besonders belastend empfunden wird, da sie nicht mehr in der gewohnten Weise kommunizieren können.

Lautliche Auffälligkeiten sind in der Regel phonetischer Natur wie z. B. eine allgemeine Reduktion der Artikulationsschärfe (Ziegler u. Vogel 2010). Die Fehlermuster sind in der Regel konsistent. Sprachsystematische Auffälligkeiten wie Störungen von Wortwahl, Syntax, Sprachverständnis oder Störungen der Schriftsprache zeigen sich bei einer reinen Dysarthrie nicht. Allerdings kann es auch im Rahmen der akuten Erkrankung zu kognitiven Einbußen kommen. So beschreiben z. B. Richter et al. (2006) einen Leistungsunterschied zwischen der sprachgesunden und der dysarthrischen Kontrollgruppe bei der Validierung des Bielefelder Aphasie Screenings (BIAS). In einigen Testverfahren zur (akuten) Aphasie sind typische Dissoziationen von Untertests beschrieben, die auf eine sprechmotorische Störung hinweisen.

Tab. 4.12 Überblickstabelle zur Differenzialdiagnostik akuter Aphasien.

Störungsbilder	Charakteristik / Leitsymptome	Unterschiede zur akuten Aphasie
Dysarthrie	Verständlichkeitsminderung betrifft in der Regel Atmung, Phonation und Artikulation	Sprachwissen erhalten
Sprechapraxie	Suchverhalten, phonetische Fehler Programmierung der Sprechbewegungen gestört	Sprachwissen erhalten nur verbal expressive Sprache betroffen
Demenz	Denkvermögen und Gedächtnis betroffen erstes sprachliches Symptom sind häufig Störungen des Wortabrufs	progredienter Verlauf (Ausnahme: vaskuläre Demenz)
nichtaphasische Kommunikationsstörungen (NAKS)	Sprache und Pragmatik durch Störung der Exekutivfunktionen sekundär betroffen. oft inkohärente Sprache, „roter Faden“ fehlt	Sprachwissen erhalten Token-Test und Schriftsprache aus dem AAT häufig unauffällig

Info

Hinweise auf sprechmotorische Störungen (Dysarthrien) in Tests zur akuten Aphasie

- Im Aachener Aphasie-Bedside-Test (AABT) zeigt sich eine isolierte dysarthrische Störung in der besonderen Beeinträchtigung des Untertests „Artikulationsschnelligkeit und Phonationsdauer" sowie im Untertest „Mundmotorik (MUMO)" z. B. durch Einschränkungen der Zungenbeweglichkeit oder der Funktion des Gaumensegels.
- Beim Aphasie Schnell-Test (AST) existieren Trennwerte für eine um „Ausdruck 1 und 2" verkürzte Form des Tests. In dieser verkürzten Form fließen die verbal expressiven Untertests nicht in das Testergebnis ein, sodass die Abgrenzung einer Dysarthrie oder einer reinen Sprechapraxie (s. u.) ermöglicht wird.
- Trapl et al. (2004) verwenden in ihrer Studie als Abgrenzung zur Dysarthrie die Kurzfassung des Token-Tests, sowie die Untertests Nachsprechen und den Schriftsprachteil der Kurzen Aphasie Prüfung (KAP).
- Im Bielefelder Aphasie Screening (BIAS) werden Hinweise auf eine Dysarthrie aus der Spontansprache im Protokoll vermerkt. Darüber hinaus wird keine Kombination von Subtests als Dysarthriescreening empfohlen.

Bei einer Dysarthrie finden sich phonetische, bei einer (reinen) Sprechapraxie phonetische und phonelogische Auffälligkeiten in der Spontansprache und in verbal expressiven Untertests in der Aphasiediagnostik. Die Leistungen im Sprachverstehen und in der Schriftsprache sind bei Dysarthrie und reiner Sprechapraxie unauffällig. Zusätzlich können diverse Screenings bzw. Untertests weiterer standardisierter Verfahren zur Differenzialdiagnostik herangezogen werden.

Als weiterführende Diagnostik zur Dysarthrie können die **Frenchay Dysarthrie-Untersuchung** (Enderby 2004), die **Untersuchung Neurologisch bedingter Sprech- und Stimmstörungen** (UNS, Breitbach-Snowdon 2003) sowie die **Bogenhausener Dysarthrieskalen** (BODYS, Nicola et al. 2004) empfohlen werden.

Faziale Paresen

Faziale Paresen sind zentrale Lähmungen der mimischen Muskulatur, die durch Schädigungen im Großhirn oder Hirnstamm verursacht werden (Hacke 2010). Faziale Paresen treten gewöhnlich in Kombination mit armbetonten Halbseitenlähmungen und häufig gemeinsam mit akuten Aphasien auf. Der Gesichtsnerv (N. facialis) selbst ist nicht betroffen. Die Stirn kann gerunzelt werden, meist weicht die heraus gestreckte Zunge zur Seite der Lähmung (kontraläsional) ab. Außer Mimik und Sprechen können auch Kauen, Essen und Trinken betroffen sein. Ausgeprägte faziale Paresen führen zu erheblichem Speichelfluss aus dem betroffenen Mundwinkel und zu schweren Artikulationsstörungen. Faziale Paresen können folglich Dysphagien und Dysarthrien verursachen oder auch ihre Symptome verstärken. Sie haben nicht nur funktionelle Beeinträchtigungen, sondern oftmals auch psychische Belastungen zur Folge. Dysarthrien, die durch einseitige faziale Paresen verursacht werden, bilden sich jedoch häufig innerhalb der ersten Wochen gut zurück.

M!

Merke

Bei peripheren Lähmungen ist der Gesichtsnerv (Hirnnervenkern, zweites motorisches Neuron) selbst geschädigt, es liegt eine **Fazialisparese** vor. Die Schädigung des N. facialis verursacht eine gestörte Ausführung mimischer Bewegungen (z. B. Mund breitziehen, Lippen spitzen) sowie Einschränkungen bei der Geschmacksempfindung. Bei einer peripheren Fazialisparese weicht die Zunge zur Seite der Läsion ab, bei zentralen Lähmungen weicht die Zunge kontraläsional ab. Zentral verursachte Lähmungen werden als **faziale Paresen** bezeichnet.

Typische Aufgaben zur Prüfung Gesichts- und mundmotorischer Bewegungen finden sich im Untertest „Mundmotorik und bukkofaziale Apraxie" des AABT (s. Anhang) und im Untersuchungsbogen auf bukkofaziale Apraxie (Online-Materialien zum Downloaden).

4.5.2 Abgrenzung zur Sprechapraxie und bukkofazialen Apraxie

Bei der Sprechapraxie sind die Planung und der Abruf **sprechmotorischer Programmierungsprozesse** betroffen. Die Sprechapraxie ist gekennzeichnet durch Störungen der segmentalen und suprasegmentalen Struktur (Lautbildung und Prosodie) sowie durch Auffälligkeiten des Sprechverhaltens, wie etwa Suchverhalten (Aichert u Staiger 2010).

Die häufigste Ursache einer Sprechapraxie sind Infarkte oder Blutungen im Versorgungsgebiet der A. cerebri media in der linken Hemisphäre. Kardinalsymptome der Sprechapraxie sind artikulatorisches Suchverhalten, phonologische und vor allem phonetische Fehler (Lautabweichungen und -entstellungen) sowie Sprechanstrengung. Die Fehlermuster der Patienten sind variabel und im Gegensatz zu einer Dysarthrie nur bedingt vorhersagbar. Häufig treten bei einer Sprechapraxie „Inseln störungsfreier Produktion" auf, also wiederkehrende flüssig und ungestört artikulierte Phrasen oder Floskeln. Insgesamt ist das Sprechtempo jedoch verlangsamt, die Sprechweise von Patienten mit Sprechapraxie wird häufig als „skandierendes (silbisches) Sprechen" charakterisiert.

Zu einer ersten Einschätzung kann die **Zehn-Punkte-Checkliste** (Liepold et al. 2003) herangezogen werden. Sie beinhaltet Kriterien, die häufig mit einer Sprechapraxie einhergehen. Mit der Zahl der zutreffenden Kriterien steigt die Wahrscheinlichkeit für das Vorliegen einer Sprechapraxie.

Die Abgrenzung zwischen einer akuten Aphasie mit vielen phonematischen Paraphasien und einer Sprechapraxie ist aufgrund der ähnlichen Fehlermuster schwer zu treffen. Die beiden Störungsbilder treten zudem häufig assoziiert auf. Ein Anhaltspunkt für eine Sprechapraxie kann eine Häufung der phonologischen Fehler am Wortanfang (initial) sein, während bei aphasischen Störungen, etwa bei einer Leitungsaphasie, mehr Fehler am Ende des Wortes auftreten (McNeill et al. 1997). Differenzialdiagnostische Übersichtstabellen klinischer Merkmale bei Aphasie und Sprechapraxie finden sich bei Lauer u. Birner-Janusch (2010) sowie Aichert u. Staiger (2010).

> **M!**
>
> **Merke**
>
> In der klinischen Untersuchung sprechen vor allem phonetische Fehler, artikulatorische Suchbewegungen und silbisches Sprechen für eine sprechapraktische Komponente.
>
> Eine erste Einschätzung ermöglicht die Zehn-Punkte-Checkliste (Liepold et al. 2003).

Bukkofaziale Apraxien sind Störungen der Planung und Programmierung nichtsprachlicher, oraler Bewegungen (z. B. Pusten, Schnalzen, Räuspern), die in schweren Fällen auch zu Beeinträchtigungen in der oralen Phase des Schluckens führen können. Bukkofaziale Apraxien betreffen nicht die unwillkürlichen orofazialen Bewegungen und fallen daher oft erst bei gezielter Untersuchung auf. Hier sind Suchbewegungen und Parapraxien auch bei der Imitation geforderter Bewegungen zu beobachten. Zur Diagnostik kann der unveröffentlichte „Untersuchungsbogen auf bukkofaziale Apraxie der Aachener Aphasiestation" genutzt werden, der zum Download bei den Online-Materialien bereitsteht. Die bukkofaziale Apraxie tritt isoliert auf, aber auch in Kombination mit einer Sprechapraxie (Ziegler 2009) oder einer Gliedmaßenapraxie (ideomotorische Apraxie; Goldenberg 2007). Sprechapraxie und bukkofaziale Apraxie können sich auch im Verlauf unterschiedlich entwickeln (Ziegler 2002).

Wie bei der Differenzialdiagnostik zur Dysarthrie können diverse Untertests in den Testverfahren zur akuten Aphasie auf eine sprechmotorische Planungsstörung hinweisen.

Info

Hinweise auf sprechmotorische Störungen (Sprechapraxien) in Tests zur akuten Aphasie

- Im AABT zeigt sich eine isolierte Sprechapraxie im Untertest „Artikulationsschnelligkeit und Phonationsdauer" durch eine Dissoziation zwischen Silbenwiederholungsaufgaben („bababa") und der diadochokinetischen Aufgabe („danadana"). Die reinen Silbenwiederholungen sollten bei einer Sprechapraxie im Normbereich liegen. Patienten mit bukkofazialer Apraxie sind im Untertest „Aufforderungen zu Mundbewegungen" (MUMO) auffällig.
- Durch die um „Ausdruck 1 und 2" verkürzte Form des Aphasie-Schnell-Tests (AST) kann neben einer Dysarthie (s. o.) auch eine reine Sprechapraxie identifiziert werden.
- In der Kurzen Aphasie Prüfung (KAP) werden für die Differenzialdiagnostik der Sprechapraxie kritische Differenzen zwischen Untertests sowie klinische Kriterien angegeben. Wenn „gehäufte spontansprachliche Paraphasien" vorliegen und die Untertests „Lautlesen" und „Nachsprechen" unterhalb eines T-Werts von 48 liegen, wird bei einem T-Wert von mindestens 54 für alle anderen Leistungen von einer Sprechapraxie ausgegangen.
- Im Bielefelder Aphasie Screening (BIAS) werden Hinweise auf eine Sprechapraxie aus der Spontansprache im Protokoll vermerkt. Als Hinweise auf eine (reine) Sprechapraxie können phonematische/phonetische Auffälligkeiten in der Spontansprache und bei verbal expressiven Untertests, assoziiert mit nichtbetroffenen Sprachverständnisleistungen und Schriftsprache, gelten.
- Unauffällige Leistungen in der Kurzform des AATs (Token-Test und Schriftsprache) oder in der Bad Schwalbacher Schriftprobe schließen eine Aphasie weitgehend aus. Phonologische Fehler resultieren dann mit hoher Wahrscheinlichkeit aus einer Sprechapraxie.

Als weiterführende Diagnostik bietet sich bei der Sprechapraxie der Nachsprechtest **Hierarchische Wortlisten** (HWL, Liepold et al. 2003) an. Die HWL und die **Zehn-Punkte-Checkliste** sind unter http://www.ekn.mwn.de kostenlos als Download erhältlich.

4.5.3 Abgrenzung zur Demenz

Demenz ist ein Überbegriff für eine Vielzahl von Erkrankungen als Folge einer meist chronischen oder fortschreitenden Krankheit des Gehirns. Sie führt zu einem Verlust höherer kortikaler Funktionen wie Gedächtnis, Denkvermögen, Orientierung, Auffassungsgabe und auch der Sprache. Die kognitiven Beeinträchtigungen werden häufig vom Verlust der emotionalen und affektiven Kontrolle sowie der sozialen Kompetenzen begleitet. Im Verlauf einer demenziellen Erkrankung kommt es durch den progressiven kognitiven Abbau je nach Demenzform früher oder später zu einer Beeinträchtigung der Sprache. Die häufigste Form der Demenz ist die **Alzheimer-Demenz**.

Die Differenzialdiagnostik zwischen demenziellen und aphasischen Sprachstörungen in der Akutphase stellt eine besondere Herausforderung für die Logopädin dar. Die Diagnose lässt sich zum Teil nur durch den Zeitpunkt des Auftretens der Sprachstörung stellen. Aphasische Sprachstörungen treten in der Regel akut in Zusammenhang mit einem neurologischen Ereignis auf, Sprachstörungen demenzieller Genese verlaufen progredient. Sehr diskrete sprachliche Störungen bei Demenz können jedoch erst durch ein zusätzliches neurologisches Ereignis demaskiert werden und somit unvermittelt erscheinen. Bereits bestehende demenzielle Sprachstörungen werden zudem häufig nach einem Insult durch eine Aphasie überlagert. Bei der **vaskulären Demenz** sind die Symptome das Ergebnis von Erkrankungen bzw. Veränderungen der das Gehirn versorgenden Blutgefäße, die zu kleinen Infarkten und Blutungen führen. Eine Differenzierung ist deswegen vor allem bei schweren Sprachstörungen kaum möglich. Die kombinierten Störungsbilder treten im Klinikalltag häufig auf (Trapl et al. 2004).

Ist in der Anamnese eine Demenz vorbeschrieben, sollte zunächst geprüft werden, ob diese Diagnose das Ergebnis einer ausführlichen Demenzdiagnostik ist und z. B. bei einer vaskulären Demenz durch eine Bildgebung erhärtet wird. Bei einer gründlichen Diagnostik sollten die entscheidenden Kriterien für eine Diagnosestellung beachtet worden sein, wie ein progressiver Verlauf, Gedächtnisstörungen über 6 Monate hinweg und die Beeinträchtigung einer weiteren intellektuellen Funktion wie etwa des Denkvermögens. Zudem sollten die durchgeführten Tests beschrieben sein. Ist dies nicht der Fall, muss die Diagnose unter Vorbehalt betrachtet werden. Eine ausführliche Fremdanamnese mithilfe der Angehörigen ist bei einer Demenz unerlässlich.

Für die Wahl eines geeigneten Diagnoseinstruments muss die Ätiologie der beschriebenen Demenz berücksichtigt werden. Bei einer Alzheimer-Demenz ist durch den progressiven generalisierten Hirnabbauprozess ein reduzierteres Lernverhalten und Rehabilitationspotenzial zu erwarten. Hier bietet sich, vor allem im fortgeschrittenen Stadium, eher eine **orientierende Diagnostik der Kommunikationsfähigkeit** an, die den Patienten nicht überfordert. Bei Sprachstörungen und vorbeschriebener vaskulärer Demenz kann unter Vorbehalt und unter Berücksichtigung des Leidensdrucks der Patienten bei stabiler Symptomatik in der späteren Akutphase eine spezifische Sprachdiagnostik und eine störungsspezifische Therapie durchgeführt werden.

M!

Merke

- Bei der Durchführung der Diagnostik muss beachtet werden, dass Menschen mit Demenz besonders viel Zeit benötigen, um sich in neue Aufgabenstellungen einzufinden. Schnelle Aufgabenwechsel überfordern die Patienten.
- Menschen mit Demenz benötigen besonders viel emotionalen Zuspruch.
- Bei Demenz kann eine Konfrontation mit den Defiziten zu Rückzugsverhalten führen und sollte so weit wie möglich vermieden werden.

Die meisten gängigen Demenztests sind für die Differenzialdiagnostik zwischen Aphasie und Demenz nicht geeignet, da sie sprachbezogene Aufgaben enthalten. Die häufig durchgeführten Demenz-Screenings wie der **Mini-Mental-Status-Test** (MMST, Folstein 1975) oder das Screeningverfahren **DemTect** (Kessler et al. 2000) beinhalten sprachbezogene Untertests wie Benennen, verbale Gedächtnisaufgaben und Schreiben, die bei einer Aphasie betroffen sind und die Ergebnisse der Tests beeinflussen.

- Als kurzes nonverbales Screening eignet sich der **Uhrentest (Shulman 1986).** Bei diesem Test soll der Proband in ein gezeichnetes leeres Ziffernblatt Ziffern und eine vorgegebenen Uhrzeit (z. B. 11:15 Uhr) eintragen. Die Zeichnung wird nun danach bewertet, ob Ziffern und Zeiger korrekt und an der vorgesehenen Stelle eingezeichnet sind. Der Uhrentest wird eingesetzt, um visuokonstruktive Störungen, die als Symptome einer Demenz beschrieben werden, aufzudecken. Bestehen Anhaltspunkte, dass das Akutereignis Störungen der visuokonstruktiven Leistungen verursacht hat (z. B. bei parietalen oder okzipitalen Läsionen), ist der Uhrentest als differenzialdiagnostisches Instrument nicht geeignet.
- Als sprachtherapeutische Differenzialdiagnostik konzipiert ist das informelle **Screening von Schultze-Jena u. Becker (2005)**, das aus Untertests gängiger sprachtherapeutischer Testverfahren besteht und dessen Ergebnisse Anhaltspunkte für das Vorliegen einer demenziellen Erkrankung bzw. einer Aphasie geben. In einer Pilotstudie ergaben sich u. a. Unterschiede zwischen Menschen mit Aphasie und Demenz bei der Beschreibung eines Situationsbilds ▶ Abb. 4.1, („Cookie-Theft", Goodglass, Kaplan u. Barresi 2001). Während Menschen mit Aphasie in der Regel eine kohärente (inhaltlich zusammenhängende) Beschreibung gaben, sprangen Menschen mit Demenz zwischen den verschiedenen Handlungen des Bildes hin und her. Die Bearbeitungsdauer des Screenings ist mit ca. 30–45 min angegeben. Die Protokollbögen zum Screening finden Mitglieder des Deutschen Bundesverbandes für Logopädie (dbl) kostenfrei unter www.forum-logopaedie.de.

M!

Merke

- Vor allem in der Geriatrie liegen häufig gemischte Störungen von Aphasie und Demenz vor. Eine Differenzialdiagnostik ist oft nur orientierend möglich.
- Da die gängigen Demenztests sprachliche Aufgaben beinhalten, sind sie zur Unterscheidung zwischen einer akuten Aphasie und einer Demenz nicht geeignet.
- Eine verlässliche Aussage darüber, ob zu einer akuten Aphasie zusätzlich noch eine Demenz vorliegt, kann aus keinem Testverfahren sicher abgeleitet werden.

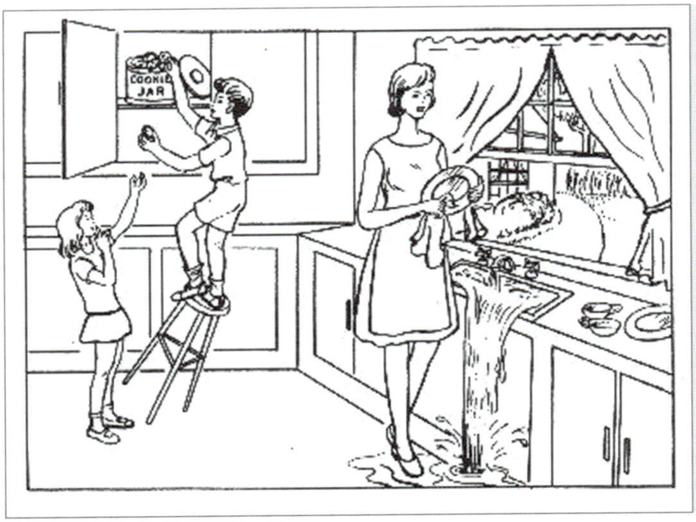

Abb. 4.1 „Cookie Theft"-Bild aus der Boston Diagnostic Aphasia Examination (H. Goodglass, E. Kaplan, B. Barresi 2001; © 2001 by PRO-ED, Inc. Reprinted with permission).

Ein weiteres Verfahren zur Trennung zwischen Menschen mit Aphasie und Demenz oder Störungen der Exekutivfunktionen ist die **Bogenhausener Semantik Untersuchung** (BOSU, Glindemann et al. 2002a). In der BOSU wird semantisches Wissen durch 4 sprachfreie Untertests und einen sprachgebundenen Untertest überprüft. Menschen mit Aphasie sind häufig in den sprachfreien Untertests weitgehend unauffällig, zeigen aber Auffälligkeiten im sprachgebundenen Teil. Menschen mit Demenz und einem Verlust semantisch-konzeptionellen Wissens zeigen auch in den nichtsprachlichen Untertests beeinträchtigte Leistungen.

4.5.4 Abgrenzung zu nicht-aphasischen Kommunikationsstörungen (NAKS) und weiteren kognitiv bedingten Sprachstörungen

Unter **nichtaphasischen Kommunikationsstörungen** (NAKS) werden zentral verursachte Beeinträchtigungen der Kommunikation verstanden, ohne dass klassische aphasische Symptome vorliegen (Prigatano et al. 1986). Nach Glindemann (2006) ist die „kommunikative Verwendung von Sprache in Handlungskontexten" betroffen. Die Patienten zeigen oft semantisch vage, weitschweifige Äußerungen, die vom Gesprächspartner häufig nur schwer zu verstehen und nachzuvollziehen sind. Der Sprechantrieb kann erhöht, aber auch reduziert sein. Diese Sprachstörungen werden durch eine **Beeinträchtigung der kognitiven Exekutivfunktionen** hervorgerufen, die die Planung und Kontrolle sprach- und kommunikationsrelevanter Verarbeitungsprozesse steuern. Das Sprachwissen ist nicht betroffen, die Hirnschädigung wirkt sich also sekundär auf die Sprache aus. Typische Läsionsorte liegen uni- oder bilateral im Frontallappen. Als Ätiologie werden vor allem Schädel-Hirn-Traumata (SHT), intrazerebrale und subdurale Blutungen (ICB, SAB) sowie Infarkte beschrieben.

Heidler (2006, 2007) prägte den Begriff der **„Kognitiven Dysphasien"**, worunter alle Sprachstörungen subsumiert werden, die sekundär durch Funktionsstörungen des Gehirns außerhalb der klassischen Sprachareale hervorgerufen werden. So können sich Defizite der Aufmerksamkeit, der Exekutivfunktionen, des Gedächtnisses oder auch psychotische Störungen negativ auf die Sprachverarbeitung auswirken. Heidlers Klassifikation orientiert sich an der Symptomatologie und Ätiologie der Sprachstörung.

Da in der Akutphase fast alle Patienten massive Störungen von Aufmerksamkeit, Konzentration und Gedächtnis aufweisen, ist eine Abgrenzung einer akuten Aphasie zu sekundären Störungen der Sprache in der Regel nicht zu leisten. Bei Stabilisierung der Symptome in der postakuten Phase ist eine Differenzierung durch diverse Testverfahren orientierend möglich.

Info

Hinweise auf nichtaphasische Kommunikationsstörungen und weitere sekundär bedingte Störungen der Sprache

Patienten mit nichtaphasischen Kommunikationsstörungen nach Frontalhirnläsion sind häufig im Token-Test und Untertest Schreiben nach Diktat des AAT unauffällig, sodass eine Aphasie ausgeschlossen werden kann.

Die **Bogenhausener Semantik Untersuchung** kann als Screening zur Differenzierung zwischen aphasischen Störungen und Störungen der Exekutivfunktionen herangezogen werden.

Heidler entwickelte 2006 die **Aufmerksamkeits- und Gedächtnisdiagnostik (AGD).** Zur informellen Überprüfung von Aufmerksamkeits- und Gedächtnisleistungen sowie der Exekutivfunktionen adaptierte sie bewährte neuropsychologische Verfahren z. B. durch größere Bilder und reduzierte Itemzahl, sodass sie von Menschen mit Aphasie oder kognitiven Störungen leichter bearbeitet werden können.

4.5.5 Differenzialdiagnostik weiterer neuropsychologischer Begleitstörungen

Störungen sprachlicher Basisfunktionen, wie Störungen von Aufmerksamkeit und Gedächtnis sowie visuelle Störungen, wie Hemianopsie und Neglect beeinflussen und erschweren die Sprachtherapie. Zu wünschen wäre in den Akutkliniken und Stroke Units eine neuropsychologische Diagnostik durch Neuropsychologen, was jedoch nur selten gewährleistet ist. Somit kann eine orientierende Kurzprüfung ausgewählter neuropsychologischer Störungen durch die Logopädin oder Ergotherapeutin sinnvoll sein. Eine angemessene ausführliche Diagnostik und Therapie kann jedoch nur durch entsprechende Fachtherapeuten geleistet werden. Die folgenden Aufgaben stellen eine am Krankenbett durchführbare exemplarische Auswahl dar. Aktuell evaluiert wird das **„Kölner Neuropsychologische Screening für Schlaganfallpatienten"** (KöpSS, Kaesberg et al. in Vorbereitung). Dieses Screeninginstrument für die Akutphase erfasst die Domänen Testbarkeit, Orientierung, Sprache, Praxie, visuell-räumliche Leistungen, Zahlenverarbeitung, Gedächtnis, exekutive Funktionen und Stimmung.

Aufmerksamkeit

Störungen der Aufmerksamkeit gehören zu den häufigsten Folgen nach Hirnschädigungen unterschiedlichster Ätiologien (Sturm 2009). Ihre Prävalenz wird mit ca. 80% beziffert (van Zomeren et al. 1984). So liegen Aufmerksamkeitsdefizite auch bei nahezu allen Menschen mit Aphasie vor (Heidler 2006, Huber et al. 2006a). Sie führen zu deutlichen Leistungsfluktuationen sowohl bei kognitiven als auch motorischen Anforderungen. Mit zunehmender Ermüdung nimmt auch die sprachliche Leistungsfähigkeit ab.

Während bei chronischer Aphasie zumeist Beeinträchtigungen der **selektiven Aufmerksamkeit** die Sprachverarbeitung beeinflussen, ist bei akuter Aphasie häufig auch die **Aufmerksamkeitsintensität** beeinträchtigt (Aufmerksamkeitsaktivierung, Daueraufmerksamkeit, Vigilanz). Eine ausführliche Beschreibung der Aufmerksamkeitsdimensionen findet sich z. B. bei Sturm (2009). Klinische Hinweise auf eine reduzierte Aufmerksamkeitsintensität sind:

- erschwerte Ansprechbarkeit,
- allgemeine Verlangsamung,
- rasche Ermüdung,
- Desorientierung zu Zeit, Ort und Person.

Bei schwerer Vigilanzminderung (oftmals auch als Antriebsminderung bezeichnet) wenden sich die Betroffenen einem Gesprächspartner kaum zu und es fällt ihnen schwer, die Augen während des Kontakts geöffnet zu halten. Aufmerksamkeitsdefizite und insbesondere Vigilanzminderungen können die sprachlichen Funktionsstörungen soweit überlagern, dass eine gezielte Behandlung nicht möglich ist.

Eine neuropsychologische Diagnostik von Aufmerksamkeitsstörungen ist in der Akutphase durch die eingeschränkte Kooperationsfähigkeit vieler Patienten kaum möglich. Grundlage für die Diagnostik sind die neurologische Untersuchung und die klinische Beobachtung, die auch das Verhalten in der logopädischen Therapie einschließt. Methoden zur Verbesserung spezifischer Aufmerksamkeitsleistungen können hieraus nicht abgeleitet werden (Sturm 2009) und sind in der Akutphase auch nicht indiziert. Orientierend können bei weniger eingeschränkten Patienten z. B. Aufgaben aus der **Aufmerksamkeits- und Gedächtnisdiagnostik** (Heidler 2006) oder Aufgaben aus dem **Kognitionsteil der Aphasie-Check-Liste** (ACL, Kalbe et al. 2002) eingesetzt werden.

Hemianopsie

Für die Akutbehandlung bei Aphasie sind innerhalb der elementaren Sehstörungen insbesondere die **Gesichtsfeldeinschränkungen** (Hemianopsien, Halbseitenblindheit) relevant. Sie zählen mit etwa 60% zu den häufigsten zerebralen Sehstörungen (Zihl 2006). Als Gesichtsfeld bezeichnet man den Raum, der bei gerader, ruhiger Kopfhaltung und geradeaus gerichtetem, bewegungslosem Blick visuell wahrgenommen wird. Nach erworbenen Hirnschädigungen können Art und Ausmaß von Gesichtsfeldstörungen variieren (Hemianopsie, Quadrantenanopsie, Skotome, s. Zihl 2006). Bei Vorliegen einer Hemianopsie kann eine Hälfte des Gesichtsfelds nicht wahrgenommen werden. Besteht nach einem Schlaganfall beispielsweise eine rechtsseitige Hemianopsie, ist die Wahrnehmung visueller Reize im rechten Gesichtsfeld beeinträchtigt. Die Betroffenen beachten bevorzugt die linke Körperhälfte, schreiben nur auf der linken Hälfte eines Blattes, lesen in der Zeitung nur die linke Spalte oder nur die linke Zeilen-, Satz oder Worthälfte. In der Akutphase wenden sich die Patienten häufig nicht der Seite des Gesichtsfelddefekts zu.

Die Diagnose und Bestimmung des Restgesichtfelds erfolgt in der neurologischen oder neuropsychologischen Untersuchung mittels Fingerperimetrie, in der augenärztlichen Untersuchung kann eine quantitative Messung mittels Goldmann-Perimetrie erfolgen. Logopädische Relevanz haben Hemianopsien, weil sie unter anderem zu Beeinträchtigungen der visuellen Exploration und des Lesens (hemianope Lesestörungen) führen.

Liegt bei Patienten lediglich eine mehr oder weniger stark ausgeprägte Hemianopsie (Gesichtsfeldausfall) vor, können diese Patienten die Gesichtsfeldeinschränkung durch Kopf- oder Augenbewegungen ausgleichen. Dieser Anpassungsprozess braucht jedoch einige Zeit. Beim Lesen zeigt sich die hemianopische Lesestörung dadurch, dass das Restgesichtsfeld für die vollständige Erfassung von Wörtern nicht mehr ausreicht und je nach Einschränkungen des Gesichtsfelds entweder systematisch die Wortanfänge, die Wortenden oder beides falsch gelesen werden.

Neglect

Der Begriff Neglect bezeichnet eine nicht allein durch sensomotorische Defizite zu erklärende gestörte Fähigkeit, auf kontralateral zur Läsion gelegene Reize adäquat zu reagieren, und/oder sich aktiv in den kontralateralen Raum hin zu orientieren, um diesen zu explorieren oder in ihm zu handeln (Heilmann et al. 2000). Dabei handelt es sich um eine supramodale Störung, die sich im visuellen, taktilen und auditiven Bereich manifestiert und auch die motorische Erfassung des Raumes betreffen kann (motorischer Neglect). Häufig findet sich auch die Bezeichnung „Hemineglect“ oder „Halbseitenneglect“, die suggeriert, dass genau eine Hälfte des Außenraums vernachlässigt wird. Tatsächlich variiert das Ausmaß der Vernachlässigung aber mit dem Schweregrad der Störung. Bei milder Ausprägung werden nur wenige Objekte in der äußeren Peripherie, also weit über die Medianebene des Körpers hinaus, vernachlässigt.

Im Akutstadium tritt der Neglect nach linkshemisphärischen Läsionen bei 40–60% der Betroffenen auf (Fink u. Heide 2004). Die Vernachlässigungssymptomatik betrifft dann die rechte Seite. Die klinischen Symptome des Neglect sind denen bei Hemianopsie ähnlich. So sind Alltagsaktivitäten wie Lesen, Ablesen der Uhrzeit, Essen und Körperpflege beeinträchtigt. Die Betroffenen lesen nur die linke Hälfte eines Satzes oder des Ziffernblatts einer Uhr ab, essen nur die Nahrung in der linken Hälfte des Tellers oder rasieren sich nur in der linken Gesichtshälfte. Schwerer Betroffene ignorieren den Gesprächspartner bei Ansprache von der vernachlässigten Seite her oder suchen ihn in der nicht vernachlässigten Seite. Sobald der Gesprächspartner sich in die vom Patienten beachtete Seite begibt, ist ein Gespräch möglich. Menschen mit Neglect haben zumeist kein Bewusstsein für die Symptomatik, sie verhalten sich so, als sei alles in Ordnung.

In der Akutphase ist die Neglect-Symptomatik häufig stark ausgeprägt, bildet sich aber bei der Mehrzahl der Betroffenen (etwa 65% der Fälle) innerhalb weniger Wochen deutlich oder auch vollständig zurück (Karnath 2006). Eine differenzierte, quantifizierende neuropsychologische Diagnostik ist im Akutstadium zumeist nicht möglich.

Etablierte informelle Diagnostikaufgaben, die Hinweise auf das Vorliegen eines Neglects geben, sind z. B.:

- **Kopieren und freies Zeichnen** von Gegenständen (Haus, Blume) und geometrischen Figuren oder das
- **Einzeichnen von Ziffern** in ein vorgegebenes Ziffernblatt.

Bei einem Neglect kopieren die Patienten vorgegebene Zeichnungen nur unvollständig, Ziffern werden nur in die eine Hälfte der Uhr eingezeichnet. Die Zeichen- und Kopieraufgaben können auch Hinweise auf visuokonstruktive oder apraktische Störungen geben.

Am Krankenbett ebenfalls gut und schnell durchführbar sind Durchstreichaufgaben wie etwa der

- **Bells Test** (Gauthier et al. 1989) oder der
- **Letter Cancellation Test** (Weintraub u. Mesulam 1985), bei denen unregelmäßig über ein Blatt verteilte Figuren oder Buchstaben gesucht und durchgestrichen werden sollen.

Bei einem Neglect werden Zeichen auf der kontralateralen Seite der Schädigung übersehen. Durchstreichaufgaben eignen sich auch für die Differenzialdiagnostik zwischen Neglect und Hemianopsie (Gesichtsfeldeinschränkung). Patienten, bei denen lediglich eine Hemianopsie vorliegt, versuchen, den Gesichtsfeldausfall nach einer Anpassungsphase durch Kopf- und Augenbewegungen zu kompensieren.

M!

Merke

- Menschen mit Neglect sind sich ihres Defizits in der Regel nicht bewusst.
- Menschen mit Hemianopsie versuchen, ihr Defizit durch Augen- oder Kopfbewegungen auszugleichen.

Auditive Wahrnehmung

Im Unterschied zu Beeinträchtigungen der visuellen Wahrnehmung treten zentrale Störungen der auditiven Verarbeitung deutlich seltener auf. Zentrale Hörstörungen äußern sich in Problemen komplexe akustische Signale wie Sprache, Musik oder Alltagsgeräusche zu differenzieren und in ihrer Bedeutung zu erkennen, obwohl das periphere Hören erhalten ist. Solche Wahrnehmungsstörungen werden als **auditive Agnosien** bezeichnet. Die Betroffenen unterbrechen häufig die Kommunikation mit Verweis auf ihre „Schwerhörigkeit". Sie berichten, Sprache undeutlich, wie „aus der Ferne" oder wie eine Fremdsprache wahrzunehmen („Ich kann Sie ganz genau verstehen, aber ich weiß nicht, was Sie sagen."). Modelltheoretisch sind die Defizite vor der spezifischen Sprachverarbeitung lokalisiert. Sie stellen deshalb kein aphasisches Symptom im engen Sinne dar, sind aber häufig mit Aphasien assoziiert und von aphasischen Verstehensstörungen nicht immer abgrenzbar.

Die genaue Auftretenshäufigkeit ist schwer abschätzbar, da in der Literatur vorwiegend über Einzelfälle berichtet wird. Daher sind auch allgemeine Angaben zum Verlauf und zur Prognose nicht möglich (Engelien 2006). Die Diagnostik ist komplex und vielstufig, sie erfordert audiologische, neurologische und neurolinguistische Untersuchungen. Dazu existieren kaum standardisierte Testverfahren. Eine systematische Untersuchung der auditiven Verarbeitung auf verschiedenen Ebenen ermöglicht die **Testbatterie LIPP** (Leipziger Inventar für Patienten – Psychoakustik; Bungert-Kahl et al. 2004, Münte 2009). Auf Sprachebene können Untertests aus der **Testbatterie LeMo-Lexikon** (de Bleser et al. 2004) Störungen der auditiven Verarbeitung von sprachsystematisch bedingten Problemen abgrenzen. In der Akutphase kann bei Verdacht auf eine zentrale Hörstörung in der logopädischen Behandlung eine klinisch-orientierende Abklärung anhand speziell zusammengestellter Stimuli (Geräusche, Wortmaterial, Musik) stattfinden. Hierdurch können auch differenzialdiagnostische Hinweise auf eine generalisierte auditive Agnosie (Wahrnehmung von Sprache, Geräuschen und Musik betroffen), eine reine Worttaubheit (nur Sprache betroffen) oder eine nonverbale auditive Agnosie (nur Geräusche betroffen) gewonnen werden.

Gedächtnis

Unter dem Begriff „Gedächtnisstörungen" werden alle Einbußen des Lernens, Behaltens und des Abrufs von Informationen zusammengefasst. Dabei werden sprachliche und nichtsprachliche Funktionen unterschieden (zur Klassifikation von Gedächtnissystemen und -prozessen s. Thöne-Otto 2009). Störungen des (verbalen) Gedächtnisses erschweren die Aphasietherapie, sind aber besonders im Akutstadium bei einer Aphasie schwer zu differenzieren und diagnostizieren, da ihre Überprüfung die bei Aphasie beeinträchtigte Sprachleistung erfordert. Die neuropsychologische Diagnostik umfasst üblicherweise eine Überprüfung des Neugedächtnisses (Kurzzeit- und Arbeitsgedächtnis, Überprüfung des Erlernens und Behaltens neuer Informationen) und des Altgedächtnisses (Abruf von semantischem Faktenwissen und episodischem, v.a. autobiografischem Wissen). Klinisch kann eine **Störung der Wiedererkennung von Personen und Aufgabenstellungen** Hinweise auf eine Gedächtnisstörung geben.

Zur Überprüfung des verbalen Kurzzeitgedächtnisses werden üblicherweise **Zahlennachsprechtests** (z.B. WMS-R, Wechsler 1987) eingesetzt. Der Patient muss hierbei Zahlenreihen steigender Länge in der vorgegebenen oder umgekehrten Reihenfolge memorieren. Eine Wiedergabe in umgekehrter Reihenfolge erfordert die Funktion der zentralen Exekutive des Arbeitsgedächtnisses. Beim Vorliegen einer Aphasie sollten vorwiegend figurale Gedächtnistests eingesetzt werden.

Für Menschen mit Aphasie gut geeignete **informelle figurale Gedächtnistests** finden sich:

- in der **Aufmerksamkeits- und Gedächtnisdiagnostik** (Heidler, 2006) sowie
- im kognitiven Teil der **Aphasie-Check-Liste** (Kalbe 2002). Durch die Rekognitionsaufgaben des kognitiven Teils der Aphasie-Check-Liste (ACL) werden das kurz- und längerfristige Behalten und das Wiedererkennen grafischer Formen überprüft.

Eine Überprüfung des visuellen Arbeitsspeichers kann mithilfe des **Corsi-Block-Tapping-Tests** (Schellig u. Hättig 1993) erfolgen. Dabei muss der Patient eine vom Untersucher vorgegebene Folge von Würfeln auf einer Vorlage „nachtippen".

4.6 Diagnostik der akuten Dysphagie

Die Dysphagie ist unter allen neurologischen Störungsbildern, die mit einer akuten Aphasie einhergehen können, sowohl die häufigste als auch die schwerwiegendste Erkrankung. Deshalb wird der Diagnostik der Dysphagie ein eigenes Unterkapitel gewidmet.

Nach Angaben der Literatur zeigen sich bei über 60% (Perry u. Love 2001, Prosiegel 2008) aller akuten Schlaganfälle und Blutungen zumindest vorübergehend Anzeichen für eine Dysphagie mit oder ohne Aspiration. Über zwei Drittel dieser Aspirationen verlaufen stumm, d.h. es treten keine sicht- und hörbaren klinischen Zeichen wie Husten oder eine veränderte Stimmqualität auf. Das Risiko, nach dem Schlaganfall eine (Aspirations-)Pneumonie zu entwickeln, ist bei Patienten mit Dysphagie 3- bis 11-fach erhöht (Martino et al. 2005). Nach Han et al. (2008) sterben 34% der Patienten mit Pneumonie während des ersten Monats nach dem Schlaganfall. Die Inzidenz für eine Dysphagie liegt bei Patienten mit Hirnstamminsult aufgrund der betroffenen schluckrelevanten Hirnareale erwartungsgemäß höher und beträgt bis zu 81% (Meng et al. 2000). Entgegen früherer Lehrmeinung wird auch bei Patienten mit einseitigen Läsionen der Großhirnrinde das Auftreten von Dysphagien mit ca. 40% beschrieben (Parker et al. 2004). 25% der Schlaganfallpatienten mit neurogener Dysphagie sterben, weitere 25% erholen sich spontan innerhalb von ca. 2 Wochen, sodass etwa ein Viertel aller Schlaganfallpatienten an einer chronischen Dysphagie leidet (Prosiegel 2008).

Aus diesem Grund ist es zwingend erforderlich, dass die logopädische Diagnostik der akuten Aphasie zumindest ein klinisches Screening auf Dysphagie beinhaltet, wenn diese Diagnostik nicht durch entsprechend geschultes Pflegepersonal erfolgt. Ein routinemäßiges Screening aller Schlaganfallpatienten ist in anderen Ländern, wie beispielsweise Kanada, bereits fest etabliert (Aere et al. 2011). Die Screenings werden dabei einerseits durch spezialisierte Sprachtherapeuten (SLT) durchgeführt, andere Tests sind zum Teil direkt für Fachkräfte der Pflegeberufe entwickelt, wie etwa das **Standardisierte Schluck Assessment** (SSA) von Perry (2001). Durch ein solches klinisches Bedside-Screening sowie die konsequente Anwendung eines evidenzbasierten Dysphagiemanagements sinkt das Risiko für eine Aspirationspneumonie nach Schlaganfall deutlich (u.a. Aere et al. 2011, Burek et al. 2009). Die Leitlinien der Deutschen Gesellschaft für Neurologie (DGN, Prosiegel 2008, 2012 in Vorbereitung) geben evidenzbasierte Empfehlungen zur Diagnostik und Therapie neurogener Dysphagien.

M!

Merke

Klinische Hinweise auf eine Dysphagie, die auch von erfahrenem Pflegepersonal erfasst werden können, sind unter anderem:

- häufiges Verschlucken
- Husten
- unklares Fieber
- unbeabsichtigter Gewichtsverlust
- Veränderung der Stimmqualität nach dem Schlucken (raue, gurgelnde Stimme, engl.: wet voice)

4.6.1 Wassertests und Screeningverfahren

In den Leitlinien der Deutschen Gesellschaft für Neurologie wird für die Bedside-Screening-Untersuchung eine Sensitivität von > 80–90 % bzw. eine Spezifität von > 50 % gefordert (Prosiegel 2008). Da nach Aussage der DGN bislang kein einzelner Test diese Kriterien erfüllt, werden 2 kombinierte Tests empfohlen.

Beim **50-ml-Wasser-Test mit Untersuchung der pharyngealen Sensibilität** (Martino et al. 2000, Kidd et al. 1993) wird zunächst beidseits mit Watteträgern die pharyngeale Sensibilität des Patienten überprüft. Eine gestörte Sensibilität (z.B. Seitenungleichheit der Empfindung) ist ein Hinweis auf eine Schluckstörung. Danach wird der Patient aufgefordert, 50 ml Wasser in sukzessiven Schlucken von 5 ml zu trinken. Aspirationshinweise sind: Verschlucken/Erstickungsanfälle, Husten oder Änderung der Stimmqualität. Ist ein Untertest oder sind beide Untertests positiv, besteht ein hohes Aspirationsrisiko.

Für den **50-ml-Wasser-Test mit Pulsoxymetrie** (Dogett et al. 2002) wird mit dem Pulsoxymeter zunächst eine zweiminütige Baseline des arteriellen Sauerstoffgehalts bestimmt. Danach wird der Patient unter Beibehaltung der Sauerstoffmessung aufgefordert, zunächst zweimal 5 ml Wasser zu schlucken. In den folgenden 2 min werden der höchste und der niedrigste Sauerstoffgehalt protokolliert. Bei einem Sauerstoffabfall von > 5 % wird der Test abgebrochen. Ein Abfall von > 2 % gilt als Aspirationszeichen. Ansonsten werden die 5 ml Wasserschlucke fortgesetzt, bis 50 ml erreicht sind. Der Untersucher achtet im Anschluss daran 5 min lang auf mögliche Aspirationszeichen. Als pathologisch gilt ein Abfall der O_2-Sättigung um mehr als 2 % nach Schlucken von 10 ml Wasser.

Nach Daniels et al. (1997) erfüllt auch der **Daniels-Test** mit einer Sensitivität von 92,7 % und einer Spezifität von 66,7 % die Kriterien der DGN. Er kombiniert das Schlucken von 2 × 5 ml, 2 × 10 ml und 2 × 20 ml Wasser gefolgt von einer Stimmprobe nach jedem Schluck mit der Beurteilung von 6 Kriterien:

- Dysphonie
- Dysarthrie
- abnormaler Würgereflex
- abnormaler willkürlicher Husten
- Husten nach dem Schlucken
- veränderte Stimmqualität nach dem Schlucken

Werden 2 dieser Kriterien beobachtet („2 aus 6", engl.: **„two out of six"**), wird der Test als positiv gewertet und eine Verdachtsdiagnose auf eine Dysphagie gestellt (Prosiegel 2012). Nach Daniels sind ein abnormaler willkürlicher Husten und das Husten nach dem Schlucken besonders gute Indikatoren für eine Aspiration. Eine autorisierte deutsche Übertragung des „2 aus 6"-Wasserscreenings von A. Solich findet sich unter www.elllp.eu zum Download.

Für alle Wassertests gilt, dass sie mit einem Aspirationsrisiko verbunden sind und deshalb bei Patienten, bei denen bereits deutliche Hinweise auf eine Dysphagie bestehen kontraindiziert sind. Bei Patienten, die bereits eindeutige Zeichen einer Aspiration aufweisen sollten Wassertests demzufolge nicht durchgeführt werden. Dünnflüssige Konsistenzen sind im Mundraum schwer zu kontrollieren und erfordern aufgrund der schnellen Fließgeschwindigkeiten sehr kurze Reaktionszeiten bei der Auslösung des Schluckreflexes. Bei diesen Patienten empfehlen sich kontrollierte Speichelschlucke oder Probeschlucke mit leicht angedickten Flüssigkeiten. Kann der Patient diese sicher schlucken, sollte sukzessive überprüft werden, welche weiteren Konsistenzen aspirationsfrei geschluckt werden können. Zu berücksichtigen ist zusätzlich die vergleichsweise geringe Spezifität der Wassertests. Bei Werten von 66,7% wie beim Daniels-Test wird eine hohe Anzahl falsch positiver Ergebnisse erzeugt (lediglich 66,7% der Nichtbetroffenen werden korrekt zugeordnet), die im Zweifelsfall weiter verifiziert werden müssen, um etwa Einschränkungen der Lebensqualität der Patienten durch Nahrungskarenz oder Sondenernährung zu vermeiden.

Cave

Wassertests sind bei Patienten, bei denen deutliche Hinweise auf eine Dysphagie bestehen, kontraindiziert!

Gugging Swallowing Screen

Für eine differenziertere klinische Diagnostik bezüglich der oral möglichen Konsistenzen, wurde das **Gugging Swallowing Screen** (Trapl et al. 2007) entwickelt. Nach einem ersten Speichelschluck ist durch eine Variation von puddingähnlichen, flüssigen und festen Konsistenzen unterschiedlicher Bolusgröße eine genaue Bewertung möglich. Anhand von Punktwerten wird der Schweregrad der Dysphagie ermittelt. Aus den Punktwerten können entsprechende Diätempfehlungen abgeleitet werden. Nach Angabe der Autoren erlaubt das Gugging Swallowing Screen eine psychometrisch gut abgesicherte Identifikation von Schluckstörungen in der Akutphase.

Verfahren bei Patienten mit Trachealkanüle

Immer häufiger treffen Logopädinnen auf der Stroke Unit oder in der Frührehabilitation auf Patienten, die z. B. nach einer Langzeitbeatmung, zur Erleichterung der Atmung oder bei einer Schluckstörung mit einer geblockten oder ungeblockten Trachealkanüle versorgt sind. Auch bei diesen Patienten können Schluckscreenings durchgeführt werden (Bartholome 2010). Bei dem in der englischsprachigen Literatur als **Modified-Evans'-blue-dye-Test** (MEBDT, Brady et al. 1999) bekannten Färbetest wird beim Schluckversuch im entblockten Zustand ein z. B. mit Methylenblau gefärbter Bolus gegeben und unmittelbar nach dem Schlucken tracheal abgesaugt. Ist das abgesaugte Sekret bläulich, weist dies auf eine Aspiration hin. Ist keine Blaufärbung erkennbar, gilt der Test als negativ. Eine Aspiration kann in diesem Fall jedoch nicht sicher ausgeschlossen werden (Donzelli 2001). Beim Färbetest können, wie bei den Schluckversuchen ohne Kanüle, Größe und Konsistenz des Bolus variiert werden, solange die Absaugbarkeit gegeben ist. Für die Durchführung dieses Tests muss der durchführende Logopäde entweder selbst mit dem Absaugen vertraut sein oder die Hilfe einer geschulten Fachkraft hinzuziehen. Ob der Test bei dem jeweiligen Patienten angezeigt und zu verantworten ist, sollte mit dem Arzt abgesprochen werden.

Merke

Patienten, die zur Verhinderung einer Aspiration mit einer blockbaren Trachealkanüle versorgt sind, können im geblockten Zustand nicht verbal kommunizieren, da die Luftstromlenkung allein über das Tracheostoma erfolgt. Erst wenn die Patienten entblockt und mit einem Sprechaufsatz versorgt werden können, erfolgt die Ausatmung (Expiration) durch den Kehlkopf wodurch Stimmgebung (Phonation) ermöglicht wird.

Auf ein klinisches Screening sollte bei Hinweisen auf eine Schluckstörung eine ausführliche klinische Schluckuntersuchung folgen, wie z. B. die **Klinische Schluckuntersuchung (KSU)** nach Bartolome (2010). Neben einer ausführlichen Anamnese beinhaltet diese eine Überprüfung schluckrelevanter motorischer und sensorischer Funktionen sowie die direkte Schluckprobe mit unterschiedlichen Konsistenzen und Bolusgrößen.

4.6.2 Apparative Diagnostik

Alle klinischen Screenings und klinischen Schluckuntersuchungen sollten durch eine bildgebende apparative Diagnostik ergänzt werden, wie es in vielen europäischen Ländern bereits Standard ist. Etablierte apparative Verfahren sind die **Videoendoskopie** (FEES, Fiberendoscopic evaluation of swallowing) und die **Videofluoroskopie** (VFSS, Videofluoroscopic Swallowing Study). Eine ausführliche Beschreibung dieser Verfahren findet sich z.B. bei Schröter-Morasch (2010) und Wuttge-Hannig u. Hannig (2010). Die Interpretation der gewonnenen Bilder und Sequenzen erfordert klinische Erfahrung und interdisziplinäre Zusammenarbeit zwischen Therapeuten und Ärzten.

4.6.3 Skalen

Zur Schweregradeinteilung und zur qualitativen Beschreibung von Dysphagien existieren verschiedene Scores und Skalen, die im Folgenden kurz zusammengefasst werden:

- In der **Penetrations-Aspirations-Skala (PAS)** von Rosenbek et al. (1996) werden Aspirationen und Penetrationen erfasst, die in der Videofluoroskopie oder der Endoskopie beobachtet werden.
- Die Outcome-Skala **„Schluckbeeinträchtigung“** (Prosiegel et al. 2002) quantifiziert auf einer 7-stufigen Skala mittels operationalisierter Beschreibungen, inwieweit und unter welchen Bedingungen sich ein Patient oral ernähren kann. Beispiele sind hier z.B. „Voll orale Ernährung mit Kompensation (Haltungsänderung oder Schlucktechnik), aber ohne Konsistenzeinschränkung“ oder „Partiell orale Ernährung“.
- Der **Bogenhausener Dysphagie-Score** (BODS) von Bartolome (2010) erfasst die Beeinträchtigungen des Patienten beim Speichelschluck (BODS-1) und bei der Nahrungsaufnahme (BODS-2).
- Der Lebensqualitätsfragebogen **„SWAL-QOL/SWAL-CARE“** (McHorney et al. 2002) löst sich von der Funktionsbeschreibung der anderen Verfahren und fokussiert im Sinne der ICF auf die Partizipationsebene.

> M!
> **Merke**
> Die klinische oder apparative Schluckdiagnostik hat durch die Konsequenzen für die Nahrungsaufnahme unmittelbare Auswirkungen auf den Alltag und beeinflusst somit direkt Aktivitäten und Teilhabe.

4.7 Fallbeispiele

Im folgenden Abschnitt wird anhand dreier Fallbeispiele die konkrete Anwendung der Testverfahren, die explizit für die Akutphase der Aphasie entwickelt worden sind, dargestellt. Dies sind der Aachener Aphasie-Bedside-Test (AABT), der Aphasie-Schnell-Test (AST) und das Bielefelder Aphasie Screening (BIAS). Um dem Leser einen Eindruck über die Besonderheiten und Prüfbereiche der einzelnen Verfahren zu vermitteln, wurden die Patienten mit jeweils 2 Verfahren am selben Tag untersucht. Dabei wurden die Verfahren so ausgewählt, wie es nach dem klinischen Eindruck für die jeweiligen Patienten am aussagekräftigsten erschien. Eine Untersuchung mit allen 3 Verfahren wäre aus ethischen Gründen nicht vertretbar gewesen. Um eine valide Messung und eine gute Vergleichbarkeit der Untersuchungsergebnisse zu gewährleisten, erfolgte die Untersuchung zwischen Tag 6 und Tag 12 nach Ereignis. Die Untersuchungen erfolgten jeweils vor- und nachmittags; zwischen den Untersuchungszeitpunkten zeigten sich klinisch keine sprachlichen Veränderungen. 2 der 3 Patienten hatten bereits eine allgemein sprachlich aktivierende logopädische Therapie durch eine andere Therapeutin erhalten. Eine logopädische Diagnostik war vorher nicht erfolgt. Zwischen den hier beschriebenen Untersuchungen fand keine Therapie statt.

Für eine bessere Vergleichbarkeit der Testergebnisse werden in der Tabelle sich entsprechende Untertests der Verfahren gegenüber gestellt. Die direkte Gegenüberstellung zeigt auch, dass die Verfahren unterschiedliches Gewicht auf die verschiedenen sprachlichen Modalitäten legen. Für alle Patienten wurde zudem eine Codierung im ICF-Klassifikationsschema vorgenommen. Diese steht bei den Online-Materialien zum Download bereit.

4.7.1 Fallbeispiel 1

Frau O. – Untersuchung mit AABT und AST

Frau O. (66 Jahre) erlitt im Juni 2008 eine linksseitige intrazerebrale Blutung im Bereich der Stammganglien. In den ersten Tagen war Frau O. kaum erweckbar. Expressive Sprachleistungen sowie das situative und sprachliche Verständnis waren nicht beurteilbar. In der zweiten Woche begann Frau O. auf Ansprache mit Blickkontakt zu reagieren, das situative Sprachverständnis verbesserte sich und Frau O. versuchte, sich mit großer Sprechanstrengung verbal expressiv zu äußern. Die Kommunikation war auf basaler Ebene durch Ja/Nein-Antworten meist gesichert. Motorisch bestand eine ausgeprägte Hemiparese rechts. Frau O. zeigte eine große Unruhe in den Extremitäten.

Die Fremdanamnese durch den Ehemann ergab, dass Frau O. verheiratet ist und 2 erwachsene Kinder hat. Sie war bis zu ihrer Verrentung halbtags als Verkäuferin tätig. In ihrer Freizeit war sie ehrenamtlich in sozialen Einrichtungen tätig und pflegte gerne ihren großen Garten.

Untersuchung mit dem AABT (Tag 12)

▶ **Beobachtung und Spontansprache.** Frau O. sitzt zur Untersuchung im Sitzbett. Das Kommunikationsverhalten ist unauffällig. Frau O. erscheint im Gespräch ausreichend zu Ort, Zeit und Person orientiert. Sie begrüßt die Therapeutin, ist zugewandt und initiiert verbale Sprechversuche. Sprecherwechsel werden eingehalten. Die Spontansprache ist nichtflüssig und gekennzeichnet durch sehr viele phonematische Paraphasien und teilweise phonematische Neologismen. Es sind einzelne verständliche Wörter enthalten. Es bestehen starke Wortfindungsstörungen. Syntaktisch fallen viele Satzabbrüche auf. Frau O. zeigt große Sprechanstrengung. Auf kurze geschlossene Fragen antwortet Frau O. weitgehend adäquat mit „Ja" und „Nein". Gegen Ende der Untersuchung nimmt die motorische Unruhe zu.

Gesprächsprotokoll

U: Können Sie sich noch erinnern, wie das mit der Krankheit angefangen hat?

P: Ich bin, äh, ... neunzehnhundertvierzig fünfün Uhr...

U: Mhm

P: ... Fünf... un ...vierzig.

U: Da sind Sie geboren?

P: Ja.

U: Wissen Sie, warum Sie hier sind?

P: ... Ja.

U: Wo ist das passiert?

P: Ich glaube (sehr lange Pause)... wo ich in Ipteich war.

U: Da waren Sie unterwegs?

P: Da war bloß, ... da ba bloß...

U: Ist Ihnen schlecht geworden?

P: Ich hab (seufzt)... ich habe im ... (unverständlich) ...kein ...urgen...

U. Wissen Sie, wie lange Sie schon hier sind?

P: Zwei Stunden.

U: Zwei Wochen wahrscheinlich, oder?

P: Ja.

U: Haben Sie Familie, Frau O.?

P: Ja, mein Mann ist da...

U: ... Der gehört zu Ihnen?

P: Und nuld... ähm... zwei...

U: Zwei Kinder? Zwei Jungen oder Mädchen?

P: Ja, als äh. als tua.buze (spricht gepresst)

U: Zwei Kinder habe ich jetzt verstanden.

P: Und ... neumid äzedsomed.

U: Sind das zwei von derselben Sorte?

P: Nein... zwei sind innesch.

U: Haben Sie einen Sohn und eine...?

P: (unverständlich)... einesen en Mendschen et.

U: Ein Mädchen?

P: Zwei ... Mädchen.

Tab. 4.13 Leistungen der Patientin Frau O. im AABT (Durchführungsdauer 35 min).

Kriterien	U-Test	Pkt. / Pkt. max.	PR* (Tag 11/15)	Beschreibung / Anmerkung
Kommunikationsverhalten	unauffälliges globales Kommunikationsverhalten, am Ende der Untersuchung zunehmende motorische Unruhe			
Spontansprache	nichtflüssig, mit vielen phonematischen Paraphasien und Neologismen			
auditives Sprachverständnis (ASV) – auch Aufträge	IDENT (Objekte zeigen)	25 / 50	26 / 24	braucht meist maximale Hilfestellung durch wiederholtes Modell
ASV und Motorik	BLIKO	38 / 50	32 / 31	Suchbewegungen und Parapraxien
	MUMO	27 / 50	36 / 34	starke Suchbewegungen und Parapraxien
verbal expressiv	BENENN (Benennen Objekte)	22 / 50	41 / 32	2 spontan adäquate Reaktionen, davon eine leicht phonologisch verändert „eine Pingel“; eine semantische Paraphasie Geige → „Uhr“. Semantische Hilfe reicht nicht zum Wortabruf, die initiale Silbe muss vorgegeben werden.
automatisierte Sprache	SIREI (Reihen/Singen)	33 / 50	36 / 34	„Hänschenklein“ flüssig mit vielen phonematischen Paraphasien; das Nachsprechen von Floskeln gelingt relativ gut
Artikulation	ART	pa → 3 Silben/s		pataka → bei schneller Ausführung Vertauschung der Plosive
Phonation	PHON	/a/ → 10 s		
Diagnose	akute Aphasie			

Diagnose: Es liegen eine akute Aphasie und eine bukkofaziale Apraxie vor. Aufgrund der Sprechanstrengung und der bukkofazialen Apraxie kann die Verdachtsdiagnose Sprechapraxie gestellt werden. Diese ist jedoch zu einem späteren Zeitpunkt mit einem ergänzenden Verfahren zu überprüfen. Das Sprachverstehen ist deutlich beeinträchtigt, erscheint im situativen Kontext aber besser erhalten.
* PR = Prozentrang

Untersuchung mit dem AST

Siehe ▶ Tab. 4.14.

Vergleich der Verfahren

Siehe ▶ Tab. 4.15.

Zusammenfassung und Ableitung therapierelevanter Informationen

Bei Frau O. stellen sowohl der AABT als auch der AST eine Aphasie fest. Die Prozentränge im AABT liegen insgesamt etwas höher, was möglicherweise an einer schwerer betroffenen Normierungsgruppe des AABT liegt. Der Untersucher bekommt durch die motorischen Untertests des AABT deutliche Hinweise auf eine bukkofaziale Apraxie. Es zeigt sich, dass für den Wortabruf sowohl semantisch stimulierende als auch phonologische Hilfen wirksam sind, die direkt in die Therapie mit aufgenommen werden können. Mit geeigneten Hilfen könnten so z. B. die Namen der Kinder und des Ehemanns stimuliert und erarbeitet werden. Die Leistungen im AST sind zu schlecht, als dass sie differenziert analysiert werden können. Im Hinblick auf die Aphasie und die sprechmotorischen Probleme ist für diese Patientin der AABT das geeignetere logopädische Verfahren.

Beurteilung von Aktivität und Teilhabe

Sowohl der AABT als auch der AST überprüfen die Leistungen von Frau O. weitgehend auf Funktionsebene. Die Testergebnisse beider Verfahren

Tab. 4.14 Leistungen der Patientin Frau O. im AST (Durchführungsdauer 20 min).

Kriterien	Testteil	Pkt. / Pkt. max.	PR	Beschreibung / Anmerkung
auditives Sprachverständnis (ASV) – auch Aufträge	Verstehen 1 (Objekte im Bild zeigen)	2 / 5		
	Verstehen 2 (Formen zeigen)	0 / 5		zeigt nacheinander eine Auswahl von Objekten
Lesesinnverständnis	Lesen	1 / 5		„Wolke" korrekt, danach Perseverationen
verbal expressiv	Ausdruck 1 (Beschreiben/ Benennen)	1 / 5		ein verständliches Inhaltswort „Burse" → Burg
	Ausdruck 2 (Wortflüssigkeit)	0 / 5		
expressiv schreiben	Schreiben	0 / 6		mit der linken Hand einige neologistische sowie 2 nicht passende existierende Wörter
Ergebnis	Gesamtpunkte	4 / 31	22	
	rezeptiv	3 / 15	25	
	expressiv	1 / 16	22	
Diagnose	Akute Aphasie			
Diagnose: Laut AST liegt eine schwere akute Aphasie vor, die sich in allen sprachlichen Modalitäten gleichermaßen zeigt. Sowohl die rezeptiven als auch die expressiven Leistungen sind schwer beeinträchtigt.				

Tab. 4.15 Vergleich der Leistungen der Patientin Frau O. im AST und AABT.

Tests / Kriterien	AST (Durchführungsdauer 20 min)			AABT (Durchführungsdauer 35 min)		
Kommunikationsverhalten	n. e. (nicht erhoben)			unauffälliges globales Kommunikationsverhalten		
Spontansprache	n. e.			nichtflüssig, sehr viele phonematische Paraphasien, Wortfindungsstörungen, Sprechanstrengung		
	U-Test	**Pkt / Pkt max.**	**PR**	**U-Test**	**Pkt / Pkt. max.**	**PR (Tag 6)**
auditives SV (auch Aufträge)	Verstehen 1	2 / 5		IDENT	25 / 50	26 / 24
	Verstehen 2	0 / 5				
ASV und Motorik	n. e.			BLIKO	39 / 50	32 / 31
				MUMO	27 / 50	36 / 34
Lesesinnverständnis	Lesen	1 / 5		n. e.		
verbal expressiv	Ausdruck 1	1 / 5		BENENN	22 / 50	41 / 32
	Ausdruck 2	0 / 5				
automatisierte Sprache	n. e.			SIREI	33 / 50	36 / 34
Artikulation	n. e.			ART	Pa → 3 Silben/s	

Tab. 4.15 Fortsetzung.

Tests / Kriterien	AST (Durchführungsdauer 20 min)			AABT (Durchführungsdauer 35 min)		
Phonation	n. e.			PHON	/a/ → 9 s	
expressiv schreiben	Schreiben	0 / 6		n. e.		
Ergebnis	Gesamtpunkte	4 / 31	22			
	rezeptiv	3 / 15	26			
	expressiv	1 / 16	22			
Diagnose	akute Aphasie			akute Aphasie		

lassen darauf schließen, dass die Kommunikation mit Frau O. erschwert ist und somit Aktivität und Teilhabe erheblich beeinträchtigt sind. Die Analyse der Spontansprache im AABT zeigt jedoch, dass Frau O. durchaus gezielt auf Fragen des Untersuchers z. B. zu ihren Kindern eingehen kann und mit großer Unterstützung des Gesprächspartners Fragen zu ihrer Person und konkreten Bedürfnissen adäquat beantworten kann.

4.7.2 Fallbeispiel 2

Herr Sch. – Untersuchung mit AABT und AST

Herr Sch. (80 Jahre) erlitt im April 2008 einen linksseitigen Mediaterritorialinfarkt. Initial zeigte sich das klinische Bild einer globalen Aphasie, sehr selten kam es zu spontanen Sprachäußerungen auf Einwortebene. Auf Ansprache reagierte Herr Sch. meist mit kurzem Blickkontakt. Er war stark vigilanzgemindert, das situative Sprachverständnis schien in den wachen Phasen (maximal 5 min am Stück) erhalten. Am Ende der ersten Krankheitswoche kam es zu einer Zunahme der Wachheit und gleichzeitig zu einer deutlichen Verbesserung der sprachlichen Fähigkeiten. Herr Sch. leidet zum Zeitpunkt der Untersuchung noch unter einer leichten Schwäche der rechten Hand und des rechten Beins. Die ICF-Klassifikation der kommunikationsbezogenen Krankheitsfolgen von Herrn Sch. wurde bereits ab S. 43 beschrieben.

Untersuchung mit dem AABT (Tag 6)

▸ **Beobachtung und Spontansprache.** An Tag 6 nach dem Ereignis begrüßt Herr Sch. die Therapeutin mit Handschlag und nimmt sofort Blickkontakt auf. Er möchte im angelehnten Sitz im Bett bleiben, da er sich noch etwas unsicher fühlt. Die Stimme ist schwach, heiser und teilweise aphon, die Artikulation streckenweise verwaschen. Die Spontansprache ist verlangsamt, aber flüssig. Vereinzelt zeigen sich phonematische Unsicherheiten. Semantische oder syntaktische Fehler fallen nicht auf. Es kommt zu Wortfindungsstörungen; so kommt Herr Sch. z. B. nicht auf das Wort „Katheder", als er erzählen will, dass dieser gewechselt wurde. Da Herr Sch. bereits spontan Begriffe umschreibt, ist die Kommunikation insgesamt gut gesichert.

Herr Sch. kann selbst berichten, dass er verheiratet ist, 3 Kinder und 6 Enkel hat. Er hat bis zu seiner Verrentung als Busfahrer gearbeitet. Danach hat er mit seiner Frau das Reisen entdeckt und war jedes Jahr mehrere Wochen in Südeuropa.

Gesprächsprotokoll

U: Wissen Sie noch, wie das mit der Krankheit angefangen hat?

P: Ja, am vorigen Montag, da ist mir schlecht geworden im Bad, und dann bin ich in die Badewanne gefallen und meine Frau kam sofort reingesprungen, ins Bad, da hat'se ne Nachbarin angerufen, hat die sofort den (lange Pause) Notarzt angerufen. Ja, äh, und deshalb bin ich hier, ne, innerhalb von und z. fünfzehn, zwanzig Minuten waren wir hier ... das war an'fürsich gut.

U: Da haben Sie Glück gehabt!

Tab. 4.16 Leistungen des Patienten Herr Sch. im AABT (Durchführungsdauer 20 min).

Kriterien	U-Test	Pkt. / Pkt. max.	PR (Tag 6)	Beschreibung / Anmerkung
Kommunikationsverhalten	unauffälliges globales Kommunikationsverhalten, keine Unruhe oder Schwankungen bei der Zuwendung			
Spontansprache	Wortfindungsstörungen, leicht verwaschene Artikulation			
auditives Sprachverständnis (ASV) – auch Aufträge	IDENT (Objekte zeigen)	50 / 50	87	
ASV und Motorik	BLIKO	50 / 50	87	
	MUMO	50 / 50	95	Bewegungseinschränkungen beim Herausstrecken der Zunge und beim Ablecken der Oberlippe, Suchbewegungen beim Pusten
verbal expressiv	BENENN (Benennen Objekte)	44 / 50	71	ein semantischer Fehler: Geige → Gitarre, „Nadel" wurde zunächst visuell nicht erkannt, Stimulierungsstufe 3 erfolgreich
automatisierte Sprache	SIREI (Reihen/Singen)	49 / 50	81	
Artikulation	ART	pa → 5 Silben/s		pataka → immer pastaka trotz Korrektur
Phonation	PHON	/a/ → 6 s		
Diagnose	akute Aphasie			

Diagnose: Nach dem AABT besteht eine Aphasie bei gut erhaltenem Sprachverstehen. In der Spontansprache und bei der gezielten Überprüfung der Mundmotorik zeigen sich Hinweise auf eine bukkofaziale Apraxie (Suchbewegungen) und Dysarthrie (verwaschene Artikulation).

Untersuchung mit dem AST

Siehe ▶ Tab. 4.17.

Vergleich der Verfahren

Siehe ▶ Tab. 4.18.

Zusammenfassung und Ableitung therapierelevanter Informationen

Das Spontansprachinterview des AABT bildet die Spontansprache des Herrn Sch. differenziert ab. In den Untertests sind die rezeptiven und expressiven Leistungen so gut, dass nur aufgrund der in der Spontansprache und beim Benennen auftretenden leichten Wortfindungsstörungen auf eine Aphasie geschlossen werden kann. Bei den übrigen sprachlichen und nichtsprachlichen Leistungen kommt es zu Deckeneffekten, was sich auch in den hohen Prozenträngen widerspiegelt. Der AABT gibt durch die Untertests MUMO und Phonation/Artikulation Hinweise auf die Begleitstörungen Dysarthrie und bukkofaziale Apraxie, die in der Therapie ggf. aufgegriffen werden können, um die allgemeine Verständlichkeit von Herrn Sch. zu verbessern. Im AST wird die Aphasie eindeutig diagnostiziert, hier zeigen sich auch die rezeptiven Probleme bei komplexeren Aufgaben sowie Schwierigkeiten beim Schreiben. Insgesamt ist im Hinblick auf die Aphasie für diesen Patienten der AST das adäquatere Verfahren, aus dem sich funktionsorientierte sprachspezifische Therapieinhalte und -ziele (Verstehen komplexerer Strukturen, Schreiben) ableiten lassen.

Das Fallbeispiel zeigt deutlich, dass die linguistische, sprechmotorische und artikulatorische Beurteilung der Spontansprache unter diagnostischen Aspekten unverzichtbar ist und zumindest

Tab. 4.17 Leistungen des Patienten Herr Sch. im AST (Durchführungsdauer 15 min).

Kriterien	Testteil	Pkt. / Pkt. max.	PR	Beschreibung / Anmerkung
auditives Sprachverständnis (ASV) – auch Aufträge	Verstehen 1 (Objekte in Bild zeigen)	4 / 5		ein semantischer Fehler (Traktor statt Motorrad)
	Verstehen 2 (Formen zeigen)	1 / 5		erstes Item gut, danach nur noch Benennen und Zeigen aller Objekte
Lesesinnverständnis	Lesen	4 / 5		korrektes lautes Lesen, beim Zeigen eine Präpositionsverwechslung
verbal expressiv	Ausdruck 1 (Beschreiben/Benennen)	4 / 5		ein adäquater Satz und Aufzählung von 6 Objekten
	Ausdruck 2 (Wortflüssigkeit)	3 / 5		7 Nennungen
expressiv schreiben	Schreiben	3 / 6		Name „Hund“ und eine Benennung ohne Hilfe, danach graphematische Fehler (Blumen → Braust)
Ergebnis	Gesamtpunkte	19 / 31	70	
	rezeptiv	9 / 15	68	
	expressiv	10 / 16	73	
Diagnose	akute Aphasie			

Diagnose: Der AST diagnostiziert eine mittelschwere bis leichte akute Aphasie, die gleichermaßen die rezeptiven und expressiven Leistungen betrifft. Das auditive Sprachverstehen nimmt mit zunehmender Komplexität und Anzahl der Items ab. Neben dem Sprachverstehen liegen weitere Störungsschwerpunkte im Wortabruf und in der Schriftsprache, insbesondere im Schreiben.

Tab. 4.18 Vergleich der Leistungen des Patienten Herr Sch. im AST und AABT.

Kriterien \ Test	AST (Durchführungsdauer 15 min)			AABT (Durchführungsdauer 20 min)		
Kommunikations-verhalten	nicht erhoben (n. e.)			unauffälliges globales Kommunikationsverhalten		
	U-Test	**Pkt / Pkt max.**	**PR**	**U-Test**	**Pkt / Pkt. max.**	**PR (Tag 6)**
auditives SV (auch Aufträge)	Verstehen 1	4 / 5		IDENT	50 / 50	87
	Verstehen 2	4 / 5		auditives Satzverständnis	6 / 6	
ASV und Motorik	n. e.			BLIKO	50 / 50	87
				MUMO	50 / 50	95
Lesesinnverständnis	Lesen	4 / 5		n. e.		
verbal expressiv	Ausdruck 1	4 / 5		BENENN	44 / 50	71
	Ausdruck 2	3 / 5				
automatisierte Sprache	n. e.			SIREI	49 / 50	81
Artikulation	n. e.			ART	Pa → 5 Silben/s	
Phonation	n. e.			PHON	/a/ → 6 s	
expressiv schreiben	Schreiben	3 / 6		n. e.		

Tab. 4.18 Fortsetzung.

Test / Kriterien	AST (Durchführungsdauer 15 min)			AABT (Durchführungsdauer 20 min)		
Ergebnis	Gesamtpunkte	19 / 31	70			
	rezeptiv	9 / 15	68			
	expressiv	10 / 16	73			
Diagnose	akute Aphasie			akute Aphasie		

beschreibend durchgeführt werden sollte, auch wenn das verwendete Testverfahren dies nicht explizit fordert.

Beurteilung von Aktivität und Teilhabe

Bei Herrn Sch. zeigt sich im Spontansprachinterview des AABT, dass die verbale Kommunikation weitgehend gesichert ist und Herr Sch. bereits auf Kompensationsstrategien, wie das Umschreiben von Begriffen bei Wortabrufstörungen, zurückgreift. Einschränkungen in der Kommunikation resultieren aus der verwaschenen Sprechweise, die teilweise ein Nachfragen des Gesprächspartners erfordert.

4.7.3 Fallbeispiel 3

Herr C. – Untersuchung mit AST und BIAS

Herr C. (59 Jahre) erlitt im April 2008 eine Subarachnoidalblutung im Bereich der linken A. cerebri media. Bereits auf der Intensivstation schien Herr C. nach Angaben der Angehörigen gut zu verstehen. Herr C. war mobil, es bestand lediglich eine leichte bis mittelgradige Parese des rechten Arms und der rechten Hand. Die Ehefrau gab an, dass Herr C. als Architekt noch voll im Berufsleben stehe und viel im Ausland arbeite. Sein Hobby seien alte Autos, die er selber repariere. Das Paar hat 2 erwachsene Kinder.

▸ **Beobachtung.** Zur Begrüßung geht Herr C. beim Erstkontakt auf die Therapeutin zu. Er unternimmt angestrengte Sprechversuche. Im Gespräch können nur sehr wenige Worte phonematisch stark entstellt geäußert werden. Trotz der massiven expressiven Einschränkungen kann im situativen Kontext gut kommuniziert werden, da Herr C. Fehlinterpretationen aufgrund des guten Sprachverständnisses bemerkt und unmittelbar eine nonverbale Rückmeldung gibt.

Untersuchung mit dem AST (Tag 8)

Siehe ▸ Tab. 4.19.

Untersuchung mit dem BIAS

▸ **Beobachtung und Spontansprache.** Das Kommunikationsverhalten von Herrn C. ist unauffällig. Wie am Morgen ist er zugewandt, er begleitet die Kommunikation aktiv durch sprachbegleitende Gesten und unternimmt verbale Sprechversuche. Diese sind von großer Sprechanstrengung geprägt. Wenige Inhaltswörter sind verstehbar, jedoch stark phonematisch entstellt. Das ausgeprägte Suchverhalten, typische phonologische Fehler (Lautersetzungen z.B. innerhalb der Kategorie der Plosive) und extreme Sprechanstrengung weisen auf eine Sprechapraxie hin. Eine Abgrenzung zwischen sprechapraktischen und aphasisch verursachten phonematischen Fehlern ist nicht sicher möglich. Das Sprachverständnis scheint im Gespräch unauffällig, auf Ja/Nein-Fragen zur Person und zu seiner Situation antwortet Herr C. adäquat teils durch Kopfschütteln oder Nicken, teilweise auch verbal.

Tab. 4.19 Leistungen des Herrn C. im AST (Durchführungsdauer 15 min).

Kriterien	Testteil	Pkt. / Pkt. max.	PR	Beschreibung / Anmerkung
auditives Sprachverständnis (ASV) – auch Aufträge	Verstehen 1 (Objekte in Bild zeigen)	5 / 5		
	Verstehen 2 (Formen zeigen)	4 / 5		vertauscht beim letzten Item die Reihenfolge
Lesesinnverständnis	Lesen	4 / 5		vertauscht einmal die 2 zu zeigenden Gegenstände
verbal expressiv	Ausdruck 1 (Beschreiben/Benennen)	0 / 5		
	Ausdruck 2 (Wortflüssigkeit)	0 / 5		
expressiv schreiben	Schreiben	2 / 6		Nachname und „Hund" sind möglich
Ergebnis	Gesamtpunkte	15 / 31	58	
	rezeptiv	13 / 15	93	
	expressiv	2 / 16	31	
Diagnose	akute Aphasie			

Diagnose: Es liegt eine akute Aphasie mit modalitätsspezifischem Störungsschwerpunkt vor. Die rezeptiven Leistungen erscheinen nahezu ungestört. Verbal expressiv bestehen schwerste Beeinträchtigungen. Das Schreiben ist ebenfalls schwer betroffen.

Gesprächsprotokoll

U: Können Sie mir Ihren Vornamen nennen?

P: J. a.(lange Pause) J.a

U: Seit wann sind Sie hier im Krankenhaus?

P: (zeigt 7 Finger)

U: 7 Tage?

P: Mhm...

[...]

U: Können Sie mir die Namen der Kinder nennen?

P: Le.na (spricht angestrengt und gepresst)

U: Lena?

P: (nickt) om. Pom gen (starke artikulatorische Suchbewegungen)

U: Tom?

P: Ja.

U: Und wie heißt Ihre Frau?

P: Ve. on.ita (skandierend).

Tab. 4.20 Leistungen des Patienten Herr C. im BIAS (Durchführungsdauer 35 min).

Kriterien	Testteil	Pkt. / Pkt. max.	PR	Beschreibung / Anmerkung
Kommunikationsverhalten	unauffällig			
Spontansprache	kaum verbale Äußerungen möglich, sehr viele phonematische Paraphasien, Sprechanstrengung, artikulatorische Suchbewegungen, Selbstkorrekturverhalten			
rezeptiv auditives Sprachverständnis (ASV)	auditives Wortverständnis (Objekte zeigen)	12 / 12	93	
	auditives Satzverständnis	6 / 6		
	Entscheidungsfragen	6 / 6		
Lesesinnverständnis	Lesesinnverständnis Nomina	6 / 6	(→ Schrift)	
verbal expressiv	elizitierte mündliche Sprachproduktion Benennen von Gegenständen	5 / 8	27	Anlauthilfe hilft zum Abruf der (phonologisch veränderten) Wortform
	Beschreiben von Situationsbildern	0 / 4		
	Wortflüssigkeit	0 / 6		
automatisierte Sprache	automatisierte Sprache: Reihensprechen	0 / 2	24	Suchbewegungen, phonologisch und phonetisch stark entstellte Äußerungen, Perseverationen. Wortformen sind jedoch teilweise erkennbar (Hallo)
	Sprichwörter ergänzen	2 / 4		
	Floskeln nachsprechen	1 / 6		
lautes Lesen	lautes Lesen	1 / 6	(→ Schrift)	
expressiv schreiben	Schreiben nach Diktat (Worte)	1 / 6	(→ Schrift)	
Ergebnis	mittlerer Prozentrang		30	
	I. ASV	24 / 24	93	
	II. automatisierte Sprache	3 / 12	24	
	III. elizitierte mündliche. Sprachproduktion	5 / 18	27	
	IV. Schriftsprache (LSV, LL, SCHR)	8 / 18	33	
Diagnose	akute Aphasie			
Diagnose: Das BIAS ermittelt eine mittelschwere bis schwere akute Aphasie. Es zeigen sich Hinweise auf eine Sprechapraxie in der Spontansprache und allen verbal expressiven Untertests. Eine Abgrenzung zwischen sprechapraktischen und aphasisch verursachten phonologischen Fehlern ist nicht sicher möglich.				

Vergleich der Verfahren

Siehe ▶ Tab. 4.21.

Zur Ergänzung wurden mit Herrn C. im Anschluss an das BIAS noch die Untertests „Mundmotorik", „Artikulation und Phonation" sowie „Singen und Reihensprechen" aus dem AABT durchgeführt (Dauer: 10 min). In den Untertests ergeben sich deutliche Hinweise auf eine Sprechapraxie (▶ Tab. 4.22). Der willentliche Zugriff auf die Phonation ist möglich.

Tab. 4.22 Leistungen des Patienten Herrn C. in ausgewählten Untertests des AABT.

Untertests AABT	Punkte	PR (Tag 8)	Beschreibung
MUMO	38	52	Suchbewegungen
SIREI	20	27	
ARTIK	/papa/ → 1 Silbe/s /pataka/ nicht mgl.		Suchbewegungen und Parapraxien
PHON	/u/ → 14 s		

Tab. 4.21 Vergleich der Leistungen des Patienten Herr C. im AST und BIAS.

Kriterien / Test	AST (Durchführungsdauer 15 min)			BIAS (Durchführungsdauer 35 min)		
Spontansprache	nicht erhoben (n. e.)			kaum verbale Äußerungen möglich, sehr viele phonematische Paraphasien, Sprechanstrengung		
	U-Test	**Pkt / Pkt max.**	**PR**	**U-Test**	**Pkt / Pkt. max.**	**PR**
rezeptiv-auditives SV (auch Aufträge)	Verstehen 1	5 / 5		auditives Wortverständnis	12 / 12	93
	Verstehen 2	4 / 5		auditives Satzverständnis	6 / 6	
				Entscheidungsfragen	6 / 6	
Lesesinnverstehen	Lesen	4 / 5		Lesesinnverständnis Nomina	6 / 6	(→ Schrift)
verbal expressiv	Ausdruck 1	0 / 5		elizitierte mündliche Sprachproduktion Bennennen Objeke	5 / 8	27
				Beschreibung Situationsbilder	0 / 4	
	Ausdruck 2	0 / 5		Wortflüssigkeit	0 / 6	
automatisierte Sprache	n. e.			Reihensprechen	0 / 2	24
				Sprichwörter ergänzen	2 / 4	
				Floskeln nachsprechen	1 / 6	
lautes Lesen	n. e.			lautes Lesen	1 / 6	(→ Schrift)
expressiv schreiben	Schreiben	2 / 6		Schreiben nach Diktat (Worte)	1 / 6	(→ Schrift)
Ergebnis	Gesamtpunkte	15 / 31	58	mittlerer Prozentrang		30
	rezeptiv	13 / 15	93	I. ASV	24 / 24	93
	expressiv	2 / 16	31	II. Automatisierte Sprache	3 / 12	24
				III. Elizitierte mündliche Sprachproduktion	5 / 18	27
				IV. Schriftsprache	8 / 18	33
Diagnose	akute Aphasie			akute Aphasie		

Zusammenfassung und Ableitung therapierelevanter Informationen

Sowohl der AST als auch das BIAS diagnostizieren sicher eine akute Aphasie. Hinweise auf Sprechapraxie erfasst das BIAS durch die Beschreibung der Spontansprache genauer. Eine Abstufung der verbal expressiven Leistungen ist im AST nicht erkennbar. Durch die breitere verbal expressive Aufgabenstreuung und die Stimulierungshilfen bekommt der Untersucher im BIAS differenziertere Informationen über den Wortabruf, den Einfluss der linguistischen Komplexität sowie die Wirksamkeit von Hilfen. Diese Informationen können direkt in der logopädischen Therapie aufgegriffen und umgesetzt werden. So ist z.B. davon auszugehen, dass strukturell einfache, hochfrequente kommunikativ relevante Äußerungen wie „Hallo", „ja" und „Nein" leicht angebahnt und gefestigt werden können.

Die Dissoziationen zwischen verbalen rezeptiven und expressiven Leistungen sowie zwischen Lesesinnverständnis und Schreiben werden in beiden Verfahren gleichermaßen deutlich. Bei den rezeptiven Leistungen zeigen sich in beiden Verfahren Deckeneffekte und erfordern weitere Abklärung auf komplexerer Satz- und Textebene. Durch die stärkere Gewichtung der expressiven Leistungen ergibt sich für Herrn C. im BIAS ein schlechterer Gesamtprozentrang.

Wenn die zusätzliche Zeit von 20 min für das BIAS aufgebracht werden kann, lohnt sich der Aufwand aufgrund der Hinweise für die Therapieplanung. Die Untertests des AABT erlauben hypothesengeleitet eine standardisierte Erfassung der gesichts- und mundmotorischen Probleme.

Beurteilung von Aktivität und Teilhabe

Die Beurteilung der Spontansprache und des nonverbalen Kommunikationsverhaltens im BIAS zeigen, dass Herr C. trotz schwerster verbal expressiver Sprach- und Sprechstörung häufig erfolgreich kommuniziert. Er nutzt dabei intuitiv nonverbale Kommunikationsmittel wie sprachersetzende Gestik, beispielsweise Zeigen von Zahlen mit den Fingern, Kopfnicken und -schütteln. Komplexere und abstrakte Informationen können jedoch aktiv nicht übermittelt werden und Herr C. ist zum Untersuchungszeitpunkt noch auf die Unterstützung des Gesprächspartners durch Fragen oder die Vorgabe von Alternativen angewiesen. Gelingt die oben beschriebene Erarbeitung verbal expressiver Äußerungen wie „Ja" und „Nein", ist bei dem guten Sprachverständnis eine eingeschränkte Nutzung des Telefons denkbar.

4.7.4 Fazit

Die Fallbeschreibungen zeigen, dass eine optimale Aphasiediagnostik in der Akutphase nur mit der Kenntnis verschiedener Testverfahren und einer sinnvollen Auswahl möglich ist. Prinzipiell wären alle Patienten mit allen Verfahren testbar gewesen und es hätten sich zumindest in der Tendenz vergleichbare Ergebnisse bezüglich des Vorliegens einer akuten Aphasie ergeben. Die Ergiebigkeit bezüglich therapeutisch verwertbarer Informationen differiert jedoch erheblich. Ein umfangreicherer Test bietet hier automatisch mehr Möglichkeiten, kann jedoch einen Patienten trotz Abbruchkriterien sowohl bezüglich der zeitlichen Belastbarkeit als auch vom Anspruch der Aufgaben her überfordern und entmutigen. Deshalb ist eine Vorauswahl durch die Logopädin anhand des klinischen Eindrucks der sprachlichen Fähigkeiten sowie nach den Kriterien Belastbarkeit und Kooperationsfähigkeit erforderlich.

M!

Merke

Für eine zeitökonomische und inhaltlich aussagekräftige Diagnostik der akuten Aphasie ist eine Auswahl des geeigneten Testverfahrens durch die Logopädin erforderlich. Kriterien für die Auswahl sind:

- erster klinischer Eindruck der sprachlichen Fähigkeiten
- Belastbarkeit und Kooperationsfähigkeit des Patienten

Es ist jedoch unerlässlich, dass eine funktionsorientierte Diagnostik zumindest durch eine orientierende Beurteilung der Spontansprache und Beobachtung nonverbaler Kommunikationsmittel ergänzt wird, um die verbale und nonverbale Kommunikationsfähigkeit eines Patienten und den Hilfebedarf durch den Kommunikationspartner einzuschätzen.

Merke

Jede funktionsorientierte Diagnostik sollte durch eine Beobachtung der Spontansprache und der nonverbalen Kommunikationsmittel ergänzt werden.

Die Fallbeispiele zeigen ebenfalls, dass die Befunderhebung wichtige Informationen für die Therapieplanung gibt und eine Diagnosestellung ermöglicht, die die Grundlage für die interdisziplinäre Diskussion ist. Bei der Frage, ob therapeutische Ressourcen für eine standardisierte Diagnostik in der Akutphase genutzt werden sollen, sind die Möglichkeiten der **Therapieverlaufskontrolle** und der **Evaluation des Behandlungserfolgs** als wichtige Aspekte zu berücksichtigen. Die Effektivität der Behandlung kann nur mithilfe diagnostischer Verfahren gemessen werden. Eine effektive Therapie muss auch von wirtschaftlichem Interesse sein, da Kliniken zunehmend um Zertifizierungen bemüht sind und untereinander konkurrieren.

Merke

Für den Nachweis des Behandlungserfolgs ist der Einsatz standardisierter Diagnostikverfahren unerlässlich.

Gespräche mit logopädischen Kollegen zeigen, dass in vielen Kliniken die Arbeit der Sprachtherapie als wesentlicher Bestandteil der neurologischen Akutversorgung angesehen und wertgeschätzt wird. Umso bedenklicher ist es, dass zunehmend Kollegen davon berichten, dass ihnen nicht mehr die Zeit für eine standardisierte Diagnostik, geschweige denn für die Auswertung eines Tests, zur Verfügung steht. Logopödinnen stehen häufig vor der Wahl, entweder eine den Qualitätsstandards der DGN entsprechende Diagnostik zu erbringen und dabei Patienten zu selektieren oder einer vom Träger vorgegebenen Strategie der „möglichst vielen" Patientenkontakte zu folgen.

Die Einhaltung der Qualitätsstandards ist aber auch unter gesundheitspolitischer Perspektive wichtig. Hierdurch ist gesichert, dass finanzielle Ressourcen begründet eingesetzt und nicht für subjektiv motivierte, nichtvalidierte und nichtüberprüfbare Therapien ausgegeben werden. Insofern sind Logopädinnen auch aus berufsethischen Gründen verpflichtet, die Qualitätsstandards der Fachgesellschaften wie etwa der DGN einzuhalten.

5 Therapie akuter Aphasien

In der Akutphase steht die Verbesserung geschädigter Sprachfunktionen im Vordergrund der Aphasiebehandlung. Dabei werden so früh und so oft wie möglich teilhabeorientierte Bezüge hergestellt. Die logopädische Arbeit umfasst ein breites Spektrum von Störungsbildern, die überwiegend interdisziplinär behandelt werden. Je nach Verursachung und Schweregrad der Kommunikationsstörung kommen gänzlich verschiedene Ansätze zur Anwendung. Sie reichen von der frühen, somatosensorisch-kommunikativen Stimulierung bei Menschen im Wachkoma bis hin zum sprachlichen Dialogaufbau bei Menschen mit akuten Aphasien. Oberste Priorität hat in der Akutbehandlung immer die Sicherheit der vitalen Funktionen Ernährung und Atmung. Die Dysphagietherapie hat deshalb Vorrang vor der Aphasietherapie.

5.1 Allgemeine Lernprinzipien in der Akutphase

Die Reaktivierung von verbliebenen, aber vorübergehend beeinträchtigten Sprachfunktionen steht in der Übungsbehandlung bei akuter Aphasie im Vordergrund. Dabei werden Lernprozesse angeregt, die die Restitution des Gehirns unterstützen sollen. Welchen Lernprinzipien das Sprachlernen bei Aphasie folgen soll, ist aber bisher nur wenig erforscht. Annahmen und Vorstellungen zu neurophysiologischen, lernpsychologischen, linguistischen und neurolinguistischen Modellen erklären verschiedene Teilaspekte des Lernprozesses (Ferguson 1999). Die Integration in eine spezifische Lerntheorie zur Rehabilitation bei Aphasie steht jedoch noch aus.

Befunde zum Sprachlernen bei Aphasie beziehen sich überwiegend auf das Lernen in der chronischen Phase der Erkrankung. Neben psychologisch begründeten Prinzipien zum Lernen im Erwachsenenalter (Hopper u. Holland 2005) finden sich auch solche, die stärker Bezug auf spezifisch sprachliches Lernen nehmen. Diskutiert werden hier neben anderen die Prinzipien des fehlerfreien Lernens („errorless learning"), des therapeutischen Feedbacks und des intensiven Lernens (u. a. Cherney et al. 2008, Pulvermüller u. Berthier 2008, Horton 2008, Fillingham et al. 2003). Für das Lernen in der Akutphase liegen aber gänzlich verschiedene Voraussetzungen vor. Bewusstheit, Aufmerksamkeits- und/oder Gedächtnisfunktionen sind insbesondere bei schweren akuten Aphasien deutlich beeinträchtigt und die sprachliche Symptomatik fluktuiert stark, sodass die Lernprinzipien in Bezug auf akute Aphasien neu zu reflektieren und anzupassen sind.

M!

Merke

Prinzipien für das Sprachlernen in der Akutphase

- fehlerfreies Lernen
- vom Leichten zum Schweren
- keine systematische Fehlerbearbeitung
- Sprachanstrengung und Automatismen vermeiden
- emotional bedeutsame Kontexte schaffen
- intensives, wiederholendes Lernen

5.1.1 Fehlerfreies Lernen

Die Theorie des fehlerfreien Lernens geht von der Annahme einer selbstverstärkenden Wirkung von Fehlern aus. Selbstverstärkung resultiert aus einer Intensivierung der Verbindung zwischen einem Stimulus und einem Fehler durch die Fehlerproduktion. Nicht wahrgenommene Fehler führen dazu, dass falsche Wortformen abgespeichert und bei wiederholtem Abruf erneut fehlerhaft produziert werden. Fehlerlernen interferiert dann mit dem Erwerb der korrekten lexikalischen Einträge. In der Akutphase ist die Fähigkeit, eigene Fehler wahrzunehmen, bei den meisten Betroffenen stark eingeschränkt. Zugleich treten häufig repetitive Symptome auf (z. B. Automatismen, Perseverationen), die als fehlerhafte Äußerungen leicht zu Interferenzen führen. Für die Behandlung bei akuter Aphasie ist daraus abzuleiten, dass beim sprachlichen (Wieder-)Lernen möglichst keine Fehler produziert werden sollen, um eine wechselseitige Beeinflussung mit dem korrekten lexikalischen Eintrag zu vermeiden. Abel et al. (2005) haben gezeigt, dass fehlerfreies Lernen in der Benenntherapie vor allem bei schweren aphasischen Störungen hilft. Außerdem wird dieses Lernprinzip als besonders relevant erachtet, wenn das Wortwissen beeinträchtigt ist und nicht nur der Zugriff auf Wortformen. Beide Aspekte treffen bei akuter Aphasie zu: In der initialen Erkrankungsphase sind die sprachlichen Fähigkeiten häufig sehr schwer beeinträchtigt und die lexikalischen Repräsentationen nicht zugänglich. Eine Übungsbehandlung, die fehlerfreies Lernen berücksichtigt, erscheint deshalb in der Therapie akuter Aphasien angezeigt.

In den Übungen werden deshalb so viele sprachliche Hilfen wie erforderlich gegeben. Fehlerlernen und negative emotionale Reaktionen auf sprachliche Fehler sollen vermieden werden. Eine Möglichkeit zur Stimulierung einer fehlerfreien Wortproduktion ist beispielsweise mit der Vorgabe der gesamten Wortinformation zu beginnen. Das zu übende Zielwort wird dazu von der Therapeutin vollständig und korrekt vorgesprochen, dann folgt die Aufforderung zum Mit- oder Nachsprechen bei gleichzeitiger Vorgabe des Satzrahmens und Zeigen auf das Objekt („Das ist ein Glas. Das ist ein... ?"). Es wird keine Auswahlmenge mit Ablenkeritems angeboten, weil dies zu Fehlaktivierung durch die alternative Wortform führen kann. Die sprachlichen Hilfen können schrittweise abgebaut werden, wenn das Zielwort bei maximaler Hilfestellung korrekt und sicher realisiert wird (S.S. 138). Entscheidend für die Hilfenreduzierung ist immer die fehlerfreie Wortproduktion.

M!

Merke

Bei akuter Aphasie treten zumeist viele Paraphasien, Stereotypien, Automatismen und Perseverationen auf, die aufgrund einer reduzierten Wahrnehmung für eigenen Fehler nicht bemerkt werden. Sie interferieren mit dem Erwerb korrekter lexikalischer Einträge. Deshalb soll das Lernprinzip des fehlerfreien Lernens in der Behandlung akuter Aphasien berücksichtigt werden.

5.1.2 Vom Leichten zum Schweren

Fehlerfreies Lernen impliziert ein weiteres Lernprinzip für die Übungsstruktur in der Akutbehandlung: die hierarchische Steigerung sprachlicher Anforderungen vom Leichten zum Schweren. Befunde zur Therapie bei chronischer Aphasie zeigen, dass durch die Arbeit an komplexen Strukturen Generalisierungseffekte auf leichtere, ungeübte Strukturen zu erzielen sind (Thompson et al. 2003, Kiran 2007, Stadie et al. 2008). Diese Annahme kann für die Behandlung bei akuter Aphasie nicht gelten. Übungen mit sprachlicher Anforderung an der oberen Leistungsgrenze gehen mit Fehlern beim Lernen einher, erfordern systematische Fehlerrückmeldung und begünstigen das Auftreten von Anstrengungsverhalten. Auch unter der Annahme, dass die funktionelle Erholung des geschädigten Gewebes durch übermäßige kognitive Beanspruchung behindert werden kann (Kleim et al. 2003, Woodlee u. Schallert 2004, Raymer et al. 2008), erscheint eine schrittweise Steigerung von leichten zu schwereren sprachlichen Anforderungen für die Akutphase angemessen. Vorschläge für eine solche Abfolge zeigt ▶ Tab. 5.1.

Tab. 5.1 Lernprinzip „vom Leichten zum Schweren" – hierarchische Steigerung sprachlicher Anforderungen bei akuter Aphasie.

Schwierigkeitsstufe	Beispiele
1. nicht-propositionale Sprache	• automatisierte Reihen mit- und nachsprechen (Zahlen von 1–10, Wochentage, Monate, Jahreszeiten) • Sprichwörter mit-, nachsprechen, ergänzen („Eine Schwalbe macht noch keinen...?" – „Sommer") • Basiskommunikation mit Redefloskeln erarbeiten („hallo", „wie geht's", „okay", „tschüss") • eigener Name
2. propositionale Sprache	• Wortebene (Nomen und Verben mit hoher Frequenz, Alltagsrelevanz, individuell bedeutsam) • Phrasenebene (alltagsrelevante Objekt-Verb-Verbindungen) • Satzebene (Sätze mit Verbzweitstellung und Flexionsformen) • dialogische Übungen auf Wort-, Phrasen- und Satzebene zur Erweiterung der Basiskommunikation

▶ **Leicht ist, was hochfrequent ist.** Der Wortabruf aus dem mentalen Lexikon ist insbesondere von Gebrauchsfrequenz, Wortlänge und Wortstruktur bestimmt (Nickels u. Howard 1995). Je häufiger ein Wort in einer Sprache vorkommt, je kürzer und einfacher es strukturiert ist, desto leichter ist es abrufbar (z. B. „Bett" leichter als „Strumpf", „laufen" leichter als „unterschreiben"). Das Lernen bei Aphasie wird durch eine hohe Gebrauchsfrequenz des Übungsmaterials erleichtert.

Hochfrequent und hochvertraut sind auch nichtpropositionale Sprachanteile. Als nichtpropositionale (oder auch: reproduktive) Sprache werden diejenigen Sprachanteile bezeichnet, die ganzheitlich, also ohne semantische und syntaktische Planung abrufbar sind (Blanken 1991). Hierzu zählen automatisierte Reihen (Wochentage, Zahlenreihen), Sprichwörter oder Redefloskeln. Und auch der eigene Name ist überlernt und kann von vielen Patienten leicht abgerufen oder ergänzt werden.

Im Gegensatz dazu ist die Frequenz propositionaler (oder auch: produktiver) Sprachanteile (Wörter, Phrasen, Sätze) stark vom tatsächlichen Gebrauch in der Sprache abhängig. Sie sind nicht automatisch abrufbar sondern müssen semantisch und syntaktisch konstruiert werden (Blanken 1991). Innerhalb der propositionalen Sprachanteile stellt der Einzelwortabruf geringere sprachliche Anforderung als der Abruf von Phrasen oder die Satzplanung- und produktion. Auch hier bestimmt unter anderem die Gebrauchsfrequenz das Schwierigkeitsniveau. Die Frequenz gesprochener Wörter kann beispielsweise mithilfe der CELEX-Datenbank (Max Planck Institute for Psycholinguistics 2001; freier Zugang zum WebCelex über celex.mpi.nl) ermittelt werden. Lexikalische Angaben finden sich auch in ausgewählten Bild- und Übungsmaterialien (Snodgrass u. Vanderwart 1980, Stark 1992, Glauer et al. 2007, Nobis-Bosch et al. 2009). Für die Akutbehandlung ist aber eine subjektive Einschätzung durch die Therapeutin ausreichend, zumal das verwendete Wortmaterial gleichzeitig auch alltagsrelevant und individuell bedeutsam sein soll. Mit den Kriterien Alltagsrelevanz und individueller (autobiografischer) Relevanz geht in der Regel eine hohe Gebrauchsfrequenz einher.

▶ **Leicht ist, was dialogisch stimuliert wird.** Über Redefloskeln können schon früh in der Therapie einfache Alltagsdialoge stimuliert werden, die für eine Basiskommunikation nutzbar sind. Alltagsdialoge bestehen aus Paarsequenzen („adjacency pairs"), den Grundeinheiten der Struktur von Gesprächen (Schegloff 2007, Henne u. Rehbock 2001). Paarsequenzen sind aufeinander folgende Äußerungen von 2 Sprechern mit wechselnden Sprechakten wie z. B. Frage – Antwort („wie geht's?" – „gut"), Gruß – Gegengruß („guten Morgen" – „guten Morgen") oder Angebot – Annahme („möchten Sie etwas trinken?" – „ja bitte"). Der dabei stattfindende Sprecherwechsel (Turn-Taking) ist von impliziten Konversationsregeln bestimmt, die selbst bei schwerer Aphasie erhalten zu sein scheinen (Basso 2003, Glindemann 1990, Ferguson 1988). Darum sind solche Paarsequenzen (auch Nachbarschaftspaare genannt) besonders geeignet, um die Basiskommunikation bei Aphasie zu stimulieren. Zusätzlich wird das Lernen bei Aphasie dadurch erleichtert, dass Inhalt und Form der Äußerungen in Paarsequenzen oft formelhaft sind (Pickering u. Garrod 2004, Schegloff 2004).

Zur Erweiterung der Basiskommunikation werden Dialoginhalte auf Wort-, Phrasen- und Satzebene erarbeitet (S. S. 157). Neben der Erhöhung linguistischer Anforderungen steigert auch der Wechsel von der Rolle des antwortenden Gesprächspartners in die Rolle des Fragenden bzw. des dialogeröffnenden Partners die sprachlichen und kommunikativen Anforderungen.

▶ **Leicht ist, was sich wechselseitig aktiviert.** Wortformen, die häufig gemeinsam miteinander in einer bestimmten syntaktischen Verbindung auftreten (Kollokation), aktivieren sich gegenseitig. Wörter mit enger Kollokation (z. B. Zähne putzen, Kaffee trinken) sind dabei leichter aktivierbar als solche mit weiter Kollokation (z. B. Brille suchen, Wohnung tauschen). Bei Aphasie wird insbesondere der Abruf von Verben durch Kollokationen erleichtert (Webster u. Gordon 2009). Den Effekt wechselseitiger Aktivierung bilden Netzwerkmodelle durch parallele Aktivierungsausbreitung auf verschiedenen Verarbeitungsebenen (semantisches, phonologisches, morphologisches, syntaktisches Netzwerk) ab (z. B. Dell 1986). So entsteht beispielsweise nach der semantischen Aktivierung der lexikalischen Einheiten eine wechselseitige phonologische und morphosyntaktische Aktivierung von „Zähne" und „putzen" (Schlenck et al. 1995). Diese interaktive Beeinflussung erleichtert und beschleunigt den ganzheitlichen Abruf von

Satzfragmenten („Zähne putzen"). Solche Satzfragmente werden in der Reduzierte-Syntax-Therapie (REST) systematisch erarbeitet und erweitert (Schlenck et al. 1995).

In der Behandlung bei akuter Aphasie sind Objekt-Verb-Strukturen mit enger Kollokation gut nutzbar, um kurze Phrasen zu stimulieren. Eine systematische REST, wie sie für den chronischen Agrammatismus vorgeschlagen wird, ist aber nicht angezeigt. Zum Sprachlernen bei akuter Aphasie wird die interaktive, parallele Aktivierung der Wortformen genutzt, um den Wortabruf zu erleichtern. Gleichzeitig stehen diese Zweiwortäußerungen als Kontextellipsen für die dialogische Kommunikation zur Verfügung, die auch von Sprachgesunden in informellen Gesprächssituationen mit elliptischen Äußerungen gestaltet wird (Kolk u. Heeschen 1990).

Merke

Sprachliche Anforderungen sind in der Behandlung akuter Aphasien hierarchisch zu steigern, um fehlerfreies Lernen zu ermöglichen und Sprachanstrengung zu vermeiden. Leichte Anforderungen stellen hochfrequente Wörter, Wörter und Phrasen, die im Dialog stimuliert werden und Wortformen mit enger Kollokation.

5.1.3 Keine systematische Fehlerbearbeitung

Ein weiteres Lernprinzip, das mit dem fehlerfreien Lernen eng verknüpft ist, ist die korrektive Fehlerrückmeldung (Feedback), also die Bewertung einer sprachlichen Äußerung als richtig oder falsch. Damit Menschen mit Aphasie ein korrektives Feedback zum Lernen nutzen können, müssen ihre Gedächtnis- und Aufmerksamkeitsleistungen weitgehend intakt sein. So stellt beispielsweise der Abgleich einer produzierten Äußerung mit dem therapeutischen Feedback hohe Anforderungen an das Arbeitsgedächtnis, denn sprachliche Informationen müssen im Gedächtnisspeicher gehalten und bearbeitet werden (Fillingham et al. 2003).

Eine weitere Voraussetzung für die Fehlermodifikation nach einem Feedback ist eine gut erhaltene Eigenwahrnehmung, also die Fähigkeit zur Kontrolle der eigenen Sprache und des eigenen Sprechens (Self-Monitoring, Levelt 1989). Diese Bedingungen sind aber bei akuter Aphasie häufig nicht gegeben. Nahezu alle Betroffenen zeigen Störungen des Gedächtnisses und der Aufmerksamkeit und auch die Eigenwahrnehmung für die sprachliche Symptomatik ist eingeschränkt.

Nach dem neurophysiologischen Konzept des Hebb'schen Lernens kann aber im Paradigma des fehlerfreien Lernens auch ohne Feedback gelernt werden (Fillingham et al. 2003). Die Hebb'sche Lernregel besagt, dass immer dann, wenn 2 miteinander verbundene Neuronen gleichzeitig aktiv sind, die Verbindung zwischen ihnen stärker wird (Hebb 1949). Auf der Grundlage dieses neurophysiologischen Vorgangs ist erklärbar, dass alleine durch Präsentation eines Stimulus (z. B. Vorsprechen) und Produktion (z. B. Nachsprechen, Lückensatz ergänzen) Lernprozesse angeregt werden. Sprachlernen bei akuter Aphasie kann demnach ohne Feedback effektiv unterstützt werden, wenn das Konzept des fehlerfreien Lernens berücksichtigt wird.

Korrektives Feedback mit Fehlerbearbeitung ist also eine therapeutische Technik, die gut erhaltene Aufmerksamkeits- und Gedächtnisfunktionen einschließlich guter Monitoringprozesse voraussetzt und deshalb in der frühen Akutphase nicht nutzbar ist. Daneben muss auch die emotionale und psychische Wirkung eines Feedbacks berücksichtigt werden. In der Akutphase nehmen die Betroffenen ihre sprachlichen Fehler (z. B. repetitive Symptome, Enthemmungsphänomene) häufig nicht bewusst wahr und reagieren deshalb mit Bestürzung auf Fehlerrückmeldungen. Die negativen emotionalen Reaktionen können zu sprachlichem Rückzugsverhalten führen, d. h. die Betroffenen vermeiden sprachliche Kommunikation möglichst. In vielen Fällen geht sprachliches Rückzugsverhalten auch mit Gefühlen der Selbstabwertung einher. Ein weiteres Argument gegen ein Feedback in der Akutphase ist somit die Vermeidung von Selbstabwertung und kommunikativ ungünstigen Verhaltensweisen (Coping-Strategien). Vielmehr sollen die Betroffenen zur sprachlichen Kommunikation und zum Abbau von Sprechängsten ermutigt werden. Hierzu ist ein allgemeines, positives Feedback sinnvoll, das die gelungene Informationsvermittlung betont, aber nicht auf Fehler hinweist (z. B. „Ich habe jetzt gut verstanden, dass Sie von Ihrem Sohn erzählen wollen." – „Sie zeigen mir das Glas, ich verstehe, dass Sie etwas trinken möchten.").

Zusammenfassend sprechen die Befunde aus der Forschung und auch die klinische Beobachtung gegen eine systematische Fehlerrückmeldung in der Behandlung akuter Aphasien.

> **Merke**
>
> Korrektives Feedback zur systematischen Fehlerbearbeitung setzt gut erhaltene Aufmerksamkeits- und Gedächtnisleistungen voraus. Diese sind bei den meisten Betroffenen in der Akutphase aber deutlich eingeschränkt. Auf korrektives Feedback ist deshalb in der Behandlung akuter Aphasien zu verzichten. Allgemeine, positive Rückmeldungen zu gelungener Informationsvermittlung ermutigen zur sprachlichen Kommunikation und sollten in die Behandlung integriert werden.

5.1.4 Sprachanstrengung und Automatismen vermeiden

Feedback schafft bei Menschen mit Aphasie ein verstärktes Bewusstsein für Fehler. In der chronischen Phase einer Aphasie ist Fehlerbewusstsein eine wichtige Voraussetzung für bewusste Veränderungen des Sprachverhaltens. In der Akutphase birgt die therapeutische Verstärkung von Fehlerbewusstsein immer die Gefahr, dass es zu vermehrter Sprachanstrengung kommt.

> **Merke**
>
> Sprachanstrengung bezeichnet die „Schwierigkeit, Gedanken sprachlich auszudrücken, aufgrund von Wortfindungsstörungen sowie Erschwernis in der Wort- und Satzbildung" (Huber et al. 2006a).

Sprachanstrengung kann ausgelöst oder verstärkt werden, weil die Betroffenen vermehrt Aufmerksamkeit auf sprachliche Abruf- und Planungsprozesse richten. Das Auftreten von Sprachanstrengung ist somit Ausdruck übermäßiger kognitiver Beanspruchung. Tierexperimentellen Befunden zufolge kann eine kognitive Überbeanspruchung in der frühen Akutphase die Restitution des geschädigten Gewebes behindern (Kleim et al. 2003, Woodlee u. Schallert 2004, Raymer et al. 2008).

Für das Vermeiden von Sprachanstrengungen sprechen jedoch nicht nur die ungünstigen Auswirkungen auf die Mechanismen der neuronalen Plastizität. Sie kann auch zu einer Verschlechterung der Symptomatik führen, also sprachliche Verarbeitungsprozesse negativ beeinflussen. Nicht intendierte, unwillkürliche automatisierte Äußerungen, die kommunikativ zumeist inadäquat sind (Sprachautomatismen), und sprachliche Enthemmungsphänomene (Jargon und Logorrhö) können bei vermehrter Sprachanstrengung ausgelöst oder auch verstärkt werden. Daneben treten Automatismen aber auch spontan, nicht durch Anstrengungsverhalten ausgelöst, auf. In jedem Fall besteht mit zunehmender Dauer der Aphasie die Gefahr, dass Automatismen sich verfestigen und die Kommunikation dauerhaft behindern. Darum ist es außerordentlich wichtig, sprachliche Automatismen schon in der Akutphase zu unterbinden.

> **Merke**
>
> Sprachanstrengung kann die Restitution des geschädigten Gewebes behindern und das Auftreten von Sprachautomatismen begünstigen. Darum ist das Auftreten von Anstrengungsverhalten in der Behandlung akuter Aphasien zu vermeiden. Sprachliche Automatismen müssen frühzeitig gehemmt bzw. gestoppt werden.

5.1.5 Emotional bedeutsame Kontexte schaffen

Aus der psychologischen Lernforschung ist gut bekannt, dass Emotion und Kognition eng miteinander verbunden sind und den Lernprozess wechselseitig beeinflussen (Edelmann 2000, Spitzer 2007). Dabei können die Auswirkungen von Emotionen auf die kognitive Informationsverarbeitung förderlich, aber auch hinderlich sein, wenn beispielsweise unter Stress gelernt wird. Neurophysiologische Studien untersuchten an Sprachgesunden den Einfluss des emotionalen Kontextes auf Aufmerksamkeit und Gedächtnis, also auf Leistungen, die unmittelbar mit sprachlichem Lernen verbunden sind. So wurde gezeigt, dass Wörter, die in einem positiven emotionalen Kontext angeboten werden (z. B. in Verbindung mit einem Bild, das positive Gefühle auslöst) die Aufmerksamkeit erhöhen und effektiver abgespeichert werden als Wörter in einem neutralen Kontext (Dillon et al. 2006, Hinojosa et al. 2009). Und die so abgespeicherten Wörter sind auch besser erinnerbar (Erk et al. 2005). Für die Wirkung von Bildern, die positive Emotionen auslösen, liegen ähnliche Befunde vor. Affektiv stimulierendes Bildmaterial steigert die Aufmerksamkeit, fazilitiert lexikalisches Entscheiden, verbessert und beschleunigt den Wortabruf (Hinojosa et al. 2010, Kissler u. Koessler 2011, Keil 2006).

Auch bei Menschen mit Aphasie zeigten neuropsychologische Untersuchungen zum Einfluss von Emotionen auf Lesen, Schreiben, Nachsprechen und auditives Sprachverstehen signifikant bessere Leistungen in den jeweiligen Modalitäten bei Verwendung emotional positiver Stimuli im Vergleich zu emotional neutralen Stimuli (Graves et al. 1981, Landis et al. 1982, Reuterskiöld 1991). Die Ergebnisse sprechen unter anderem für eine spezifische Beteiligung der rechten Hemisphäre bei der Verarbeitung emotional konnotierter Wörter (Landis 2006).

Für die Behandlung akuter Aphasien ist daraus das Lernprinzip, emotional bedeutsame Kontexte zu schaffen, ableitbar. Zusätzlich unterstreichen Befunde aus funktionellen Bildgebungsstudien die Relevanz emotional anregender Übungsmaterialien. Sie weisen eine Phase der Hochregulierung früh nach Eintritt der Schädigung in der rechten Hemisphäre nach (Sauer et al. 2006), die Bestandteil des neuronalen Schaltkreises zur Verarbeitung von Emotionen ist (Pritzel et al. 2009). Wenn also Sprachlernen über emotionale Beteiligung angeregt wird, kann die Sprachverarbeitung durch die rechte Hemisphäre unterstützt werden (koaktive Sprachverarbeitung). Als Übungsmaterialien sind hierfür persönliche Fotos (Angehörige, Freunde, Haustiere, Urlaubsaufnahmen), Fehlerbilder mit Überraschungseffekt, Abbildungen Prominenter, Bilder aus der Werbung oder generell positiv besetzte Bilder (z. B. Eisbecher, Sonnenaufgang) geeignet.

In der Lernpsychologie wird ein weiterer wichtiger Aspekt von Emotionen hervor gehoben, nämlich die enge Verbindung zur Motivation. Positive Gefühle beim Lernen und individuell bedeutsame Inhalte erhöhen die Lernmotivation und aktivieren so Prozesse der Informationsverarbeitung (Edelmann 2000). Und auch bei Aphasie ist Motivation ein wesentlicher Faktor für den Lernerfolg (Horton 2008). Spezifisch für das Lernen von Erwachsenen ist dabei, dass sie umso leichter lernen, je lebensnäher ein Lernthema ist und je leichter die neuen Inhalte an Vorerfahrungen anknüpfen (Hopper u. Holland 2005, Holland et al. 2010). Neue Lerninhalte werden von Erwachsenen in schon bestehende kognitive und subjektive Wahrnehmungen eingeordnet. Therapieziele und -inhalte mit den und nicht für die Betroffenen zu wählen, so wie es die ICF fordert, schafft die Voraussetzung für eine solche Lernmotivation. Bei sehr schweren Sprach- und Kommunikationsstörungen in der Akutphase ist dazu die Kooperation mit Angehörigen sinnvoll, die Auskunft über wichtige Lebensbereiche und Interessengebiete geben können.

M!

Merke

Emotionale und motivationale Faktoren tragen zum Lernerfolg in der Rehabilitation bei. Individuell relevante Kontexte und emotional anregende Materialien unterstützen die Sprachverarbeitung und erhöhen Lernmotivation und Lernerfolg.

5.1.6 Intensives, wiederholendes Lernen

Intensives und hochfrequentes Lernen ist eine wichtige Voraussetzung für signifikante Verbesserungen der Sprache und Kommunikation bei postakuten und chronischen Aphasien (Cherney et al. 2008, Kelly et al. 2010). Durch systematischen Therapievergleich hat eine kanadische Autorengruppe gezeigt, dass bei chronischer Aphasie signifikante sprachliche Fortschritte erst ab 60 Behandlungseinheiten mit einer Therapiefrequenz von mindestens 5–10 h wöchentlich zu erreichen sind (Bhogal et al. 2003).

Zur Therapieintensität und -frequenz ebenso wie zum Therapiebeginn in der Akutphase liegen bisher kaum belastbare Studienergebnisse vor. Die Fragen, wann der günstigste Zeitpunkt für den Therapiebeginn ist und wie intensiv die Therapie dann durchgeführt werden soll, können zurzeit noch nicht sicher beantwortet werden. Als unbestritten gilt aber, dass die Intensität der Behandlung ein Schlüsselfaktor für neuroplastische Veränderungen des Gehirns nach Erkrankungen ist (Kleim u. Jones 2008).

Eine der ersten kontrollierten, randomisierten Gruppenstudien zur intensiven Aphasiebehandlung in der frühen Akutphase wurde von einer schwedischen Forschergruppe publiziert (Laska et al. 2008). Sie berichtet, dass Patienten mit relativ stabilem Allgemeinzustand schon 3 Tage nach Erkrankungsbeginn 45 min sprachstimulierende Übungsbehandlung täglich bewältigen können. Die Effekte eines multimodalen Therapieansatzes (Language Enrichment Therapy – LET; Salonen 1980) auf die sprachsystematischen und kommunikativen Leistungen der Teilnehmer wurden im Vergleich mit einer nicht behandelten Kontrollgruppe überprüft. Die Befunde sprechen nicht eindeutig für einen Überlegenheitseffekt einer sehr frühen, moderat intensiven Behandlung (3 Wochen mit durchschnittlich 4 × 45 min) auf die verbale Kommunikationsfähigkeit. Bislang wurden die Ergebnisse jedoch nur kursorisch vorgestellt, die Effekte der Therapie auf die sprachsystematischen Leistungen sind noch nicht publiziert (Laska et al. 2010). Eine weitere, ebenfalls kontrollierte und randomisierte Studie zeigt, dass bei durchschnittlich 7,5 Therapieeinheiten mit störungsspezifisch ausgerichteten Inhalten und einer Dauer von 45 min innerhalb der ersten 3 Wochen post onset signifikante Verbesserungen der sprachlichen und kommunikativen Leistungen zu erreichen sind (Godecke et al. 2011). Zusammenfassend unterscheiden sich diese beiden Studien zur Therapie in der frühen Akutphase in vielen Variablen (u. a. direkte vs. indirekte Erfassung der kommunikativen Leistungen, störungsspezifische vs. multimodale Therapie) und liefern keine ausreichende Evidenz für die Inhalte und die Intensität früh beginnender Aphasietherapie. Bakheit et al. (2007) stellen aufgrund ihrer Untersuchung die Machbarkeit eines frühen Therapiebeginns grundsätzlich infrage.

Als empirisch gesichert gilt die Effektivität intensiver Sprachtherapie bei stabiler Symptomatik der Aphasie, die sich in der Regel etwa 4 Wochen nach Erkrankungsbeginn einstellt. In Anlehnung an Huber et al. (2006a, 2006b) handelt es sich hier um den Übergang von der Akutphase in die frühe Postakutphase (s. S. 26). Bakheit et al. (2007) konnten in einer randomisierten parallelen Gruppenstudie zum Vergleich intensiver und nichtintensiver Therapie mit Beginn etwa 4 Wochen post onset keine Überlegenheit der Intensivbehandlung auf die sprachsystematischen Leistungen der Teilnehmer nachweisen. Allerdings lag die Intensivbehandlung mit durchschnittlich 4 h pro Woche deutlich unter der empirisch gut abgesicherten Intensität von etwa 9 h pro Woche als Voraussetzung für das Erreichen signifikanter Verbesserungen der Sprache (Bhogal et al. 2003).

Eine der ersten kontrollierten Studien zur Wirksamkeit intensiver, sprachsystematisch ausgerichteter Aphasietherapie wurde bereits vor mehr als 20 Jahren von Poeck et al. (1989) veröffentlicht. In die Studie waren auch Teilnehmer in der frühen Postakutphase des Aphasieverlaufs (1–4 Monate post onset) eingeschlossen. Sie erhielten täglich 1–2 h Therapie als Einzel- und Gruppenbehandlung. Mehr als ¾ der Teilnehmer mit frühen postakuten Aphasien konnten sich über die Spontanremission hinaus signifikant im Aachener Aphasie-Test (AAT) verbessern.

Ähnlich intensive Behandlungskonzepte bei akuter Aphasie werden auch in neueren Studien beschrieben. Zu beachten ist dabei, dass der Terminus „akute Aphasie" nicht einheitlich verwendet wird, die Akutphase zeitlich weiter gefasst ist und häufig der Postakutphase entspricht. So werden beispielsweise täglich 30- bis 60-minütige computerunterstützte Übungen zur Verbesserung der Wortfindung zusätzlich zur logopädischen Therapie schon in der frühen Postakutphase angeboten (Laganaro et al. 2006, 2003). Und es liegen auch Befunde zur Constrained-Induced Aphasia Therapy (CIAT) vor, die in modifizierter Intensität, nämlich täglich dreimal für jeweils 45 min statt einer dreistündigen Sitzung, 4–8 Wochen nach Erkrankungsbeginn durchgeführt wurde (Kirmess u. Maher 2010).

Einige Befunde aus der tierexperimentellen Forschung sprechen aber auch für einen kritischen Blick auf intensives Lernen in der Akutphase nach einer Hirnschädigung, weil durch die Behandlung die zerebrale Reorganisation und die neuronale Plastizität behindert werden. In einer Übersichtsarbeit berichten Kleim u. Jones (2008) von mehreren Untersuchungen zur motorischen Rehabilitation bei Ratten, die negative Effekte eines Forced-use-Trainings (erzwungener Gebrauch) in den ersten 7 Tagen nach Infarkt nachwiesen. Das intensive Training führte zu einer Verstärkung der funktionellen Schädigung des Gewebes um das Kerngebiet des Infarkts (Penumbra). Weiterhin wird eine reduzierte neuronale Plastizität im Hippocampus, einer zentralen Struktur für Funktionen des Gedächtnisses, auch außerhalb des Forced-use-Konzepts beschrieben. Bei gemäßigtem Training zwischen dem 7. und 14. Tag nach Infarkt waren diese negativen Effekte auf die neuronale Plastizität nicht mehr nachweisbar. Eine Übertragung dieser tierexperimentellen Befunde auf die Aphasiebehandlung beim Menschen ist jedoch problematisch. So erlaubt beispielsweise schon die unterschiedliche Lebensdauer (bei Ratten ca. 2–3 Jahre, bei Menschen ca. 75–80 Jahre) keinen direkten Vergleich. Die Studien werfen aber die Frage auf, welchen Zeitraum die Akutphase umfasst, ab welchem Zeitpunkt und mit welcher Intensität Therapie sicher positiv wirkt.

Zusammenfassend kann die Leitlinienempfehlung „sofern der Allgemeinzustand der Patienten dies zulässt und eine hinreichende Fähigkeit zur Fokussierung der Aufmerksamkeit vorliegt, sollte möglichst frühzeitig eine sprachliche Aktivierung erfolgen“ (DGN-Leitlinien Aphasiebehandlung, Ziegler 2012) derzeit nicht weiter konkretisiert werden. Zur Intensität empfehlen die Fachgesellschaften in der Akutphase tägliche Behandlung über 30 min (Bauer et al. 2002). Nach dem gegenwärtigen Forschungsstand wird in Akutkrankenhäusern mit und ohne Stroke Unit durchschnittlich aber nur 2-mal pro Woche 15–30 min Therapie angeboten (Rotterdam 2009). Die Empfehlungen der Leitlinien werden in der klinischen Praxis demnach deutlich unterschritten.

M!

Merke

Wann der günstigste Zeitpunkt für den Therapiebeginn bei akuter Aphasie ist und wie intensiv die Therapie dann durchgeführt werden soll, kann zurzeit nicht empirisch fundiert beantwortet werden. Als gesichert gilt aber, dass die neuronale Plastizität unter anderem durch die Intensität der Behandlung entscheidend beeinflusst wird. Leitliniengemäß soll die Behandlung so früh wie möglich beginnen und täglich über 30 min erfolgen.

5.2 Therapieziele

Ziel aller Rehabilitationsmaßnahmen ist die **Beseitigung oder Verminderung von Behinderung**. Dabei sind neben den Beeinträchtigungen körperlicher und mentaler Funktionen auch die Beeinträchtigungen von Aktivitäten und Teilhabe an verschiedenen Lebensbereichen zu berücksichtigen (Kap. 3).

Getragen von einem humanistischen Menschenbild formuliert der Deutsche Bundestag: Rehabilitation hat „das Ziel, die vollständige Teilhabe behinderter Menschen am Leben in der Gesellschaft zu verwirklichen“ (Bericht der Bundesregierung über die Lage behinderter Menschen und Entwicklung ihrer Teilhabe. Drucksache 15/4575, Berlin 2004). Unter zusätzlicher Berücksichtigung des ökonomischen Aspekts von Rehabilitation ist dieses Rehabilitationsziel auch im Sozialgesetzbuch verankert: „Behinderte oder von Behinderung bedrohte Menschen erhalten Leistungen (...), um ihre Selbstbestimmung und gleichberechtigte Teilhabe am Leben in der Gesellschaft zu fördern, Benachteiligungen zu vermeiden oder ihnen entgegenzuwirken“ (SGB IX, Rehabilitation und Teilhabe behinderter Menschen am Leben der Gesellschaft, §1). Rehabilitationsmaßnahmen sollen dem Leitprinzip „Hilfe zur Selbsthilfe“ folgen und die Rehabilitanden unterstützen, selbstbestimmt Experten in eigener Sache zu werden (§ 26 Kapitel 4, SGB IX). Dieser Paradigmenwechsel weg von der Fürsorge hin zur Selbstbestimmung bedeutet, dass Patienten mit in die Verantwortung für den Verlauf einer Rehabilitation genommen werden und Therapieziele gemeinsam mit Patienten und auch Angehörigen zu formulieren sind.

Die Umsetzung einer solchen Orientierung von Rehabilitationszielen an der Partizipation ist noch in den Anfängen. Eines der wenigen Konzepte für eine mehrdimensionale, d. h. ICF-orientierte Sprachtherapie bei Aphasie stammt von einer Schweizer Autorengruppe (Rentsch u. Bucher 2008). Beispiele für die Umsetzung und Anwendung finden sich auch bei Grötzbach u. Iven (2009). Die Wirksamkeit ICF-orientierter Rehabilitationsmaßnahmen wurde bisher aber noch nicht ausreichend überprüft (Fries 2007). Und die Besonderheiten der Rehabilitation akuter Aphasien ebenso wie die der Frührehabilitation von Menschen mit schweren Bewusstseinsstörungen finden in den vorliegenden Konzepten und Anwendungsbeschreibungen noch keine Berücksichtigung.

In der **pragmatisch orientierten Aphasietherapie** sind jedoch viele Aspekte, wie z.B. die allgemeine Zielformulierung, schon immer an der Kommunikation orientiert: „Ziel der Aphasietherapie ist die Reaktivierung der sprachlichen und schriftsprachlichen Kommunikationsfähigkeit [...]" und die Vermittlung „nonverbaler und verbaler Kompensationsmöglichkeiten [...], um wieder Alltagssituationen bewältigen zu können" (Springer 1986).

M!

Merke

Allgemeine Ziele in der Behandlung akuter Aphasien

- Verbesserung der Kommunikationsfähigkeit
- Aufbau und Optimierung vorübergehend beeinträchtigter Sprachfunktionen
- Hemmung und Abbau pathologischen Sprachverhaltens

5.2.1 Verbesserung der Kommunikationsfähigkeit

Übergeordnetes Ziel der logopädischen Therapie ist immer die Verbesserung der Kommunikationsfähigkeit. Bei Menschen mit schweren Bewusstseinsstörungen, die keinen intentionalen Kontakt mit der Umwelt aufnehmen und folglich auch nicht verbal kommunizieren können, muss Kommunikation zunächst einmal angebahnt werden. Die Anbahnung erfolgt über körpernahe Stimulierung und zielt darauf ab, physiologische Antwortreaktionen (vegetative Zeichen, körperliche Reaktionen) zu erhalten und auf diesem Weg nonverbal zu kommunizieren. Bei Menschen mit schweren Sprach- und Kommunikationsstörungen ist eine nonverbale Kommunikation in der Regel möglich. Hier steht nicht mehr die Anbahnung, sondern die Erweiterung der nonverbalen und verbalen Kommunikationsmöglichkeiten im Vordergrund.

Menschen mit schweren Aphasien, die in der Akutphase der Erkrankung nur wenig expressive Sprache zur Verfügung haben, werden deshalb so früh wie möglich Umgehungsstrategien (z.B. nonverbale Reaktionen für „ja" und „nein", sprachliches Umschreiben oder pantomimisches Beschreiben, Zeigen) vermittelt oder Hilfsmittel (z.B. Kommunikationsbuch, Bildlexika) angeboten. Diese Maßnahmen zielen in der Akutbehandlung nicht auf eine dauerhafte Kompensation gestörter Funktionen und werden bei gebesserter Sprach- und Kommunikationsfähigkeit wieder abgebaut. Sie dienen zunächst der unmittelbaren Kompensation vorübergehend beeinträchtigter Sprachfunktionen, um die Kommunikation im direkten Umfeld des Patienten (Klinikpersonal, Bezugspersonen, Angehörige) zu ermöglichen. Alle Fähigkeiten, insbesondere auch nichtsprachliche Leistungen, die durch intakte rechtshemisphärische Funktionen vermittelt werden (z.B. nonverbale Kommunikationsmittel), werden hierbei kompensatorisch eingesetzt. Zahlreiche Befunde bildgebender Verfahren zur Rückbildung von Aphasien zeigen eine Beteiligung rechtshemisphärischer Regionen am Reorganisationsprozess (u.a. Weiller et al. 1995, Crinion u. Price 2005, Sauer et al. 2006) und unterstützen die Angemessenheit dieser Behandlungsstrategie.

Orientierung von Therapiezielen an der kommunikativen Teilhabe

In der Akutphase besteht noch keine stabile sprachlich-kommunikative Symptomatik. Daher sind die Auswirkungen der Erkrankung auf die Teilhabe am Leben in der Familie, in der Gesellschaft und am Berufsleben noch nicht absehbar. Im Hinblick auf eine verbesserte kommunikative Teilhabe besteht das partizipationsorientierte Ziel in der Akutbehandlung vor allem darin, die Teilhabe an Gesprächen im Krankenhausalltag durch kompensatorischen Einsatz von Hilfsmitteln oder nonverbalen Kommunikationsstrategien, Angehörigenberatung und/oder Schulung des Rehateams so früh wie möglich zu verbessern.

Eine strikte Ausrichtung von Therapiezielen an der Teilhabe am Gemeinschaftsleben ist in der Akutphase nur bei leichter ausgeprägten Krankheitsfolgen möglich. Patienten, die trotz einer Aphasie gut kommunizieren, können und müssen von Beginn der Behandlung an aktiv in die Zielplanung einbezogen werden. Bei sehr schweren Sprach- und Kommunikationsstörungen formuliert die Logopädin in Kooperation mit Angehörigen und dem interdisziplinären Team Therapieziele für die Akutphase.

Das Vorgehen zur Festlegung von Therapiezielen variiert daher je nach Schweregrad der Kommunikationsbehinderung. Darüber hinaus unterscheiden sich die Ziele inhaltlich je nach Zeitpunkt der Akutbehandlung. Während in der frühen Akutphase die Stimulierung sprachlicher Fähigkeiten im Vordergrund steht, kann bei stabilem Störungsmuster, das erhaltene und beeinträchtige Verarbeitungsrouten erkennen lässt, im Verlauf der Akutphase auch problemorientiertes Lernen und ein modellgeleitetes Vorgehen sinnvoll sein.

5.2.2 Aufbau und Optimierung vorübergehend beeinträchtigter Sprachfunktionen

Die Restitution, also die Wiederherstellung der ursprünglichen Funktionen des sprachlichen Netzwerks in der linken Hemisphäre, soll durch möglichst frühe sprachliche Stimulierung unterstützt werden. Verbliebene, aber vorübergehend beeinträchtigte Sprachfunktionen werden hierdurch aktiviert (Weniger u. Springer 2006). Die klassische Methode zur sprachlichen Aktivierung in der Akutphase ist die multimodale Stimulierung (s. S. 129). Eine ausschließlich sprachliche Stimulierung erscheint dabei nicht angemessen, da diese primär das gestörte sprachliche Netzwerk in der linken Hemisphäre anspricht. Funktionen, die durch die intakte rechte Hemisphäre vermittelt werden, sollten zusätzlich in die Therapie integriert werden. Dies gelingt durch Verknüpfung von sprachlichen und nichtsprachlichen Elementen (Gesten, melodisch-rhythmische Elemente) in der multimodalen Stimulierung und durch möglichst viel Gesteneinsatz, Zeigen, Zeichnen oder Singen in der Kommunikation mit den Betroffenen (Erläuterungen zum Vorgehen finden sich ab S. 129).

Ein solcher Stimulationsansatz beruht auf der Annahme, dass beeinträchtigte Sprachfunktionen der linken Hemisphäre und intakte, aber bisher wenig genutzte Funktionen der rechten Hemisphäre gleichzeitig aktiviert werden. Eine Koaktivierung von linkshemisphärischen periläsionellen Arealen und intakten rechtshemisphärischen Arealen wurde bei lexikalischem Suchverhalten in aphasischer Spontansprache in einem Einzelfall nachgewiesen. Nach erfolgreichem Wortabruf ging die Aktivierung in der rechten Hemisphäre wieder zurück (Tillmanns et al. 2011). Durch intensive, wiederholte Stimulierung kann innerhalb des sprachlichen Netzwerks auch umgelernt werden, dann ersetzen intakte die gestörten Sprachfunktionen (sprachfunktionelle Substitution).

Mittels funktioneller Bildgebung konnte gezeigt werden, dass die akute Schädigung des sprachlichen Netzwerks in der linken Hemisphäre zunächst durch Hochregulierung der rechten Hirnhälfte kompensiert wird (Saur et al. 2006). In dieser Phase steigt die Aktivierung in symmetrisch gelegenen Arealen der nichtsprachdominanten rechten Hemisphäre. Im Rückbildungsverlauf nimmt diese Aktivierung in der rechten Hemisphäre wieder ab und es zeigen sich linkshemisphärische Aktivierungen im Randbereich der Schädigung, die für neurophysiologische Prozesse der Restitution und Substitution sprechen.

Dieser Wechsel im Aktivierungsverlauf von der rechten zurück in die linke Hemisphäre kann möglicherweise durch eine entsprechende therapeutische Behandlungsstrategie unterstützt werden, indem kompensatorische Kommunikationsstrategien und nonverbale Mittel schrittweise zurück genommen und spezifisch sprachliche Funktionen verstärkt einbezogen werden (Weiduschat et al. 2011). Die klinische Erfahrung zeigt aber auch, dass bei sehr schweren Störungen mit geringen sprachlichen Fortschritten die kompensatorischen Kommunikationsstrategien lange beibehalten werden müssen. Solche Verläufe weisen darauf hin, dass die Verschiebung neuronaler Aktivierung von der rechten zurück in die linke Hemisphäre (sog. Shift im Aktivierungsverlauf) nicht oder nicht ausreichend stattfindet.

5.2.3 Hemmung und Abbau pathologischen Sprachverhaltens

Unter Berücksichtigung der kommunikationsbezogenen Krankheitsfolgen müssen in der Akutbehandlung darüber hinaus repetitive Symptome (Automatismen, Recurring Utterances, Perseverationen) und Symptome sprachlicher Enthemmung (Jargon, Logorrhö) gezielt unterbunden bzw. reduziert werden. Insbesondere sprachliche Automatismen sind in der chronischen Phase der Erkrankung nur noch schwer veränderbar. Sie behindern die Kommunikation dauerhaft. Deshalb ist es als therapeutischer Kardinalfehler zu bezeichnen, die Behandlung von Sprachautomatismen in der Akutphase zu versäumen. Das Vorgehen zum Abbau und zur Hemmung pathologischen Sprachverhaltens ist ab S. 145 beschrieben.

5.2.4 Verbesserung des Schluckens und der Nahrungsaufnahme

Vorrangig vor der Aphasiebehandlung ist in der Akutbehandlung nach Schlaganfall die Diagnostik und Therapie von Dysphagien einschließlich des Trachealkanülenmanagements, um das Auftreten von lebensbedrohlichen Zuständen durch Schluckstörungen zu verhindern. Zu den allgemeinen Zielen in der Akutphase gehören deshalb auch dysphagiebezogene Ziele.

> M!
> **Merke**
> **Allgemeine Ziele der Dysphagietherapie nach Schlaganfall**
> - vitale Funktionen Atmung und Ernährung sichern
> - Kommunikation ermöglichen
> - Essen und Trinken ermöglichen

In der Akutphase nach einem Schlaganfall treten bei mehr als der Hälfte der Betroffenen (über 60%) auch Dysphagien auf, an denen etwa 25% innerhalb der ersten 2 Wochen nach Ereignis versterben (Prosiegel 2008). Die Sicherstellung der vitalen Funktionen Ernährung und Atmung ist somit ein wichtiges Therapieziel in der Akutphase, das zunächst auch Vorrang vor kommunikativen Zielen hat. Aus diesem Grund findet die Dysphagietherapie im vorliegenden Buch besondere Berücksichtigung, jedoch ohne den Anspruch auf eine detailgenaue und vollständige Darstellung. Dazu sei auf weiterführende Literatur verwiesen (u. a. Prosiegel u. Weber 2010, Bartolome u. Schröter-Morasch 2010, Gröne 2009, Seidel u. Stanschuss 2009).

Ziele, die mit Blick auf die Partizipation am gesellschaftlichen Leben erreicht werden sollen, sind im Vergleich zur Aphasiebehandlung sehr nahe an den Körperfunktionen orientiert. So ist ein erster Schritt hin zur verbesserten Partizipation bei Patienten, die mit einer geblockten Trachealkanüle versorgt sind, durch physikalische Maßnahmen (Entblocken, Einsetzen einer gefensterten Kanüle bwz. Innenkanüle) Phonation, d. h. Sprechen und verbales Kommunizieren, zu ermöglichen. Übergeordnetes Ziel der Dysphagietherapie ist das Essen und Trinken. Auf dieses Partizipationsziel wirken alle Behandlungsstrategien (restituierend, kompensierend, adaptierend) unmittelbar hin. Möglichst selbstständiges Essen und Trinken ist für alle Betroffenen gleichermaßen relevant, es ist kaum von personenbezogenen Faktoren oder individuellen Lebensumständen abhängig. Aus diesen Gründen ist eine konsequente ICF-Orientierung in der Behandlung akuter Dysphagien leichter umsetzbar als in der Behandlung akuter Aphasien.

5.3 Behandlung von Sprach-, Sprech- und Kommunikationsstörungen

Sobald die Patienten nach einem Schlaganfall bewusstseinsklar sind, können spezifisch logopädische Methoden in die interdisziplinäre Behandlung integriert werden. Im Vordergrund steht dann die Verbesserung der Kommunikationsfähigkeit. Die Aphasiebehandlung beinhaltet hierzu stimulierende, hemmende und kompensatorische Methoden. Aphasische Störungen sind häufig mit sprechmotorischen Störungen assoziiert. Störungen der Planung und Programmierung von Sprechbewegungen (Sprechapraxien) treten nur sehr selten isoliert auf. Im Gegensatz dazu kann die Ausführung von Artikulationsbewegungen (Dysarthrien) in Kombination mit einer Aphasie, aber auch isoliert betroffen sein. Die Akuttherapie von Sprach- und Kommunikationsstörungen integriert zur Verbesserung der Sprechmotorik vor allem ganzheitlich-stimulierende (z. B. Singen, Sprechmelodie bei Sprechapraxie) und kompensatorische Methoden (z. B. Kommunikationshilfen). Die sensorische Stimulation bleibt häufig ein Bestandteil der Therapie, insbesondere wenn Wahrnehmungs- und Aufmerksamkeitsstörungen persistieren. Im Folgenden werden diese Verfahren und ihr Einsatz bei Patienten, die in der Akutphase eine instabile, fluktuierende Symptomatik zeigen, ausgeführt. Stimulierende Verfahren mit Kontextbezug sind auch geeignet für Patienten, bei denen sich die Symptomatik rasch stabilisiert, aber immer noch veränderlich ist.

Nicht beschrieben werden die Fälle mit sehr guter Spontanremission, bei denen sich schon in der frühen Akutphase eine stabile Symptomatik entwickelt. Für diese Patienten können dann bereits Methoden aus der chronischen Phase der Aphasiebehandlung eingesetzt werden. Zur Therapie bei chronischer Aphasie sei auf die Übersichten in Springer (2008) oder Glindemann (2006) verwiesen, detaillierte Erläuterungen finden sich unter anderem bei Stadie u. Schröder (2009), Huber et al. (2006a) oder auch Whitworth et al. (2005).

5.3.1 Auf welchem Weg zur Kommunikation?

Wie schon mehrfach betont, gilt auch in der Akutphase die Verbesserung der Kommunikationsfähigkeit als übergeordnetes Behandlungsziel der Aphasietherapie. Als therapeutisches Konzept wird in der Literatur überwiegend ein **hypothesengeleitetes Vorgehen**, das sich an der sprachlichen Symptomatik orientiert, beschrieben (Springer 1986, Glindemann 2006, Huber et al. 2006a, Richter et al. 2006, Wittler 2006). Diesem Ansatz liegt die Annahme zugrunde, dass ein funktionsorientiertes Vorgehen die Restitution gestörter kognitiver Prozesse in der Akutphase und damit auch die Spontanremission unterstützt (u.a. Weniger u. Springer 2006).

Andere Konzepte setzen schon in dieser frühen Phase der Rehabilitation den Schwerpunkt auf **Beratung** und direkte Arbeit an den **kommunikativen Leistungen** (Murray u. Holland 1995, Holland u. Fridriksson 2001). Hier steht die positive Rückmeldung gelungener Kommunikation und die Vermittlung verbaler und nonverbaler Strategien zur Kompensation bei Schwierigkeiten in der Konversation im Mittelpunkt der Therapie. Zusätzlich besteht ein Beratungsangebot für die Betroffenen und ihre Angehörigen, das Informationen über die Erkrankung und den Umgang mit der Sprachstörung vermittelt.

In einer historischen Methode, dem **präventiven Ansatz** von Beyn u. Shokhor-Trotzkaya (1966), wird vorgeschlagen, schon in der Akuttherapie insbesondere solche Wörter einzusetzen, die auch isoliert eine Satzfunktion haben (z.B. Floskeln: bitte, danke; Imperative: Gib! Schau! Geh!). Die Autoren nahmen an, dass hierdurch die Ausbildung eines Agrammatismus verhindert werden könne. Eine Übertragung der Methode ins Deutsche und eine Evaluierung wurden nie vorgenommen. Sie zeigt aber, dass der Gedanke, funktionsorientiertes Üben unmittelbar mit kommunikativen Erfordernissen zu verbinden, schon in den frühen Anfängen der Aphasietherapie entstanden ist. Welche Behandlungsstrategie (sprachstimulierend vs. kommunikativ-pragmatisch) in der Akutbehandlung effektiver ist, um die Kommunikation im Alltag dauerhaft zu verbessern, ist bisher noch nicht ausreichend geklärt.

In einer **randomisierten, kontrollierten Gruppenstudie** hat eine niederländische Forschergruppe erstmals die Effekte einer kognitiv-linguistisch orientierten Behandlung mit denen einer kommunikativ orientierten Behandlung bei akuter Aphasie verglichen (de Jong-Hagelstein et al. 2011). Das kognitiv-linguistische Vorgehen beinhaltete ein semantisches und/oder phonologisches Übungsprogramm (BOX und/oder FIKS, Doesborgh et al. 2004). Die kommunikativ orientierte Behandlung umfasste PACE-Übungen und Rollenspiele unter Verwendung verbaler und nonverbaler Kommunikationsstrategien. Sie wurde außerdem durch ein Konversationstraining ergänzt. Die Behandlung begann im Gruppenmittel 3 Wochen nach Insult und erfolgte durchschnittlich zweimal pro Woche über 6 Monate. Primärer Outcome-Parameter war die Alltagskommunikation gemessen mit dem Amsterdam-Nijmegen Everyday Language Test (ANELT). Die Ergebnisse zeigten signifikante Verbesserungen der kommunikativen Leistungen nach beiden Interventionen. Der Vergleich beider Interventionen im Hinblick auf den Leistungszuwachs in der Kommunikation erbrachte keine überzufälligen Unterschiede. Die linguistisch orientierte Therapie war demnach der kommunikativen Therapie nicht überlegen. Es zeigten sich aber spezifische Lerneffekte: Nach der phonologischen Therapie verbesserten sich die phonologischen Leistungen, nach der semantischen Therapie die semantischen Leistungen.

Allerdings fielen die numerischen Gruppenunterschiede immer zugunsten der kognitiv-linguistischen Therapie aus. Die Autoren diskutieren kritisch, dass diese Effekte möglicherweise noch stärker ausfallen, wenn die Behandlung mit höherer Intensität durchgeführt wird (5–8 h wöchentlich). Darüber hinaus resultieren die guten Effekte der kommunikativen Therapie vermutlich auch aus Verbesserungen der lexikalischen Leistungen, denn die semantische und phonologische Verarbeitung wird auch in kommunikativen Ansätzen indirekt angesprochen. Der Einfluss der Spontanremission auf beide Interventionen konnte im gewählten Studiendesign nicht kontrolliert werden.

Für die Aphasiebehandlung in der Akutphase hebt die Studie die Bedeutung eines teilhabeorientierten Vorgehens hervor. Die Ergebnisse sprechen für die Integration kommunikativer Ansätze in die Therapie akuter Aphasien. Sie weisen aber gleichzeitig auch auf die positiven Effekte einer sprachstrukturellen Therapie in der späten Akutphase hin. Evidenzen zur Therapieeffektivität in der frühen Akutphase sind nicht ableitbar.

5.3.2 Funktionsorientierte Methoden

Das funktionsorientierte Vorgehen zur Behandlung akuter Aphasien beinhaltet phasenspezifische Methoden, die auf die Verbesserung beeinträchtigter sprachlich-kognitiver Funktionen abzielen. Hierzu zählen vor allem die Stimulierung und Deblockierung sprachlicher Äußerungen und die Hemmung repetitiver Symptome.

Übersicht

Funktionsorientierte Methoden zur Behandlung akuter Aphasien und ihrer Begleitstörungen

(in Anlehnung an Huber et al. 2006a)

1. Vorbereitende Übungen bei Begleitstörungen zur Verbesserung von
   - Körperhaltung,
   - Mundmotorik,
   - sprachlichen Basisfunktionen (Aufmerksamkeit, Wahrnehmung, Gedächtnis).
2. Stimulierung und Deblockierung sprachlicher Äußerungen (auditiv/multimodal) über
   - emotionale Sprache (z. B. Interjektionen und Floskeln mit Fotos aus der Werbung, Fehlerbildern),
   - automatisierte Sprache (z. B. Reihensprechen, Floskeln),
   - situationsbezogene Sprache (z. B. Verstehensübungen mit Familien- und Urlaubsfotos),
   - Melodie, Intonation und Rhythmus (Singen, Sprechen, Klopfen),
   - Gestik und Mimik.
3. Modalitätsspezifische Übungen zur Verbesserung von
   - Instruktionsverstehen,
   - semantischer Verarbeitung,
   - Wort- und Satzverstehen.
4. Hemmung repetitiver Symptome
   - Sprachautomatismen,
   - Jargon und Logorrhö,
   - Perseverationen.

Durch die Sprachtherapie sollen die Rückbildung unterstützt, Adaptationsprozesse gesteuert und der Leidensdruck der Patienten gemildert werden. Neuropsychologische Begleitstörungen betreffen häufig Aufmerksamkeit, Wahrnehmung und Gedächtnis als sprachliche Basisfunktionen. Sie müssen in die Aphasiebehandlung integriert werden. Zusätzlich sind begleitende sprechmotorische Störungen (Dysarthrien, Sprechapraxien) in der Behandlung zu berücksichtigen.

Vorbereitende Übungen

Körperhaltung

Hemiparesen (vollständige, durchgehende Lähmungen) und Hemiplegien (unvollständige Lähmungen) sind häufige Folgen eines Schlaganfalls, die zu einer asymmetrischen Körperhaltung führen und oftmals mit Sensibilitätsstörungen in der betroffenen Körperhälfte einher gehen. Viele Betroffene haben in der Akutphase keine ausreichende Kontrolle über ihre Haltung, sie weichen vor allem im Sitzen zur betroffenen Seite ab.

Für die logopädischen Behandlung stellt eine symmetrische Haltung eine wichtige Voraussetzung für funktionsorientierte Ansätze in der Dysphagie- und Dysarthrietherapie dar (Bereiche Tonus, Atmung, Artikulation, restituierende Übungen bei Schluckstörungen). Symmetrisches Sitzen fördert zudem Wahrnehmung und Aufmerksamkeit, die als Basisfunktionen für das Lernen in allen Therapiebereichen relevant sind.

Zur Verbesserung von Körper- und Kopfhaltung ebenso wie zur Aktivierung physiologischer Bewegungsmuster werden in der neurologischen Rehabilitation überwiegend Lagerungstechniken nach dem **Bobath-Konzept** angewendet (Bobath 1998, weiterentwickelt von Davies 2002). Die Lagerung nach dem Bobath-Konzept zielt weiterhin darauf ab, die Spastik zu hemmen und Schulterschmerzen zu mindern. Sie dient außerdem der Prophylaxe des Handsyndroms (Anschwellen der Hand, im Spätstadium starke Kontrakturen, Handgelenk gebeugt, Finger in gebeugter Stellung fixiert).

Merke

Ziele der Lagerung nach Bobath

- Erreichen einer möglichst symmetrischen Körper- und Kopfhaltung
- Förderung physiologischer Bewegungsmuster
- Förderung von Aufmerksamkeit und Wahrnehmung von Körper und Umwelt
- Tonusregulierung, Hemmung der Spastik
- Prophylaxe des Handsyndroms

Ein wichtiges Bobath-Prinzip ist, die Patienten immer von der betroffenen Seite her anzusprechen. Hierdurch soll eine verbesserte Wahrnehmung für die plegische Körperhälfte erreicht werden. Daher sitzt oder steht auch die Logopädin in der Behandlung grundsätzlich auf der von der Hemiplegie betroffenen Körperseite des Patienten. Obwohl das Bobath-Konzept in den therapeutischen Disziplinen ebenso wie in der Pflege weit verbreitet ist, liegt bisher keine ausreichende Evidenz für die spezifische Wirksamkeit des Ansatzes vor (Kollen et al. 2009).

Nach einem Schlaganfall werden die Patienten wenn möglich schon am ersten Tag nach Erkrankungsbeginn von Physiotherapeuten mobilisiert. Die Mobilisation in der Vertikalen (Sitzen an der Bettkante) und auch außerhalb des Bettes (Sitzen im Rollstuhl und im Stuhl) ermöglicht je nach Belastbarkeit der Patienten dann auch eine logopädische Behandlung in aufrechter Haltung im Bett oder im Stuhl. Dazu wird der Patient gemeinsam mit einer Physio- oder auch Ergotherapeutin zum Therapiebeginn in die Sitzhaltung gebracht. Grundsätzlich ist das Sitzen im Stuhl dem Sitzen im Bett immer vorzuziehen, weil es eine bessere Tonusregulierung ermöglicht, eine stabilere Unterstützungsfläche bietet (stärkerer sensorischer Input für die betroffene Seite) und die Wahrnehmung der Umwelt stärker anregt.

Patienten mit wenig Rumpfstabilität verändern trotz guter Unterstützung leicht wieder die erarbeitete Körperhaltung, sodass auch während der logopädischen Behandlung immer wieder eine Haltungskorrektur erfolgen muss. Häufige Haltungskorrekturen sind auch bei Vigilanzminderung, ausgeprägten Wahrnehmungs- und Aufmerksamkeitsstörungen und bei insgesamt schwerer Hemiparese erforderlich. Logopädinnen müssen deshalb über grundlegende Kenntnisse zur Lagerung von Menschen mit Halbseitenlähmungen verfügen.

Info

Vorgehen zum Sitzen im Stuhl nach dem Bobath-Konzept

- Stuhl mit gerader Sitzfläche, fester Rückenlehne und Armlehnen anbieten (ein Rollstuhl ist ein Transportmittel und als dauerhafte Sitzgelegenheit ungeeignet!).
- Das Gesäß berührt die Rückenlehne des Stuhls.
- Die Füße stehen parallel und ca. hüftbreit auseinander auf dem Boden (bei Rollstuhllagerung nicht auf den Fußstützen).
- Ein kleines, festes Kissen im Lendenwirbelbereich unterstützt die Aufrichtung des Rumpfes (bei Lagerung im Rollstuhl besonders wichtig wegen der flexiblen Rückenlehne).
- Der betroffene Arm wird auf einem Tisch (ggf. Rollstuhltisch) gestreckt gelagert, ggf. muss der betroffene Arm bzw. die betroffene Seite noch zusätzlich mit einem Kissen unterstützt werden, dazu ein großes Kissen unter die Achsel der betroffenen Schulter legen.
- Ein kleines Kissen zwischen Tisch und Thorax unterstützt die Vorlage des Oberkörpers.

Ist eine frühe Mobilisation in die Vertikale nicht möglich (z. B. bei Menschen im Koma) findet die Behandlung im Liegen statt. Dazu ist die Lagerung individuell an den Patienten anzupassen. Bei komatösen Patienten hat sich eine gemäßigte Oberkörperhochlagerung in Seiten- und Rückenlage bewährt. Sind für die logopädische Behandlung Lageungsänderungen sinnvoll, ist eine Absprache im therapeutischen Team und Unterstützung durch Teammitglieder bei der Umlagerung erforderlich.

Mundmotorik

Ein sehr häufiges Begleitsymptom akuter Aphasien sind Störungen der Mundmotorik. Sie können aus fazialen Paresen (Gesichtslähmungen) oder aus bukkofazialen Apraxien resultieren. Nach einem Schlaganfall können beide Symptome auch gleichzeitig vorliegen.

Faziale Paresen – Fazialistraining

Mimische Übungen, die Applikation sensorischer Reize, Druck, Dehnung und Widerstand und lockernde Gesichtsmassagen unterstützen die Rückbildung fazialer Paresen. Eine weit verbreitete Methode zur Restitution sensomotorischer Funktionen ist die Propriozeptive Neuromuskuläre Fazilitation (PNF), die ursprünglich zur physiotherapeutischen Behandlung der Extremitätenmotorik entwickelt wurde (Knott u. Voss 1968). Die Annahme der PNF ist, dass durch gezielte neuromuskuläre Reize bestimmte Muskelgruppen gekräftigt oder auch entspannt werden können. Dazu werden taktile, visuelle, verbale und propriozeptive Reize angeboten, die die Reizbildung und Reizweiterleitung vermitteln und darüber Bewegungen fazilitieren (erleichtern, anbahnen). Detaillierte Beschreibungen des PNF-Konzepts und Übungsbeispiele für den orofazialen Bereich finden sich u. a. in Buck et al. (2010), Horst (2008) oder Reichel (2007).

Durch Übungsbehandlung und zusätzliches Eigentraining mimischer Bewegungen soll auch die Ausbildung pathologischer Mitbewegungen reduziert werden. Ein unerwünschter Nebeneffekt, der durch die Stärkung der nichtbetroffenen Muskulatur auftreten kann, ist eine Verstärkung der Asymmetrie des Gesichts. Deshalb sind verteilte kurze Übungseinheiten ratsam. Bartolome u. Schröter-Morasch (2010, S. 290) empfehlen dazu täglich 3 Übungseinheiten, in denen jede Zielbewegung achtmal wiederholt wird. Die Übungen werden durch Vormachen und Nachahmung mit der Therapeutin eingeübt. Ausführliche Übungsbeschreibungen finden sich unter anderem in Bartolome u. Schröter-Morasch (2010) oder Hartwig (2010). Ein Fazialistraining umfasst immer die gesamte mimische Muskulatur, denn alle mimischen Muskeln stehen in funktionellem Zusammenhang (z. B. Kontraktion der Nasenmuskulatur führt zu Mitbewegungen der Mundmuskulatur). Bei der Durchführung können taktile Hinweisreize oder das Führen der mimischen Bewegung als Hilfe eingesetzt werden. Außerdem ist es hilfreich, die Übungen vor einem Spiegel durchzuführen. Das visuelle Feedback ermöglicht die Eigenkontrolle der Symmetrie und verbessert die Eigenwahrnehmung. Für die Eigenarbeit ist zusätzlich eine Unterstützung durch Abbildungen oder Fotos sinnvoll (wie beispielsweise im Übungsheft von Okreu u. Beckers 2002).

Bukkofaziale Apraxie

Zur Behandlung bukkofazialer Apraxien existieren keine spezifischen Behandlungsansätze. In der therapeutischen Praxis werden Elemente aus dem Fazialistraining genutzt, um die nichtsprachliche Mundmotorik an sich oder bestimmte Mundstellungen für die Artikulation zu verbessern. Als Hilfen werden ebenfalls taktile, visuelle, verbale und propriozeptive Reize angeboten. Insbesondere situative Hilfen (Mund öffnen, dabei Geste für Löffel zum Mund führen) haben einen fazilitierenden Effekt auf apraktisch bedingte Beeinträchtigungen. Die Vorstellung, dass isolierte Übungen zur Verbesserung nichtsprachlicher, oraler Bewegungen einen Nutzen für eine begleitend vorliegende Sprechapraxie haben, ist sehr fraglich. Denn es werden getrennte Netzwerke für die Schluck-, Sprech- und Willkürmotorik postuliert (Ziegler u. Vogel 2010, Ziegler 2003) und Übertragungseffekte eines mundmotorischen Trainings auf die neuronalen Ressourcen der Sprechmotorik sind nicht bekannt. Darüber hinaus ist das Training von Einzellauten in der Therapie bei Sprechapraxie psycholinguistisch schwer begründbar (Aichert u. Staiger 2010, Staiger u. Aichert 2010).

> **Merke**
>
> In der Akuttherapie von Sprach- und Kommunikationsstörungen sollte die bukkofaziale Apraxie nachrangig behandelt werden. Unter Berücksichtigung der geringen Alltagsrelevanz der Beeinträchtigungen und in Ermangelung eines spezifischen und evidenzbasierten Vorgehens erscheint es nicht angemessen, hier einen Therapieschwerpunkt zu setzen. Mundmotorische Übungen sind als Einstieg in eine Behandlungseinheit jedoch sinnvoll, um die Aufmerksamkeit auf den orofazialen Bereich zu lenken. Eine weitere Indikation sind faziale Paresen.

Sprachliche Basisfunktionen

Sprachliches Lernen setzt elementare Fähigkeiten der Aufmerksamkeit, der Wahrnehmung und des Gedächtnisses voraus. Nur bei ausreichender Aufmerksamkeit können (sprachliche) Informationen wahrgenommen und/oder aus dem Gedächtnis abgerufen werden. Und nur bei ausreichender Wahrnehmung sprachlicher Reize können diese auch spezifisch weiterverarbeitet und für die Perzeption und Produktion von Sprache genutzt werden. Aufmerksamkeits-, Gedächtnis- und Wahrnehmungsleistungen gehören deshalb zu den sprachlichen Basisfunktionen.

Besonders in der Akutphase sind spezifisch sprachliche Anforderungen in der Aphasiediagnostik und -behandlung oft durch Störungen der Aufmerksamkeit überlagert. Die Aufmerksamkeitsdefizite schränken dann auch Wahrnehmungs- und Gedächtnisleistungen ein, erschweren deren Beurteilung und ebenso die Einschätzung sprachlicher Leistungen. Bei schwerer Vigilanzminderung (Wachheit über längeren Zeitraum) ist die Diagnostik kaum möglich, und die Behandlung muss sich zunächst auf Übungen zur Verbesserung der sprachlichen Basisfunktionen beschränken. Klinische Symptome und diagnostisches Vorgehen bei Aufmerksamkeits-, Wahrnehmungs- und Gedächtnisstörungen zur Abgrenzung von aphasischen Störungen sind in Kap. 4 beschrieben.

Aufmerksamkeit

Ein isoliertes Funktionstraining zur Verbesserung beeinträchtigter Aufmerksamkeitsdimensionen ist in der Akutphase nicht angezeigt. Vielmehr wird versucht, durch strukturelle und inhaltliche Gestaltung der Behandlung, Antrieb, Aufmerksamkeit und Wahrnehmung zu verbessern und diese Aspekte im gesamten Rehabilitationskonzept zu berücksichtigen.

> **Info**
>
> **Behandlungsgrundsätze in der Rehabilitation**
>
> - Physiologische Lagerung im Liegen und Sitzen.
> - Bei Hemiplegie Ansprache über die betroffenen Seite.
> - Anregende Umgebung schaffen (soziale Interaktionen ermöglichen, persönliche Gegenstände, Fotos etc. in Reichweite).
> - Bei Ermüdung Wechsel der Aufgabe, des Stimulusmaterials oder der Qualität sensorischer Reize (in Behandlungen und bei pflegerischen Aktivitäten).
> - Ausreichend Pausen und Erholungsphasen zwischen Behandlungs- und Pflegeeinheiten.
> - Behandlungsintensität anpassen, Beginn mit mehreren kurzen Einheiten (2–3 × 10 min täglich), sukzessive Steigerung (2 × 15 min, 1 × 30 min täglich).

Deshalb sind beispielsweise eine möglichst physiologische und aufrechte Lagerung, eine anregende Umgebung und der Wechsel von Aktivitäts- und Entspannungsphasen wichtig. Zudem unterstützen pflegerische Förderkonzepte wie die basale Stimulation (Nydahl u. Bartoczek 2008) oder das Bobath-Konzept (z. B. Friedhoff u. Schieberle 2007) die Verbesserung basaler Wahrnehmungs- und Aufmerksamkeitsfunktionen. Ebenso zielen kognitiv orientierte Verfahren in der Ergotherapie (z. B. Affolter, Perfetti) auf Verbesserung dieser Funktionen ab.

Grundsätzlich gilt für alle Behandlungen, dass bei Anzeichen von Ermüdung versucht werden sollte, durch den Wechsel der Methode, der sprachlichen Stimuli oder der sensorischen Reize Wachheit und Aufmerksamkeit noch einmal zu steigern. Gelingt dies nicht, ist es ratsam, die Behandlungseinheit zu beenden und mehrere kurze Einheiten über den Tag verteilt anzubieten. Im weiteren Rehabilitationsverlauf sollte versucht werden, die Dauer der Einzelbehandlungen zu steigern (3 × 10 min,

2 × 15 min, 30 min). Wichtige Behandlungsgrundsätze, die im gesamten interdisziplinären Team umgesetzt werden, um basale Aufmerksamkeits- und Wahrnehmungsleistungen anzuregen und zu verbessern, sind im oben stehenden Kasten aufgeführt.

Als Einstieg in spezifisch sprachliche Übungen ist es zudem oft erforderlich, Übungen zur gezielten Hinwendung der Aufmerksamkeit durchzuführen (siehe Kasten). Sie werden solange in der logopädischen Behandlung als Ergänzung zu den Sprachübungen beibehalten, bis eine deutliche Verbesserung der Aufmerksamkeitsfunktionen klinisch beobachtbar ist.

Übersicht

Übungen zur gezielten Hinwendung der Aufmerksamkeit

- Explizite, verbale Aufforderung zur Hinwendung des Blickes auf ein Übungsitem.
- Stimulierung von Augen- und Kopfbewegungen im kommunikativen Kontext.
- Übungen zur Diskriminierung nichtsprachlicher und sprachlicher Stimuli:
  - Nichtsprachlich, auditiv: Musik, Sprechstimmen, Alltagsgeräusche wahrnehmen und unterscheiden, der Patient soll nur dann die Hand heben, wenn er Musik hört.
  - Sprachlich, auditiv: In einem Text, der vorgelesen wird, oder einer Wortreihe, die vorgesprochen wird, ein Zielwort wahrnehmen, der Patient hebt die Hand, wenn er das Wort hört.
  - Nichtsprachlich, visuell: Dreiecke, Quadrate, Kreise wahrnehmen und unterscheiden, der Patient soll auf einem Blatt mit einer Auswahlmenge nur Dreiecke markieren.
  - Sprachlich, visuell: In einem schriftlich vorgegebenem Text ein bestimmtes Wort unterstreichen oder in einer Buchstabenmenge einen bestimmten Buchstaben durchstreichen.

Darüber hinaus unterstützen bewusst eingesetzte kommunikative Strategien der Logopädin (▶ Tab. 5.2) und emotional ansprechende Übungsmaterialien Intensität und Aufrechterhaltung der Aufmerksamkeit.

Gezielte Übungen zur Aufmerksamkeitslenkung beinhalten nichtsprachliche und sprachliche Stimuli, die sowohl auditiv als auch visuell angeboten werden können. Die Übungen zielen gleichzeitig auf eine verbesserte Wahrnehmungs- und Diskriminationsfähigkeit ab. Stimulusmaterial und Modalität können dabei variieren, nichtsprachliche oder auch visuelle Stimuli (Zeichen, Symbole, Grapheme) können in gleicher Weise bearbeitet werden. Bei der Arbeit mit sprachlichen Stimuli ist die Wahl des Stimulusmaterials (Wort- oder Textebene) abhängig vom Schweregrad der semantischen Beeinträchtigungen.

Fazilitierende Wirkung auf die Aufmerksamkeit haben zudem therapeutische Gesprächsstrategien, die die Kommunikation bei schwerer Aphasie verlaufsphasenübergreifend unterstützen (Basso 2010, Bauer u. Auer 2008; s. auch S. 165). Dabei handelt es sich um Strategien, die aus kommunikativer oder sprachlich-linguistischer Perspektive grundsätzlich gut bekannt sind. Ihre Anwendung ist in der Akutphase besonders wichtig, weil sie die sprachlichen Basisfunktionen anregen (▶ Tab. 5.2). Sie sind über die gesamte Akutphase und bei schwerer Aphasie auch darüber hinaus kontinuierlich beizubehalten.

Visuelle Wahrnehmung

Neben Aufmerksamkeits- und Gedächtnisstörungen sind Wahrnehmungsstörungen häufige Folgen nach erworbenen Hirnschädigungen, die die Rehabilitation von Aphasien beeinflussen. Störungen des vorsprachlichen Erkennens von visuellen Reizen zeigen sich unter anderem in Fehlbenennungen. Bei **visueller Verursachung** besteht eine optische Ähnlichkeit zwischen dem Zielobjekt und der Benennung (z. B. Lolly statt Verkehrsschild, Kissen statt Buch), aber nicht unbedingt semantische Ähnlichkeit. Bei **semantischer Verursachung** stehen die Fehlbenennungen in semantischer oder assoziativer Beziehung, zeigen aber nicht unbedingt visuelle Ähnlichkeit (z. B. Auto statt Fahrrad). Die Leistungen beim Abzeichnen und Zuordnen von Bildern geben weitere differenzialdiagnostische Hinweise auf eine mögliche Verursachung (Aphasie, elementare Sehstörung, kognitive Störung des Erkennens) und Lokalisation der Störung im Verarbeitungsprozess visueller Reize (Goldenberg 2009). Bei Aphasie ohne jegliche visuelle Beeinträchtigung sind Abzeichnen und Zuordnungs-

Tab. 5.2 Therapeutische Kommunikationsstrategien zur Unterstützung von Aufmerksamkeit, Gedächtnis und Wahrnehmung.

Kommunikative Strategie	Anwendungsbeispiel	Begründung
Blickkontakt halten	Aufnehmen und Halten von wechselseitigem Blickkontakt bei Begrüßungen, in Gesprächen und in gemeinsam ausgeführten Handlungen	Grad der Aufmerksamkeit des Patienten beobachten und abschätzen, Voraussetzung für den effektiven Einsatz von Mimik und Gestik in der Kommunikation
Sprechakte definieren, explizites Benennen von Sprachhandlungen	„Ich möchte Ihnen eine Frage stellen." (Fragen) „Hören Sie mal, was ich jetzt sage." (Aussage) „Sie sollen jetzt etwas zeigen!"(Aufforderung)	Aufmerksamkeitslenkende, aktivierende Hilfe im Sinne eines Hinweisreizes (Cues). Der zuhörende Patient erhält Vorinformationen zur folgenden Übung und kann seine Aufmerksamkeit auf den Inhalt lenken.
Neue Informationen hervorheben, einer Äußerung voranstellen, kurze Pause nach Einführung des Themas.	(Kalenderbild mit Bergen hängt im Patientenzimmer) Therapeutin zeigt das Bild: „Berge" (2 s Pause) – „Waren Sie schon mal in den Bergen?", „Machen Sie gerne Urlaub in den Bergen?"	Topikalisierung entlastet verbales Arbeitsgedächtnis und erhöht Aufmerksamkeit für neue Inhalte, Pause ermöglicht Konsolidierung des neuen Themas.
Multimodalität in der Kommunikation	„Möchten Sie trinken?" Frage durch Geste für „trinken" ergänzen	Ergänzende Modalität verstärkt Aufmerksamkeit für Inhaltswort.
Sprachliche Äußerungen einfach strukturieren, prosodische Hervorhebung relevanter Inhaltswörter.	„Sie sollen jetzt etwas zeigen. Bitte zeigen Sie Glas"	Aufmerksamkeit wird auf Schlüsselwörter gelenkt, einfache und redundante Mitteilungen entlasten Arbeitsgedächtnis.

aufgaben mit geringen semantischen Anforderungen (identische Objekte zuordnen, Zuordnen von Objekten zu Bildern) gut möglich.

Im Akutstadium ist eine differenzierte Abklärung aber wenig sinnvoll und in der Regel auch nicht realisierbar. Deshalb werden bei Verdacht auf Störungen des vorsprachlichen, visuellen Erkennens vor der eigentlichen Aphasietherapie verschiedene **visuelle Zuordnungsaufgaben** durchgeführt. Solche vorbereitenden Übungen (s. ▸ Tab. 5.3) erfordern in unterschiedlichem Maße auch semantische Leistungen. So wird das Zuordnen von Objekten oder Bildern zu unterschiedlichen Kategorien durch verfügbares Wissen über visuell nicht wahrnehmbare Eigenschaften erleichtert. Andererseits können solche Zuordnungsleistungen auch bei eingeschränktem Zugang zur Semantik fehlerfrei gelingen, wenn die gewählten Kategorien visuell stark unterschiedliche Merkmale haben (z. B. Gebäude und Obst).

M!

Merke

Bei visuellen Wahrnehmungsstörungen können Elemente aus der Visual-Action-Therapie (VAT) eingesetzt werden. Hier wird unter anderem systematisch eine Zuordnung von Bildern (aus verschiedenen Perspektiven) zu Objekten und von Gesten zu Bildern geübt.

Für die Überleitung von vorbereitenden zu spezifisch sprachlichen Anforderungen in der Akutbehandlung sind solche Aufgaben gut geeignet, zumal sie ohne Sprachproduktion durchführbar sind.

▸ **Hemianopsie.** Die Restitution der Funktionsstörung durch ein systematisches Training ist ebenso wie die Spontanremission einer Hemianopsie gering (Zihl u. Nelles 2004). Durch den Erwerb kompensatorischer Strategien kann die Funktionsbeeinträchtigung jedoch soweit reduziert werden, dass sie keine wesentliche Behinderung im Alltag mehr darstellt. Ein visuelles Kompensationstraining zielt auf Etablierung einer systematischen Blickstrategie und Erwerb einer neuen

Lesestrategie ab. Dazu werden die Patienten instruiert systematisch zu explorieren, möglichst große Blickbewegungen durchzuführen oder auch zunächst den Wortanfang bzw. das Wortende zu suchen und erst dann das Wort laut zu lesen (Zihl u. Nelles 2004). Diese Instruktionen sollten in der logopädischen Übungsbehandlung übernommen werden. Hilfreich sind zudem Ankertechniken, die zur Behandlung des visuell-räumlichen Neglects entwickelt wurden (s. u.). Die Patienten sollten grundsätzlich von der betroffenen Seite her angesprochen werden.

▶ **Neglect.** Zur Behandlung des Neglects werden vorwiegend funktionsverbessernde Methoden angewendet, um eine vermehrte und aktive Hinwendung zur vernachlässigten Seite zu erreichen. Zusätzlich werden kompensatorische Suchstrategien eingeübt. Zu den Therapiemaßnahmen bei Neglect gehören das Training der Daueraufmerksamkeit, Methoden der richtungsspezifischen sensorischen Stimulation (u. a. Nackenmuskelvibration, Abdeckung der Augen und Prismenadaptation) oder ein Explorationstraining.

Eine Behandlungsstrategie, die auch leicht in die akute Aphasiebehandlung integrierbar ist, ist der Einsatz von Ankertechniken. Dazu werden beispielsweise Texte am rechten Rand (oder, abhängig von der vernachlässigten Seite, am linken Rand) mit einer Ankerlinie versehen (Weinberg et al. 1977). Zusätzlich kann eine Nummerierung jeweils am Zeilenanfang und Zeilenende eingefügt werden. Die Patienten werden aufgefordert, die Texte zu lesen und mithilfe der Ankerlinie den Zeilenbeginn zu suchen. Am Zeilenende zeigt die Nummer das Zeilenende an und gibt den Hinweis auf die nächst höhere Nummer am folgenden Zeilenanfang. Der Einsatz von Ankerlinien ist eine Technik, die auch in Übungen mit mehreren Bildern oder Schriftkarten hilfreich ist, um die visuelle Exploration des gesamten Übungsraums zu stimulieren. Ankerlinien können aufgezeichnet, aber auch durch einen Gegenstand (z. B. Lineal, farbige Schnur) auf dem Tisch markiert werden. Die Hinwendung zur vernachlässigten Seite wird außerdem durch konsequente Ansprache von dieser Seite aus unterstützt. In der Behandlung steht oder sitzt die Therapeutin grundsätzlich auf der vernachlässigten Seite. Eine Ausnahme kann bei stark ausgeprägter Symptomatik erforderlich sein, um valide Ergebnisse in der sprachlichen Diagnostik zu erhalten.

M!

Merke

Zentrale Störungen der visuellen Wahrnehmung sind häufige Begleitsymptome bei akuter Aphasie. Bei Verdacht auf Störungen des vorsprachlichen visuellen Erkennens sind Zuordnungs- und Kategorisierungsaufgaben geeignet. Hemianopsien und Neglect beeinträchtigen die visuelle Analyse sprachlicher und nichtsprachlicher Stimuli, sie führen auch zu Lesestörungen. In der logopädischen Behandlung sind wiederholte Instruktionen zur visuellen Exploration, Ankertechniken und konsequente Ansprache von der betroffenen bzw. vernachlässigten Seite geeignete Hilfen zur Verbesserung der Symptomatik.

Auditive Wahrnehmung

Zentrale Hörstörungen treten vergleichsweise selten als Begleitsymptome bei Aphasie auf. Zumeist liegt eine bilaterale Schädigung zugrunde, nach linkshemisphärischer Schädigung und flüssiger Spontansprache äußern sich zentral-auditive Störungen zumeist als Worttaubheit. Spezifische Therapieansätze zur Behandlung von Aphasien mit begleitender zentraler Hörstörung existieren kaum (Fechtelpeter et al. 1990). Funktionsverbessernde Übungen und Hilfen zur Kompensation bei Worttaubheit werden im Folgenden vorgestellt.

▶ **Auditive Agnosie.** Bei schwerer auditiver Agnosie (auch: generalisierte auditive Agnosie) besteht eine generelle Störung in der Verarbeitung von Sprache, Umweltgeräuschen und zumeist auch Musik. Das Diskriminieren und Differenzieren dieser Klangmuster ist nicht oder nur sehr eingeschränkt möglich. Zumeist sind aber die elementaren akustischen Dimensionen erhalten (Fechtelpeter et al. 1990). So sind gleich/ungleich-Entscheidungen bei Darbietung überwiegend möglich. Und auch Kategorien, die durch große harmonische Anteile (Klang) charakterisiert sind, können teilweise differenziert werden (z. B. Musikinstrumente). Kategorien mit hohem Anteil an Geräuschmerkmalen werden erheblich schlechter differenziert (z. B. Fahrzeuge). Das Zuordnen von Geräuschen und Wörtern zu Bildern ist oft nicht möglich, denn aufgrund der schweren Störung in der auditiven Analyse ist das semantische System nicht zugänglich. Menschen mit generalisierter auditiver Agnosie zeigen in der Regel keine Auffälligkeiten in der Spontansprache, im Schreiben und im Lesen, sofern keine begleitende Aphasie vorliegt.

Generalisierte auditive Agnosien können sich bei Besserung der Wahrnehmung komplexer nonverbaler Geräusche zu einer reinen Worttaubheit zurück bilden. Deshalb ist es wichtig mit der Behandlung bereits im Akutstadium zu beginnen. Zur Unterstützung der Rückbildung sind funktionsverbessernde Übungen zum auditiven Differenzieren, Diskriminieren, Kategorisieren und Zuordnen sinnvoll, die an den oben beschriebenen Defiziten ansetzen (s. ▶ Tab. 5.3).

▶ Verbal-auditive Agnosie / reine Worttaubheit. Die Spontansprache von Patienten mit reiner Worttaubheit ist unauffällig, sie können lesen und schreiben, haben aber erhebliche Schwierigkeiten Wörter zu verstehen und nachzusprechen. Das Lesesinnverstehen ist gut erhalten. Es liegt eine Störung im auditiven Analysesystem vor, die auch als auditiv-verbale Agnosie bezeichnet wird. Häufig ist die Störung nicht durchgängig (partielle Worttaubheit). In Verbindung mit einer Aphasie kann diese zentral-auditive Wahrnehmungsstörung unterschiedlich stark ausgeprägt sein. Sie tritt überwiegend bei Aphasien mit flüssiger Spontansprache auf. Therapeutische Strategien, die die Kompensation des Defizits in der auditiven Analyse erleichtern, sind:

- deutliches Mundbild, Lippenlesen ermöglichen
- verlangsamtes Sprechen
- sprachliche Redundanz
- Visualisieren von Stimmhaftigkeit, Artikulationsart und -ort durch Gesten (cued speech)

Patienten mit Worttaubheit gleichen ihre eingeschränkte auditive Verarbeitungsfähigkeit durch Informationen, die sie aus Lippenbewegungen erhalten und durch Verwendung des sprachlichen Kontextes aus. Beispielsweise wird die Worterkennung im Satz „Herr Müller muss einen Brief an die Behörde schxeixen“ durch den Kontext erleichtert (Top-down-Verarbeitung). Im Satzzusammenhang ergibt nur „schreiben“ nicht aber „schneiden“ einen Sinn. Hilfreich zur Kompensation der unzureichenden auditiv-phonetischen Verarbeitung ist neben dem Mundbild der Therapeutin die Kontextinformation. Weiterhin sind auch gestische Visualisierunghilfen (sog. Cued Speech) nützlich. Sie setzen aber ausreichend Aufmerksamkeit und Gedächtnisleistungen voraus und sind daher in der Akutphase seltener einsetzbar.

M!

Merke

Auditive Wahrnehmungsstörungen treten bei Aphasie insgesamt selten auf. Funktionsverbessernde Übungen zum auditiven Differenzieren, Diskriminieren, Kategorisieren und Zuordnen sollen die Rückbildung unterstützen. Bei Worttaubheit erleichtern ein deutliches Mundbild und verlangsamtes Sprechen des Gesprächspartners die Kompensation des Defizits.

Tab. 5.3 Übersicht über Übungen zur Unterstützung von Wahrnehmungsfunktionen.

Verbesserung der visuellen Wahrnehmung	Verbesserung der auditiven Wahrnehmung
• verbale Aufforderung zu gezielten Blickbewegungen und Kopfdrehung zur Kompensation bei Hemianopsie und Hemineglect • Ankerlinie und Zeilennummerierung bei Lesetexten zum Training visueller Exploration • visuelle Zuordnungsaufgaben: - Zuordnen identischer Bilder oder Gegenstände - Zuordnen eines Gegenstandes zu einem Bild, Foto oder Zeichnung - Zuordnen verschiedener Ansichten zu einem Bild (Perspektivenwechsel) - Zuordnen verschiedener Exemplare einer Art zueinander (verschiedene Automodelle) • Kategorisierungsaufgaben: - Zuordnen von Bildern oder Gegenständen zu übergeordneten Kategorien (z. B. Tiere, Werkzeuge, Fahrzeuge, Gebäude)	• auditives Differenzieren und Diskriminieren: - gleich/ungleich Entscheidung (z. B. Musik vs. Sprache, Trompete vs. Geige) - Musik, Alltagsgeräusche, Sprache wahrnehmen, nur auf einen bestimmten auditiven Stimulus mit Handzeichen reagieren - Arbeit mit Minimalpaaren • auditive Zuordnungsaufgaben: - Zuordnen von Alltagsgeräuschen, Musik, Tierlauten, bekannten Stimmen zu Fotos oder Objektabbildungen

Gedächtnis

Gedächtnisstörungen treten häufig in Kombination mit Aufmerksamkeitsstörungen auf und erschweren dann die Informationsaufnahme (Encodierung). Eine solche Überlagerung der Gedächtnisfunktionen durch reduzierte Aufmerksamkeits- und Wahrnehmungsleistungen liegt in der Akutphase bei vielen Patienten vor. Bei ausreichender Wachheit und gebesserter Aufmerksamkeit zeigen sich zudem spezifische Beeinträchtigungen des Arbeitsgedächtnisses und der auditiven Merkspanne, die in vielen Fällen überdauernd sind.

In der Aphasiebehandlung ist es fast immer erforderlich, begleitende Gedächtnisdefizite zu berücksichtigen und ihre Kompensation zu unterstützen. Besonders in der Akutphase ist dazu auf ein Kommunikationsverhalten zu achten, das die Gedächtnisfunktionen entlastet (s. ▶ Tab. 5.2). Für die Übungsbehandlung bei akuter Aphasie gelten allgemeine Lernprinzipien (s. S. 108), die überwiegend aus Erkenntnissen der Gedächtnisforschung abgeleitet und lerntheoretisch fundiert sind (fehlerfreies Lernen, vom Leichten zum Schweren, emotionale Kontexte schaffen). Sie erleichtern die Vermittlung sprachlichen Wissens bei eingeschränkter Gedächtniskapazität. Hilfreich in der Behandlung von Zugriffs- und Abrufstörungen aus dem mentalen Lexikon sind Elaborationsstrategien, die eine multimodale, semantisch tiefe Verarbeitung anregen. Hierzu eignen sich semantische Differenzierungs- und Kategorisierungsaufgaben (s. Kasten unten). Die Verwendung von Bild- und Schriftmaterial zielt einerseits auf multimodale Encodierung ab, entlastet aber auch das Arbeitsgedächtnis, weil auditiv-sprachliche Informationen zusätzlich visuell angeboten werden.

Weiterhin kann die Merkfähigkeit durch einen spezifischen Übungsschritt zum freien Wortabruf in der multimodalen Stimulierung oder in modalitätsspezifischen Übungen zum Verstehen oder Benennen gefördert werden. Dazu werden beispielsweise alle Bild- oder Schriftkarten umgedreht, der Patient soll das zuletzt bearbeitete Item (oder das erste, das zweite, das vorletzte Item) zeigen und/oder benennen. Eine höhere Anforderung ist das Erinnern von Items, die zu Beginn der Therapie behandelt wurden. Um eine dauerhafte Speicherung im Langzeitgedächtnis zu fördern und Wortzugriff und -abruf zu stabilisieren, ist verteiltes Lernen mit vielen Wiederholungen sinnvoll. Die Zeitabstände zwischen den Wiederholungen sind zunächst sehr kurz (wenige Sekunden) und werden zunehmend größer (z. B. 20, 30 Sekunden, Minuten; Beginn, Mitte und Ende der Behandlungseinheit). Die Strategien und Übungen zur Unterstützung von Gedächtnisfunktionen in der Aphasiebehandlung sind im folgenden Kasten zusammen gefasst. Insbesondere die Elaborationsstrategien können erst bei ausreichender Aufmerksamkeitskapazität angewendet werden.

Info

Unterstützung von Gedächtnisfunktionen in der Sprachtherapie

- Prinzip des fehlerfreien Lernens beachten
- emotional ansprechendes Material verwenden
- Gedächtnisanforderungen reduzieren durch Bild- und/oder Schriftunterstützung auditiver Stimuli
- Elaborationsstrategien:
  - multimodale Erarbeitung semantischer Merkmale eines Zielworts (Brille: Gläser, Bügel, Nase, sehen, verlegen, lesen, fernsehen, glatt, durchsichtig, Nachttisch – dabei reale Brille in die Hand nehmen, Bilder mit unterschiedlichen Brillen zeigen, Schriftkarte)
  - semantisches Sortieren (Bild- und/oder Schriftkarten nach Kategorien oder Themen sortieren, z. B. Nahrungsmittel vs. Kleidung, Büro vs. Sport; was gehört zum Urlaub dazu?)
  - semantisches Differenzieren (bildliche und/oder schriftliche Vorgabe von Listen mit Oberbegriff, unpassendes Item ausstreichen oder zugehörige Items markieren, z. B. welche Möbel sind zum Sitzen?)
- spezifischer Übungsschritt in der sprachlichen Stimulierung: freier Abruf einer Zielstruktur ohne Bild- und Schriftunterstützung
- verteiltes Lernen, häufige Wiederholung des sprachlichen Materials mit wiederholtem Abruf in ansteigenden Zeitintervallen (Spaced Retrieval)

Merke

Art und Ausmaß von Gedächtnisdefiziten zeigen sich erst bei ausreichender Aufmerksamkeit. Nahezu alle Menschen mit Aphasie haben aber eine reduzierte verbale Merkspanne und somit beeinträchtigte Lernmöglichkeiten. In der Behandlung bei akuter Aphasie kann das Sprachlernen durch Entlastung des Arbeitsgedächtnisses, Berücksichtigung phasenspezifischer Lernprinzipien, Elaborierung sprachlicher Stimuli und angepasste Kommunikationsstrategien erleichtert werden.

Stimulierung und Deblockierung sprachlicher Äußerungen

Multimodal stimulieren – Grundprinzip

Das klassische Prinzip zur Reaktivierung noch vorhandener sprachlicher Fähigkeiten in der Therapie akuter Aphasien ist die multimodale Stimulierung (Springer 2008). Ziel dieser direkten Methode ist die Aktivierung des gesamten Sprachsystems durch intensive, wiederholte Stimulierung. Dabei wird emotionale, automatisierte und situationsbezogene Sprache stimuliert und durch Intonation, Rhythmus und Gestik unterstützt. In die sprachliche Stimulierung werden unterschiedliche Modalitäten (Verstehen, Lesen, Schreiben, Sprechen) einbezogen, und es wird ein möglichst großer Bezug zu persönlich relevanten Themen hergestellt. Die Stimulierung erfolgt überwiegend über die auditive und visuelle Modalität (Mit-, Vor- und Nachsprechen, Bilder, Schriftkarten). Zusätzlich finden verschiedene schriftsprachliche Leistungen (Abschreiben, Transponieren, lautes Lesen, Schreiben nach Diktat) Anwendung. Bei der Stimulierung über intakte Modalitäten kann es zu einer funktionalen Deblockierung kommen. So gelingt vielen Patienten beispielsweise nach Mit- und Nachsprechen die Zuordnung von Schrift zu Bildern oder nach lautem Lesen auch das Benennen von Gegenständen oder Bildern, die spontan nicht benannt werden konnten (weil sie „blockiert" waren). Diese Deblockierung verläuft unbewusst. Sie beruht auf semantischer und/oder phonologischer Voraktivierung eines Zielworts durch die voraus gegangene Stimulierung (Huber 1991).

Zur Methode der multimodalen Stimulierung finden sich Beispiele und möglichen Hilfen in ▶ Tab. 5.4. Im Gegensatz zum symptomorientierten Vorgehen bei chronischer Aphasie, zielt die multimodale Stimulierung nicht darauf ab, bewusste Lernprozesse anzuregen. Aus diesem Grund beinhaltet das Vorgehen auch keine metasprachlichen Aufgaben (z. B. Richtig/Falsch-Entscheidungen zu Satzaussagen, phonologische Auswahlmengen) und es werden keine spezifischen Fehlerrückmeldungen gegeben.

Hilfen in der multimodalen Stimulierung

Bei auftretenden Schwierigkeiten wird entweder erneut stimuliert, mit anderem Wort-, Satz- oder Bildmaterial stimuliert oder auf einfachere Strukturen zurück gegangen. Hilfen in der Stimulierungsbehandlung orientieren sich am Prinzip der abnehmenden Hilfen, das zunächst maximale Hilfestellung zum Wortabruf vorsieht. In der Regel sind gemischte Hilfen (z. B. Vor- und Nachsprechen eines Zielworts mit Bildvorgabe, Lückensatz mit Anlautvorgabe des Zielitems) besonders geeignet, um eine sprachlich korrekte Zieläußerung zu stimulieren. Je nach Schwere und Rückbildungsverlauf der Aphasie verändert sich die erforderliche Hilfe, sodass beispielsweise eine semantische Umschreibung für den fehlerfreien Wortabruf ausreichend ist (s. auch S. 138). Bei der Arbeit mit Auswahlmengen stellen semantisch weite Kontraste (z. B. Bett, Hund, Brille, Telefon) grundsätzlich leichtere Anforderungen an die Verstehensleistungen als semantisch enge Kontraste (z. B. Wasser, Kaffee, Tee, Milch). Und auch die Anzahl der Bild- oder Schriftkarten beeinflusst den Schwierigkeitsgrad der Aufgabe. Die Reduzierung von Ablenkerbildern und -wörtern (z. B. von 4 auf 3 Bilder) erleichtert das Auffinden eines Zielitems. Hier ist zu berücksichtigen, dass bei Vorgabe von nur 2 Bildern oder Schriftkarten nicht mehr unterschieden werden kann, ob ein Zielitem erraten oder tatsächlich korrekt verstanden wurde.

▶ **Material.** Persönliche Gegenstände (z. B. Brille, Uhr, Kamm), Gegenstände aus dem Krankenzimmer (z. B. Glas, Kissen, Telefon), Bilder aus Zeitungen, Zeitschriften, Kalendern oder käufliche Bild- und Fotoboxen mit Objekt-, Handlungs- und Situationsbildern. Ein Therapieprogramm, das das Prinzip der multimodalen Stimulierung aufgreift, ist MODAK (Lutz 2009).

Tab. 5.4 Beispiel für die multimodale Stimulierung und Deblockierung.

Exemplarische Abfolge der Übungsmodalitäten	Aufgabentyp und Stimulierung	Hilfen
auditives Sprachverstehen	Wort-Bild-Zuordnung: Das Zielitem wird vorgesprochen und soll einem von 4 Auswahlbildern zugeordnet werden.	• wiederholtes Vorsprechen • Reduzierung der Ablenkerbilder • Lösung vorgeben • vom engen zum weiten semantischen und phonologischen Kontrast wechseln
Mitsprechen (unisono sprechen)	Das Zielitem wird prosodisch gut betont einige Male vorgesprochen. Die Aufmerksamkeit wird auf die Labiolexie gelenkt, dann erfolgt die Aufforderung zum Unisono-Sprechen.	• Stoppen von fehlerhaftem Mitsprechen und Perseverieren • Aufforderung zum Zuhören, gemeinsames Sprechen, wenn Zeichen dazu erfolgt
Nachsprechen	Wie beim Mitsprechen.	• wie beim Mitsprechen • Cueing-Strategien (z. B. Anlautsilbe, semantische oder phonologische Cues, erste Nominalphrase, gestische Fazilitierung)
Lesesinnverstehen	Schrift-Bild-Zuordnung: Das Zielitem wird schriftlich vorgelegt und soll einem von 4 Auswahlbildern zugeordnet werden. Variation: Das Zielitem wird mit 3 Ablenkeritems schriftlich vorgelegt und soll den Auswahlbildern zugeordnet werden.	• Wiederholung • Reduzierung der Ablenkerbilder und Ablenkerwörter • Lösung vorgeben • vom engen zum weiten semantischen und phonologischen Kontrast wechseln
lautes Lesen	Das Zielitem soll selbstständig laut vorgelesen werden.	• gemeinsames Lesen • Vorgabe der Zielstruktur
referenzielle Gesten verstehen und imitieren	Geste-Bild-Zuordnung: Die lexikalische Zielstruktur wird gestisch dargestellt (z. B. Größen-, Form-, und Handlungsaspekt) und soll einem von 4 Auswahlbildern zugeordnet und anschließend imitiert werden	• Wiederholung • Reduzierung der Ablenkerbilder und Ablenkerwörter • Zielitem kombiniert verbal-gestisch vorgeben • Lösung vorgeben
Abruf der Zielstruktur aus dem Gedächtnis	Das Zielitem soll aus dem Gedächtnis abgerufen werden. Auswahlbilder umdrehen, bei gelungener Leistung wird die entsprechende Abbildung aufgedeckt.	• Cueing-Strategien (z. B. Anlautsilbe, semantische oder phonologische Cues, erste Nominalphrase, gestische Fazilitierung nach dem Prinzip der absteigenden Hilfen)
Anagramme legen	Das Zielitem wird aus einer Auswahl von Schriftkarten, Silben- oder Buchstabenkärtchen zusammengesetzt.	• wiederholte auditive Vorgabe der Zielstruktur • Bildvorgabe • phonologische Cues
Benennen oder Beschreiben ggf. im situativen Kontext	Das Zielitem wird anhand von Bildern oder Realgegenständen benannt.	• Cueing-Strategien (z. B. Anlautsilbe, semantische oder phonologische Cues, erste Nominalphrase, Satzergänzung, gestische Fazilitierung nach dem Prinzip der absteigenden Hilfen) • zurück zu den Stufen Nachsprechen oder Mitsprechen

Die Abfolge entspricht dem Schweregrad sprachlicher Anforderungen. Die Sprachfunktionen (Übungsmodalitäten), die nur wenig beeinträchtigt sind, werden den schwerer betroffenen Sprachfunktionen vorangestellt. Die schriftsprachlichen Modalitäten werden je nach Schweregrad und Art der Schriftsprachstörung in den Übungsablauf integriert.

Das folgende Beispiel verdeutlicht, wie persönlich relevante Inhalte in die multimodale Stimulierung integriert werden können. Dabei treten außerdem Deblockierungseffekte auf. Durch die vorausgegangene Stimulierung des Vornamens gelingt im Anschluss der Abruf eines Wortes („Mann") über Satzergänzung, einer Hilfe die unmittelbar zuvor nicht stark genug war, um den korrekten Wortabruf zu fazilitieren. Bei der Stimulierung des Vornamens war vorheriges Mit- und Nachsprechen erforderlich.

Frau L., eine 73-jährige Hausfrau, leidet an einer schweren akuten Aphasie nach ausgedehntem Insult der A. cerebri media links. Ihre Spontansprache ist gekennzeichnet durch neologistischen Jargon. Frau L. ist verheiratet, das Ehepaar hat 3 erwachsene Kinder, zu denen ein enger Kontakt besteht. Ihr Wunsch ist es, ihre Angehörigen mit Namen ansprechen zu können.

Fallbeispiel

Multimodale Stimulierung und Deblockierung bei akuter Aphasie 3 Wochen nach Insult

Übungsmaterial: 4 Passfotos (Ehemann Willi, Tochter Anna, Söhne Fritz und Norbert), dazu Schriftkarten mit entsprechenden Namen – die Fotos liegen nebeneinander auf dem Tisch, die Schriftkarten ungeordnet daneben.

U: (zeigt auf jeweiliges Foto) Willi, Anna, Fritz, Norbert. Ich sage jetzt einen Namen und Sie zeigen bitte das Foto dazu.

U: Fritz (langsam, deutlich artikuliert)

P: (zeigt auf Willi)

U: Hören Sie nochmal genau hin. Zeigen Sie Fritz.

P: (zeigt auf Norbert)

U: Ich zeigen Ihnen mal, wie der Name geschrieben wird (Schriftkarte vorlegen) und lese das mal vor. Fritz, zeigen Sie Fritz.

P: (zeigt auf Fritz)

U: Ja, genau, das ist Fritz. Zeigen Sie jetzt Willi. (auditive Vorgabe aller Namen, dabei wird Fritz noch einmal wiederholt)

P: (zeigt nach auditiver Vorgabe der Vornamen alle Fotos korrekt)

U: Hier sind die Namen nochmal aufgeschrieben. Legen Sie mal die Namen zu den passenden Fotos.

P: (ordnet korrekt zu)

U: Sehr gut. (zeigt auf Foto des Ehemanns) Ihr Mann heißt ... ?

P: molem molem . modem . ta te potem

U: Frau L., schauen Sie auf meine Lippen und hören nur zu. Ihr Mann heißt Willi (langsam, deutlich artikuliert mit Zeigegeste auf Foto)

U: Jetzt mal zusammen mit mir sprechen: Willi.

P: Willi (mitgesprochen)

U: Gut, probieren Sie es nochmal alleine und zeigen dabei auf das Foto.

P: W-Willi (mit Zeigegeste)

U: Genau. Willi ist ihr?

P: Mann

Merke

Frühe Akutphase: multimodal, nicht modellorientiert vorgehen

Im Gegensatz zur chronischen Phase der Erkrankung ist das therapeutische Vorgehen in der frühen Akutphase nicht modellorientiert. Es kann sich zwar an psycholinguistischen Sprachverarbeitungsmodellen orientieren, eine systematische modellorientierte Methodik ist aber aufgrund der stark fluktuierenden Symptomatik in der Regel nicht möglich.

In der frühen Akutphase bietet sich ein Vorgehen an, das grundsätzlich multimodal ist und von Hypothesen zur möglichen Verursachung ausgeht. So ist bei ausgeprägten Sprachverstehensproblemen anzunehmen, dass das semantische System beeinträchtigt ist. In der Übungsbehandlung wird deshalb auf Redundanz der sprachlichen Informationen geachtet, es werden starke semantische Hilfen oder semantische Hilfen in Kombination mit phonologischen und syntaktischen Hilfen („Jeden Morgen lese ich die Zei...") bei gleichzeitiger bildlicher Unterstützung angeboten. Eine differenzierte Überprüfung der semantischen Leistungen (z. B. mit der Bogenhausener Semantik Untersuchung / BOSU, Glindemann et al. 2002; Lexikon modellorientiert / LeMo, de Bleser et al. 2004) und daraus abgeleitete systematische Übungen zum spezifischen Defizit (z. B. an semantischen Kategorien, am auditiven oder visuellen Verstehen) erfolgt erst bei stabiler sprachlicher Symptomatik.

Gegen ein störungsspezifisches, modellorientiertes Vorgehen in der Akutphase spricht zudem, dass die phasenspezifischen Lernprinzipien (fehlerfreies Lernen, keine systematische Fehlerrückmeldung) nicht eingehalten werden können. Erst wenn ein stabiles Störungsmuster vorliegt, das erhaltene und beeinträchtigte Verarbeitungsrouten erkennen lässt, wird zu einem modellorientierten Vorgehen übergegangen. Dies kann bei leichter ausgeprägten Aphasien mit sehr gutem Rückbildungsverlauf auch in der späten Akutphase der Fall sein.

Was wird stimuliert?

Emotionale Sprache

Bei Patienten mit initialem Mutismus oder sehr schwerer akuter Aphasie, die keine expressive Sprache zur Verfügung haben, wird zunächst emotionale Sprache stimuliert. Dabei ist nicht entscheidend, wie der Patient sprachlich reagiert, sondern dass er sich überhaupt äußert (Springer u. Weniger 1980). Emotionale Sprache drückt sich vor allem in **Interjektionen** aus, zu denen auch Lautmalereien (Onomatopoetica) oder Lock- und Scheuchlaute (z. B. zu Tieren) zählen. Oft werden auch Floskeln (z. B. „Mahlzeit!") wie Interjektionen verwendet. Die Stimulierung von Interjektionen und floskelhaften Äußerungen erfolgt über affektiv stimulierendes Bildmaterial.

B

Beispiele

für Interjektionen

- bei Bedauern: auweh, oje, meine Güte
- bei Ekel: bääh, igitt, pfui
- bei Freude: hurra, juchhu, jippi, super! Wow!
- bei Schmerz: au, aua, autsch
- bei Verwunderung: echt? Nanu! Hoppla! Oha! Donnerwetter! Hallo?
- zur Nachahmung von Geräuschen und Lauten: puff, hui, peng, bums, rums, blubbblubb, schnipp, hatschi
- in Form von Lock- und Scheuchlauten: puttputt, piep-piep, miez-miez, hü-hott, sch-schsch
- in Form floskelhafter Wörter: Cool!, Mensch!, Donnerwetter!, Gesundheit!, meine Güte, verdammt, okay, genau, richtig, hallo, tschüss, Hilfe

Aufgrund ihrer linguistischen Merkmale stellen Interjektionen besonders geringe Anforderungen an den Abruf aus dem mentalen Lexikon: Sie gehören zur nichtpropositionalen Sprache, sind strukturell einfach, werden nicht flektiert und haben eine hohe Gebrauchsfrequenz. Viele Interjektionen sind mit bestimmten Intonationsmustern verbunden, die den Abruf zusätzlich erleichtern. Darüber hinaus fungieren Interjektionen als selbstständige, sinnhafte Äußerungen, die für die frühe sprachliche Basiskommunikation und damit für ein frühes, teilhabeorientiertes Vorgehen gut nutzbar sind.

► **Material.** Zur Stimulierung emotionaler Sprache eignen sich Situationsbilder, die verschiedene Affekte auslösen, generell positiv oder negativ besetzte Bilder, Fehlerbilder mit Überraschungseffekt und Abbildungen Prominenter. Käufliches Bildmaterial ist nur begrenzt verfügbar oder zu wenig variabel in den angesprochenen Emotionen. Es kann aber leicht aus Zeitungs- und Werbebildern oder Bildern aus dem Internet zusammengestellt werden. Zusätzlich sind persönliche Fotos (Angehörige, Freunde, Haustiere, Urlaubsaufnahmen) geeignet. Sie können in der Akutphase auch starke Trauerreaktionen auslösen. Ihre Verwendung muss deshalb in jedem Einzelfall sorgfältig abgewägt werden.

► **Vorgehen.** Stimuliert wird jeweils über ein Einzelbild, nicht über eine Bildauswahl. Übungsbeispiele finden sich in ► Tab. 5.5. Nach Vorlage eines Bildes erfolgt zunächst eine offene Instruktion, an die sich geschlossenere Fragen anschließen können:

- „Schauen Sie mal, was da los ist" (mit Zeigen auf kritischen Aspekt)
- „Was fällt Ihnen dazu ein?"
- „Hier stimmt doch was nicht!" (bei Fehlerbildern)
- „Woran denken Sie, wenn Sie den/die sehen?" (bei Prominenten)
- „Stellen Sie sich vor, das ist ein Freund / eine Freundin. Was rufen Sie ihm/ihr zu?" (bei Gefahrensituationen)

Jede sprachliche Äußerung wird positiv verstärkt und weiter bearbeitet. Dazu kann ein erneuter Abruf der gleichen Äußerung über andere Bilder oder verbale Kontextvorgabe stimuliert werden. Anschließend folgt die Einbindung der Interjektionen in einen einfachen Dialog, sofern diese sich dazu eignen (s. Beispiel S. 134). Beispielsweise sind Verzögerungslaute (äh, hm, tja), Lautmalereien oder Locklaute für Tiere (hü-hott, husch husch) schwer in die sprachliche Basiskommunikation zu integrieren. Um so früh wie möglich die **Kommunikationsfähigkeit** anzubahnen oder zu verbessern, sollte deshalb versucht werden, in jeder Therapieeinheit zumindest eine kommunikativ gut nutzbare Interjektion zu stimulieren.

Tab. 5.5 Stimulierung emotionaler Sprache mit affektiv anregenden Bildern.

Übungsbeispiele mit affektiv anregenden Situationsbildern		
Instruktion: „Schauen Sie mal, was da los ist." (mit Zeigen auf kritischen Aspekt)		
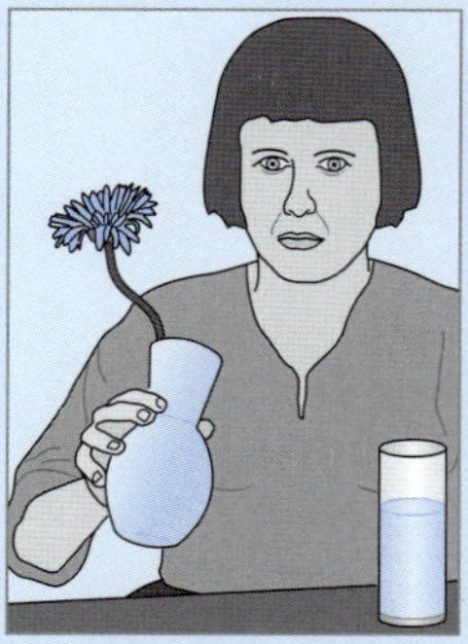	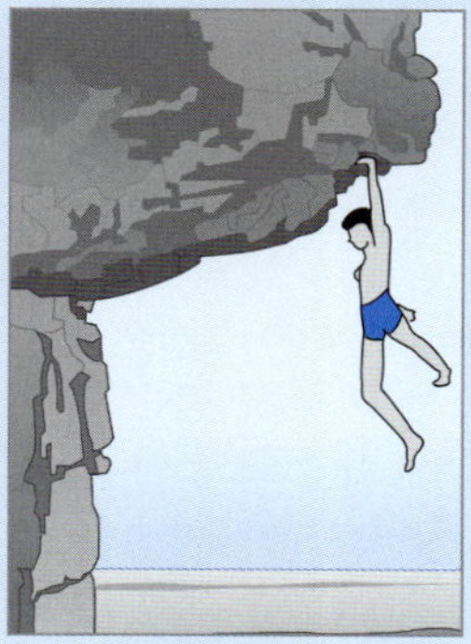	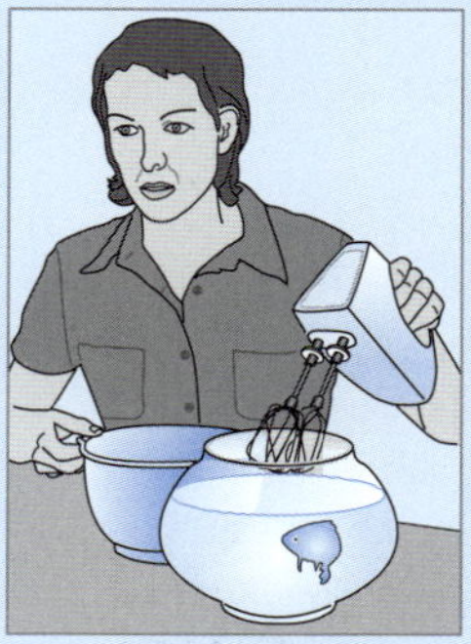
Mögliche Äußerungen:		
„oha" „bäh" „igitt" „ekelhaft" „Prost!"	„nein!" „hui" „Hilfe!" „Vorsicht!" „Meine Güte"	„oh jemine" „upps" „blubb-blubb" „Pass auf!"

Beispiel

Übungen zur wiederholten Stimulierung durch verbale Kontextvorgabe
Interjektionen: „bäh", „igitt", „ekelhaft", „Prost!"

Verbale Vorgabe des situativen Kontextes: „Stellen Sie sich vor, etwas schmeckt Ihnen gar nicht. Was sagen Sie?" (bäh, igitt, ekelhaft)

Oder:

„Stellen Sie sich vor, Sie schauen Fernsehen. Sie wollen aus dem Bierglas trinken. Aus Versehen greifen Sie nach der Blumenvase. Ihre Frau sieht das und macht einen Scherz. Was sagt Ihre Frau?" (Prost!)

Einbindung in basalen Dialog
Beispiel: „Prost!"

Therapeutin und Patient nehmen ein Glas in die Hand und stoßen an: „Prost!" – „Prost!"

Beispiel: „Hilfe!"

„Stellen Sie sich vor, Sie stürzen beim Aufstehen aus dem Bett. Ich bin die Schwester / ihr Zimmernachbar und rufe nach Ihnen. Was rufen Sie?" „Herr Müller?" (Name des Patienten) – „Hilfe!"

Erfolgt auf ein Bild keine spontane sprachliche Reaktion, kann entweder zum nächsten Bild gewechselt werden oder die Therapeutin fordert zum **Mit- und Nachsprechen** auf („Ich würde rufen: pass auf!, probieren Sie das mal mit mir zusammen / probieren Sie das mal zu wiederholen."). Beim Wechsel zum nächsten Bild kann ein gleichzeitiger Wechsel

Tab. 5.6 Stimulierung automatisierter Sprache.

Automatisierte Sprachanteile	Stimulierung des gezielten Wortabrufs
Zahlen von 1–10	„Wie viele Kinder haben Sie?" (3) „Wie spät ist es etwa?" (4) „Wann kommt Besuch?" (5) „Wie viele Tassen Kaffee trinken Sie am Morgen?" (2)
Wochentage	„Welcher Tag ist heute?" (Montag) „An welchem Tag haben die meisten Menschen frei?" (Sonntag) „An welchem Tag essen viele Leute Fisch?" (Freitag)
Monate	„In welchem Monat haben Sie Geburtstag?" „In welchem Monat ist Ostern?" „In welchem Monat ist Weihnachten?"
Wortreihen: Frühling, Sommer, Herbst und Winter Messer, Gabel, Schere, Licht Hund, Katze, Maus	 „Wann blühen die Bäume?" „Womit schneidet man Fleisch?" „Welches Tier kann bellen?"
Überlernte Texte und Äußerungen: Gebete, Gedichte Sprichwörter	Lückensatz: Frisch Gesellen, seid zur... (Hand) Drum prüfe, wer sich ewig... (bindet) Eine Schwalbe macht noch keinen... (Sommer)
Redefloskeln: Donnerwetter Hau ab Prima	Situative Stimulierung durch Kontextvorgabe: „Stellen Sie sich vor, Sie sind sehr ärgerlich. Sie schlagen mit der Faust auf den Tisch und sagen?" (Donnerwetter) „Stellen Sie sich vor, ein Hund springt Sie an und bellt ganz laut. Sie wollen das nicht und rufen?" (Hau ab!) „Wie geht's?" – „prima"

der Bildeigenschaften hilfreich sein (Wechsel vom Situationsbild zur Objektabbildung oder zum Fehlerbild oder zum Bild eines Prominenten), wenn wiederholt keine spontane Äußerung stimulierbar ist. Emotionale Assoziationen sind sehr individuell, sodass keine allgemein gültige Hierarchie zur Abfolge des Materials aufgestellt werden kann.

Automatisierte Sprache

Bei schwersten expressiven Störungen kann die sprachliche Aktivierung auch mit automatisierten Sprachanteilen (▸ Tab. 5.6) beginnen. Diese Sprachanteile sind ebenso wie die emotionale Sprache hoch vertraut und daher sehr leicht abrufbar (**nichtpropositionale Sprache**). Sie haben aber mit Ausnahme von Redefloskeln einen geringen kommunikativen Wert. Automatisierte Sprache wird stimuliert, um erste sprachliche Äußerungen zu aktivieren und den Übergang zum Abruf nichtautomatisierter, **propositionaler Sprache** zu erleichtern. Dazu wird stets auch eine Stimulierungsstufe zum freien Wortabruf in das Vorgehen integriert.

▸ **Material.** Automatisierte Reihen: Zahlenreihe von 1–10, Wochentage, Monatsnamen; hochfrequente Wortreihen (z. B. Amsel, Drossel, Fink und Star; Messer, Gabel, Schere, Licht); Gedichte, Gebete, Verse, Sprichwörter, Redefloskeln. Anregungen finden sich in ▸ Tab. 5.6 oder auch bei Simons (1997), weitere Materialien in entsprechenden Sammlungen im Internet.

▸ **Vorgehen.** Die Stimulierung erfolgt zunächst über Vor-, Mit- und Nachsprechen hoch automatisierter Reihen (z. B. zählen von 1–10). Rhythmisches Sprechen und Gestik (mit den Fingern „mitzählen") unterstützen den Wortabruf beim Mitsprechen. Die Patienten sollen die Gestik beim Mit- und Nachsprechen auch selber einsetzen, also mit den Fingern mitzählen. Als **Aktivierungshilfe** zum Nachsprechen werden bei Bedarf ein oder mehrere Wörter einer Reihe (1, 2, 3...) oder ein Anlaut (Mon...) vorgegeben. Semantische oder phonematische Paraphasien und Auslassungen werden nicht korrigiert. Besonders bei älteren Menschen mit akuter Aphasie gelingt die sprachliche Aktivierung häufig auch über Mit- und Nachsprechen von Gebeten (z. B. „Vater unser") oder Gedichten (z. B. Schillers „Lied von der Glocke"). Neben Reihensprechen und dem Sprechen überlernter Texte wird automatisierte Sprache über hoch vertraute Wortreihen, Sprichwörter und Redefloskeln aktiviert. Unmittelbar nach dem Mit- und Nachsprechen schließt sich eine **Stimulierungsstufe zum gezielten Wortabruf** an. Bei auftretenden Schwierigkeiten wird auf einfachere Stimulierungsstufen zurück gegangen.

> **Info**
>
> **Stimulierungsstufen**
> - Vor-, Mit- und Nachsprechen von Wortreihen gestisch und rhythmisch unterstützt
> - Ergänzen von Lückensätzen
> - Beantworten einer semantisch engen Frage zum Zielwort
> - Vorgabe eines situativen Kontextes
> - Basisdialog mit Floskeln führen

Zur Stimulierung des gezielten Wortabrufs kann eine Frage gestellt oder ein situativer Kontext (S. 134) sprachlich und/oder bildlich vorgegeben werden. Floskeln haben innerhalb der automatisierten Sprache den größten kommunikativen Wert. Sie können situativ stimuliert und zum Aufbau basaler dialogischer Fähigkeiten genutzt werden.

Situationsbezogene Sprache

In der Stimulierungsbehandlung sollten so oft wie möglich sprechmotivierende Bezüge hergestellt werden. Sprechmotivierend sind insbesondere dialogische Übungen zu Situationen aus dem Alltag und auch jede Arbeit mit autobiografischem Übungsmaterial (z. B. multimodale Stimulierung, Verstehensübungen mit Familien- und Urlaubsfotos). Die Stimulierung situationsbezogener Sprache ist eine Schnittstelle zwischen funktions- und teilhabeorientierter Methodik, weil Alltagskommunikation und persönliche Relevanz in die Arbeit zur Verbesserung von Sprachfunktionen fest integriert sind. Das Vorgehen zur Stimulierung situationsbezogener Sprache wird im Abschnitt zu den teilhabeorientierten Methoden (S. 154) vorgestellt. Das Fallbeispiel auf S. 131 zeigt, wie Familienfotos für die multimodale Stimulierung genutzt werden können, um Sprache im situativen Kontext zu aktivieren. Modalitätsspezifische Übungen zum Sprachverstehen mit autobiografischem Material werden ab S. 141 erläutert.

Wie wird stimuliert?

Zwei nichtsprachliche Hilfen werden systematisch in die multimodale Stimulierung einbezogen: die melodisch-rhythmische und mimisch-gestische Stimulierung. Im Folgenden wird erläutert, wie sie als eigenständige Stimulierungsstufen in die Behandlung integriert werden können und auf welchem theoretischen Hintergrund das Vorgehen basiert. Melodie und Rhythmus zählen ebenso wie Gestik und Mimik auch zu den Aktivierungshilfen in der Akutbehandlung (S. 138). Als solche werden sie bei auftretenden Schwierigkeiten im Verstehen und Produzieren von der Therapeutin zusätzlich angeboten.

Melodie und Rhythmus

Singen, Sprechgesang, Vorsummen und rhythmisches Klopfen zu Redephrasen erleichtern bei vielen Patienten mit unflüssiger Spontansprache die Aktivierung sprachlicher Äußerungen. Über Singen können viele Menschen mit schweren akuten Aphasien, die keine oder nur wenig expressive Sprache zur Verfügung haben, zum ersten Mal nach einem Schlaganfall wieder flüssige Sprachproduktion erfahren. Denn die Fähigkeit zu singen ist trotz schwerster Sprachstörung oftmals erhalten und kann als Einstieg in die verbale Kommunikation genutzt werden. Intonieren und rhythmisches Klopfen bahnen den Übergang vom Singen zum Sprechen. Paralleles Mitklopfen zum Sprechen stellt zudem eine **interne Taktgebung** dar, die unter anderem auch die Verständlichkeit bei sprechmotorischen Schwierigkeiten erhöhen kann (Engl-Kasper 1993). Die **rhythmische Gliederung** gesprochener Sprache hat bei schwerer Aphasie entscheidenden Einfluss auf die Verbesserung der Nachsprechleistungen (Stahl et al. 2011).

Singen aktiviert ein bilaterales Netzwerk (u. a. Ozdemir et al. 2006), rhythmisches Klopfen ein rechtshemisphärisches sensomotorisches Netzwerk, für das zudem eine Beteiligung an artikulatorischen Bewegungen angenommen wird (Schlaug et al. 2008). Und auch Sprachäußerungen liegen rhythmisch-melodische Muster zugrunde, die von der intakten rechten Hemisphäre mit verarbeitet werden (u. a. Klein et al. 2011, Ischebeck et al. 2008). Melodische und rhythmische Hilfen in der Stimulierungsbehandlung aktivieren demzufolge rechtshemisphärische Funktionen, die einen bahnenden Effekt auf die nichtverfügbare Lautsprache ausüben. Diese Annahme wurde schon in den 70er-Jahren von den Autoren der Melodischen Intonationstherapie (MIT, Albert et al. 1973; s. auch S. 173) formuliert und konnte inzwischen durch bildgebende Verfahren belegt werden (Schlaug et al. 2008, 2009).

▸ **Material.** Kinderlieder, Volkslieder (z. B. aus der Mundorgel); automatisierte Reihen: Zahlenreihe von 1–10, Wochentage, Monatsnamen, hochfrequente Wortreihen; Redefloskeln, besonders solche, die auch für die sprachliche Basiskommunikation nutzbar sind (s. S. 155), autobiografisch relevantes Sprachmaterial (eigener Name, Name von Angehörigen, Wohnort, Geburtsort, Geburtsjahr, Beruf).

▸ **Vorgehen.** Ein gut bekanntes Lied kann zunächst gemeinsam gesungen oder auch nach gemeinsamem Einstieg vom Patienten alleine weiter geführt werden. Auftretende Fehler (Paraphasien, Auslassungen, Ersetzungen) und melodische Abweichungen werden nicht korrigiert. Ist der Liedtext neologistisch oder stark phonologisch verändert, wird die Melodie gemeinsam gesummt oder auch vor- und nachgesummt.

Nach dem Einstieg in die Behandlung über Singen und Summen von Liedern erfolgt der Wechsel zur multimodalen sprachlichen Stimulierung. Als ergänzende Hilfe können beispielsweise Reihenleistungen, der Familienname, Begrüßungsformeln und Floskeln intoniert und mit Handklopfen begleitet werden, um Rhythmus und Betonung der Äußerung hervorzuheben. Wie in der MIT wird der Patient zum Mitintonieren und Mitklopfen bzw. zum Nachintonieren und Nachklopfen aufgefordert. Die melodische Kontur einer intonierten Äußerung soll der einer gesprochenen Äußerung angepasst sein, Frage- und Satzintonation bleiben bestehen. Die Tonhöhenunterschiede in den intonierten Äußerungen sollen deutlich sein (in der MIT wird eine Terz vorgeschlagen) und gleichförmig alternieren, wobei betonte Silben hoch und unbetonte Silben tief gesungen werden (▸ Tab. 5.7). Nach mehreren Wiederholungen wird von der streng alternierenden Hoch-Tief-Intonation zu einer variierenden Intonation (**Sprechgesang**) und schließlich zum normalen Sprechen übergegangen. Dabei wird das Klopfen als rhythmische Hilfe beibehalten.

Gestik und Mimik

Gestik und Mimik sind nonverbale Kommunikationsmittel, die gleichzeitig auch einen aktivieren-

Tab. 5.7 Stimulierung sprachlicher Äußerungen über Melodie und Rhythmus.

Hilfe	Anwendung	Vorgehen
Melodie	singen	Lieder vorsingen, gemeinsam singen, alleine singen
	summen	Melodie vorsummen, gemeinsam und alleine summen
Intonation (Tonhöhenwechsel der Stimme) und Rhythmus	auf und ab intonieren (betonte Silben hoch, unbetonte Silben tief singen) dabei silbenweise klopfen	Reihen: 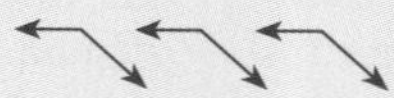 Mon-tag, Diens-tag, Mitt-woch ... gemeinsam intonieren und klopfen Hilfe: • Therapeutin nimmt die Hand des Patienten und „führt" die Klopfbewegung • nach Starthilfe intoniert Patient alleine, gemeinsames Handklopfen • ohne Starthilfe • ohne Mitklopfen der Therapeutin
		Floskeln: 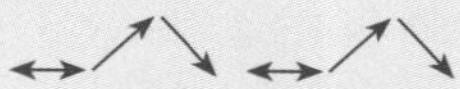 Guten Mor-gen – Guten Mor-gen • gemeinsam intonieren und klopfen • dialogisch mit Anlauthilfe und Mitklopfen der Therapeutin • dialogisch ohne Hilfen
	Sprechgesang (Tonhöhenwechsel variiert)	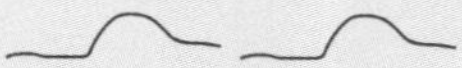 Guten Mor-gen – Guten Mor-gen

den Einfluss auf die verbale Sprache haben (Rose u. Sussmilch 2008, Rose 2006). Die Produktion, aber auch alleine das Beobachten von Gesten wirken sich positiv auf den Abruf von Nomen und Verben bei chronischer Aphasie aus (Marangolo et al. 2010, Raymer et al. 2006). Dieser Effekt wird vermutlich durch das rechtshemisphärische Spiegelneuronensystem vermittelt. Spiegelneurone sind Nervenzellen mit Doppelfunktion: Sie senden bereits Signale aus („feuern"), wenn eine zielgerichtete Handlung nur beobachtet wird. Die Nervenzellen reagieren genauso, als ob man das Gesehene selbst ausgeführt hätte. Beim Spiegelneuronensystem handelt es sich um ein Netzwerk, zu dem Areale des motorischen Kortex, speziell handmotorische Areale, und auch präfrontale Sprachareale (Broca-Areal) gehören. Daher ist anzunehmen, dass eine enge funktionale Verbindung zwischen Handmotorik und Sprache besteht (Meister et al. 2003). Diese Verbindung erklärt dann auch die positiven Effekte von kombiniert sprachlich-gestischen Therapieansätzen.

Es erscheint deshalb sinnvoll, die fazilitierende Wirkung referenzieller Gesten (Gesten, die auf einen konkreten oder abstrakten Gegenstand verweisen) auch in der sprachlichen Aktivierungsbehandlung zu nutzen. Dies gelingt, indem beispielsweise das Verstehen und Imitieren referenzieller Gesten in die multimodale Aktivierung lexikalischer Einheiten integriert wird (s. ▶ Tab. 5.4). Die Ausführung von Arm- und Handgesten geht oftmals mit mimischen Bewegungen einher. Gestik und Mimik sind als nonverbale Hilfen eine untrennbare Einheit. Bei Patienten mit stark eingeschränktem Sprachverständnis zielt der Einsatz von Gesten zudem auf eine elementare Verbesserung der semantisch-lexikalischen Leistungen ab (Springer 1986b).

Bei ausgedehnten Läsionen liegt zusätzlich zur Aphasie häufig auch eine ideomotorische Apraxie vor. Die daraus resultierenden motorischen Fehlhandlungen betreffen beide Extremitäten, das heißt auch die nichtparetische Hand handelt apraktisch. Folglich kann die Ausführung referenzieller Gesten (Pantomime des Objektgebrauchs) bei Menschen mit Aphasie aufgrund einer ideomotorischen Apraxie gestört sein (Goldenberg 2007). Durch ein systematisches Training kann sich die Gestenproduktion verbessern (Daumüller u. Goldenberg 2010). Die Indikation für ein solches Training liegt aber erst in der chronischen Phase der Erkrankung vor. Im Vergleich zu den referenziellen Gesten sind pragmatische Gesten (diskursregulierende Gesten, z. B. Hand heben als Zeichen für die Zurückweisung von Argumenten) und Zeigegesten bei schwerer Aphasie zumeist besser erhalten.

▶ **Material.** Realgegenstände, Bilder von Objekten und Handlungen (z. B. VAT-Materialien), die gestisch darstellbar sind. Nicht alle Übungsitems zur multimodalen Stimulierung können leicht mit einer Geste unterstützt werden. Deshalb ist es sinnvoll, zunächst Materialien vorrangig nach diesem Kriterium auszuwählen (z. B. Glas, Zahnbürste, Brille, Messer, Löffel, essen, trinken, lesen, telefonieren). In nachfolgenden Behandlungen sind dann andere Kriterien wie beispielsweise Alltagsrelevanz und Frequenz verstärkt zu berücksichtigen.

▶ **Vorgehen.** Gestik und Mimik sind **dynamische Hilfen** in der multimodalen Stimulierung lexikalischer Einheiten. Es wird kein systematisches Gestentraining zur dauerhaften Kompensation eingeschränkter expressiver Sprache durchgeführt. Vielmehr wird Gestik neben Bild und Schrift als zusätzliche Modalität in die Stimulierungsbehandlung integriert. Das Vorgehen verdeutlicht ▶ Tab. 5.8. In der Kommunikation erleichtern Gestik und Mimik die Informationsübermittlung und unterstützen die Gesprächsorganisation (s. u.). Therapeutinnen sollten deshalb in ihre eigenen sprachlichen Äußerungen bewusst und verstärkt redebegleitende Gestik und Mimik einbeziehen. Menschen mit Aphasie sollten für spontane Gestik in der Kommunikation verstärkt werden.

Aktivierungshilfen (Cueing-Techniken)

Die Ausführungen zur multimodalen Stimulierung haben gezeigt, dass die Akutbehandlung einen flexiblen Einsatz von Hilfen zur Aktivierung des mentalen Lexikons erfordert. Dabei sind auch die phasenspezifischen Lernprinzipien (S. 108) zu berücksichtigen, die unter anderem fehlerfreies Lernen beinhalten und somit absteigende Hilfen bei Wortfindungsstörungen implizieren.

Tab. 5.8 Einsatz von Gesten in verschiedenen Aufgabentypen.

Anforderung	Vorgehen	Hilfe
referenzielle Gesten verstehen	Die Logopädin stellt eine lexikalische Zielstruktur gestisch dar, z. B. Glas. Mit einer Geste gibt sie Informationen zur Größe, Form und/oder einer zugehörigen Handlung, z. B. Handstellung wie beim Halten eines Glases, Hand in dieser Stellung zum Mund führen zur Darstellung des Trinkens. Der Patient soll die Geste einem entsprechenden Bild aus einer Auswahlmenge zuordnen, z. B. Glas, Teller, Löffel, Messer.	sprachliche Umschreibung zusätzlich zur Geste, z. B. Zielitem „Glas“: „daraus kann man trinken …“, dazu Trinkbewegung Auswahlmenge verringern semantische Kontraste erweitern, z. B. Glas, Telefon, Brille, Zeitung
referenzielle Gesten produzieren	Aufforderung, die Geste nach der Geste-Bild-Zuordnung zu wiederholen, z. B. Trinkbewegung für Glas.	Wiederholen der Geste und unmittelbares Imitieren bei Apraxie: Vormachen und Führen der Bewegung
mündliches Benennen	Der Patient soll das Zielitem (Glas) benennen.	Benennen und gleichzeitig auf das Bild zeigen Aufforderung zur gestischen Darstellung: „Was macht man damit?“, „Wie groß ist es?“, „Welche Form hat es?“ Geste vorgeben sprachliche Aktivierungshilfen

Hilfe oder Aktivierungshilfe ist eine übergeordnete Bezeichnung für alle Techniken, die zu einer Voraktivierung (sog. Priming) des mentalen Netzwerks führen. Hilfen werden auch als Hinweisreize oder Cues bezeichnet. Sie enthalten semantische, phonologische, syntaktische und/oder dynamische Informationen, sie können mündlich, schriftlich oder gestisch angeboten werden (▶ Tab. 5.9). Innerhalb der Aktivierungshilfen (primes) werden 2 große Gruppen unterschieden: phonologische Hilfen (Prompts) und semantische Hilfen (Facilitations; für eine ausführliche Darstellung s. Abel 2007). Erst in den letzten Jahren werden auch Gesten (dynamische Hilfen) in Therapiestudien systematisch eingesetzt (z.B. Marangolo et al. 2010, Rose u. Sussmilch 2008, Rodriguez et al. 2006).

Semantische versus phonologische Hilfen

Die Effektivität phonologischer und semantischer Hilfen bei chronischer Aphasie ist gut erforscht. Semantische Hilfen galten den phonologischen Hilfen zunächst als überlegen, weil sie längerfristige Wirkung und bessere Generalisierungseffekte zeigten (z.B. Howard et al. 1985). Stabile Lerneffekte wurden dann aber ebenso für phonologische Hilfen nachgewiesen (z.B. Hickin et al. 2002). Inzwischen gehen viele Autoren davon aus, dass die Therapie mit kombinierten Hilfen die effektivste Behandlungsmethode ist (Howard 2000, Wambaugh 2003, Doesborg et al. 2004). Die Wirksamkeit kombinierter Hilfen ist auf mehrere Faktoren zurück zu führen. Zum einen bestehen bei der Mehrzahl der Menschen mit Aphasie sowohl semantische als auch phonologische Defizite (gemischte Störung). Zum anderen liegt vielen lexikalischen Übungen eine Kombination aus semantischem und phonologischem Ansatz zugrunde. Häufig wird in semantischen Aufgaben die phonologische Repräsentation eines Zielworts und umgekehrt die semantische Repräsentation in phonologischen Aufgaben mit aktiviert. Dieses Vorgehen trägt auch der Tatsache Rechnung, dass die lexikalische Verarbeitung interaktiv ist.

Tab. 5.9 Aktivierungshilfen für die Aphasietherapie in der Akutphase.

Art der Hilfe	Beispiele
Automatisierungshilfen	• Singen • automatisierte Reihen gemeinsam sprechen, vor- und nachsprechen, weiterführen • hochvertraute, automatisierte Texte (Gedichte, Gebete) gemeinsam sprechen, weiterführen
gemischte Hilfen	• Vorsprechen, gemeinsames Sprechen eines Zielwortes („Wasser") • Lückensatz mit/ohne initialem Phonem / initialer Silbe (in der Flasche ist ... / „W" / „Wa") • Sprichwort, Redensart ergänzen („Wie ein Fisch im ..." – „Der reicht ihm nicht das ...")
semantische Hilfen	• Bilder zu Zielitems anbieten • Gegenteil, Antonym vorgeben („Nicht Wein sondern ...") • semantisches Feld ergänzen, Kohyponyme vorgeben („Kaffee, Tee, Saft, ...") • semantische Umschreibung („Man kann es trinken, es ist klar, gibt's mit oder ohne Kohlensäure...")
dynamische Hilfen	• darstellende Geste (im Wasser schwimmen, Wasser trinken) • Aufforderung zur gestischen Darstellung (Wie bewegt man sich darin? Was macht man damit?)
phonologische und orthografische Hilfen	• Vorgabe des initialen Phonems / der initialen Silbe („W", „Wa") • Wortkarte, schriftliche Vorgabe der Wortform (WASSER) • Wortkarte und initiales Phonem / initiale Silbe vorgeben (WASSER + „W" / „Wa") • Buchstabenkarte mit initalem Graphem (W...) • Wortkarte in Auswahlmenge (WASSER, EIS, TEE, BROT)

Die Abfolge der Aktivierungshilfen impliziert keine Hierarchie. Hilfen zur Aktivierung automatisierter Sprache und gemischte Hilfen sind aber in der Regel stärker wirksam als semantische, dynamische und phonologisch-orthografische Hilfen alleine.

Kombinierte Hilfen in der Akutbehandlung

Für die Akutbehandlung sind kombinierte Hilfen anzuwenden, die alle sprachlichen Verarbeitungsebenen und Modalitäten einbeziehen und auch automatisierte Sprache aktivieren (s. ▸ Tab. 5.9). Die Argumente hierfür sind zahlreich:

- Die Untersuchungsverfahren für akute Aphasien lokalisieren keine Störungen in Sprachverarbeitungsmodellen, sodass auch kein funktionaler Störungsort (Semantik, Phonologie etc.) diagnostiziert wird. Einzig im BIAS sind semantische und phonologische Ablenker zu Zielitems im Wortverstehen systematisch integriert (S. 62). Diese geben *Hinweise* auf einen *möglichen* Störungsschwerpunkt in der Semantik oder Phonologie und folglich auch auf wirksame Hilfen. Eine differenzierte Untersuchung der möglichen Störungsursachen erfolgt aber nicht (z. B. Störung im Input-Lexikon oder im semantischen System selbst). Ein solches Vorgehen wäre auch unangemessen. Dementsprechend sind spezifische Hilfen nicht ableitbar.
- Menschen mit akuter Aphasie zeigen in der Regel sowohl semantische als auch phonologische Verarbeitungsprobleme.
- Gegen den systematischen Einsatz phonologischer Hilfen (z. B. Wortlängenentscheidungen, Bestimmen der Silbenzahl) und phonologischer Auswahlmengen („Heißt es Kopf, Topf oder Schopf?") spricht zudem, dass sie metasprachliche Reflexion einfordern, also das Nachdenken über charakteristische Merkmale von Sprache. Voraussetzung für solche Reflexionsprozesse sind gute Arbeitsgedächtniskapazitäten, die in der Akutphase aber häufig eingeschränkt sind.
- Metasprachliches Arbeiten ist auch nicht vereinbar mit dem Verzicht auf Fehlerrückmeldung in der Akutbehandlung, denn die Aufmerksamkeit wird explizit auf eine fehlerhafte Äußerung gelenkt.

Die Stimulationsbehandlung zielt auf Aktivierung des gesamten Sprachsystems ab, sie muss deshalb ein multimodales Hilfenangebot umfassen (▸ Tab. 5.9). Diese Hilfen sollen den selbstständigen Wortabruf verbessern und werden sukzessive reduziert, sobald eine fehlerfreie Wortproduktion gelingt. Primäres Ziel der Hilfestellungen ist noch nicht die Erarbeitung von Self-Cueing-Strategien, also die eigene Anwendung bestimmter Hilfen, um den Wortabruf zu erleichtern.

Abnehmende Hilfen

In der Behandlung akuter Aphasien orientiert sich auch die Reihenfolge, mit der Hilfen angeboten werden, am Lernprinzip „vom Leichten zum Schweren" und folgt der Prämisse des fehlerfreien Lernens (S. 108). Hilfen werden daher in absteigender Reihenfolge gegeben. Abnehmende Hilfestellungen (Decreasing Cues, Vanishing Cues) gehen schrittweise von der stärksten zur geringsten Hilfe über, es wird so viel Hilfe wie nötig angeboten. Im Einzelfall kann es sehr unterschiedlich sein, von welcher Hilfe am stärksten profitiert wird.

In der frühen Akutphase sind gemischte Hilfen mit oder ohne Anlauthilfen, bei denen der Patient das Wort oder den Satz fast automatisch ergänzt, besonders wirksam:

- „Guten M ..." (orgen)
- „Jeden Morgen lese ich die Zei ..." (tung)
- „Die Kinder gehen jeden Tag in die ..." (Schule)
- „Eine Schwalbe macht noch keinen ..." (Sommer)
- „Frau und ..." (Mann)

In der Stimulierungsbehandlung sollten diese starken Hilfen schrittweise zurückgenommen werden, da sie keine Lernprozesse in Gang setzen, die Patienten langfristig nicht bei der selbstständigen Wortfindung unterstützen und keine Relevanz für die Alltagskommunikation haben. Bei sehr schwerer Aphasie mit schlechtem Rückbildungsverlauf bleiben die Betroffenen meist lange von diesen starken Hilfen zum Wortabruf abhängig. Bei gutem Rückbildungsverlauf profitieren die Patienten zunehmend von schwächeren Hilfen wie beispielsweise einer semantischen Umschreibung des Zielworts. Diese Hilfe eignet sich besonders, um im weiteren Behandlungsverlauf als Self-cueing-Strategie (eigene Strategie des Patienten zur Erleichterung des Wortabrufs) erarbeitet zu werden (Tompkins et al. 2006).

Kommt es im Verlauf des abnehmenden Hilfenangebots zu Fehlern in der Wortproduktion, wird auf die Hilfe der vorausgegangenen Stufe zurückgegangen, bis eine fehlerfreie Produktion möglich ist. Ein solches Vorgehen wird auch als kriteriumsorientiertes Vorgehen bezeichnet, weil das Erreichen eines zuvor festgelegten Kriteriums (hier: fehlerfreie Produktion) den Wechsel einer Bedingung (hier: nächst schwächere Hilfe) anzeigt.

Modalitätsspezifische Übungen zum Sprachverstehen

Bei flüssiger wie bei nichtflüssiger Sprachproduktion ist das Sprachverstehen bei den meisten Menschen mit akuter Aphasie erheblich beeinträchtigt. Schwierigkeiten treten oft schon beim **Verstehen von Einzelwörtern** auf, wobei Nomen häufig besser verstanden werden als Verben. Probleme beim Verstehen von Verben sind ein zentraler Faktor, der zu Beeinträchtigungen im Satz-, Äußerungs- und Textverstehen führt. Hieraus resultieren beispielsweise im AABT Fehler bei den Handlungsaufträgen im Untertest „Identifizieren von Objekten“, in dem unter anderem die Verben „nehmen“ und „zeigen“ differenziert werden müssen (S. 56). Neben den Schwierigkeiten im Verstehen von Handlungsaufträgen zeigen sich bei sehr schweren Störungen im auditiven Sprachverstehen auch Schwierigkeiten im Instruktionsverständnis.

Vergleichsweise besser erhalten ist zumeist das **situative Sprachverstehen.** In vertrauten Situationen können Menschen mit akuten Aphasien auf frühere Erfahrungen zurückgreifen und in den entsprechenden Situationen adäquat reagieren. Kontextwissen und Kontextinformationen ermöglichen dann richtiges sprachliches und nichtsprachliches Handeln (Kontextstrategie). Gutes Situationsverstehen unterstützt situationsadäquates Verhalten, es dient der Kompensation eingeschränkter Leistungen im Sprachverstehen. Solche Reaktionen führen aber auch dazu, dass Angehörige oder Kollegen aus dem therapeutischen Team das Sprachverstehen besser einschätzen, als es tatsächlich ist.

Die **situationsunabhängige Beurteilung** des Sprachverstehens ist deshalb eine wichtige diagnostische Aufgabe. Eine zuverlässige Bestimmung ist mit allen standardisierten Testverfahren für akute Aphasien möglich. Allerdings differieren die untersuchten Komponenten und Ebenen des Sprachverstehens in den verschiedenen Testverfahren (s. Kap. 4).

Fallbeispiel

Die Logopädin hält einen Spatel in der Hand und bittet einen Patienten mit schwerer akuter Aphasie, den Mund zu öffnen. Dabei öffnet sie auch selber den Mund, begleitet die Aufforderung also mit Mimik und Gestik. Der Patient reagiert richtig und phoniert zusätzlich „a-a-a“. Das situationsadäquate Verhalten muss dabei nicht aus dem Verstehen der verbalen Äußerung resultieren. Es kann auch alleine auf Vertrautheit der Situation basieren, weil der Patient diese Aufforderung auch aus früheren ärztlichen Untersuchungen gut kennt.

Aufgrund der hohen Prävalenz von Störungen des Sprachverständnisses sind in der Akutphase modalitätsspezifische Übungen zum Verstehen gesprochener Sprache zusätzlich zur multimodalen Stimulierung und Deblockierung sprachlicher Äußerungen zentraler Bestandteil der Therapie. Beeinträchtigungen im Sprachverstehen sind zentrale Sprachverarbeitungsstörungen, die aus Störungen in der **semantischen Verarbeitung** resultieren. Semantische Störungen äußern sich aber nicht nur im Sprachverstehen, oft ist auch die interne Strukturierung semantischer Repräsentationen im mentalen Lexikon betroffen (Schröder 2010). Dies zeigt sich in Fehlern beim Zuordnen und Kategorisieren von Wörtern, Bildern oder Realgegenständen als Ausdruck gestörter semantisch-konzeptueller Leistungen. Aufgrund der zentralen Rolle des semantischen Systems in nahezu allen sprachlichen Aufgaben wird angenommen, dass Verbesserungen der semantischen Leistungen unter anderem auch zu Verbesserungen im Wortabruf und in der Wortproduktion führen („Knock-on“-Effekt, Nickels 2002, S. 944).

> **M!**
> ### Merke
> Nahezu alle Menschen mit akuter Aphasie haben ausgeprägte Probleme im Sprachverstehen. Sie werden durch Störungen im semantischen System oder im Zugang zum semantischen System verursacht. Probleme in der semantischen Verarbeitung zeigen sich in Schwierigkeiten beim Verstehen von Sprache, im Wort-Bild-Zuordnen und im begrifflichen Kategorisieren. Die Behandlung semantischer Störungen zielt auf Verbesserungen im Sprachverstehen und in den lexikalischen Leistungen ab.

Das Leistungsniveau in den Untersuchungsverfahren gibt Hinweise auf die linguistische Ebene (Wort-, Satz- und Instruktionsverstehen), auf der das Sprachverstehen beeinträchtigt ist und somit auf Behandlungsschwerpunkte. Darüber hinaus werden die semantischen Leistungen in der Akutphase noch nicht systematisch überprüft. Eine Einschätzung semantisch-konzeptueller Leistungen erfolgt über Zuordnungs- und Kategorisierungsaufgaben (▶ Tab. 5.10).

Modalitätsspezifische Übungen zum Sprachverstehen sind in der Akutphase rein rezeptiv durchzuführen. Sie können immer dann angeboten werden, wenn ein Wechsel in die rezeptive Modalität angezeigt ist (z.B. bei starkem Perseverieren, Stoppen von überschießender Sprache und Automatismen). Expressive Leistungen wie Nachsprechen, Benennen oder lautes Lesen werden in der Akutphase primär über multimodale Stimulierung erarbeitet. Eine Verknüpfung mit expressiven Leistungen kann in der späten Akutphase bei Patienten, die keine oder nur wenige automatisierte Anteile in der Spontansprache und einen guten Rückbildungsverlauf zeigen, sinnvoll sein.

▶ **Material.** Persönliche Gegenstände und Fotos, Realgegenstände, Bilder von Objekten und Handlungen aus käuflichen Fotoserien. Für Übungen zum Satzverstehen ist die ELA-Fotoserie (Everyday Life Activities, Stark 1992–1997) sehr gut geeignet. Für Aufgaben zum Identifizieren und konzeptuellen Zuordnen eignen sich auch die Materialien der Visual-Action-Therapie (VAT, Springer 1986b). Sie stehen zum Download bei den Online-Materialien zur Verfügung.

Tab. 5.10 Übungsbeispiele zum semantischen Zuordnen, Sortieren und Kategorisieren.

Übungsbereich: semantische Verarbeitung	
Ziel	Der Patient soll Bedeutungen von Wörtern identifizieren und differenzieren
Stimuli	Objektbilder, Realgegenstände
Aufgabe: Zuordnen von Gegenständen zu Bildern	
Durchführung	• 3 oder mehr Bildkarten werden vorgelegt (z.B. Kamm, Löffel, Glas), dazu die entsprechenden Realgegenstände • der Patient soll die Gegenstände den Bildern zuordnen • die Therapeutin hält eine Bildkarte hoch, der Patient soll den entsprechenden Gegenstand zeigen • die Therapeutin stellt den Objektgebrauch pantomimisch dar (z.B. Trinkbewegung für Glas), der Patient soll den Gegenstand zeigen • die Therapeutin gibt eine semantische Umschreibung vor (z.B. „Daraus kann man trinken.“), der Patient soll den Gegenstand zeigen
Aufgabe: semantisches Sortieren und Kategorisieren	
Durchführung	• 4 Bildkarten, davon 3 aus einer semantischen Kategorie (z.B. Haustiere) und 1 unpassendes Item (z.B. Obst) • der Patient soll das falsch eingeordnete Item erkennen und zeigen („odd-one-out“-Paradigma) • 6 oder mehr Bildkarten aus 2 Kategorien (z.B. 3 Nahrungsmittel und 3 Kleidungsstücke) • die Therapeutin benennt die Kategorien mündlich, legt eine Schriftkarte vor, ordnet ein typisches Exemplar der Kategorie zu (z.B. Brot zu Nahrungsmitteln) • der Patient soll die vorgegebenen Bilder den Kategorien zuordnen
Hilfen	• Wiederholung • Auswahlmenge reduzieren • semantischen Kontrast erhöhen • Schriftkarten zuordnen • Vormachen, Zeigen des Zielitems und Nachmachen

▶ **Vorgehen.** Bei sehr schweren Störungen im auditiven Sprachverstehen muss zunächst das Instruktionsverständnis sichergestellt werden. Hierzu demonstriert die Logopädin mit einer Co-Therapeutin als Modell alle Übungsschritte.

Alle Aufgaben zur semantischen Verarbeitung sind grundsätzlich rezeptiv durchzuführen, der Patient wird nicht aufgefordert, Bilder oder Gegenstände zu benennen oder zu beschreiben. Grundsätzlich ist mit weiten semantischen Kontrasten zu beginnen. Dazu werden Vertreter unterschiedlicher semantischer Kategorien ausgewählt (z.B. 1 Nahrungsmittel, 1 Kleidungsstück, 1 Werkzeug). Im Verlauf einer Übung oder folgender Therapieeinheiten erfolgt der Übergang zu engeren semantischen Kontrasten (z.B. 3 Items aus dem Bereich Körperpflege). Die Itemauswahl für konzeptuelle Zuordnungsaufgaben erfolgt auch unter dem Aspekt, ob die Zielitems gestisch darstellbar sind. Eine Auswahl dazu bieten die Materialien der VAT. Die Übungsschritte zum Zuordnen von Gegenständen sind in Anlehnung an die Methode der VAT durchführbar (Helm-Estabrooks et al. 1982, Springer 1986b; s. Tab. 5.18).

Semantisches Zuordnen, Sortieren und Kategorisieren kann sowohl mit Schrift- als auch mit Bildkarten durchgeführt werden (▶ Tab. 5.10). In der Akutphase wird zunächst mit Bildmaterial begonnen, Schriftkarten werden als zusätzliche Hilfe angeboten. Viele Patienten leiden in der Akutphase unter Störungen des Lesens und Schreibens. Dies erschwert den Zugang zur Semantik über die Schriftsprache, sodass ausschließliches Arbeiten mit Schrift, aber ohne Bildunterstützung bei den meisten Patienten nicht sinnvoll ist.

Individuell relevante Kontexte und emotional anregende Materialien erhöhen Lernmotivation und Aufmerksamkeit und haben einen positiven Einfluss auf Sprachverarbeitungsprozesse (Lernprinzip „emotional bedeutsame Kontexte schaffen"). Übungen zur semantischen Verarbeitung können dazu beispielsweise mit persönlichen Fotos (Familie, Haustiere, Urlaub, persönliches Umfeld) oder auch mit Abbildungen Prominenter, die dem Patienten gut vertraut sind und seinen Interessen entsprechen, durchgeführt werden. Ein Übungsbeispiel zur Arbeit mit Fotos berühmter Persön-

Tab. 5.11 Übungsbeispiel zur Aktivierung semantischen Wissens mit affektiv stimulierendem Bildmaterial.

Übungsbereich: semantische Verarbeitung	
Ziel	Der Patient soll semantisches Wissen aktivieren, semantische Relationen erkennen und differenzieren.
Stimuli	Fotokarten von berühmten Persönlichkeiten aus verschiedenen Kategorien (z. B. Schauspieler, Sportler, Politiker). 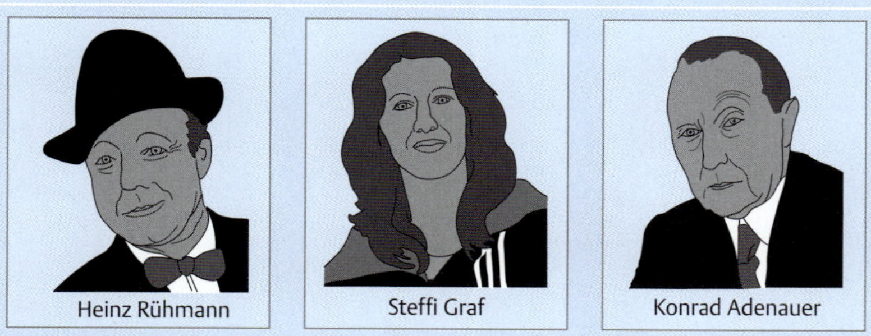
Durchführung	Die Therapeutin gibt semantische Kriterien vor, z. B.: „Wer ist ein Schauspieler?" „Wer spielt Tennis?" Der Patient soll die entsprechende Person zeigen.
Hilfen	• Wiederholung der Frage • Auswahlmenge reduzieren • semantischen Kontrast erhöhen • Schriftkarten zuordnen • Zeigen des Zielitems

lichkeiten gibt ▶ Tab. 5.11, es kann analog mit persönlichen Fotos gearbeitet werden.

Tab. 5.12 Übungsbeispiele zum auditiven Sprachverstehen auf Wortebene.

Übungsbereich: Verstehen von Wortbedeutungen	
Ziel	Der Patient soll Nomen und Verben mit ähnlicher Bedeutung differenzieren.
Stimuli	Bilder von Objekten und Handlungen
Durchführung	mindestens 3 Bilder (z. B. kochen, laufen, schwimmen). Der Patient soll das Bild nach auditiver Vorgabe zeigen.
Hilfen	• wiederholtes Vorsprechen • Schriftkarten zuordnen • semantisches Umschreiben • Handlungsgeste vorgeben • Auswahlmenge reduzieren • semantischen Kontrast erhöhen • Zeigen des Zielitems

Klassische Methoden zur Verbesserung des auditiven Sprachverstehens sind Zeige- und Zuordnungsaufgaben (Wort-Objekt-Zuordnung, Wort-Bild- und Satz-Bild-Zuordnung; s. ▶ Tab. 5.10, ▶ Tab. 5.11, ▶ Tab. 5.12, ▶ Tab. 5.13). Weiterhin werden auch Verifikationsaufgaben („Passt das Wort / der Satz zum Bild?") in der Behandlung bei Störungen des Sprachverstehens eingesetzt. Dieser Aufgabentyp ist für die Akutphase nicht angemessen, weil er dem Lernprinzip „fehlerfreies Lernen" (S. 108) widerspricht.

Die Grenze zwischen Wort- und Satzebene ist oft fließend, denn das Verstehen von Sätzen kann auch über das Verstehen von Schlüsselwörtern gelingen. Das Erlernen einer **Schlüsselwortstrategie** ist bei schweren Störungen im auditiven Verstehen eine erste Hilfe zur Kompensation des Defizits.

Im weiteren Behandlungsverlauf wird das Verstehen der Basisstruktur von Sätzen erarbeitet. Dabei lernen die Patienten, auf ein Handlungsverb und die erforderlichen thematischen Rollen (inhaltliche Beziehungen zwischen Satzgliedern) zu achten. Man unterscheidet verschiedene thematische

Tab. 5.13 Übungsbeispiele zum auditiven Sprachverstehen auf Satzebene (Bilder in Anlehnung an ELA-Fotoserie, Stark 1992–1997).

Übungsbereich: Verstehen von Satzbedeutungen	
Ziel	Der Patient soll Situationsbilder identifizieren.
Stimuli	Situationsbilder
	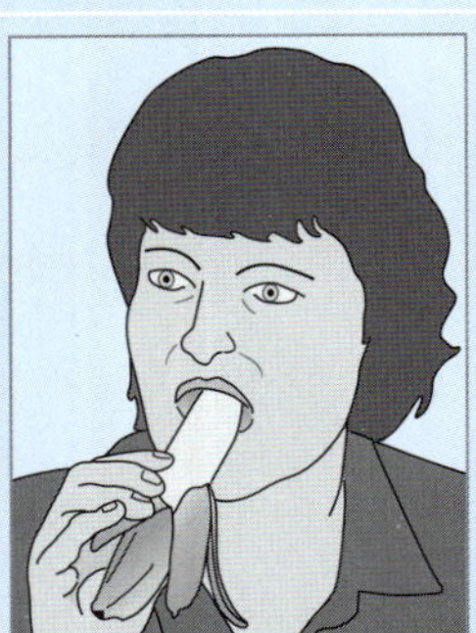 Die Frau isst eine Banane. 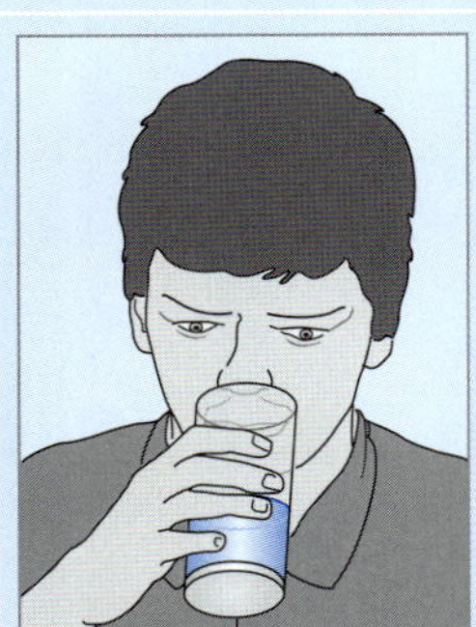 Der Junge trinkt Wasser. 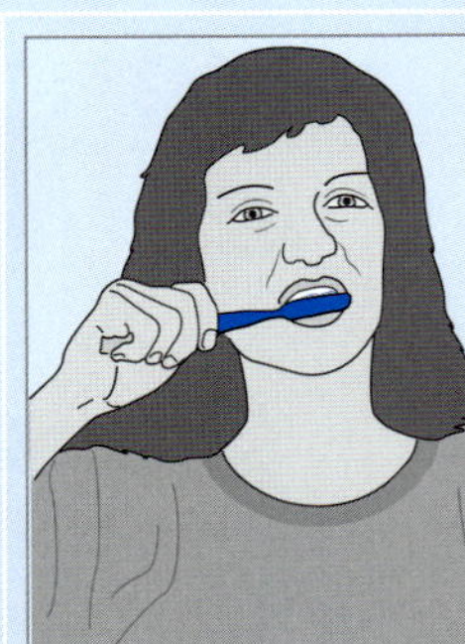 Das Mädchen putzt (sich) die Zähne.
Durchführung	Der Patient soll ein Bild nach auditiver Vorgabe zeigen.
Hilfen	• wiederholtes Vorsprechen • Zuordnen von Schriftkarten • Redundanz erhöhen: z. B. „Die Frau isst eine Banane vom Teller." • Fragen mit eingebetteten Schlüsselwörtern: z. B. „Wo trinkt jemand?" • Vorgabe von Schlüsselwörtern: z. B. „Frau" „essen"

Rollen: therapeutisch relevant sind insbesondere Agens (belebter Verursacher einer Handlung), Objekt (belebtes oder unbelebtes Objekt einer Handlung) und Patiens (belebter Betroffener einer Handlung; Eroms 2009). Hierzu können beispielsweise die in ▶ Tab. 5.14 aufgeführten Sätze systematisch variiert werden, indem Agens und/oder Objekt ausgetauscht werden. Die Aufmerksamkeit des Patienten wird auf das Verb und seine semantischen Mitspieler gelenkt (Wer? Tut? Was?).

Hemmung repetitiver Symptome und überschießender Sprache

Automatismen, Jargon und Logorrhö stoppen

Viele Patienten mit schwerer akuter Aphasie äußern bei kommunikativer Stimulierung sprachliche Automatismen oder semantischen oder phonologischen Jargon (Huber et al. 2006a). Insbesondere sprachliche Automatismen müssen so früh wie möglich gestoppt werden. Sie sind in der chronischen Phase der Erkrankung nur noch schwer veränderbar. Es gilt als therapeutischer Kardinalfehler, die Hemmung von Sprachautomatismen in der Akutphase zu versäumen.

Das Stoppen kann direkt, verbal („Stopp!"), nonverbal durch eine Stoppgeste (Finger oder Hand heben) oder kombiniert verbal-gestisch erfolgen. Der Zweck des Stoppens kann ohne direkte Fehlerrückmeldung vermittelt werden (z.B. „Wenn ich meinen Finger auf den Mund lege, bitte das Sprechen sofort unterbrechen. Dann nur zuhören, nicht sprechen."). Bei Patienten, die in der späten Akutphase eine verbesserte Eigenwahrnehmung für repetitive sprachliche Symptome zeigen, kann das Stoppen mit einer kurzen Erklärung verbunden werden („Sie haben jetzt mehrmals xxx wiederholt. Das zeigt mir, dass die Übung anstrengend für Sie ist. Wir machen deshalb eine kurze Erholungspause." oder „Ich höre ganz oft das Wort xxx. Es passt nicht gut in den Zusammenhang. Damit das in Zukunft nicht mehr passiert, schlage ich Folgendes vor: Wenn ich das Wort höre, hebe ich meine Hand. Dann hören Sie mit dem Sprechen auf."). Solche Rückmeldungen werden von manchen Patienten mit guter Eigenwahrnehmung auch explizit eingefordert. Patienten mit flüssiger Spontansprache und Enthemmungsphänomenen (Jargon und Logorrhö) entwickeln in der Akutphase spontan zumeist keine verbesserte Eigenwahrnehmung. Hier sollte eine Unterbrechung der überschießenden Sprachproduktion und Sprechweise ohne Fehlerrückmeldung beibehalten werden.

Um die Verfestigung von Sprachautomatismen zu verhindern, ist es sinnvoll, das eingeführte Vorgehen zum Stoppen auch außerhalb der logopädischen Therapie anzuwenden. Die behandelnden Ergo- und Physiotherapeutinnen und das Pflegeteam sollten dazu entsprechend instruiert werden. Günstig ist weiterhin, wenn die Angehörigen diese therapeutischen Bemühungen unterstützen und auftretende Sprachautomatismen stoppen. Dies erfordert eine eingehende Beratung mit ausführlichen praktischen Instruktionen. Die Therapeutin muss jedoch sehr sorgfältig abwägen, ob Angehörige in der Lage sind, solche therapeutischen Strategien angemessen zu übernehmen und ob die Beziehung zum Betroffenen dies zulässt. Erfah-

Tab. 5.14 Übungsbeispiel zum auditiven Satzverstehen.

Übungsbereich: Verstehen der Basisstruktur von Sätzen	
Ziel	Der Patient soll Sätze mit ähnlicher Bedeutung differenzieren.
Stimuli	Situationsbilder (s. ▶ Tab. 5.13)
Durchführung	• Variation des Agens: - „Der Junge / das Mädchen / die Frau trinkt Wasser." • Variation des Objekts: - „Der Junge trinkt Wasser / Milch / Saft." • Variation von Agens und Objekt: - „Der Junge trinkt Wasser / Milch." - „Die Frau / der Mann trinkt Kaffee." Der Patient soll ein Bild nach auditiver Vorgabe zeigen.
Hilfen	• wiederholtes Vorsprechen • Schriftkarten zuordnen • Blatt mit 3 farbigen Kästchen zur Hervorhebung der syntaktischen Kategorien und der Position im Satz: blau – rot – gelb *steht für:* Subjekt – Verb – Objekt wer? – tut? – was? • Therapeutin zeigt bei auditiver Vorgabe auf kritisches Satzelement • Auswahlmenge reduzieren

rungsgemäß ist mit dem Einsatz von Angehörigen als Co-Therapeuten in der Akutphase sehr zurückhaltend umzugehen. Denn im Alltagsgespräch sollen Angehörige weder Lehrer noch Therapeut sein, sondern vertrauter Gesprächspartner.

Auf den Aufbau von Störungsbewusstsein und Fehlerwahrnehmung zur Erarbeitung von Selbstkorrekturverhalten bei Automatismen oder Jargon sollte gänzlich verzichtet werden. In der Regel fehlen in der Akutphase die kognitiven und emotional-psychischen Voraussetzungen für diese Therapieziele im Hinblick auf Aufmerksamkeits- und Gedächtnisfunktionen aber auch hinsichtlich der Krankheitsverarbeitung (S. 111).

Zusätzlich zum Stoppen kann es sinnvoll sein, die Anforderungen an die expressiven Leistungen zu reduzieren. Hierzu wird beispielsweise von der Phrasen- und Satzebene auf die Wortebene zurückgegangen, oder semantische und phonologische Kontraste zwischen Übungsitems werden erhöht. Bei überschießender Sprachproduktion (Jargon und Logorrhö) kann unmittelbar über die Reduzierung der Sprachanforderungen, also ohne vorheriges direktes Stoppen versucht werden, die Symptome zu hemmen. Dazu sind auch betontes Mit- und Nachsprechen, Intonieren (Sprechgesang) oder gemeinsames, silben- oder wortweises Lesen kurzer Spracheinheiten geeignete Hilfen.

Durch den Wechsel in ausschließlich rezeptives Üben, beispielsweise im Bereich Sprachverstehen oder der Erarbeitung nonverbaler Kommunikation in Anlehnung an die VAT (Helm-Estabrooks et al. 1982, Springer 1986, S. 175), wird die repetitive Symptomatik sicher unterbunden.

M!

Merke

Therapeutische Strategien bei Automatismen und Jargon

- sprachliche Äußerungen stoppen
- sprachliche Anforderungen reduzieren
- zu rezeptiven Übungen wechseln

Perseverationen

Perseverationen sind unbeabsichtigte und unpassende Wiederholungen von Lauten, Wörtern, Satzteilen und Sätzen. Sie sind Ausdruck der Unfähigkeit, Gesagtes zu hemmen (Huber et al. 2006a). Zwei wichtige Erklärungsansätze werden für die fehlende Inhibition diskutiert:

- Die interne Kontrolle des sprachlichen Formulierens (Monitoring) ist gestört. Das führt zu Automatismen und Perseverationen, die gegen die Mitteilungsabsicht entstehen. Verursacht wird die Monitoringstörung durch eine Dysfunktion des sprachlichen Arbeitsgedächtnisses. Zwei Entstehungsmechanismen für Perseverationen werden unterschieden (Haag et al. 1985, Huber u. Ziegler 2009):
  - Modus der **Enthemmung**: Es wird unmittelbar perseveriert, der Versuch, eine sprachlich angemessene Äußerung zu produzieren ist nicht erkennbar, bei den perseverierten Äußerungen handelt es sich oft um Automatismen.
  - Modus des **Versagens**: Es wird „verzögert“ perseveriert. Im Verlauf des sprachlichen Such- und Korrekturverhaltens bei Wortfindungsstörungen kommt es zu Perseverationen. Diese zeigen häufig sprachsystematische Ähnlichkeiten mit der gesuchten Zielform („Fl ... nein ... Löffel“ zu Flasche nach dem Item „Löffel“, Beispiel aus Haag et al. 1985). Empirische Befunde zeigen, dass bei chronischer Aphasie Perseverationen im Modus des Versagens überwiegen (Cohen et al. 1998, Gotts et al. 2002).
- Eine geplante Äußerung kann nicht ausreichend aktiviert werden (konnektionistischer Ansatz). Als mögliche Ursache wird in interaktiven Sprachverarbeitungsmodellen eine überdauernde Restaktivierung einer vorausgegangenen Äußerung angenommen (Martin u. Dell 2004). Bei der Planung einer neuen Äußerung besteht hierdurch schon eine Voraktivierung des mentalen Netzwerks. Dieses Priming bewirkt, dass die gesuchte Zielform nicht stark genug aktiviert wird, um sie zu produzieren. Im Wettbewerb um die stärkste Aktivierung spielen linguistische Faktoren eine Rolle, in der Behandlung zusätzlich methodische Faktoren.

Faktoren, die das Auftreten von Perseverationen bei Wortfindungsstörungen begünstigen, sind:

- Die Wortlänge: Je länger die gesuchte Zielform ist, desto wahrscheinlicher wird eine vorausgegangene Zielform perseveriert.
- Die lexikalische Frequenz: Eine geringe Vertrautheit eines Zielitems evoziert Perseverationen.
- Die semantische und/oder phonologische Nähe zwischen einer bereits produzierten und einer gesuchten Zielform.

In Übungen zum Benennen begünstigen zudem wiederholtes Nachsprechen eines Zielworts und eine rasche Präsentationsrate der Übungsitems späteres Perseverieren (Gotts u. Plaut 2004).

M!

Merke

Bei akuten Aphasien treten oft mehrere Formen repetitiven Sprachverhaltens gleichzeitig auf. Zumeist herrscht der Modus des Enthemmens vor, Perseverationen und Automatismen sind also überwiegend auf eine generelle Enthemmung zurückzuführen. Im Rückbildungsverlauf und bei leichterer Aphasie können aber auch „einfache“ Perseverationen überwiegen (Modus des Versagens).

▸ **Implikationen für die Therapie.** Die Inhalte der Behandlung und die therapeutischen Hilfen sind auf die Form und Entstehungsmechanismen von Perseverationen abzustimmen (Haag et al. 1985). Da die Symptomatik in der Akutphase aber stark fluktuiert, ist es oft schwierig, einen Entstehungsmechanismus sicher zu erkennen (Modus der Enthemmung oder des Versagens). Nicht selten liegt auch eine kombinierte Verursachung vor. Die Symptome müssen in der Behandlung rasch erkannt und entsprechende Hilfen flexibel angeboten werden.

Im Unterschied zur Therapie bei chronischer Aphasie werden Perseverationen dem Patienten nicht bewusst gemacht. Hierauf sollte besonders in der frühen Akutbehandlung verzichtet werden. Erst bei ausreichenden Aufmerksamkeits- und Gedächtniskapazitäten, die eine systematische Erarbeitung von Selbstkorrekturverhalten zulassen, sollte sprachliches Perseverieren rückgemeldet werden.

M!

Merke

In der Akutphase können folgende abgestufte Hilfen zur Unterbrechung und Hemmung sprachlichen Perseverierens genutzt werden:

- Bei fortlaufenden Perseverationen und Automatismen:
  - Unterbrechen über Stoppgeste ohne spezifische Fehlerrückmeldung
  - Wechsel zu nichtsprachlichen oder rezeptiven Aufgaben
- Bei einfachen Perseverationen:
  - sprachliche Anforderungen reduzieren (z. B. gemeinsames Lesen, Intonieren, von Satz- auf Phrasen- oder Wortebene wechseln)
  - Wechsel zu einem anderen Übungsitem (Item mit hoher Frequenz und weitem semantischem und phonologischem Kontrast zum perseverierten Item wählen)
  - kurze Unterbrechung der Behandlung (kurzes informelles Gespräch)

Nancy Helm und Mitarbeiter entwickelten in den 80er-Jahren Therapieprogramme zur systematischen Behandlung von Automatismen (Voluntary Control of Involuntary Utterances / VCIU, Helm u. Barresi 1980) und Perseverationen (Treatment of Aphasic Perseveration / TAP, Helm-Estabrooks et al. 1987). Die VCIU zielt darauf ab, die Kontrolle über unwillkürliche Äußerungen zu verbessern. Überwiegen bei schwerer Perseveration (Modus der Enthemmung) sprachliche Automatismen, wird in der VCIU versucht, über diese Automatismen Propositionen aufzubauen. Dem TAP-Programm liegt die Annahme zugrunde, dass Patienten sprachliches Perseverieren aktiv hemmen können, wenn dieses Sprachverhalten zuvor bewusst gemacht wurde. Die Patienten werden instruiert, das Perseverieren zu unterbrechen, eine Pause einzulegen und die Therapeutin um eine sprachliche Hilfe zu bitten. Zur Wirksamkeit der Programme liegen Einzelfallstudien vor (Helm u. Barresi 1980, Helm-Estabrooks et al. 1987), die von sprachlichen Verbesserungen berichten. Die Ansätze finden in der klinischen Praxis kaum Anwendung. Dies ist möglicherweise auch darin begründet, dass die beschriebenen Therapieeffekte nur als begrenzt zu bewerten sind und zudem nicht sicher von Effekten der Spontanremission zu unterscheiden waren.

Vorgehen bei Sprachanstrengung

Sprachanstrengung ist ein typisches Symptom bei nichtflüssiger Spontansprache (Huber et al. 2006a). Sie resultiert aus sehr starken Wortfindungsstörungen, die in der Akutphase zumeist zum Abbruch einer Äußerung führen, begleitet von Zeichen der Resignation und Anstrengung (z. B. Stöhnen). Sie kann ebenso wie Sprachautomatismen durch Fehlerrückmeldung, aber auch durch kommunikativen und zeitlichen Druck oder zu hohe sprachliche Anforderungen ausgelöst werden.

Bei Auftreten von Anstrengungsverhalten muss das Schwierigkeitsniveau der Sprachübung reduziert werden. Die sprachlichen Anforderungen an den Wortabruf werden dabei soweit verringert, dass fehlerfrei gelernt werden kann. Methodisch kann hierzu auf starke Aktivierungshilfen (S. 138) oder auch auf einen Wechsel zu rein rezeptiven Aufgaben (modalitätsspezifische Übungen zum Sprachverstehen, S. 141) zurückgegriffen werden. Grundsätzlich findet das Lernprinzip vom Leichten zum Schweren" Anwendung (S. 108).

Akutbehandlung sprechmotorischer Störungen

Dysarthrie und Sprechapraxie treten als Störungen der Sprechmotorik häufig gemeinsam mit akuten Aphasien auf. Bei initialem Mutismus oder sehr schweren Artikulations- und Stimmstörungen (Anarthrie, Aphonie) ist das Ausmaß der Aphasie nicht erkennbar. Eine sichere Unterscheidung zwischen dysarthrischen, sprechapraktischen und/ oder aphasischen Symptomen ist auch im weiteren Rückbildungsverlauf nicht immer möglich. Erste Informationen zu Art und Ausmaß einer Sprechstörung geben die Testverfahren zur akuten Aphasie (s. Kap. 4, S. 82).

Einen verlässlichen Hinweis auf Beeinträchtigungen der Sprechmotorik gibt das Symptom der Sprechanstrengung:

> **Merke**
>
> Sprechanstrengung spiegelt „Schwierigkeiten des Sprechrhythmus, der Artikulation und Phonation wider und nicht Schwierigkeiten bei der Wortfindung oder bei der Wort- und Satzbildung." (Huber et al. 2006b, S. 127).

Während Dysarthrien in der Akutphase selten auch isoliert auftreten, sind Sprechapraxien in den meisten Fällen mit Aphasien assoziiert. In der Regel ist eine kombinierte sprech-, sprach- und kommunikationsverbessernde Behandlung erforderlich. Dabei ist die Wahl des Therapieschwerpunkts vor allem davon abhängig, durch welche Symptome die Kommunikation am stärksten beeinträchtigt wird. In der Akutphase liegt der Behandlungsschwerpunkt bei kombinierter Symptomatik zumeist auf der Verbesserung sprachlicher Leistungen. Hierfür sprechen 2 wichtige Gründe:

- ausreichendes Sprach- und Instruktionsverstehen ist Voraussetzung für Übungen zur Sprechmotorik (s. auch Staiger u. Aichert 2010). Bei akuten Aphasien muss diese Voraussetzung ggf. erst geschaffen werden.
- Die Verbesserung von Sprechfunktionen erfordert intensives motorisches Üben. Dies setzt ausreichende kognitive Leistungen (u. a. Aufmerksamkeit und Gedächtnis) und Kooperationsfähigkeit voraus (s. auch Ackermann 2008). Bei akuten Aphasien ist dies selten gegeben.

Zur Vermeidung von Fehlanpassungen bei gestörter Sprechmotorik (z. B. Hochatmung, Tonuserhöhung beim Sprechen) sind jedoch entsprechende Maßnahmen so früh wie möglich in die Aphasiebehandlung zu integrieren. Dabei wird die Sprechmotorik primär funktionsorientiert, ganzheitlich und multimodal stimuliert. Ganzheitlichkeit bezeichnet ein Vorgehen, das Aspekte gestörter Sprechmotorik (Tonus, Atmung, Phonation bei Dysarthrie, Lautbildung, Prosodie, Sprechverhalten bei Sprechapraxie) in die sprachliche Aktivierungsbehandlung integriert und nicht einzelne Symptome isoliert und systematisch bearbeitet. Aufgrund der besonderen Problematik in der Akutphase (fluktuierende Symptomatik, Pathomechanismus von Symptomen nicht sicher erkennbar) ist ein systematisches Arbeiten nach einem bestimmten Therapieansatz weder angemessen noch durchführbar.

> **Merke**
>
> Die Restitution physiologischer Sprechfunktionen muss in der Akutphase unterstützt werden, denn sie ist in der chronischen Phase nur noch begrenzt zu erreichen. Die Herausforderung in der Akutphase besteht darin, sprechtherapeutische Maßnahmen angemessen in die sprachliche Aktivierungsbehandlung zu integrieren.

Unabhängig vom zugrunde liegenden Pathomechanismus der Sprechstörung ist das übergeordnete Ziel immer die Verbesserung der Kommunikation. Hierzu kann auch der Einsatz von Kommunikationshilfen (S. 161) erforderlich sein. Das eigene Sprechen an die veränderte Kommunikationsfähigkeit anzupassen zielt ebenso wie die Vermittlung von Verständigungsstrategien an Angehörige (S. 165) auf eine verbesserte kommunikative Teilhabe ab.

Im weiteren Verlauf der Rehabilitation können sich die Behandlungsschwerpunkte je nach individueller Ausprägung und Schweregrad der sprechmotorischen Störung verschieben. Dann rücken spezifisch sprechmotorische Therapieansätze stärker in den Vordergrund. Standards der Dysarthrietherapie sind ausführlich in Ziegler u. Vogel (2010) und Vogel (2006) dargestellt; zur Methodik der Sprechapraxietherapie sei auf Lauer u. Birner-Janusch (2010) und Aichert u. Staiger (2010) verwiesen.

Sprechapraxien und Dysarthrien liegen gänzlich verschiedene Ursachen zugrunde. Während bei einer Sprechapraxie die Planung und Programmierung von Sprechbewegungen beeinträchtigt ist, ist bei einer Dysarthrie die Ausführung artikulatorischer Bewegungen betroffen. Entsprechend unterscheiden sich ergänzende Behandlungskomponenten und Hilfen in der sprachlichen Aktivierungsbehandlung. Sie werden deshalb im Folgenden getrennt dargestellt.

Sprechapraxie

Bei Verdacht auf gemischt aphasisch-sprechapraktische Symptomatik werden die Methoden zur sprachlichen Stimulierung mit Komponenten aus der Sprechapraxietherapie kombiniert. Wichtige Aspekte, die die spezifischen Behandlungsansätze bei Sprechapraxie konstituieren (Aichert u. Staiger 2010, Staiger u. Aichert 2010), sind:

- Aufgabenstellung,
- Stimulusmaterial,
- Vermittlungstechniken.

Alle Komponenten sind auch in der Akutbehandlung zu berücksichtigen, jedoch phasenspezifisch angepasst.

Aufgabenstellung

Alle für die Therapie bei Sprechapraxie typischen Übungsmodalitäten werden auch in die sprachliche Aktivierungsbehandlung nach dem Prinzip der multimodalen Stimulierung einbezogen. Häufig genutzte Aufgabenstellungen sind:

- Mitsprechen
- Nachsprechen
- Lückensatzergänzungen
- lautes Lesen
- mündliches Benennen
- Dialoge

Mit- und Nachsprechen sind diejenigen Modalitäten, über die Sprache bei sehr vielen Patienten besonders leicht stimulierbar ist. Ein multimodaler Ansatz, der über systematisches Vor-, Mit- und Nachsprechen sowie Lesen versucht, Sprechfähigkeit und sprechmotorische Kontrolle zu verbessern, ist die Methode der **Integralen Stimulation** von Rosenbek et al. (1973). Sie folgt dem Prinzip „watch me, listen to me, do what I do". Die Methode zeigt, dass multimodale sprachliche Stimulierung inhärent sprechmotorisch aktivierend ist. Die Besonderheiten der akuten Sprachsymptomatik erfordern ggf. ein modifziertes Vorgehen und zusätzliche Hilfen aus der sprachlichen Stimulierungsbehandlung (z. B. phonologische oder dynamische Hilfen). So stellt etwa mehrfaches Nachsprechen ohne erneute auditive Vorgabe (Schritt 4) für viele Patienten eine Überforderung dar, weil Fehler zunehmen oder auftretende Fehler nicht ohne therapeutische Hilfen korrigiert werden können oder sprechmotorische Muster ohne Hilfe gar nicht initiiert werden können.

> **Info**
>
> **Integrale Stimulation nach Rosenbeck et al. (1973)**
>
> **Schritt 1** Vorsprechen, unisono sprechen: Therapeutin spricht Zielitem vor, Patient schaut zu, Therapeutin und Patient sprechen gemeinsam.
>
> **Schritt 2** Vorsprechen, verzögertes unisono Sprechen: Therapeutin spricht vor, nach einer kurzen Pause sprechen Patient und Therapeutin gemeinsam, dabei wechselt die Therapeutin zum leisen Mitartikulieren sobald der Patient stabile Leistungen zeigt.
>
> **Schritt 3** Vorsprechen, nachsprechen: Therapeutin spricht vor, Patient spricht nach.
>
> **Schritt 4** Vorsprechen, mehrfaches Nachsprechen: Therapeutin spricht vor, Patient spricht mehrfach ohne erneute Vorgabe nach.
>
> **Schritt 5** Lautes Lesen: der Patient liest das Zielitem laut.
>
> **Schritt 6** Abruf der Zielstruktur aus dem Gedächtnis: der Patient liest das Zielitem leise, nach einer kurzen Pause spricht er das Zielitem.
>
> **Schritt 7** Freier Wortabruf: die Therapeutin stellt eine Frage, auf die der Patient mit dem stimulierten Zielitem antwortet.
>
> **Schritt 8** Transfer in Kommunikation: Therapeutin und Patient führen sprachlichen Basisdialog mit erarbeiteten Zielitems.

Bei schwerer Aphasie und Sprechapraxie eignen sich außerdem ganzheitlich-stimulierende Verfahren, die intakte prosodische Fähigkeiten der rechten Hemisphäre wie Singen und Sprechmelodie zur Bahnung des gezielten Sprechens nutzen. Dieses Prinzip wird bei der melodischen Intonationstherapie (MIT, Albert et al. 1973) systematisch angewendet. In der Akutbehandlung zielt die rhythmisch-melodische Strukturierung von Wörtern und Phrasen gleichzeitig auf Aktivierung sprachlicher Äußerungen und Stimulierung sprechmotorischer Programme ab. Dazu werden Hilfen wie beispielsweise Summen, Intonieren und Klopfen in die multimodale Stimulierung integriert (s. ▶ Tab. 5.7).

Stimulusmaterial

Die Wahl der sprechmotorischen Übungseinheit ist abhängig vom Schweregrad der Sprechapraxie und vom individuellen Störungsprofil des Patienten. Das Sprach- oder Stimulusmaterial setzt auf unterschiedlichen Ebenen der Sprachverarbeitung an, die sich auch in ihren Anforderungen an die Sprechmotorik unterscheiden:

- Wörter
- Silben
- Einzellaute

Multimodale sprachliche Stimulierung als „Trägermethode“ für die Behandlung akuter Sprechapraxie impliziert ein wortstrukturelles Vorgehen. Ausgehend von ganzen **Wörtern** als Zielitems, werden in die sprachliche Aktivierungsbehandlung zusätzliche, spezifische Hilfen bei sprechapraktischen Symptomen integriert (z. B. silbenweises Klopfen und Intonieren beim Mitsprechen, Nachsprechen oder lautem Lesen). Bei der Auswahl von Wörtern ist zu berücksichtigen, dass viele zweisilbige Wörter geringere sprechmotorische Anforderungen stellen als Einsilber und daher leichter sind (Aichert et al. 2012). Zweisilber sind oftmals weniger komplex und weisen häufig trochäische Betonungsmuster auf (Abfolge betonte-unbetonte Silbe, z. B. Tasse, Nase, Augen), die einen positiven Einfluss auf prosodische Auffälligkeiten des Sprechens haben (Aichert u. Ziegler 2010). Führt die multimodale Stimulierung von Wörtern nicht zu Verbesserungen in der Lautbildung, wird auf Silben- oder Lautebene zurückgegangen.

Auch bei Aphasien mit schwerer Sprechapraxie wird zunächst versucht, auf **Silbenebene** weiter zu stimulieren. Denn Silben stellen natürlichere sprechmotorische Muster als Einzellaute dar und ihr Transfer in größere sprachliche Einheiten gelingt leichter (Aichert u. Ziegler 2008). Einfache hochfrequente Silben sind Silben mit Konsonant-Vokal-Abfolgen (CV-Silben) wie beispielsweise /ma:/ oder /ne:/, die sich als erste Stimuli auf Silbenebene eignen (weitere in der Datenbank von Silbenfrequenzen, s. Aichert et al. 2005). Die Erarbeitung erfolgt multimodal (z. B. Vor-, Mit-, Nachsprechen, Lesen) mit auditiven, visuellen und taktil-kinästhetischen Vermittlungstechniken (s. u.).

Eine Zwischenstufe zwischen Wort- und Silbenebene bilden einsilbige Wörter und silbische Interjektionen, die selbstständige, sinnhafte Äußerungen bilden. Insbesondere die Antwortpartikeln „ja“ und „nein“ sind kommunikativ wichtige, alltagsrelevante Äußerungen, die geringe sprechmotorische Anforderungen stellen. Bei der Erarbeitung können Gesten als zusätzliche Hilfen leicht eingesetzt werden. Die Stimulierung von „ja“ und „nein“ sollte mit Blick auf die kommunikative Teilhabe so früh wie möglich in der Akutphase erfolgen (s. auch sprachliche Basiskommunikation, S. 155).

Zur Stimulierung des freien Silbenabrufs eignen sich silbische Interjektionen (z. B. „bah!“ oder „puh!“). Dazu werden wie bei der Stimulierung emotionaler Sprache affektiv anregende Bilder genutzt (s. ▶ Tab. 5.12 und ▶ Tab. 5.13). Ein weiterer Transferschritt ist die Integration einer erarbeiteten Silbe in ein ganzes Wort (z. B. /pu/ → pusten, putzen, Pulli, Puppe; /ma/ → Mahl, Mann, machen, malen).

> **Merke**
>
> Eine Schwierigkeit wird immer darin bestehen, Alltagsrelevanz und geringe sprechmotorische Anforderungen bei der Auswahl von Übungsitems gleichzeitig zu berücksichtigen.

Gelingt auch über die Arbeit auf Silbenebene kein sicherer Zugriff auf artikulatorische Bewegungsprogramme, wird zu **Einzellauten** übergegangen. Bei diesem segmentorientierten Vorgehen ist zu beachten, dass bukkofaziale Apraxien die Erarbeitung einzelner Lautbildungsaspekte behindern können (Staiger u. Aichert 2010). Ein weiteres Problem der Arbeit an Einzellauten ist ihre geringe kommunikative Relevanz, die auch angemessene Transferübungen erschwert. Im Allgemeinen treten bei Vokalen weniger Fehler auf als bei Konsonanten. Sie sind leichter stimulierbar und deshalb für den Einstieg in die Behandlung gut geeignet. Viele emotionale Äußerungen sind vokalisch, die Lautbildung kann über Stimulierung emotionaler Sprache bildunterstützt gefestigt werden (s. ▶ Tab. 5.5). Für einige Konsonanten ist dies ebenfalls möglich:

- /i:/ für igitt, Ausdruck von Ekel
- /o:/ für Staunen
- /sch/ mit Zeigefinger vor dem Mund für die Bitte um Ruhe

Zusätzlich sind Einzellaute, insbesondere alle Konsonanten, die alleine keine sinnhaften Äußerungen bilden können, unmittelbar nach einer Übungssequenz in kommunikativ nutzbare Einheiten einzubetten (z. B. /n/ → nein, nie oder na). Zur Stimulierung und Festigung des freien Silben- bzw. Wortabrufs eignen sich in der Akutbehandlung affektiv anregende Bilder. Wann immer möglich, sollten zusätzlich Gesten unterstützend eingesetzt werden (z. B. Zeigefinger hin und her bewegen für nein, nie oder na na na). Lückensätze, Fragen, die mit dem Zielitem beantwortet werden können oder dialogische Übungen auf Phrasen- und Satzebene folgen als weitere Übungsschritte gemäß den Lernprinzipien für die Akutphase.

> **Merke**
>
> Bei akuter Sprechapraxie wird die Sprechfähigkeit zunächst ausgehend vom Wortganzen multimodal stimuliert. Führt dies nicht zu Verbesserungen, wird auf Silben-, dann auf Lautebene stimuliert. Silben und Laute werden nach jeder Übungssequenz wieder in Wörter integriert.

▶ **Therapiematerialien.** Empirisch überprüfte Therapiematerialien für die systematische Behandlung von Sprechapraxien wurden von der Münchener Entwicklungsgruppe Klinische Neuropsychologie (EKN) entwickelt. Sie sind auch bei der Auswahl von Stimuli für die Behandlung akuter Aphasien mit Sprechapraxie hilfreich. Eine hierarchisch strukturierte Sammlung von Übungswörtern, die hinsichtlich Silbenstruktur, Silbenanzahl und Komplexität kontrolliert ist, steht zur Verfügung (Ziegler u. Jaeger 2010). Ein Computerprogramm zur automatisierten Erstellung von Sprachmaterial, das zusätzlich auch nach Wortakzent, Silben- und Wortfrequenz kontrolliert ist, ist in Vorbereitung (Ingrid Aichert, persönliche Kommunikation; s. auch Riegel u. Büdel 2010). Hiermit können dann Wortlisten nach vorgegebenen Kriterien, z. B. nur hochfrequente Einsilber mit initialem Plosiv und einfacher Silbenstruktur, individuell für jeden Patienten zusammengestellt werden.

Vermittlungstechniken

Bei der Behandlung von Sprechapraxien finden vielfältige Hilfen Anwendung, die unterschiedliche Sinnesmodalitäten ansprechen. Diese Vermittlungstechniken zielen darauf ab sprechmotorische Muster zu stimulieren. Wie in der sprachlichen Stimulierungsbehandlung sind kombinierte sprechmotorische Hilfen und demzufolge eine multimodale Vermittlung in der Akutbehandlung einem unimodalen Vorgehen vorzuziehen.

Ein multimodales Therapieverfahren, das systematisch taktil-kinästhetische und auditive Hilfen zur Vermittlung sprechmotorischer Muster auf Laut- und Silbenebene einsetzt, ist die PROMPT-Methode (Square-Storer u. Hayden 1989). Sie ist im deutschen Sprachraum unter dem Namen TAKTKIN weiterentwickelt worden (Birner-Janusch 2001). Die aktuellen Versionen des Verfahrens berücksichtigen zudem die sprechmotorische Realisierung koartikulatorischer Übergänge in Wörtern und Äußerungen. Die Methode eignet sich gut für die Akutbehandlung und für Menschen mit schwerer Sprechapraxie. Das Beherrschen der spezifischen Hinweisreize (Prompts) ist für die Akutbehandlung eine sinnvolle Erweiterung des therapeutischen Hilfenrepertoires.

Info

Beispiele für Vermittlungstechniken bei akuten Sprechapraxien

- artikulatorische Vermittlungstechniken
  - auditiv (z. B. Vorsprechen, Mitsprechen)
  - visuell (z. B. Mundbild, schematische Mundbilder)
  - taktil-kinästhetisch (Berührungsreize)
- prosodische Vermittlungstechniken
  - extern vermittelte Taktgeber (Therapeutin klopft den Takt)
  - intern vermittelte Taktgeber (rhythmische Hand- oder Fingerbewegungen, Tastbrett / Pacing Board)
  - Intonation und Rhythmus
- gestische Vermittlungstechniken
  - Handgesten für Merkmale der Lautbildung
  - referenzielle Gesten

Von welchen Hilfen Menschen mit Aphasie und Sprechapraxie in der Akutbehandlung am besten profitieren ist individuell verschieden und veränderlich. Manche Vermittlungstechniken setzen ausreichend Aufmerksamkeit und Lernkapazität voraus (z.B. schematische Mundbilder, Handgesten, Nutzung eines Pacing Boards). Sie sind in der Akutphase nur bedingt geeignet, ihre Wirksamkeit muss am Einzelfall überprüft werden. Durch Beobachtung von Handgesten können Artikulationsbewegungen stimuliert werden, ihr Einsatz zielt noch nicht darauf ab, dass die Patienten die Gesten selbst erlernen. Grundsätzlich werden so viele Hilfen wie nötig angeboten. In der frühen Akutphase sind **Lückensätze** zur Aktivierung von Sprache und Sprechen mit multimodalen Hilfen besonders wirksam:

Beispiel

„Guten M ...“ (orgen) mit:

- Mundbild
- silbischem Klopfen
- Akzentuierung von „Morgen“ über Tonhöhe und Lautstärke
- Handgeste für /m/

Wie in der sprachlichen Stimulierungsbehandlung gilt es, sprechmotorische Hilfen im Verlauf der Behandlung schrittweise zurückzunehmen.

Merke

In der Akutphase kommen multimodale Vermittlungstechniken zum Einsatz. Es werden so viele Hilfen wie nötig angeboten. Techniken zur Eigenstimulation (z. B. Handgesten, Nutzung eines Tastbretts) können in der Akutphase in der Regel noch nicht erlernt werden.

Dysarthrie

Bei Verdacht auf gemischt aphasisch-dysarthrische Symptomatik werden die Methoden zur sprachlichen Stimulierung mit Komponenten aus der Dysarthrietherapie kombiniert. Funktionsbereiche, die bei einer Dysarthrie in unterschiedlichem Ausmaß beeinträchtigt sein können sind:

- Atmung
- Phonation
- Artikulation

Voraussetzungen für jede Intervention in den einzelnen Funktionsbereichen sind eine möglichst physiologische Körperhaltung und zumindest basale Fähigkeiten zur **Haltungskontrolle und -korrektur**. Sie sind die Grundlage für die Kontrolle der

Atmung und für die Tonusregulierung von Rumpf, Schultergürtel und oromandibulärer Muskulatur (Ziegler u. Vogel 2010). Somit kommt dem Bereich „vorbereitende Übungen“ in der Akutbehandlung besonderes Gewicht zu, zusätzlich sind Maßnahmen zur Verbesserung der Atmung zu berücksichtigen. Grundlage der Behandlung dysarthrischer Störungen in der Akutphase bilden diese indirekten Methoden ohne unmittelbaren Bezug zum Sprechen. In welchem Maße direkte Methoden zur Verbesserung des Sprechverhaltens eingesetzt werden, ist abhängig vom Ausmaß der Aphasie und demzufolge vom Behandlungsschwerpunkt in der Akuttherapie. Als **Vermittlungstechniken** kommen grundsätzlich verbale Anleitung, taktile Stimulation, taktiles Führen, Modellvorgabe nonverbaler Bewegungsmuster, Vorsprechen von Übungsstimuli oder Techniken zur rhythmischen Strukturierung von Äußerungen zur Anwendung (Huber u. Ziegler 2009).

Körperhaltung und Haltungskontrolle

Die Patienten sollen zur logopädischen Behandlung möglichst in der Vertikalen mobilisiert sein (Sitzen an der Bettkante, im Rollstuhl oder im Stuhl, S. 121 zur Lagerungstechnik). Denn im Sitzen können Körperhaltung und Tonus besser reguliert werden als im Liegen. Zur Lagerung und zu Stütztechniken müssen Logopädinnen sich spezielle physiotherapeutische Kenntnisse aneignen. Funktionsverbessernde Übungen zur Haltungskontrolle finden in der Physiotherapie statt. Um Körperhaltung und Haltungskontrolle zu stabilisieren sind kontinuierliche Stimulierung und Korrektur erforderlich. Eine enge Zusammenarbeit mit Ergo- und Physiotherapeutinnen und Pflegekräften ist deshalb unverzichtbar.

Atmung

► **Ruheatmung.** Ein häufig zu beobachtendes Symptom bei Dysarthrie ist eine erhöhte Frequenz der Ruheatmung, nicht selten auch eine Hochatmung (Brustatmung, Thorakalatmung). Ursache unphysiologischer Atemmuster kann eine Fehlanpassung sein. Sie werden aber auch durch Hemiparesen hervorgerufen und müssen dann toleriert werden. Über manuelles Führen der Atembewegungen (eine Hand auf dem Abdomen, eine Hand seitlich an die Rippen) wird in den meisten Fällen eine physiologische Atemfrequenz ebenso wie eine Atemvertiefung rasch erreicht. Ziel ist die willkürliche Veränderung und Stabilisierung einer kostoabdominalen Atmung (physiologisches Atemmuster). Ausschließlich verbale Instruktionen sind bei gleichzeitigem Vorliegen einer akuten Aphasie wenig hilfreich, weil das auditive Sprachverstehen zu stark eingeschränkt ist. Ergänzende Atemtherapie seitens der Physio- oder Ergotherapeutin unterstützt die Erarbeitung einer physiologischen Atmung.

► **Sprechatmung.** Typische Kennzeichen einer beeinträchtigten Sprechatmung sind deutlich hörbare Ein- und Ausatmungsgeräusche oder auch das Sprechen mit Restluft (Überziehen der Phrasenlänge). In der Akutbehandlung spielt dieser Funktionsbereich eine sehr untergeordnete Rolle. Zur Kompensation einer gestörten Sprechatmung werden die Patienten aufgefordert vor dem Sprechbeginn tiefer einzuatmen. Die größere Atemtiefe kann durch Mund- oder Nasenatmung erreicht werden. Die Aufforderung, tiefer einzuatmen, birgt aber auch leicht die Gefahr der Hochatmung und Tonuserhöhung. Treten solche Fehlanpassungen auf, sind zusätzliche taktile Hilfen einzusetzen (Hand auf Abdomen legen, verbale Aufforderung „atmen Sie gegen die Hand“).

Phonation

Ursache für Beeinträchtigungen in der Stimmgebung bei Dysarthrie sind zentralmotorische laryngeale Störungen. Die Behandlung erfolgt schwerpunktmäßig über Maßnahmen zur Verbesserung von Körperhaltung, Tonus und Atemfunktion. Die Schwingungsfähigkeit der Stimmbänder ist oftmals auch infolge einer Langzeitintubation beeinträchtigt. Der daraus resultierende heisere und raue Stimmklang bildet sich in der Regel gut zurück.

Ein Problem bei fast allen dysarthrischen Patienten sind die Modulation und Kontrolle von Lautstärke und Tonhöhe (Vogel 2006). Bei kombiniert aphasisch-dysarthrischer Symptomatik fällt zumeist eine zu leise Sprechstimme auf. Die Steuerung der Lautstärke erfolgt wesentlich über die Atmung.

> **Merke**
>
> Geeignete Maßnahmen zur Erhöhung der Sprechlautstärke in der Akutbehandlung sind:
> - Vergrößerung des inspiratorischen Volumens (verbale Aufforderung tief einzuatmen)
> - manuelle Beeinflussung der Atemtiefe (taktile Stimulation durch Hand auf Abdomen)
> - häufigere Atempausen (Unterbrechen einer Äußerung, Aufforderung tief einzuatmen)

Aufgrund von Einschränkungen in Aufmerksamkeit, Gedächtnis und im Sprachverstehen sind die Patienten in der Akutphase noch stark von Vermittlungstechniken (verbale und taktile Stimulation, manuelles Führen) abhängig, um die Sprechlautstärke zu erhöhen.

Artikulation

Hauptursache für die eingeschränkte Verständlichkeit sind bei den meisten Dysarthrien mandibulo-orofaziale Bewegungsstörungen. Zusätzlich kann eine gravierende velopharyngeale Bewegungsstörung die Symptome beeinflussen oder auch isoliert verursachen. Ziel der Dysarthriebehandlung ist die Verbesserung der Funktionen von Unterkiefer, Lippen, Zunge und Gaumensegel in der Artikulation. Hierzu finden indirekte (Stimulierung nonverbaler Bewegungen) und direkte (z. B. progressive Approximation, phonetische Ableitung) Methoden Anwendung, bei velopharyngealer Insuffizienz auch strukturelle Maßnahmen (Anpassung einer Gaumensegelprothese) (s. Ziegler u. Vogel 2010).

Die kognitiven Voraussetzungen zur systematischen Durchführung direkter Methoden, die auf der Ebene der Einzellaute ansetzen, liegen in der Akutphase zumeist nicht vor. Der zugrunde liegende Gedanke, dass Sprechen nur durch Sprechen wiedererlernt werden kann, findet in der sprachlichen Stimulierung Berücksichtigung. Phonetische Merkmale von Lauten oder konsonantische Artikulationsstellen können integriert über artikulatorische Vermittlungstechniken (auditiv, visuell und taktil-kinästhetisch) erarbeitet werden (S. 152). Oftmals erhöht sich die **artikulatorische Verständlichkeit** schon durch tiefes Einatmen, langsames und lautes Sprechen. Diese Kompensationsstrategien können schon in der Akutphase angeleitet werden.

> **Merke**
>
> Eine bessere Verständlichkeit kann über kompensatorische Strategien erreicht werden:
> - Vergrößerung des inspiratorischen Volumens (verbale Aufforderung tief einzuatmen)
> - Verlangsamung des Sprechtempos (ggf. Einsatz eines Tastbretts)
> - Erhöhung der Sprechlautstärke (verbale Aufforderung laut zu sprechen)

Indirekte Methoden wie beispielsweise die Stimulation nonverbaler orofazialer Bewegungen nach den Prinzipien von Bobath und PNF (propriozeptive neuromuskuläre Fazilitation) werden in der Akutphase systematisch angewendet. Hierdurch soll die Wahrnehmung für sprechmotorische Vorgänge verbessert, gezielte motorische Reaktionen angebahnt und einer Tonuserhöhungen im orofazialen Bereich entgegen gewirkt werden.

Auch wenn diese Ansätze wegen fehlender theoretischer Begründung kritisch zu betrachten sind, so ist doch eine Stimulationsbehandlung der Gesichtsmuskulatur in vielen Fällen unverzichtbar (Vogel 2006). Bei ausgeprägter fazialer Parese, die die Artikulation und Verständlichkeit einschränkt, können durch intensive Stimulationsbehandlung (z. B. nach dem PNF-Prinzip) und Fazialisübungen zumindest graduelle Verbesserungen erzielt werden. Die gelenkte Wahrnehmung von Atmung, Stimme und Sprechen stellt auch einen Bereich der Therapie des faziooralen Traktes (F. O.T.T.) nach Kay Coombes dar und wird über multimodale, fazioorale Stimulation vermittelt (Nusser-Müller-Busch 2011).

5.3.3 Teilhabeorientierte, kommunikativ-pragmatische Methoden

Vorrangiges Ziel der logopädischen Therapie ist die Verbesserung der Kommunikationsfähigkeit. Dazu finden in der Akutphase zum einen spezifische Methoden zur Verbesserung sprachlicher Funktionen Anwendung. Zum anderen sind so früh wie möglich teilhabeorientierte Bezüge in der Übungsbehandlung herzustellen. Hierzu wird ein kommunikativ-pragmatisches Vorgehen genutzt. Dazu schließen sich dialogische Übungen unmittelbar an Übungen zur sprachlichen Stimulierung an oder werden direkt zur Stimulierung eingesetzt. Neben den oftmals gut erhaltenen pragmatischen Fähigkeiten bei Aphasie erleichtern Form und Inhalt vieler Alltagsdialoge das Sprachlernen (Lernprinzip „vom Leichten zum Schweren“, S. 108). Dialogische Übungen sollten daher Bestandteil jeder Behandlungseinheit sein und nicht erst im fortgeschrittenen Behandlungsstadium eingeführt werden. Zwei weitere Säulen des teilhabeorientierten Vorgehens bei akuter Aphasie sind die Kompensation des sprachlichen Defizits durch Methoden der unterstützen Kommunikation und die Beratung der Angehörigen.

Übersicht

Kommunikativ-pragmatische Methoden und teilhabeorientiertes Vorgehen bei akuter Aphasie

- Dialogtherapie
  - Basiskommunikation erarbeiten
  - dialogische Übungen auf Phrasen- und Satzebene
- Kompensation beeinträchtigter Sprachfunktionen mittels
  - körpereigener, nonverbaler Kommunikationsformen
  - Kommunikationstafeln und -büchern
  - unterstützendem Gesprächsverhalten
- Beratung der Angehörigen
  - Hilfen für den Erstkontakt
  - Informationen zu Sprach-, Sprech- und Schluckstörungen
  - Vermittlung von Verständigungsstrategien

Eine getrennte Darstellung der Methoden wurde in diesem Buch gewählt, um einen zusammenfassenden Überblick über die methodischen Möglichkeiten zur Integration des Teilhabegedankens in der Akutbehandlung zu geben. Die Abfolge der Darstellung impliziert keine hierarchische Abfolge in der Therapie!

Dialogtherapie

Die Dialogtherapie zielt in der Therapie bei akuter Aphasie auf Stabilisierung und Generalisierung sprachlicher Äußerungen ab, die mittels multimodaler Stimulierung aktiviert wurden. Dialogische Übungen können aber auch direkt zur Stimulierung erster sprachlicher Äußerungen genutzt werden. Als sprachliches Stimulusmaterial eignen sich hier besonders Redefloskeln. Denn über floskelhafte, stereotype Phrasen lassen sich einfache Alltagsdialoge erarbeiten, die für die sprachliche Basiskommunikation nutzbar sind. Dabei stehen das Kommunizieren an sich und das Erreichen kommunikativer Ziele im Vordergrund, nicht die sprachliche Korrektheit der Äußerungen. Die so angebahnte Dialogfähigkeit wird im weiteren Behandlungsverlauf je nach Schweregrad und Art der Aphasie auf Wort-, Phrasen- und Satzebene erweitert. Bei sehr schwerer Aphasie mit Sprechapraxie sind die Ziele oftmals darauf beschränkt, die Realisierung einiger alltagsrelevanter Floskeln zu erreichen und in sprachliche Basisdialoge einzubetten.

Das kommunikativ-pragmatische Vorgehen zielt auch darauf ab, effektive Kommunikationsstrategien zu stimulieren und ungünstiges Gesprächsverhalten abzubauen. Zu den Strategien zur Bewältigung kommunikativer Probleme zählt vor allem die optimale Ausnutzung aller verfügbaren verbalen und nonverbalen Kommunikationsmittel. Zur Vermittlung können die PACE-Prinzipien (S. 179) genutzt werden.

Sprachliche Basiskommunikation

Sprachliche Basisdialoge sind strukturell einfache Sprachhandlungen, die in informellen und formellen Situationen zur sprachlichen Kommunikation genutzt werden können. Sie bestehen aus Paarsequenzen (auch: Nachbarschaftspaare) mit überwiegend stereotypem, floskelhaftem Inhalt. Menschen mit Aphasie können über solche Phrasen häufig wiederkehrende Kommunikationssituationen bewältigen. Denn zum einen stellen die Dialoginhalte nur geringe sprachlichen Anforderungen und zum anderen sind die notwendigen pragmatischen Kompetenzen (z.B. Regeln des Turn-Takings) trotz Aphasie meist gut erhalten.

Die häufigsten Paarsequenzen sind Gruß – Gegengruß („Grüß dich“ – „Hallo“), Frage – Antwort („Wie war die Therapie?“ – „Okay“) und Angebot – Annahme („Soll ich das Fenster schließen?“ – „Ja, bitte“). Das Üben einfacher Frage-Antwort-Sequenzen, bei denen der Patient sprachlich nur mit „ja“ oder „nein“ reagiert, ist in der Akutphase wichtig, um eine basale Kommunikation mit dem

Umfeld anzubahnen oder zu verbessern. Das Ausdrücken von Wünschen, Grundbedürfnissen und einfacher Inhalte wird erleichtert oder überhaupt erst ermöglicht, indem solche einfachen Dialoge durch häufiges Wiederholen im Rollenspiel „gedrillt" werden.

▶ **Material.** Sprachmaterial: Alltagsdialoge bestehend aus 2–3 Paarsequenzen. Die Antwortäußerungen beinhalten überwiegend Redefloskeln. Beispiele finden sich in ▶ Tab. 5.15. Wichtige Hilfsmittel sind reale Gegenstände, Situationsbilder und Schriftmaterial sowie handlungsbegleitendes Sprechen. Geeignete Bilder zu Gesprächssituationen finden sich beispielsweise in der ELA-Fotoserie (Everyday Life Activities, Stark 1992–1997).

▶ **Vorgehen.** Zum Einstieg in die Erarbeitung sprachlicher Basisdialoge eignen sich Redefloskeln (z. B. „hallo", „tschüss", „okay", „klar", „bitte", „danke") und die Antwortpartikel „ja" und „nein". Diese sprachlichen Einheiten können vor der Dialogübung isoliert stimuliert und dann unmittelbar danach in dialogischen Übungen gefestigt werden. Die Stimulierung erfolgt dann über:

- emotionale Sprache mithilfe affektiv anregender Bilder (S. S. 132) oder
- automatisierte Sprache (Vor-, Mit- und Nachsprechen von Floskeln, S. S. 135).

Eine weitere Möglichkeit ist, den Dialog selbst zur sprachlichen Aktivierung von Redefloskeln zu nutzen. Die Stimulierung erfolgt dann über: situationsbezogene Sprache mithilfe entsprechender Bilder zum Kontext (z. B. zu Begrüßung, Besuch, Telefonieren).

Zur Stabilisierung des Wort- und Äußerungsabrufs schließt sich ein Rollenspiel an, in dem sprachliche Basisdialoge mit Sprecherwechsel zwischen der Therapeutin und dem Patienten geführt werden. Dabei soll der Patient zunächst nur die Rolle des antwortenden Gesprächspartners übernehmen. Zur Vorbereitung des Rollenspiels können die sprachlichen Phrasen anhand eines Situationsbilds (z. B. Begrüßungssituation) wiederholt werden. Die erarbeiteten Phrasen (oder auch Antwortpartikel) werden über gezielte Fragen zum Bild („Was sagt dieser Mann wohl?", „Was antwortet die Frau?") noch einmal stimuliert und anschließend im Wechsel gesprochen, wobei das Bild aufgedeckt bleibt. Dabei können zusätzliche Paarsequenzen, beispielsweise zur Verabschiedung, eingeführt werden. Im Anschluss wird ein Rollenspiel ohne Bildunterstützung durchgeführt. Die Logopädin gibt eine passende Alltagsszene sprachlich vor und begleitet sie mit Gestik und Mimik. Das erfordert seitens der Therapeutin Kreativität und Spontanität wie das folgende Fallbeispiel zeigt.

Frau Sch., eine 67-jährige Pensionärin mit ausgedehntem Infarkt im Versorgungsgebiet der linken A. cerebri media mit Stammganglienbeteiligung, zeigt 4 Tage nach dem Insult keine spontansprachlichen Äußerungen. Über emotionale Sprache können einige wenige Interjektionen stimuliert werden.

Fallbeispiel

Fallbeispiel: Stimulierung emotionaler Sprache mit Integration in sprachliche Basisdialoge
4 Tage nach Insult
Übungsmaterial: 4 affektiv stimulierende Objekt- und Situationsbilder (überlaufende Badewanne, Spinne, Sonnenuntergang, Stau auf der Autobahn)

U: „Schauen Sie mal dieses Bild an (überlaufende Badewanne). Stellen Sie sich mal vor, das passiert Ihnen zu Hause."

P: (öffnet und schließt die Augen, keine sprachliche Reaktion)

U: „Was würden Sie wohl spontan sagen oder rufen?"

P: (schüttelt den Kopf, keine sprachliche Reaktion)

U: „Ich glaube, ich würde „oh nein!" rufen. Probieren Sie das mal mit mir zusammen." (nimmt die nichtparetische Hand des Patienten) „Sie sehen Ihre überlaufende Badewanne und rufen ‚oh nein'." (deutlich artikuliert mit gemeinsamem silbenweise Klopfen)

P: (schüttelt den Kopf, keine sprachliche Reaktion)

U: „Ich zeige Ihnen mal ein Bild mit einem Tier." (große schwarze Spinne) „Wie finden Sie das?"

Fortsetzung Fallbeispiel

P: „bah“

U: „Sie finden Spinnen ekelhaft. Wenn Sie die sehen, sagen Sie ...?“

P: „bah“

U: „Frau Sch., wir wiederholen das nochmal zusammen“ (nimmt die nichtparetische Hand, klopft gemeinsam, spricht deutlich artikuliert und prosodisch markiert mit entsprechender Mimik) „bah bah bah.“

P: „bah bah bah“ (mitgesprochen)

U: „Jetzt stellen Sie sich mal vor, das Mittagessen war kalt. Bah – es hat Ihnen nicht geschmeckt. Ich komme und frage Sie ‚Wie war das Essen?‘ Was antworten Sie?“

P: „bah“

U: „Prima. Gleich nochmal. Denken Sie an die kalten Kartoffeln und das zähe Fleisch. Wie war das Essen?“

P: „bah“

U: „Ja genau. Sehr gut.“

U: „Stellen Sie sich vor, heute Nachmittag kommt Ihr Mann. Er sagt ‚Hallo‘, Sie sagen auch ‚Hallo‘. Dann fragt Ihr Mann ‚wie war denn heute das Mittagessen?‘ Sie sagen ‚bah‘. Das probieren wir jetzt mal zusammen. Ich spiele Ihren Mann.“ (geht zur Tür, kommt wieder ans Bett)

U: „Hallo“ (winkt mit der Hand)

P: „lo“ (mitgesprochen)

U: „Wie war denn heute das Mittagessen?“

P: „bah“

Tab. 5.15 Beispiele für Basisdialoge zur Erarbeitung in der Akutphase.

Gruß – Gegengruß		**Frage/Wunsch – Antwort, Angebot – Annahme**	
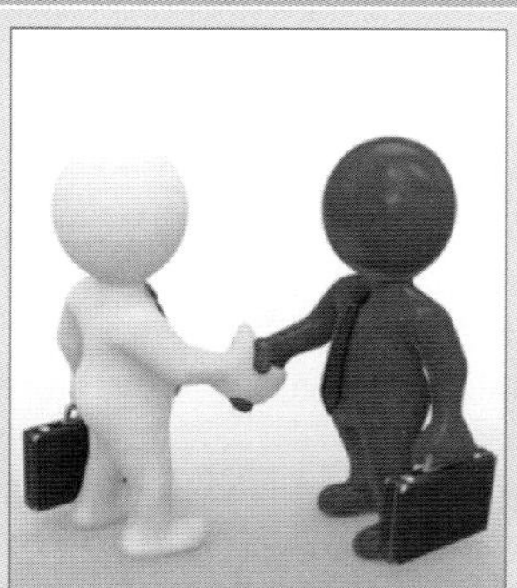		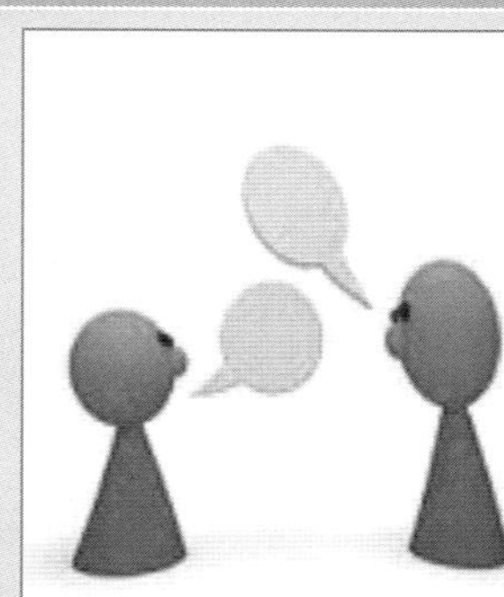	
Therapeutin	**Patient**	**Therapeutin**	**Patient**
„Hallo“	„hallo“	„Wie geht's?“	„gut“, „prima“ „so lala“, „okay“, „schlecht“
„Guten Morgen“	„morgen“	„Möchten Sie .... etwas trinken?“	„ja“, „nein“, „Wasser“, „bitte“
„Grüß dich“	„grüß dich“	„Hier, bitte“	„danke“
„Tschüss“	„tschüss“	„Haben Sie Schmerzen?“	„ja“, „nein“
„Auf Wiedersehen“	„wiedersehen“	„Alles Gute“	„danke“
„Bis morgen“	„bis morgen“	„Gute Besserung“	„danke“

Dialogische Übungen

Im weiteren Rückbildungsverlauf der Aphasie eignen sich dialogische Übungen zur Verbesserung der sprachlichen Kommunikation. Sie zielen darauf ab die sprachliche Basiskommunikation zu erweitern. Dazu kann der Mittelteil eines Gesprächs, die sogenannte Kernphase, inhaltlich erweitert werden. Und es werden Dialoge eingeführt, die nicht mehr vorwiegend über Redefloskeln zu bewältigen sind. Je nach Schweregrad und Art der Aphasie ist der Abruf von Wörtern, Phrasen oder Sätzen gefordert, die in kurze Gesprächssequenzen eingebettet werden. In der Akutphase wird man einen Dialog mit vollständigen Sätzen nur in den wenigsten Fällen erreichen. Für die meisten Menschen mit akuter Aphasie stellen Antwortsequenzen, die Einzelwörter und Phrasen enthalten, eine angemessene sprachlich-kommunikative Anforderung dar. Dabei sind Phrasen nicht generell schwieriger als Einzelwörter. Denn Wortformen mit enger Kollokation (z. B. Kaffee trinken) aktivieren sich gegenseitig und können oftmals auch leicht gemeinsam stimuliert werden.

▶ **Material.** Sprachmaterial: Alltagsdialoge mit mindestens 3 Paarsequenzen. Die mittlere Paarsequenz enthält zuvor aktivierte Wörter, Phrasen oder Äußerungen. Beispiele finden sich in den Abschnitten zu den jeweiligen sprachlichen Ebenen. Als Hilfen sind Objekt-, Handlungs- und Situationsbilder geeignet, zusätzlich Schriftmaterial sowie handlungsbegleitendes Sprechen. Geeignete Bilder zur Erarbeitung von Gesprächssituationen finden sich u. a. in der ELA-Fotoserie. Die multimodale Erarbeitung von Zweiwortäußerungen für den Dialog ist auch Bestandteil des MODAK-Therapieprogramms (Lutz 2009).

▶ **Vorgehen.** Jede sprachliche Äußerung sollte nach der Stimulierung möglichst rasch in eine dialogische Übung integriert werden. Das formale Vorgehen unterscheidet sich auf Wort-, Phrasen- und Äußerungsebene nicht. Dialogische Übungen verlangen der Therapeutin einige Flexibilität ab, wenn sie in die Stimulierungsbehandlung bei akuter Aphasie unmittelbar eingebunden sein sollen. Die folgenden Hinweise schlagen eine Übungsstruktur vor, die die Erarbeitung erleichtert.

Info

Dialogische Übungen

- Übungsstruktur.
  - Wenn möglich, eine Grußsequenz vorschalten, eine Verabschiedungssequenz nachschalten, um Basisdialoge wiederholend zu üben.
  - Die Kernphase des Gesprächs mit zuvor aktivierten Wörtern, Phrasen oder Sätzen erweitern.
  - Die Dialogsequenzen gestisch-mimisch begleiten.
  - Die Inhalte der Kernphase mit Bildern unterstützten (z. B. Objektbilder, Handlungsbilder).
  - Die Bildkarten können zur Entlastung des Arbeitsgedächtnisses offen liegen bleiben und bei wiederholter Übung weggenommen werden.
  - Der Patient nimmt zunächst nur die Rolle des antwortenden Gesprächspartners ein.
  - Zur Steigerung der sprachlichen Anforderungen können die Rollen gewechselt werden, dann initiiert der Patient ein Gespräch, stellt Fragen oder äußert Wünsche.
  - Die sprachlichen Anforderungen werden außerdem durch den Wechsel von der Wort- auf die Phrasen- und Satzebene gesteigert.
- Erarbeitungsschritte und Hilfen.
  - Die Gesprächsschritte anhand von Situationsbildern inhaltlich vorbereiten (z. B. „Was sagt der Mann zuerst?“, „Was antwortet die Frau?“, „Was fragt der Mann danach?“, „Worum bittet die Frau?“, „Was will die Frau wissen?“).
  - Mündlich die kommunikative Situation beschreiben, in die der gesamte Zieldialog bereits eingebettet ist, dabei auf entsprechende Bilder zeigen: „Stellen Sie sich vor, es ist Wochenende und Sie wollen ausgiebig frühstücken. Ihr(e) Frau/Mann sagt: ‚Guten Morgen! Sie antworten: ‚Guten Morgen. Er/Sie fragt: ‚Was brauchen wir zum Frühstück? Sie sagen: ‚Brötchen. Dann fragt Ihr(e) Frau/Mann: ‚Wie viele Brötchen brauchen wir? Sie sagen: ‚Vier.“
  - Wiederholung im Rollenspiel: „Nun wiederholen wir dieses Gespräch gemeinsam mit verteilten Rollen. Ich bin jetzt xxxx (z. B. Ihre Frau, die Verkäuferin) und Sie sind xxxx (z. B. Sie selbst, der Kunde).“

► **Wortebene.** Nomen und Verben, die über multimodale Stimulierung aktiviert wurden, können unmittelbar im Anschluss in dialogischen Übungen gefestigt werden, wie die folgenden Beispiele zeigen:

B

Beispiel

Festigung des Wortabrufs in dialogischer Übung

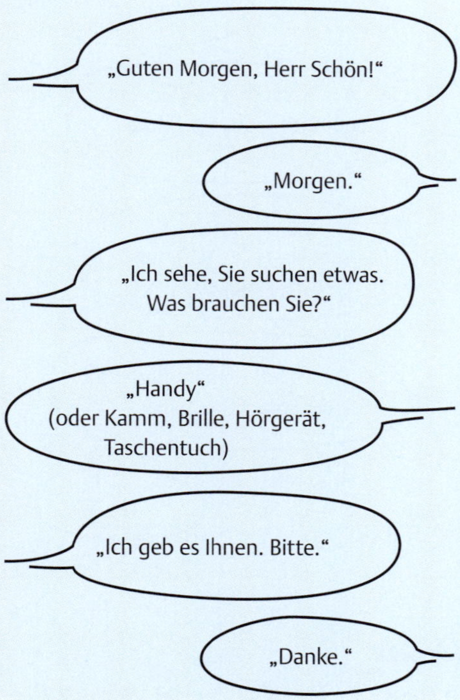

Darüber hinaus eignen sich Fragen, die zum Aufzählen von Objekten und Handlungen auffordern, um den freien Wortabruf zu festigen. Die Aufzählung enthält eine Wortgenerierungsaufgabe, die semantisches Assoziieren erfordert. Das Aufzählkriterium wird in einer einleitenden Frage vorgegeben. Es ist thematisch mit Items aus der voran gegangenen multimodalen Stimulierung oder einer Übung zum Sprachverstehen verknüpft, z. B. „Was ist in einer Kulturtasche?" (Kamm, Bürste, Rasierer, Creme).

B

Beispiele

für Fragen zum Wortgenerieren

- Welche Kleidungsstücke brauchen Sie im Krankenhaus?
- Was machen Sie nach dem Aufwachen?
- Wünschst du dir Besuch? Wer soll kommen? Wen soll ich grüßen?
- Ich gehe zum Kiosk, was soll ich mitbringen?

B

Beispiel

für die Beschreibung einer Alltagsszene, in die der Dialog eingebettet ist

Stellen Sie sich vor, Ihre Frau kommt heute Nachmittag.

Ihre Frau sagt: „Hallo! Wie geht's?"

Sie sagen: „Danke gut."

Ihre Frau sagt: „Ich gehe zum Kiosk. Was soll ich für dich holen?"

Sie antworten: „Cola, Joghurt, Kekse, Banane."

Ihre Frau sagt: „Mach ich. Bis gleich!"

Sie sagen: „Bis gleich."

Jetzt wiederholen wir das Gespräch. Ich spiele ihre Frau.

► **Phrasenebene.** Durch frühe Aktivierungs- und Transferübungen funktionaler Basisstrukturen (z. B. Zweiwortäußerungen bestehend aus Objekt und Verb) sollen sich Patienten in der Akutphase effektiver an Gesprächssituationen beteiligen können. Methodische Elemente aus der Reduzierte-Syntax-Therapie (REST, Schlenck et al. 1995) sind geeignet, um solche Basisstrukturen zu erarbeiten. Dabei geht es ausdrücklich nicht um die dauerhafte Kompensation beeinträchtigter Sprachfunktionen durch einen elliptischen Sprachstil, sondern um die Aktivierung schon verfügbarer Sprache in der Spontansprache zur unmittelbaren Verbesserung der Kommunikationsfähigkeit.

Der Wechsel von der Wort- auf die Phrasenebene bietet sich besonders bei der Aktivierung von Verben an. Denn viele Verben fordern eine Ergänzung, damit sich die Bedeutung einer Äußerung vollständig erschließt (Verbvalenz). Beispielsweise erfordert das Verb „trinken" eine Ergänzung im Akkusativ (Kaffee trinken, Wasser trinken). Objekt-Verb-Verbindungen mit enger Kollokation aktivieren sich wechselseitig (s. „leicht ist, was sich wechselseitig aktiviert" S. 110). Sie sind deshalb in der Akutphase besonders geeignet, um den Wortabruf zu erleichtern und die kommunikativen Fähigkeiten zu verbessern. In der Kommunikation vermittelt eine Zweiwortäußerung mehr und differenzierteren Inhalt als eine Einwortäußerung („Brot essen" vs. „essen"). Zur Vorbereitung auf die dialogischen Übungen werden Objekt-Verb-Verbindungen multimodal mit schriftlichen und gestischen Hilfen erarbeitet.

Beispiele

für Objekt-Verb-Verbindungen mit enger Kollokation

(aus: Schlenck et al. 1995)

- Kaffee trinken
- Suppe essen
- Hände waschen
- Zähne putzen
- Nase putzen
- Haare kämmen
- Zeitung lesen
- Brief schreiben
- Betten machen
- Koffer packen
- Fernsehen gucken
- Hand geben

Zum Transfer in einen gelenkten Dialog bieten sich Fragen nach dem Tagesablauf an. Zunächst kann die Generierung von Objekt-Verb-Strukturen in einer einzigen Frage-Antwort-Sequenz geübt werden. Nachfolgend wird die Frage in einen Dialog mit mehreren Paarsequenzen eingebunden, wie das folgende Beispiel verdeutlicht:

Beispiel

Transfer von zwei Wortäußerungen in einen gelenkten Dialog

„Hallo Herr Pfeiffer! Wie geht's?"

„Danke gut."

„Was machen Sie eigentlich morgens vor der Therapie?"

„Zähne putzen, anziehen, Haare kämmen, Kaffee trinken."

„Dann sind Sie jetzt bereit für die Sprachtherapie?"

„Ja."

Beispiele

für Fragen zur Stimulierung von Objekt-Verb-Verbindungen

- Was machen Sie heute noch?
- Was machen Sie morgens vor der Therapie?
- Was müssen Sie in Ihrem Garten alles machen?
- Was machen Sie, wenn Sie eine Reise vorbereiten?
- Was machen Sie gerne im Urlaub?

Für Patienten mit **flüssiger Spontansprache** bieten sich Übungen mit Objekt-Verb-Verbindungen auf Phrasenebene an, um das Einhalten von Selektionsbeschränkungen anzubahnen. Dabei werden explizit nur 2 Konstituenten gefordert („Was macht der Mann/die Frau?" „Kuchen essen."). Überschießende Sprachproduktion kann gestisch gestoppt werden. Gleichzeitig sollte die ausreichende und verständliche Informationsvermittlung zurückgemeldet werden (z.B. „Ich hab gut verstanden, dass Sie von diesem Bild gesprochen haben."). Flüssige Spontansprache geht häufig mit einer ausgeprägten Störung des Sprachverstehens einher. Deshalb ist es sinnvoll, den dialogischen Übungen zunächst rein rezeptive Übungen zur Sicherstellung des Verstehens voran zu stellen und in weiten semantischen Kontrasten zu arbeiten („Kaffee trinken", „Zeitung lesen", „Zähne putzen", „Rasen mähen"; nicht: „Brot kaufen", „Brot schneiden", „Brot backen").

► **Satzebene.** In der Stimulationsbehandlung auf Phrasenebene zeigt sich, ob Patienten mit **unflüssiger Spontansprache** leicht stimulierbar sind, vollständige Sätze zu bilden. Solche Leistungen sind bei akutem Agrammatismus, aber auch bei insgesamt rascher Rückbildung der aphasischen Symptomatik zu beobachten. Dann sollten die sprachlichen Anforderungen von der Phrasen- auf die Satzebene wechseln. Alltagsnahe und teilhabeorientierte Anforderungen sind z.B. sprachliches Beschreiben von Familien- und Urlaubsfotos, von Bildern oder der Wetterkarte in der Zeitung („Das ist mein Enkel." – „Mein Enkel heißt Julius." – „Da sind wir in Spanien." – „Ein Mann spielt Klavier." – „Morgen scheint die Sonne."). Das gemeinsame Betrachten von Bildern mündet nahezu automatisch in einen Dialog, denn der Logopädin bieten sich leicht Anlässe für Nachfragen zu bestimmten Details.

Eine typische Alltagsanforderung ist auch das Telefonieren. Gespräche am Telefon beinhalten mehrere Sprecherwechsel, die neben Floskeln zum Beginn und zur Beendigung eines Telefonats auch Sätze oder Teilsätze in Frage- und Antwortsequenzen fordern. Rollenspiele zum Telefonieren sind daher alltagsrelevante Übungen für den Transfer von längeren Phrasen und Sätzen in die Spontansprache.

Grundsätzlich können Telefondialoge auch schon bei der Erarbeitung einer sprachlichen Basiskommunikation und bei der Arbeit auf Wort- und Phrasenebene eingeführt werden. Die klinische Erfahrung zeigt aber, dass Menschen mit akuter Aphasie, die nur wenig expressive Sprache zur Verfügung haben, Telefonieren im Rollenspiel ebenso wie reales Telefonieren ablehnen. Das gilt oft auch dann, wenn nur Fragen gestellt werden, die mit „ja" oder „nein" zu beantworten sind. Ein Grund hierfür ist, dass Telefonieren ausschließlich über verbal-sprachliche Kommunikation bewältigt werden muss. Körpereigene oder hilfsmittelgestützte Kommunikationsformen, die in der Akutbehandlung zur Kompensation der beeinträchtigten Sprachfunktionen angeboten werden, sind am Telefon nicht nutzbar.

Kompensation beeinträchtigter Sprachfunktionen

Um die Teilhabe an der Kommunikation im unmittelbaren Umfeld von Menschen mit akuter Aphasie zu erleichtern, werden den Betroffenen so früh wie möglich Methoden zur unterstützten Kommunikation (UK) angeboten. Innerhalb der UK werden körpereigene von körperfremden, hilfsmittelgestützten Kommunikationsformen unterschieden. Die hilfsmittelgestützten Formen differenzieren sich in nichtelektronische und elektronische Hilfen (Nonn 2011):

- körpereigene Kommunikationsformen (z.B. Gesten, Gebärden, Mimik, Zeichnen, Schreiben)
- hilfsmittelgestützte Kommunikationsformen
  - nichtelektronische Kommunikationshilfen (z.B. Kommunikationstafeln)
  - elektronische Kommunikationshilfen

Ziel der UK in der Akutphase ist die unmittelbare, vorübergehende Kompensation beeinträchtigter Sprachfunktionen. Dazu sollen alle verfügbaren Kommunikationsmittel eingesetzt werden, denn auch sprachgesunde Menschen kommunizieren multimodal indem sie neben der Lautsprache das Gesagte durch Mimik, Gestik und Körperhaltung unterstützen.

Um eine frühe, basale Verständigung trotz akuter Aphasie zu ermöglichen, werden unterschiedliche Formen der UK angeboten. Den Betroffenen wird vermittelt, gleichzeitig auch die schon verfügbare Lautsprache einzusetzen. Die Auswahl geeigneter Kommunikationsformen für die Akutphase ist im Wesentlichen von den kognitiven Fähigkeiten des Patienten bestimmt. Es sind deshalb Formen der UK vorzuziehen, mit denen wichtige soziale Bedürfnisse schnell und einfach vermittelt werden können. Dazu sind körpereigene, nonverbale Kommunikationsformen und einfache, nichtelektronische Kommunikationshilfen wie beispielsweise Kommunikationstafeln gut geeignet.

Voraussetzungen für den **Transfer** aller unterstützten Kommunikationsformen in Alltagsgespräche sind neben ausreichenden kognitiven Fähigkeiten und Motivation seitens der Menschen mit akuter Aphasie, wiederholendes Üben der Kommunikationsformen ebenso wie die Akzeptanz und Unterstützung seitens der Angehörigen und des therapeutischen Teams. Geeignete Transferübungen bietet die Dialogtherapie (s. o.).

Unterstützte Kommunikation muss zudem fortwährend an die individuellen Bedürfnisse und Fähigkeiten der Betroffenen angepasst werden. Während bei anhaltend schwerer Aphasie oder Aphasie mit schwerer Sprechapraxie unterstützte Kommunikationsformen im Behandlungsverlauf erweitert werden müssen, können die UK-Methoden bei gutem Rückbildungsverlauf schrittweise zurückgenommen werden. Allerdings bleibt der verstärkte Einsatz redebegleitender Gestik als Teil der unterstützten Kommunikation für Menschen mit Aphasie immer eine wichtige Hilfe zur besseren Verständigung.

Körpereigene, nonverbale Kommunikationsformen

Basale Fähigkeiten zur nonverbalen Kommunikation sind auch bei akuter Aphasie oftmals erhalten. Durch den bewussten Einsatz von Gestik, Mimik, Blickwendung, Augenbewegungen und Zeichnen sollen die nonverbalen Kommunikationsmöglichkeiten erweitert werden. Hierzu zählt auch das Schreiben als schriftbasierte, nichtlautsprachliche Kommunikationsform.

Aus der aktuellen Gestenforschung ist darüber hinaus bekannt, dass Gestik nicht nur ein nonverbales Mittel zur Kommunikation ist, sondern zugleich verbale Sprache aktiviert (u. a. Rose u. Sussmilch 2008). Die Vermittlung körpereigener Kommunikationsformen ist daher eine wichtige Schnittstelle zwischen funktions- und teilhabeorientiertem Vorgehen in der Aphasiebehandlung.

Nonverbale Kommunikationsmittel, die bei akuter Aphasie mit Kommunikationstafeln und verfügbarer Lautsprache kombiniert werden sind:

- Mimik und Gestik
- Blickrichtung, Augenbewegungen
- Zeigen
- Zeichnen
- Schreiben

Diese nonverbalen Mittel werden im Wesentlichen über 3 Strategien vermittelt:

- das Modellverhalten der Therapeutin,
- Verstärken der spontanen Verwendung und
- direktes Einüben.

In der multimodalen Stimulierung werden diese Kommunikationsformen als Übungsmodalitäten genutzt, sodass beispielsweise gestisches Darstellen, Schreiben oder Anagrammelegen dem Patienten vertraut sind. Die bewusste Übernahme dieser sprachlichen Modalitäten in die Kommunikation wird durch direktes Einüben unterstützt. Das methodische Vorgehen erfolgt in Anlehnung an die Dialogtherapie mit Vorbereitung im Rollenspiel (s. o.). Wichtig ist, dass die Patienten gleichzeitig zu lautsprachlichen Äußerungen ermutigt werden. Ein sprachlicher Basisdialog, in dem die Antwortsequenzen des Patienten überwiegend nonverbal erfolgen, kann wie folgt aussehen:

B

Beispiele

Basisdialog mit überwiegend nonverbalen Antwortsequenzen

„Guten Morgen, Herr Schön!"

(blickt die Therapeutin an, nickt mit dem Kopf, hebt die Hand)

„Ich sehe, Sie suchen etwas. Was brauchen Sie?"

„Nam. No Nar-se" (mit referenzieller Geste für Nase putzen)

„Ich schau mal. Hier ist ein Taschentuch."

(nickt mit dem Kopf)

Hilfsmittelgestützte Kommunikationsformen

Nichtelektronische Hilfsmittel: Kommunikationstafeln und -bücher

Kommunikationstafeln und -bücher sind Sammlungen von Bildern, Fotos, Wörtern und Piktogrammen auf Karten oder zusammengefasst in Mappen. Sie ergänzen oder ersetzen die verbale Ausdrucksfähigkeit in Kombination mit körpereigenen Kommunikationsformen. Der Patient kann durch Zeigen auf die Bilder Zustimmung und Ablehnung signalisieren, Mitteilungen machen („Ich habe Sie nicht verstanden.") oder Wünsche äußern („Ich möchte ins Bett", „Ich brauche mein Hörgerät"). Wichtig ist auch hier, die Patienten gleichzeitig zu lautsprachlichen Äußerungen zu ermutigen.

Die Themen und Items in Kommunikationsbüchern müssen nach den persönlichen Bedürfnissen der Nutzer zusammengestellt werden. Im Handel erhältliche Kommunikationsbücher bieten eine Vorstrukturierung, sind aber in den meisten Fällen individuell anzupassen (z. B. Logicon, Nürnberger 2010; PictoCom, Bundesverband Aphasie 2005). Der Umgang mit einem Kommunikationsbuch muss systematisch erlernt werden, denn die Nutzer müssen den inhaltlichen Aufbau gut kennen, um dieses Hilfsmittel effektiv im Alltag einzusetzen (Lauer u. Birner-Janusch 2010).

Bei akuter Aphasie sind Kommunikationstafeln den Kommunikationsbüchern vorzuziehen. Sie beinhalten Zeichen, Piktogramme und/oder Bilder für die wichtigsten Mitteilungen, Wünsche und Grundbedürfnisse. Patienten, die in erster Linie sprechmotorische Schwierigkeiten zeigen, profitieren von Schrift- und Buchstabentafeln ohne Bildunterstützung, auf denen sie das Zielwort zeigen können.

Logopädinnen sollten für eine zeitnahe UK selbst angefertigte Tafeln bereit halten, die am PC mit nur wenig Aufwand erstellt werden können. Die Vorteile von Tafeln in der Größe eines DIN-A4-Blattes sind ihre Übersichtlichkeit und leichte Handhabbarkeit. Die Anforderungen an Aufmerksamkeits- und Explorationsleistungen sind deutlich geringer als bei Kommunikationsbüchern. Besonders in der frühen Akutphase ist es deshalb sinnvoll, die Anzahl der Items auf einige wenige alltagsrelevante Items zu beschränken. Ein Beispiel hierzu zeigt ▶ Abb. 5.1. Zusätzlich ist bei Patienten mit Hemianopsie oder Neglect eine Ankerlinie hilfreich, um die visuelle Exploration der gesamten Tafel zu stimulieren (S. 126). Bei anhaltend schwerer Vernachlässigungssymptomatik können die Items alternativ als Einzelbilder angeboten werden. Patienten mit gestörtem Symbolverständnis sind aufgrund des ausgeprägten semantischen Defizits zumeist nicht in der Lage, die Benutzung einer Kommunikationstafel zu erlernen.

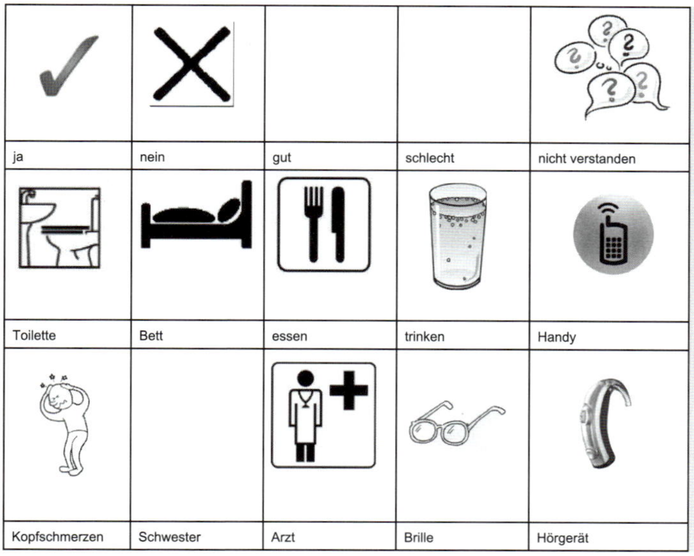

Abb. 5.1 Selbst erstellte Kommunikationstafel für die Akutphase.

Die Benutzung einer Kommunikationstafel muss eingeübt werden. Dazu sind Übungen aus der **Dialogtherapie** geeignet, insbesondere die Erarbeitung sprachlicher Basisdialoge (s. o.). Damit die Patienten das Hilfsmittel auch außerhalb der Therapie zur Kommunikation nutzen, ist es sinnvoll die Angehörigen in die Verwendung einzuweisen.

Trotz guter Einarbeitung und Unterstützung seitens der Angehörigen werden Kommunikationstafeln in Alltagsgesprächen nicht eingesetzt, wenn die Betroffenen diese UK-Maßnahme (noch) nicht akzeptieren. Außerdem ist zu berücksichtigen, dass das Initiieren von Gesprächen über Kommunikationstafeln schwierig ist, hierzu sind Kommunikationsbücher besser geeignet.

Elektronische Hilfsmittel

Elektronische Kommunikationshilfen spielen in der Akutphase eine untergeordnete Rolle, da das Ausmaß der Kommunikationsbehinderung noch gar nicht abschätzbar ist. Elektronische Hilfsmittel, die gleichzeitig auch für das Sprachlernen bei Aphasie nutzbar sind, können aber bei ausreichend guten Aufmerksamkeits- und Gedächtnisleistungen in der späten Akutphase eingesetzt werden.

Strichcodelesegerät B.A.Bar. Eine elektronische Kommunikations- und Lernhilfe in der Größe eines überdimensionalen Handys ist das Strichcodelesegerät B.A.Bar (▸ Abb. 5.2). Nach Scannen eines Strichcodes spricht B.A.Bar zuvor aufgenommene Wörter, Phrasen oder Sätze beliebig oft vor, die dann vom Nutzer nachgesprochen werden. Die Strichcodes lassen sich mit Fotos und Schriftkarten kombinieren, sodass die Wortfindung durch audiovisuelle Hilfen unterstützt werden kann. B. A. Bar ist sehr einfach zu bedienen, die Handhabung ist auch für Menschen mit Hemiplegien leicht möglich. Deshalb ist das Gerät für ein klinisches Zusatztraining gut einsetzbar.

Aus der klinischen Arbeit mit Menschen mit Aphasie entstanden B.A.Bar-unterstützte Übungsmaterialien auf Wort- und Dialogebene (Aachener B.A.Bar Lexikon-Training, Nobis-Bosch et al. 2009; Aachener B.A.Bar Dialog-Training, Radermacher et al. 2010). Die Übungen folgen dem klassischen Prinzip der multimodalen Stimulierung. Das Training ist für Menschen mit Aphasie geeignet, die schwere bis mittelschwere Wortfindungsstörungen zeigen. Während das Lexikontraining auf Verbesserung des Wortabrufs durch Benennübungen abzielt, soll das Dialogtraining insbesondere die kommunikative Teilhabe in Alltagsgesprächen fördern. Die Wirksamkeit des Sprachlernens mit B. A. Bar bei chronischer Aphasie ist gut belegt (Nobis-Bosch et al. 2006, 2010, 2011).

Computer. Das Sprachlernen bei Aphasie kann in der späten Akutphase zudem durch ein computergestütztes klinisches Zusatztraining ergänzt werden. Die gängigen kommerziellen Aphasietherapiesysteme ermöglichen multimodales sprachsystematisches Lernen, wobei Übungen auf der Wortebene dominieren:

- Aphasi@ware (Falke Schwarz, www.aphasiaware.de), Modul des integrierten Therapiesystems (ITS)

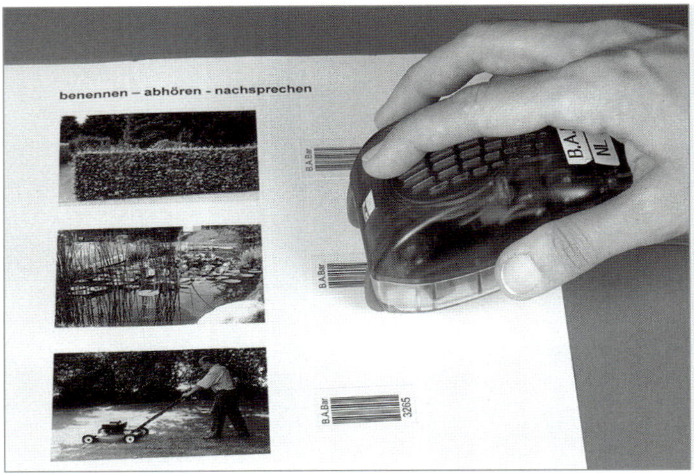

Abb. 5.2 Scannen von Strichcodes mit dem elektronische Hilfsmittel B. A. Bar (Foto: Incap GmbH).

- Evoling/Evocare (Dr. Hein GmbH, www.dr-hein.com)
- Fleppo (Linguadapt, www.vollmer-roosen.de)

Wirksamkeitsnachweise zur Anwendung dieser Systeme in der Therapie bei chronischer Aphasie wurden in Einzelfall- und Gruppenstudien erbracht (s. Radermacher 2009, hier findet sich auch eine einführende Übersicht zu computerbasiertem Lernen bei Aphasie mit kritischer Diskussion der Vor- und Nachteile). Erste Einzelfallstudien weisen zudem auf die Effektivität einer computergestützten Benenntherapie bei Patienten ohne gravierende neuropsychologische Störungen in der späten Akutphase hin (Darkow et al. 2009).

Grundsätzlich muss beim Einsatz von Computern berücksichtigt werden, dass die selbstständige Bedienung des Computers und der Programme komplex ist und insbesondere Menschen mit neuropsychologischen Begleitstörungen (u. a. Aufmerksamkeit, Gedächtnis, Praxie) überfordern kann (Radermacher 2002). In der Akutphase benötigt die Mehrzahl der Patienten therapeutische Begleitung bei der Durchführung, ein strukturiertes Eigentraining ist nur in Einzelfällen möglich.

Unterstützendes Gesprächsverhalten

Zur Kompensation beeinträchtigter Sprachfunktionen ist es hilfreich, Menschen mit akuter Aphasie geeignete Hilfen zur Verständigung und kommunikativ-pragmatische Therapiemethoden anzubieten. Für eine gelingende Kompensation ist aber nicht nur das verbale und nonverbale Sprachverhalten des Patienten relevant. Ein aktives Gesprächsverhalten (u. a. Blickkontakt halten, zuhören, einfache Formulierungen, gezielt nachfragen) und die Gestaltung des Kommunikationsraums (möglichst geräuscharm, hell) seitens der Gesprächspartner erleichtert die Verständigung oft erheblich. Informationen zu unterstützendem sprachlich-kommunikativem Verhalten sollten neben den Angehörigen auch allen Mitgliedern des Rehateams vermittelt werden. Hilfreiche Verständigungsstrategien werden im folgenden Abschnitt zur Angehörigenberatung beschrieben, sie gelten in wesentlichen Teilen für alle Gesprächspartner von Menschen mit Aphasie.

Angehörigenberatung

Akute Aphasien verursachen nicht nur Störungen in der Informationsvermittlung, sondern sie behindern auch die Gestaltung von sozioemotionalen Beziehungen. Angehörige von Personen, die an einer akuten Aphasie leiden, fühlen sich durch die schweren sprachlichen, körperlichen und neuropsychologischen Beeinträchtigungen und die damit verbundene Behinderung der Kommunikation stark verunsichert.

Zunächst kann die Freude überwiegen, dass der Angehörige mit Aphasie den Schlaganfall, die Hirnoperation oder das Hirntrauma überlebt hat. Verbessert sich der Zustand jedoch in den ersten Tagen und Wochen nicht sichtbar, folgt häufig die Angst, der Partner könne schwer körperlich und geistig behindert bleiben; negative Auswirkungen auf die partnerschaftliche Beziehung und auf die Aufrechterhaltung von sozialen Rollen in Familie und Beruf werden befürchtet. Sorgen um die finanzielle Absicherung in der Zukunft können die Angehörigen zusätzlich belasten.

Vielen Angehörigen sind das Krankheitsbild und die Auswirkungen einer Aphasie auf die Kommunikation nicht bekannt. In der Regel werden auch die Chancen einer Reorganisation des gestörten neuronalen Netzwerks falsch eingeschätzt. So kann es einerseits zur Unterschätzung oder gar Leugnung der aphasischen Beeinträchtigungen kommen. Beispielsweise wird die Rückbildung von Aphasie mit einer leichten körperlichen Verletzung gleichgesetzt, die wieder völlig ausheilt. Andererseits kann das Ausmaß der sprachlichen Beeinträchtigungen besonders bei Patienten, die kaum oder nur wenig sprechen, als Sprachverlust ohne Rückbildungschancen gesehen werden.

Das Vorurteil, Aphasie bedeute immer auch eine schwere Störung des Denkens, ist weit verbreitet und führt zu unangemessenen Verhaltensweisen. Erste Verständigungsversuche mit dem Partner, der an einer Aphasie leidet, bleiben dann meist erfolglos. Gewohnte Routinen der Interaktion mit dem Partner funktionieren plötzlich nicht mehr. Angehörige können dann so verunsichert sein, dass sie unangemessene Verständigungsstrategien entwickeln.

Das Spektrum von nicht adäquaten Kommunikationsstrategien ist breit gefächert und abhängig von den Vorkenntnissen und Erfahrungen der gesunden Partner. Einige Menschen mit Aphasie werden von ihren Partnern beispielsweise wie unmündige Kinder, geistig schwer Behinderte, stark Hörgeschädigte behandelt oder ihnen wird mangelnde Kooperationsbereitschaft unterstellt.

Es gilt zu verhindern, dass sich solche inadäquaten Coping-Strategien verfestigen. Deshalb ist es wichtig, den Angehörigen bereits im akuten Stadium Antworten auf ihre Fragen zu den Symptomen und Auswirkungen der Aphasie sowie der Begleitstörungen anzubieten. Zudem brauchen sie individuelle Hilfen für die Kommunikation mit dem Partner oder Elternteil, der an einer Aphasie leidet.

Besonders in der Akutphase scheint es oftmals sachlich sinnvoll auch solche Hilfen zu vermitteln, die bestimmte therapeutische Strategien, insbesondere die Hemmung und den Abbau pathologischen Sprachverhaltens (u. a. Automatismen stoppen), unterstützen. Erfahrungsgemäß ist aber die Mehrzahl der Angehörigen in der Akutphase mit der Rolle eines Co-Therapeuten überfordert. Therapeutinnen sollten in der Beratung äußerst sorgfältig abwägen, ob sie beispielsweise Stoppgesten vermitteln. Dies birgt die oben erwähnte Gefahr, dass sich inadäquate Coping-Strategien ausbilden oder verfestigen. Werden Angehörige in therapeutische Bemühungen mit einbezogen, müssen Sie ausführlich angeleitet werden, wie sie gleichzeitig das Gespräch mit dem Betroffenen fortführen können (z. B. stoppen und dann Bitte um Geste, Zeigen, Zeichnen oder Schreiben).

> M!
> **Merke**
> Bereits im Akutstadium ist die Beratung der Angehörigen wichtig, um zu verhindern, dass sich falsche Bewältigungsstrategien im Umgang mit dem Partner mit Aphasie entwickeln und verfestigen.

Hilfen für den Erstkontakt

Angehörige sind meist sehr motiviert mit dem erkrankten Partner ins Gespräch zu kommen. Sie wollen helfen, wissen aber nicht, was sie tun können. Dabei sind für den Erstkontakt keine spezifischen Vorkenntnisse oder Fähigkeit erforderlich. Die Angehörigen sollen ermuntert werden, Körperkontakt aufzunehmen (z. B. über Händedruck oder Streicheln) und sie sollen mit dem Erkrankten sprechen, selbst wenn er noch nicht antworten kann. Auch wenn Menschen mit Aphasie die Muttersprache nicht mehr entschlüsseln können, hilft die vertraute Stimme. Dadurch lassen sich Ängste reduzieren, die Aufmerksamkeit auf den bekannten Gesprächspartner lenken und die Motivation zu ersten Gesprächskontakten fördern.

Angehörige wissen oft auch nicht, was sie sagen sollen, wenn der Partner mit Aphasie sprachlich nicht reagiert. Sie sollten deshalb ermuntert werden, aus ihrem Alltag zu erzählen, beispielsweise, was in der Familie oder im Beruf vorgefallen ist, wer zu Besuch gekommen ist, wie es den Kindern geht etc. Während ihres Erzählens sollen die Angehörigen auf nonverbale Reaktionen des Partners mit Aphasie achten, z. B. auf Händedruck, Blickkontakt, Gesten und lautmalerische, emotionale Äußerungen. Diese nonverbalen Äußerungen sollen die Angehörigen aufgreifen und sprachlich deuten: Meinst du ...?" „Willst du ...?" „Hast du Schmerzen ...?". Hilfreich ist es, wenn die Angehörigen ihre Sprachäußerungen auch gestisch begleiten. Am fragenden Gesichtsausdruck und an begleitenden Handbewegungen können sie meist erkennen, dass der Partner mit Aphasie sie nicht (ganz) verstanden hat.

Weitere Möglichkeiten für die Kontaktaufnahme sind die multimodale Vermittlung von emotional bedeutsamen und vertrauten Informationen. Als Einstieg ist vor allem das Zeigen von Fotos aus dem Familienalltag geeignet. Sprechmotivierende Anlässe können auch über Vorspielen von beliebten Videos und Tonaufnahmen, Melodien etc. ausgelöst werden. Mithilfe der neuen Medien, insbesondere von Smartphones, ist es für Angehörige zunehmend leichter Tonaufnahmen, Musik, Bilder oder Videos in Gespräche am Krankenbett einzubinden. Die Angehörigen sollten aber auch darauf vorbereitet sein, dass solche Aufnahmen viele Betroffene an das Leben vor der Erkrankung erinnern, emotional belastend und deshalb nicht in jedem Fall und zu jedem Zeitpunkt hilfreich sind. Zudem gilt es, das Einverständnis für den Gebrauch elektronischer Geräte auf der Stroke Unit oder Akutstation einzuholen, denn diese können Störungen der medizinischen Geräte hervorrufen.

> **M!**
> **Merke**
> Angehörige sollen ermuntert werden, über Fotos, Videos, Musik oder Tonaufnahmen beispielsweise auf einem Smartphone ein Gespräch mit dem Partner mit Aphasie zu initiieren. Dabei müssen sie aber berücksichtigen, dass solche Informationen nicht für alle Menschen mit akuter Aphasie und nicht zu jeder Zeit sprechmotivierend sind, sondern auch Weinen, Trauer und sprachliches Rückzugsverhalten auslösen können.

Angehörigen ist zu vermitteln, dass Menschen mit Aphasie in unterschiedlichem Ausmaß Schwierigkeiten haben, ihre Gedanken, Absichten und Wünsche sprachlich zu äußern. Das Denken ist meist nicht oder deutlich geringer betroffen. Menschen mit Aphasie können besser kommunizieren als sprechen. Sie wissen, wie man Gespräche führt, wie und wann man beispielsweise einen Gesprächsschritt übernimmt oder abgibt. Dies gelingt meist auch bei schwerer Aphasie über nonverbale Ausdrucksmittel (Blick, Gestik, Mimik, Körperhaltung) und über hochautomatisierte Redefloskeln.

Die beratende Logopädin sollte sich bewusst machen, dass die Angehörigen in der Akutphase häufig emotional sehr belastet sind und gleichzeitig viele organisatorische Aufgaben bewerkstelligen müssen. Deshalb sind Angehörige nicht immer in der Lage Informationen in dem Maße aufzunehmen, wie Außenstehende (Therapeuten, Ärzte etc.) es erwarten. Zumeist werden solche Informationen gut behalten und verarbeitet, die zu Fragen und Themen gegeben werden, die ein Angehöriger von sich aus anspricht. Zu Beginn eines Beratungsgesprächs ist es daher sinnvoll, dem Angehörigen zunächst Raum für eigene Fragen zu bieten. Erfahrungsgemäß wird dieses Angebot genutzt, um noch einmal Nachfragen zu medizinischen Sachverhalten zu stellen. Insbesondere wenn die Betroffenen neben der Aphasie auch an einer Dysphagie leiden und/oder kanülenpflichtig sind, besteht großer Informationsbedarf zur Pathophysiologie, zum therapeutischen Vorgehen und zur Prognose.

Logopädinnen müssen davon ausgehen, dass die Vermittlung von Verständigungsstrategien nicht immer vordergründiges Interesse der Angehörigen ist und nicht immer in der ersten Beratung oder in vollem Umfang erfolgen kann. Es bedarf in vielen Fällen der wiederholten Erläuterung. Im Verlauf der Akutbehandlung werden auch Fragen zu weiterführenden Rehamaßnahmen gestellt; vor allem bei ambulanter Weiterbehandlung wird Unterstützung bei der Suche nach niedergelassenen Kolleginnen erbeten.

Hilfreich sind daher auch schriftliche Informationen, die Angehörige zu einem späteren Zeitpunkt (nach)lesen können. Für Laien gut verständliche Flyer zum Thema Schlaganfall und Aphasie sind u.a. beim Bundesverband Aphasie kostenlos zu beziehen (www.aphasiker.de). Ein Informationsblatt, das die Verständigungsstrategien bei Aphasie prägnant erläutert, steht zum kostenlosen Download zur Verfügung (Springer 2010). Solche Informationen werden ebenso wie weiterführende Literatur zum Thema Aphasie und Dysphagie von manchen Angehörigen auch explizit erbeten.

> **M!**
> **Merke**
> Die Beratung der Angehörigen von Menschen mit akuter Aphasie ist eine ganz zentrale Aufgabe von Logopädinnen. Sie erfordert viel Zeit, denn unmittelbar nach Erkrankungsbeginn zielen viele Fragen von Angehörigen auf medizinische, therapeutische und prognostische Sachinformationen ab. Schwerpunkt der logopädischen Beratung in der Akutphase ist der Umgang mit der Kommunikationsstörung. Hierzu sollten auch schriftliche Informationen ausgehändigt werden.

Hilfreiche Verständigungsstrategien

Logopädinnen sollten den Partnern und Angehörigen von Menschen mit akuter Aphasie in der Beratung möglichst konkrete Hilfen zur Verständigung mit den Betroffenen vermitteln. In dieser Phase der Erkrankung ist eine direktive Vorgehensweise für die meisten Angehörigen entlastend.

Info

Hilfreiche Verständigungsstrategien bei akuter Aphasie (nach Springer 2010)

- Verlangsamen Sie die Kommunikation durch Reduktion des Sprechtempos und Einhalten von Pausen.
- Verwenden Sie zusätzlich zur Sprache unterstützende Gestik, Mimik oder Zeichnungen.
- Achten Sie darauf, dass Ihre Sätze kurz sind.
- Verwenden Sie keine seltenen, schwierigen Wörter.
- Sprechen Sie deutlich, mit guter Betonung aber nicht künstlich.
- Achten Sie darauf, dass Ihr Partner Ihre Mundbewegungen verfolgt.
- Formulieren Sie Ihre Äußerungen bei Missverständnissen um.
- Fragen Sie nach, ob Ihr Partner Sie verstanden hat.

5.3.4 Therapieergänzende Maßnahmen

Adjuvante Pharmakotherapie

Die Wirksamkeit adjuvanter Gaben verschiedener Medikamente auf die Spracherholung bei Aphasie wurde in zahlreichen Studien untersucht. Eine Übersicht findet sich in den aktuellen Leitlinien zur Rehabilitation aphasischer Störungen nach Schlaganfall (Ziegler 2012). Nach dem gegenwärtigen Stand der Forschung liegt keine gesicherte Evidenz für den positiven Nutzen einer ergänzenden pharmakologischen Therapie zur Unterstützung der Sprachtherapie im Akutstadium der Erkrankung vor.

Nichtinvasive Techniken zur Hirnstimulation

Eine weitere Therapieoption zur Unterstützung des Rückbildungsverlaufs bei Aphasie ist die direkte Beeinflussung von Hirnströmen durch elektrische Reizung. Derzeit kommen 2 Methoden häufig zur Anwendung:

- repetitive transkranielle Magnetstimulation (rTMS)
- transkranielle Gleichstromstimulation (Transcranial direct current Stimulation, tDCS)

▶ **Repetitive transkranielle Magnetstimulation.** Mittels TMS wird ein starkes Magnetfeld erzeugt, das bestimmte kortikale Areale elektrisch stimuliert. Dazu wird eine Magnetspule über das zu reizende Areal gehalten, es wird also durch den Schädelknochen (transkraniell) stimuliert. Für therapeutische Zwecke wird nicht nur ein elektrischer Impuls gesetzt, sondern mit wiederholten Impulsen gearbeitet (repetitive Stimulation, rTMS). Dabei ist die Rate, mit der die Magnetspule elektrische Impulse aussendet, veränderlich. Langsame Repetitionsfrequenzen (ca. 1 Hz) führen dazu, dass kortikale Erregung zerfällt. Hohe Wiederholungsfrequenzen (über 5 Hz) bewirken einen vorübergehenden Anstieg neuronaler Erregbarkeit.

▶ **Transkranielle Gleichstromstimulation.** Bei der tDCS erfolgt die Stimulierung kortikaler Areale über 2 Elektroden, die an der Kopfhaut appliziert werden und einen schwachen Gleichstrom erzeugen. Der elektrische Strom fließt von der Anode in den Kortex und durch die Kathode wieder hinaus. Die neuronalen Effekte der tDCS sind abhängig davon, welche Elektrode an der Kopfhaut angebracht wird. Kathodale Stimulation vermindert, anodale Stimulation erhöht die kortikale Erregbarkeit.

Theoretischer Hintergrund

Grundlage der Stimulationstechniken ist die Beobachtung, dass nach einseitigen Läsionen die neuronale Aktivierung in den sprachrelevanten Arealen und ihren rechtshemisphärischen Homologen verändert ist (S. 28). Bildgebende Befunde sprechen dafür, dass die akute Schädigung in der linken Hemisphäre zunächst durch eine Hochregulierung der rechten Hirnhälfte kompensiert wird, das heißt, dass die Aktivierung in homologen Arealen der nicht sprachdominanten Hemisphäre steigt. Im Rückbildungsverlauf nimmt diese rechtshemisphärische Aktivierung wieder ab (Reshift zur linken Hemisphäre). Es zeigen sich linkshemisphärische Aktivierungen im Randbereich der Schädigung (periläsionär).

Stimulationstechniken werden eingesetzt, um entweder die beeinträchtigen Areale in der linken Hemisphäre zu fazilitieren oder die intakten homologen Areale in der rechten Hemisphäre zu inhibieren. Das Ziel beider Anwendungen ist, die Spracherholung bei Aphasie zu unterstützen. Die Frage, ob die Hemmung rechtshemisphärischer

Aktivierungen einen positiven Einfluss auf den Rückbildungsverlauf hat, ist nicht abschließend geklärt.

Forschungsstand

In vielen Studien werden der Reshift zur linken Hemisphäre und die Rekrutierung der periläsionären Sprachareale mit einer besseren Rückbildung der Aphasie verbunden (Karbe et al. 1995, Heiß et al. 1993, Meinzer et al. 2008). Andere Studien (z.B. Menke et al. 2009, Floel et al. 2011) messen der kompensatorischen Aktivierung rechtshemisphärischer homologer Sprachareale eine große Bedeutung zu. Es wird kontrovers diskutiert, ob persistierende rechtshemisphärische Aktivierungsmuster homologer Sprachareale als Maladaptation durch eine wegfallende transkallosale Inhibition oder als sinnvolle Plastizität und somit als positiver prognostischer Faktor zu werten sind. Vermutlich spielt dabei auch die Größe der Läsion bzw. das Vorhandensein potenziell nutzbarer periläsionärer Strukturen eine entscheidende Rolle. Eine Übersicht zur aktuellen Studienlage geben Hamilton et al. (2011), Heiss u. Weiduschat (2011) und Wittler (2009).

Inzwischen wird bei chronischer Aphasie zunehmend versucht, durch spezifisch ausgerichtete Sprachtherapie, durch nichtinvasive Methoden (tCDS und rTMS) oder durch eine Kombination von Stimulation und Sprachtherapie die neuronalen Aktivierungsmuster gezielt zu beeinflussen (z.B. Naeser et al. 2005, Richter et al. 2008, Meinzer et al. 2008, Floel et al. 2011). Die bisher vorliegenden Befunde geben unter anderem Hinweise auf verbesserte Lernleistungen, wenn zusätzlich zu intensiver Sprachtherapie eine Hirnstimulationsmethode angewendet wurde.

Akute Aphasie. Zur Hirnstimulation bei (post)akuter Aphasie liegt bislang eine Studie vor, die untersucht, ob eine Kombination von rTMS und Sprachtherapie den Reshift der Aktivierung in die linke (sprachdominante) Hemisphäre fazilitiert (Weiduschat et al. 2011). Die Ergebnisse weisen auf einen solchen Effekt hin. Zudem zeigte sich bei den Studienteilnehmern ein signifikant größerer Lernzuwachs in sprachsystematischen Leistungen im Vergleich zu einer Kontrollgruppe, die keine rTMS zusätzlich zur Sprachtherapie erhielt. Das Ausmaß der sprachlichen Verbesserungen korrelierte aber nicht mit der Aktivierungszunahme in der linken, sprachdominanten Hemisphäre.

5.3.5 Evidenzbasierte Praxis der Therapie akuter Aphasien

Zur Wirksamkeit der „klassischen" Therapieverfahren zur sprachlichen Aktivierung (multimodale Stimulation, auditive Stimulierung, Deblockierung) liegen einige wenige Fallberichte und Studien vor, die überwiegend Effekte bei chronischer Aphasie beschreiben (z.B. Weigel 1979, Springer 1979, Basso et al. 1979). Unter Berücksichtigung der derzeit gültigen Evidenzkriterien kann aus diesen Daten keine gesicherte Evidenz für diese Behandlungsverfahren weder bei chronischer noch bei akuter Aphasie abgeleitet werden.

Wirksamkeitsstudien zur Therapie in der Akutphase finden sich nur vereinzelt. Mit vergleichsweise hoher Evidenz weist die methodenvergleichende, randomisierte und kontrollierte Studie von de Jong-Hagelstein et al. (2011) auf die Wirksamkeit eines kommunikativ-pragmatischen Vorgehens in der **späten Akutphase** hin. Ob die Effekte dieses Vorgehens einem sprachsystematisch ausgerichteten Vorgehen überlegen sind, kann die Studie jedoch nicht sicher belegen. Bakheit et al. (2007) konnten in einer randomisierten parallelen Gruppenstudie zum Vergleich intensiver und nichtintensiver Therapie mit Beginn in der späten Akutphase keine Überlegenheit der Intensivbehandlung auf die sprachsystematischen Leistungen der Teilnehmer nachweisen. Allerdings lag die Intensivbehandlung mit durchschnittlich 4 h pro Woche deutlich unter der empirisch gut abgesicherten Intensität von etwa 9 h pro Woche als Voraussetzung für das Erreichen signifikanter Verbesserungen der Sprache (Bhogal et al. 2003).

Laska et al. (2008) haben eine multimodale Stimulierungsbehandlung in der **frühen Akutphase** mit aktivitätenorientierter Outcome-Messung empirisch überprüft. Erste Ergebnisse dieser kontrollierten, randomisierten Studie zeigen signifikante Verbesserungen der kommunikativen Leistungen (Laska et al. 2010). Die Spezifität der Effekte scheint aber nicht gesichert, da sie sich nur geringfügig vom spontanen Rückbildungsverlauf unterscheiden. Eine weitere kontrollierte, randomisierte Gruppenstudie zur Akuttherapie mit Beginn in den ersten Tagen nach Erkrankungsbeginn wurde von Godecke et al. (2011) publiziert. Sie zeigten die Überlegenheit einer moderat intensiven, störungsspezifischen Behandlung gegenüber einer niedrigfrequenten Therapie auf die Kommunikationsfähigkeit. Die individuell an die sprachliche Symptomatik der Teilnehmer angepassten Interventionen schränken die Aussagekraft der Ergebnisse jedoch ein.

Insgesamt reichen die empirischen Befunde derzeit nicht aus, um eine sichere Empfehlung für die Intensität und Therapieschwerpunkte der Akutbehandlung zu geben. Die grundsätzlichen Schwierigkeiten, gesicherte Wirksamkeitsnachweise für logopädische Interventionen in der Akutphase zu erbringen, liegen insbesondere in der Heterogenität und Fluktuation der Symptomatik bei akuter Aphasie. Daraus folgt, dass Gruppenbildung, Randomisierung von Studienteilnehmern oder die Durchführung einer Kontrollintervention als Kriterien für einen gesicherten Wirksamkeitsnachweis von Therapiemethoden für die Akutphase mit erheblichen Problemen verbunden sind. Zudem ist der Einfluss der Spontanremission schwer kontrollierbar, sodass Therapieeffekte und Effekte der Spontanremission nicht sicher trennbar sind.

5.3.6 Modifizierte Therapieansätze für die akute Aphasie

Die im Folgenden beschriebenen Therapieansätze wurden für die chronische Phase entwickelt (▶ Tab. 5.16). Die Grundprinzipien dieser Ansätze sind jedoch auch in der Akutbehandlung anwendbar. Dabei erfordert die rasch veränderliche Symptomatik akuter Aphasien einen flexiblen Einsatz und Wechsel dieser Methoden. Es handelt sich hier ausdrücklich um eine Auswahl von für die Akutbehandlung relevanten Methoden. Beschrieben werden diejenigen Methoden, auf die im vorausgegangen Abschnitt mehrfach Bezug genommen wurde. Sie entstanden mehrheitlich in den 60er- und 70er-Jahren, einer Zeit, in der die Aphasietherapie ebenso wie Modelle der Sprachverarbeitung und die Forschungsmethodik noch in den Anfängen war. Daher ist die Evidenzbasierung insbesondere für die Ansätze der Deblockierung und multimodalen Stimulierung, die klassischerweise auch in der Akutbehandlung angewendet werden, insgesamt als gering einzustufen.

Deblockierung und Cueing

Theoretische Grundlagen

Das Prinzip der Deblockierung beruht nach Egon und Irina Weigl auf der Reorganisation des Sprachsystems durch wiederholte, systematische Kopplung intakter und beeinträchtigter Sprachfunktionen (Weigel 1961, Weigel 1979). Ausgehend von der Annahme, dass das sprachliche Wissen grund-

Tab. 5.16 Übersicht über Therapieansätze, die in modifizierter Form bei akuter Aphasien anwendbar sind.

Therapieansatz	übergeordnetes Ziel	methodisches Vorgehen
Deblockierung und Cueing	Reaktivierung und Reorganisation des Sprachsystems	Deblockierung sprachlicher Input- oder Output- oder zentraler Verarbeitungskomponenten
auditives und multimodales Stimulieren	Reaktivierung des Sprachsystems	intensive Stimulierung mit kontrollierten auditiven Stimuli
Melodische Intonationstherapie (MIT)	Reaktivierung noch verfügbarer Sprache	Stimulierung noch verfügbarer Sprachmittel
Visual-Action-Therapie (VAT)	Kompensation sprachlicher Beeinträchtigungen	Gestentraining
Reduzierte-Syntax-Therapie (REST)	Kompensation sprachlicher Beeinträchtigungen	Erarbeitung elliptischer Äußerungen für die Alltagskommunikation
Promoting Aphasics' Communicative Effectiveness (PACE)	Kompensation sprachlicher Beeinträchtigungen	Stimulierung aller verfügbaren verbalen und nonverbalen Mitteln

sätzlich erhalten, aber nicht greifbar („blockiert“) ist, sollen deaktivierte Verarbeitungsrouten wieder gebahnt werden. Beispielsweise kann eine zunächst „blockierte“ Benennleistung reaktiviert werden, indem dem gestörten Benennen intakte Sprachfunktionen wie Verstehen, Nachsprechen oder lautes Vorlesen des Zielworts vorangestellt werden. Da die sprachlichen Beeinträchtigungen in den unterschiedlichen Verarbeitungsmodalitäten verschieden stark ausgeprägt sind, kann durch intensives Deblockieren auch ein Transfer auf nicht geübte Modalitäten erreicht werden („Irradiationseffekte“, Weigel 1979). Von der Stimulierung unterscheidet sich die Deblockierung dadurch, dass die Effekte unbewusst und für den Patienten überraschend ablaufen. Nach heutigem neurolinguistischem Wissen sind Deblockierungseffekte auf semantische und/oder phonologische Voraktivierung (Cueing) des mentalen Lexikons zurückzuführen (Huber 1991, Methé et al. 1993).

Ziele und Zielgruppe

Ziel der Methode ist die Deblockierung von mehr oder weniger umfassenden Störungen sprachlicher Input- oder Outputkomponenten oder zentraler Verarbeitungskomponenten, nicht der Neuerwerb von Sprachfunktionen. Die Zielgruppe ist nicht näher spezifiziert. Die Autoren gehen davon aus, dass die Methode grundsätzlich bei allen Menschen mit Aphasie anwendbar ist.

Vorgehen

In Abhängigkeit davon, ob eine oder mehrere intakte Sprachfunktionen zur Deblockierung vor eine gestörte Funktion geschaltet werden, wird zwischen einfacher Deblockierung und Kettendeblockierung unterschieden.

Beispiel

für eine einfache Deblockierung auf Wortebene

Vor dem Patienten liegen Bilder von Toilettenartikeln. Der Patient soll das Bild „Seife“ benennen, es gelingt zunächst nicht. Erst nachdem der Patient die geschriebenen Wörter „Wasser“, „Seife“, „Kamm“ laut vorgelesen hat, ist er in der Lage, den Gegenstand „Seife“ auch selbst zu benennen.

Beispiel

für eine Kettendeblockierung auf Wortebene

Vor dem Patienten liegen mehrere persönliche Gegenstände. Der Patient soll die „Brille“ benennen, es gelingt zunächst nicht. Nachsprechen und Kopieren der geschriebenen Wörter „Brille“, „Uhr“ und „Handy“ ermöglichen das Benennen von „Brille“ ebenso wie das laute Lesen und das Schreiben des Zielworts nach Diktat.

Um mechanisches Wiederholen auszuschließen, das zu keiner stabilen Deblockierung von Sprachfähigkeiten führt, empfiehlt Weigl, die Reihenfolge der vorgeschalteten Wörter, die zur Deblockierung eingesetzt werden, zu variieren. Stammen die vorgeschalteten Wörter und das Zielwort aus dem gleichen semantischen Feld, sind Deblockierungseffekte leichter zu erzielen als bei unrelationierten Wörtern (Springer 1979, Weigel 1979). Auch die Kopplung von Zeigehandlungen und Sprache oder Objektgebrauch und Sprache ist geeignet, um Sprachfunktionen zu deblockieren. Beispielsweise gelingt das Benennen eines Gegenstands unmittelbar nachdem eine Zeigegeste oder charakteristische Handlung ausgeführt worden ist.

Voraussetzung für die Anwendung der Deblockierungsmethode ist eine Funktions- und Komponentenanalyse in den unterschiedlichen sprachlichen Verarbeitungsmodalitäten (Nachsprechen, lautes Lesen, Benennen, Schreiben etc.). Nur solche Funktionen sind als Deblockanten geeignet, die zu mindestens 70 % erhalten sind. Auf der Grundlage dieser Leistungsüberprüfung wird die optimale Reihenfolge für die Kettendeblockierung festgelegt.

Die anschließende Übungsbehandlung sieht eine hierarchische Schwierigkeitsabfolge von der Wort- zur Satzebene vor. Ebenso wie die Reaktivierung von Benennleistungen werden Störungen der Satzproduktion deblockiert, indem intakte Sprachfunktionen wie Verstehen, Nachsprechen oder lautes Vorlesen eines Zielsatzes vorangestellt werden.

Wirksamkeitsstudien

Gesicherte Effektivitätsnachweise liegen für die Deblockierungsmethode nicht vor. Von Weigel (1979) und Springer (1979) finden sich Fallbeschreibungen, die unmittelbare Übungseffekte bei Patienten mit flüssiger und unflüssiger Sprachproduktion zeigen.

Auditives und multimodales Stimulieren

Theoretische Grundlagen

Die Methode der auditiven Stimulierung wurde von Hildred Schuell entwickelt. Aphasien werden als multimodale Störungen definiert, bei denen die sprachliche Kompetenz weitgehend intakt, aber der gezielte Zugriff auf sprachliches Wissen erschwert ist (Schuell et al. 1964). Es wird ein Primat auditiver Sprachleistungen (z.B. Verstehen, auditive Merkspanne) über andere Sprachleistungen postuliert. Schuell betrachtete die auditive Stimulierung als zentrale Therapiemaßnahme, um eine optimale Reaktivierung der gestörten Sprachverarbeitungsfunktionen zu erreichen. Die Behandlung sieht Bild- und Schriftunterstützung vor und bezieht alle sprachlichen Modalitäten ein, sodass grundsätzlich multimodal vorgegangen wird. Eine möglichst intensive wiederholte Stimulierung mit kontrollierten auditiven Stimuli wird gegenüber anderen Verfahren als besonders effektiv eingeschätzt. Das auditive System sei nicht nur für den Spracherwerb, sondern auch generell für die Sprachprozessierung und Sprachkontrolle von herausragender Bedeutung. Der Ansatz orientiert sich aber weder an einem Sprachverarbeitungsmodell noch an spezifischen Symptomen der Aphasie. Eine solche Herangehensweise befand sich in den 60er-Jahren noch in der Entwicklung.

Ziele und Zielgruppe

Als Ziele des Stimulierungsansatzes werden Fazilitierung und Reaktivierung sprachlicher Leistungen und der Merkspanne formuliert. Die Methode kann nach Meinung der Autoren bei allen Menschen mit Aphasie angewendet werden. Dabei ist zu berücksichtigen, dass Aphasien als einheitliche Störungen mit unterschiedlichen Schweregraden betrachtet wurden.

Vorgehen

Wesentliche Prinzipien der auditiven Stimulierung sind Anpassung der Lautstärke, Sprechgeschwindigkeit sowie Länge und Vertrautheit der dargebotenen Wörter und Sätze an den Schweregrad der Aphasie. Erwünscht ist die Bahnung einer sprachlichen Reaktion, die jedoch nicht korrekt sein muss. Eine systematische Bearbeitung von Fehlern ist nicht erforderlich. Vielmehr soll die Stimulierung kontinuierlich an das jeweilige Leistungsniveau des Patienten angepasst werden.

Info

Intensive auditive Stimulierung nach Schuell (freie Übersetzung der Autoren aus Schuell et al. 1964)

Nacheinander werden dem Patienten 20 Bildkarten von Alltagsobjekten vorgelegt. Zu jedem Bild wird das geschriebene Wort präsentiert. Die Therapeutin zeigt abwechselnd auf das erste Bild und die zugehörige Wortkarte und spricht dabei das korrespondierende Wort deutlich artikuliert vor. Insgesamt wird dieser auditive Input etwa 20-mal pro Item wiederholt. Dabei sollen die Pausen zwischen den vorgesprochenen Wörtern so lang sein, dass der Patient nachsprechen kann. Fehler werden nicht korrigiert.

- Bei erfolgreichem Nachsprechen wird zum nächsten Wort übergegangen.
- Bei erfolglosem Nachsprechen wird der Patient gestoppt und zu erneutem Zuhören aufgefordert.
- Gelingt das Nachsprechen erneut nicht, wird eine Sprachverständnisübung mit den ersten 4 Bildkarten durchgeführt (Wort-Bild-Zuordnung). Diese auditive Stimulierung wird so lange wiederholt, bis der Patient die Bildkarten identifizieren kann.

Im nächsten Therapieschritt werden Fragen gestellt, die der Patient mit den auditiv stimulierten Wörtern beantworten soll („Was trinken Sie zum Frühstück?“ – „Kaffee“). Daran anschließend werden Syntagmen und kurze Sätze auditiv stimuliert, die das zuvor erarbeitete Wort enthalten („Kaffee trinken“, „Eine Tasse Kaffee“, „Ich möchte eine Tasse Kaffee“). In einem weiteren Therapieschritt ist das Benennen von Objekten gefordert. Zentrale Hilfestellung auf allen Stufen der auditiven Stimulierungsmethode ist das Vor- und Nachsprechen.

In der Übungsbehandlung werden in ähnlicher Weise schriftsprachliche Leistungen stimuliert. Kopieren, Schreiben nach Diktat und lautes Lesen von Wörtern und Sätzen wird über Vor- und Nachsprechen vermittelt.

Wirksamkeitsstudien

In mehreren Berichten und Fallbeschreibungen wird die Anwendung der Stimulierungsmethode in der Aphasiebehandlung dargestellt und bewertet (u.a. Schuell et al. 1964, Broida 1977, Duffy 1986). Die Autoren kommen zu dem Schluss, dass auditive und multimodale Stimulierung ein effektives Vorgehen zur Verbesserung der Sprachleistungen bei mittelschwerer bis leichter Aphasie ist. Bei schwerer Aphasie seien die sprachlichen Verbesserungen begrenzt. In einer Studie mit unbehandelter Kontrollgruppe konnten Basso et al. (1979) die Wirksamkeit der Stimulierungstherapie unabhängig vom Schweregrad der Aphasie nachweisen. Das Ausmaß der sprachlichen Verbesserungen war aber umso geringer, je länger der Erkrankungsbeginn zurücklag und je schwerer die Aphasie war.

MODAK-Therapie

Auf der Grundlage der Stimulierung von H. Schuell und der Kettendeblockierung von Irina Weigl entwickelte Luise Lutz die Modalitätenaktivierung (MODAK, Lutz 2009). Bei diesem multimodalen Therapieprogramm werden die sprachlichen Zieläußerungen in möglichst vielen sprachlichen und schriftsprachlichen Modalitäten mit Bildunterstützung systematisch eingeübt. Mit jeweils 4 Abbildungen werden 8 Übungen mit steigendem Schwierigkeitsgrad durchgeführt: Beispielsweise soll zu einer Zieläußerung in der ersten Übung die korrekte Abbildung gezeigt werden (auditives Verstehen). Danach folgen Übungen zum Lesesinnverstehen, wiederholtem auditiven und Lesesinnverstehen, Analyse und Synthese der Wörter, Abschreiben und selbstständigem Schreiben. In der letzten Übung soll die Zielphrase in einen dialogischen Kontext eingebettet werden. Die Behandlungseffekte mit dem Therapieprogramm wurden bislang nicht empirisch überprüft.

Melodische Intonationstherapie (MIT)

Theoretische Grundlagen

Die melodische Intonationstherapie (MIT) wurde von dem Neurologen Martin Albert und Mitarbeitern in Boston entwickelt (1973). Sie war motiviert von der klinischen Beobachtung, dass viele Menschen mit nichtflüssiger Aphasie besser singen als sprechen können. Der Therapieansatz beruht auf der Annahme, dass die Verarbeitung der Sprachmelodie weitgehend eine Funktion der intakten rechten Hirnhälfte ist. Die Autoren gehen davon aus, dass die Stimulierung der rechten Hemisphäre über Melodie und Rhythmus einen bahnenden Effekt auf die nicht verfügbare Lautsprache hat.

Ziele und Zielgruppe

Ziel der MIT ist es, „den Gebrauch der noch verfügbaren Sprachmittel zu erleichtern und zu ermöglichen“ (Helm 1979, S. 430). Die Methode wurde für Menschen mit Aphasie entwickelt, die sehr schwere lautsprachlich-expressive Störungen bei gut erhaltenem Sprachverständnis zeigen. Sie ist nach Einschätzung der Autoren bei globaler Aphasie und Wernicke-Aphasie nicht indiziert (Albert et al. 1973).

Vorgehen

Die MIT ist ein 3-Stufen-Programm mit steigender Anforderung an die freie Sprachproduktion. Jede Stufe ist in weitere Phasen untergliedert (▶ Tab. 5.17). Die Kernelemente der MIT sind melodische Intonation, rhythmisches Sprechen und die Verwendung von Alltagsfloskeln als sprachliches Material.

Melodisches Intonieren bedeutet, dass jede sprachliche Äußerung entsprechend ihrem Rhythmus, ihrer Betonung und der Melodie des gesprochenen Wortes langsam gesungen wird. Dabei werden Wörter oder Silben wechselweise im Intervall einer Quart oder Terz intoniert, beginnend mit einem hohen Ton. Gleichzeitig hält die Therapeutin die Hand des Patienten und klopft gemeinsam jede Silbe. In der letzten Stufe der MIT wechselt die Hoch-Tief-Intonation zur normalen, fluktuierenden Intonation der Alltagssprache, allerdings mit Hervorhebung von Rhythmus und Betonung (sog. Sprechgesang).

Tab. 5.17 Vorgehen in der MIT (in Anlehnung an Helm 1979).

Phase	Therapeut	Patient
Elementare Sprachstufe		
1	summt (1 ×) intoniert und klopft (2 ×) „Aufwachen!“	klopft mit (2 ×)
2	intoniert und klopft (4 ×) „Aufwachen!“	intoniert und klopft (4 ×) „Aufwachen!“
3	intoniert und klopft „Auf …“ (verstummt)	intoniert und klopft „Aufwachen!“
4	intoniert und klopft „Aufwachen!“ klopft mit	intoniert und klopft „Aufwachen!“
5	intoniert „Was sagten Sie?“ klopft mit	intoniert und klopft „Aufwachen!“
Mittlere Sprachstufe		
1	intoniert und klopft (2 ×) „Gib mir Wasser!“	klopft mit (2 ×)
2	intoniert und klopft „Gib mir …“ (verstummt)	intoniert und klopft „Gib mir Wasser!“
3	intoniert und klopft „Gib mir Wasser!“ klopft mit Hilfe: Wiederholung der Phase 2	nach 6 Sekunden: intoniert und klopft „Gib mir Wasser!“
4	intoniert nach 6 Sekunden „Was sagten Sie?“ klopft mit Hilfe: Wiederholung der Phase 3	intoniert und klopft „Gib mir Wasser!“
Obere Sprachstufe		
1	intoniert und klopft „Öffne das Fenster!“ klopft mit Hilfe: Wiederholung Phase 2 der mittleren Sprachstufe	nach 6 Sekunden: intoniert und klopft „Öffne das Fenster!“
2	im Sprechgesang und klopfend „Öffne das Fenster!“	klopft mit
3	im Sprechgesang und klopfend „Öffne …“ (verstummt) Hilfe: Wiederholung Phase 2	im Sprechgesang und klopfend „Öffne das Fenster!“
4	normal sprechend: „Öffne das Fenster!“ Hilfe: Wiederholung der Phase 3	nach 6 Sekunden: normal sprechend: „Öffne das Fenster!“
5	nach 6 Sekunden: normal sprechend: „Was sagten Sie?“ Hilfe: Wiederholung der Phase 4	normal sprechend: „Öffne das Fenster!“

Auf der elementaren Sprachstufe werden Wörter und kurze Phrasen angebahnt und durch Summen, Intonieren und Klopfen des Sprechrhythmus unterstützt. Die Patienten sollen mitintonieren und mitklopfen bzw. nachintonieren und nachklopfen. Auf der nächsten Stufe (mittlere Sprachstufe) wird verzögertes Intonieren und Klopfen von Phrasen und kurzen Sätzen gefordert, um die eigenständige Sprachproduktion zu fazilitieren. In der letzten Stufe (obere Sprachstufe) werden die therapeutischen Hilfen schrittweise ausgeblendet, bis der Patient in der Lage ist, die eingeübten Phrasen und Sätze intentional und ohne therapeutische Hilfe zu produzieren. Fehler beim Nachsprechen werden auf keiner Stufe korrigiert. Bei auftretenden Fehlern wird eine vorausgegangene Phase wiederholt. Das Leistungskriterium in der MIT ist die inhaltliche Verständlichkeit, nicht die artikulatorische Korrektheit beim Nachsprechen.

Wirksamkeitsstudien

Zur Wirksamkeit der MIT liegen zahlreiche Untersuchungen zum Einsatz bei schwerer Aphasie und/ oder Sprechapraxie vor. Die Ergebnisse sind nicht einheitlich. So konnten Albert et al. (1973) bei 3 Patienten mit schweren expressiv-sprachliche Störungen und relativ gutem Sprachverständnis signifikante lautsprachliche Verbesserungen nachweisen. Goldfarb u. Bader (1979) erzielten in einem Einzelfall mit ähnlichem Leistungsprofil hingegen nur begrenzte Effekte. Gute Ergebnisse werden auch bei Sprechapraxie und bei der Hemmung von Sprachautomatismen berichtet (Popovici u. Mihăilescu 1992, Laughlin et al. 1979, Tonkovich u. Marquardt 1977, Keith u. Aronson 1975).

Neben dem Nachweis sprachlicher und sprechmotorischer Effekte wurde in bildgebenden Studien zudem die Beteiligung der rechten Hemisphäre in der MIT untersucht. In einer PET-Studie (Belin et al. 1996) führte das Nachsprechen von melodisch intonierten Wörtern bei 7 Studienteilnehmern mit globaler Aphasie oder Broca-Aphasie zu einer stärkeren Aktivierung des linkshemisphärischen Broca-Areals und einer Deaktivierung in der rechten Hemisphäre. Diese Ergebnisse sprechen dafür, dass die sprachlichen Verbesserungen auf Aktivierung intakter, periläsioneller Areale in der linken Hemisphäre zurückzuführen sind. Schlaug et al. (2008) fanden in einer methodenvergleichenden Studie mit 2 Teilnehmern mit Broca-Aphasie nach intensiver MIT verstärkte Aktivierungen in der rechten Hemisphäre, besonders in prämotorischen, inferior-frontalen und temporalen Arealen. Weiterhin konnten die Autoren therapieinduzierte strukturelle Veränderungen im rechten Fasciculus arcuatus nachweisen (Schlaug et al. 2009). Die Autoren nehmen an, dass das rhythmische Klopfen mit der linken Hand ein rechtshemisphärisches sensomotorisches Netzwerk aktiviert, welches nicht nur Handbewegungen, sondern auch orofaziale und artikulatorische Bewegungen koordiniert.

In einer aktuellen Untersuchung haben Stahl et al. (2011) unter anderem den differenziellen Einfluss der Parameter Intonation und Rhythmus auf die Sprachproduktion bei Aphasie überprüft. In einer kontrollierten Studie mit systematischer Variation von gesungener und gesprochener Sprache wurde gezeigt, dass die rhythmische Gliederung der Sprache den entscheidenden Einfluss auf die Nachsprechleistungen bei Aphasie hat und nicht die melodische Intonation. Rhythmisches Sprechen erwies sich als besonders effektiv bei Teilnehmern mit Läsionen, die auch die Basalganglien einschlossen. Die Ergebnisse legen den Schluss nahe, dass Behandlungseffekte der MIT vermutlich nicht aus Singen und Intonieren resultieren sondern vielmehr aus dem Therapieelement Rhythmus.

Visual-Action-Therapie (VAT)

Theoretische Grundlagen

Die Visual-Action-Therapie (VAT) ist eine nonverbale Behandlungsmethode, die von Helm-Estabrooks et al. (1982) für Menschen mit globaler Aphasie und begleitenden apraktischen Störungen entwickelt wurde. Das Vorgehen ist nicht theoriegeleitet. Es entstand aus der klinischen Arbeit mit Patienten, die in ihrer Kommunikation erheblich eingeschränkt waren und keine kommunikativen Verbesserungen durch die Sprachübungsbehandlung erreichen konnten.

Ziele und Zielgruppe

Ziel ist der kompensatorische Einsatz von deskriptiven Gesten für Handlungen und Objekte zur Verbesserung der Kommunikation. Das Gestentraining richtet sich an Menschen mit schwerer globaler Aphasie.

Material

Für die Durchführung werden Realgegenstände, entsprechende Strichzeichnungen und Bildkarten, die den Gebrauch der Gegenstände darstellen (sog. Handlungsbildkarten), benötigt. Die Bildmaterialien für die VAT aus der Arbeit von Springer (1986b) stehen bei den Online-Materialien zum Download zur Verfügung.

Vorgehen

In einem kleinschrittigen Vorgehen, werden zunächst Realobjekte entsprechenden Bildern unterschiedlicher Größe und Perspektive zugeordnet (▶ Tab. 5.18). Dann folgen Übungsphasen, in denen deskriptive Gesten erkannt und entsprechenden Objekten bzw. Bildern zugeordnet werden sollen. Anschließend sollen die Patienten Gesten imitieren und schließlich selbstständig nicht vorhandene Gegenstände gestisch beschreiben.

Schwere auditive Sprachverständnis- und Lesesinnverständnisstörungen sollen umgangen werden, indem weder schriftliche noch verbale Instruktionen gegeben werden. Beim methodischen Vorgehen ist daher zu berücksichtigen, dass alle Erklärungen, Aufforderungen und Rückmeldungen seitens der Therapeutin nonverbal erfolgen. Dies geschieht über visuelle Stimulierung durch Bildkarten, Handhabung der Objekte oder mimische und gestische Ausdrucksmittel.

Tab. 5.18 Methodisches Vorgehen bei der VAT (nach Helm-Estabrooks et al. 1982).

Schritt	Vorgehen und Anforderung an den Patienten
Ebene 1	
1	Umrisse von Gegenständen zeichnen **Zuordnen** von Gegenständen zu Umrisszeichnungen
2	**Zuordnen** von Gegenständen zu großen Bildkarten
3	**Zuordnen** von Gegenständen zu kleinen Bildkarten
4	**Handhabung** der Gegenstände mit Kontexthilfen Therapeutin demonstriert (z. B. deutet an, mit einem Hammer einen Nagel in ein Stück Holz zu hämmern), Patient imitiert
5	Handhabung anhand von Handlungsbildkarten Gegenstand (z. B. Hammer), Kontexthilfe (z. B. Nagel und Holzstück) und Handlungsbildkarte werden dargeboten, Therapeutin zeigt auf die Handlungsbildkarte und demonstriert, Patient imitiert
6	Zuordnen von Handlungsbildkarten und entsprechende Handlungsausführung Therapeutin zeigt Handlungsbildkarte, Patient identifiziert zugehörigen Gegenstand aus einer Auswahlmenge von 8 Gegenständen und produziert entsprechende Geste
7	Demonstration der pantomimischen Geste Therapeutin zeigt ein Objekt (z. B. Tasse) und demonstriert Geste (z. B. Trinkbewegung)
8	Wiedererkennen der pantomimischen Geste Auswahl von 8 Gegenständen, Therapeutin demonstriert eine symbolische Geste, Patient zeigt auf entsprechenden Gegenstand
9	Erarbeitung der pantomimischen Geste Darbietung eines Gegenstands, Patient soll die zugehörige Geste produzieren, Hilfe: passives Führen
10	Ausführen von pantomimischen Gesten Darbietung eines Gegenstands, Patient soll Geste ohne Hilfe produzieren, Hilfe: Wiederholung der Stufe 9
11	Demonstration einer Geste in An- und Abwesenheit des Gegenstands Therapeutin demonstriert 2 Gesten, dann werden die zugehörigen Gegenstände verdeckt, es wird auf die verdeckten Gegenstände gezeigt und die zugehörige Pantomime ausgeführt, anschließend werden die Gegenstände aufgedeckt und die Pantomimen wiederholt, der Patient soll verstehen, dass die Geste den nichtvorhandenen Gegenstand symbolisiert, er wird nicht zum Handeln aufgefordert
12	Ausführen von pantomimischen Gesten für nicht sichtbare Gegenstände wie Schritt 11, aber der Patient soll die Geste für einen dargebotenen und dann versteckten Gegenstand produzieren
Ebene 2	
Wiederholung der Schritte 7–12 von Ebene 1 mit Handlungsbildkarten	
Ebene 3	
Wiederholung der Schritte 7–12 von Ebene 1 mit kleinen Bildkarten	

Wirksamkeitsstudien

Helm et al. (1982) berichten in einer eigenen Evaluierungsuntersuchung mit 8 Teilnehmern mit globaler Aphasie von überzufälligen Verbesserungen gestischer Leistungen in einem standardisierten Aphasietest. Des Weiteren verbesserten sich das auditive Sprachverstehen und Lesesinnverstehen nach dem Gestentraining. Diese Effekte führen die Autoren unter anderem auf die Beteiligung innerer Sprachverarbeitungsprozesse während des Gestentrainings, verbesserte Aufmerksamkeitsleistungen und die visuellen nichtsprachlichen Übungsanteile zurück. Springer (1986b) überprüfte die Wirksamkeit des Therapieprogramms in einer Studie mit 6 Teilnehmern. Die beschriebenen Effekte sind deutlich heterogener als die Befunde von Helm und Mitarbeitern. Die kommunikativen Leistungen ebenso wie das Sprachverstehen zeigten sich nur bei jeweils einem Patienten mit globaler Aphasie überzufällig verbessert. Generalisierungseffekte auf ungeübte Gesten und Langzeiteffekt werden in beiden Studien nicht überprüft. Die Evidenz für die Wirksamkeit der VAT ist insgesamt sehr gering. Die kritische Betrachtung der Therapieeffekte impliziert aber Empfehlungen für ein Gestentraining in der Aphasietherapie mit veränderter Zielsetzung je nach klinischem Bild der Aphasie (Springer 1986b). Diese Implikationen sind auch auf die Akutbehandlung übertragbar.

Ziele eines Gestentrainings in Abhängigkeit von den sprachlichen Leistungen

- Patienten mit relativ gutem Sprachverständnis und schweren lautsprachlich-expressiven Störungen (z. B. bei begleitender Sprechapraxie) soll durch ein Gestentraining vermittelt werden, referenzielle Gestik vermehrt sprachersetzend und sprachbegleitend in der Kommunikation zu nutzen.
- Bei Patienten mit stark beeinträchtigtem Sprachverständnis bei unflüssiger Spontansprache zielt ein Gestentraining auf Verbesserung elementarer semantisch-lexikalischer Leistungen ab. Die Auswahl der Gesten sollte sich dabei an den kommunikativen Bedürfnissen des Patienten orientieren. Mit diesen Gesten kann begleitend am Aufbau eines begrenzten Gesteninventars zur Unterstützten Kommunikation gearbeitet werden.
- Bei Patienten mit stark beeinträchtigtem Sprachverständnis und überschießender Sprachproduktion (Jargon und Logorrhö) oder vorherrschenden Sprachautomatismen ist ein nonverbales Gestentraining geeignet, die unkontrollierte Sprachproduktion zu hemmen und gleichzeitig an der semantischen Störung zu arbeiten.

Modifikation des methodischen Vorgehens

Weitere Empfehlungen zur Anwendung der VAT betreffen Veränderungen des methodischen Vorgehens (Springer 1986b):

- Entscheidend für den Lernerfolg ist die Motivation des Patienten. Diese wird unter anderem durch die Akzeptanz des Therapieziels gewonnen und aufrechterhalten. Deshalb sollte der kommunikative Nutzen sprachersetzender und sprachbegleitender Gestik vor Beginn eines Gestentrainings mit Bezug zur Alltagskommunikation vermittelt werden. Dies gelingt durch die Vorgabe eines realistischen situativen Kontexts (z. B. Wunsch, etwas zu trinken mittels Geste für trinken ausdrücken), Demonstration der Geste und Erfahren der positiven Konsequenzen im Alltag (z. B. Patient erhält ein Glas Wasser von der Pflegekraft). In der VAT erfahren die Patienten erst im Schritt 11 auf Ebene 1, dass die Geste einen nichtvorhandenen Gegenstand symbolisiert.
- Die wiederholten Zuordnungsaufgaben in den ersten Schritten der VAT stellen bei Störungen in der visuellen Analyse eine angemessene Anforderung dar. Diese Symptome treten jedoch bei Aphasie nur selten auf. Intensives Zuordnen von Gegenständen zu Bildern sollte entfallen, um eine Unterforderung der Patienten zu vermeiden.
- Die Schwierigkeitsabfolge von Ebene 1 zu Ebene 3 in der VAT ist nicht nachvollziehbar. Es ist für jeden Patienten individuell zu untersuchen, ob Gesten über Realgegenstände, Objekt- oder Handlungsbilder leichter stimulierbar sind. Entscheidend sind die Vermittlung des symbolischen Charakters von Gesten und ihr kommunikativer Effekt. Dazu ist es auch nicht zwingend erforderlich alle Ebenen zu durchlaufen.

Reduzierte-Syntax-Therapie (REST)

Theoretische Grundlagen

Die Reduzierte-Syntax-Therapie wurde von Schlenck, Schlenck u. Springer (1995) für Patienten mit schwerem Agrammatismus entwickelt. Es handelt sich um einen kompensatorischen und modellorientierten Ansatz. Dieser beruht auf der Annahme, dass syntaktische Fragmente vom Typ „Objekt – Verb" bei Agrammatismus leichter aktivierbar sind, als vollständige morphosyntaktische Strukturen mit finiten Verben.

Ziele und Zielgruppe

Übergeordnetes Ziel der REST ist die Verbesserung der Alltagskommunikation durch Verwendung elliptischer Äußerungen (s. S. 110). Zielgruppe für die REST-Therapie sind Menschen mit schwerem Agrammatismus, die ein stabiles Störungsbild zeigen und spontansprachlich vorwiegend Einwortäußerungen produzieren.

Vorgehen

Die Satzfragmente werden in hierarchisch abgestuften Therapiephasen erarbeitet. Nur wenn die geübten Strukturen in der Spontansprache produziert werden, wird zur nächsten Phase übergegangen. Insgesamt besteht die REST aus 5 aufeinander folgenden Phasen. Die wichtigsten Phasen der REST sind in ▶ Tab. 5.19 erläutert.

Die weiteren Stufen stellen für Patienten mit sehr schwerem Agrammatismus zumeist eine Überforderung dar. Aber schon die Satzfragmente der 1. und 2. Phase sind geeignet, die Verständigung in der Alltagskommunikation deutlich zu verbessern. Hierüber gelingt es, Fragen zu beantworten und Mitteilungen über Personen und Ereignisse zu machen, bei denen die handelnden Personen (Agens) den Gesprächspartnern bekannt sind oder aus dem Kontext erschlossen werden können.

Tab. 5.19 Reduzierte-Syntax-Therapie (REST) Phase 1 und 2 (nach Schlenck et al. 1995).

Phase	Konstituenten	Beispiel
1	NP – V (Nominalphrase: direktes Objekt – infinites Verb) AP – V (Adverbialphrase: Adverb – infinites Verb)	Briefe schreiben Kaffee getrunken schlecht geschlafen lange gewartet
2	PP – V (Präpositionalphrase: Adverbial – infinites Verb)	nach Köln gefahren auf Baum klettern

Die REST sieht ausdrücklich keine Arbeit an der morphologisch-syntaktischen Weiterverarbeitung von Satzfragmenten vor. Bei gutem Lernverlauf sollte deshalb ein Methodenwechsel zu einer systematischen Satzproduktionstherapie erfolgen.

Wirksamkeitsstudien

Die Wirksamkeit der REST ist durch eine kontrollierte Therapiestudie belegt (Springer et al. 2000). Die Studienteilnehmer mit chronischem Agrammatismus hatten vor der REST-Therapie bereits ohne Erfolg traditionelle Satztherapie erhalten. Nach der REST-Therapie nahm bei 9 der 11 Teilnehmer der Anteil an Mehrwortäußerungen in der Spontansprache im Vergleich zu Einwortäußerungen überzufällig zu. Die Langzeiteffekte nach einer mindestens einjährigen Therapiepause konnten bei 4 Patienten untersucht werden. Es zeigten sich bei 3 Patienten stabile Therapieeffekte. Eine aktuelle Studie zur Effektivität einer niederländischen Version der REST bestätigt die Wirksamkeit des Ansatzes (Ruiter et al. 2010). An der Studie nahmen 12 Teilnehmer mit chronischem Agrammatismus teil. Neben dem Nachweis spontansprachlicher Verbesserungen wurden zusätzlich signifikante Verbesserungen der Kommunikation in alltagsnahen Situationen gezeigt.

Modifikation des methodischen Vorgehens

Zumeist können Menschen mit agrammatischer Sprachproduktion bei gezielter Therapie Verben in elliptischen Äußerungen produzieren, in der Alltagskommunikation kommt es aber oft zu Auslassungen von Verben (Ruiter et al. 2010). Um den Transfer von Verben besser vorzubereiten, wurde die erste Phase in der niederländischen REST um eine Phase erweitert, in der 80 infinite Verben isoliert geübt werden. Zusätzlich empfehlen die niederländischen Autoren eine Erweiterung der REST um verblose Strukturen wie beispielsweise Floskeln, um die Kommunikation im Alltag gezielt und rasch zu unterstützen. Beide Vorschläge geben auch für die Akutbehandlung wichtige Hinweise.

PACE-Therapie

Theoretische Grundlagen

Davis u. Wilcox (1981) entwickelten mit der PACE-Therapie (Promoting Aphasics' Communicative Effectiveness) einen kommunikativ-pragmatischen Therapieansatz, der Aspekte natürlicher Gesprächssituationen aufnimmt. Der Ansatz gründet auf einer lerntheoretischen Annahme. Durch Lernen am Modell des Therapeuten sollen sprachliche und kommunikative Fähigkeiten gelernt werden (Modelling).

Ziele und Zielgruppe

Die PACE-Therapie zielt auf eine verbesserte Verständigung mit allen verfügbaren verbalen und nonverbalen Mitteln. Er eignet sich für alle Menschen mit Aphasie und kann im Einzel- wie im Gruppensetting durchgeführt werden.

Vorgehen

Davis u. Wilcox unterscheiden 3 Therapiestufen: Benennen und Beschreiben von Objekten, Beschreiben von Handlungen und schließlich von Bildergeschichten. Das therapeutische Vorgehen beruht auf 4 Prinzipien (s. Kasten).

Prinzipien der PACE-Therapie
(nach Davis u. Wilcox 1981)

1. Es werden neue Informationen ausgetauscht, die der Gesprächspartner nicht kennt und zu erfahren versucht.
2. Patient und Therapeutin sind gleichberechtigte Dialogpartner. Beide sind im Wechsel Sprecher und Hörer.
3. Die Wahl der Mitteilungsmodalität ist jedem Dialogpartner frei gestellt. Der aphasische Dialogpartner hat so die Möglichkeit, seine noch zur Verfügung stehenden nichtsprachlichen und sprachlichen Mittel sowie spontan erworbene Kompensationsstrategien einzusetzen.
4. Die Therapeutin gibt ein natürliches Feedback: sie ermuntert und teilt mit, was sie verstanden hat. Gezielte Instruktionen und sprachliche Hilfen werden dabei nicht angeboten.

Zur methodischen Umsetzung der Prinzipien werden die Stimuluskarten für Objekte, Handlungen und Situationen umgedreht auf einen Stapel gelegt, sodass sie nicht sichtbar sind (neue Information). Die Dialogpartner ziehen abwechselnd Karten (gleichberechtigte Übernahme von Sprecher- bzw. Rezipientenrollen) und beschreiben dem Dialogpartner diese Stimuluskarte so, dass er sich die Abbildung vorstellen und das entsprechende Wort nennen kann. Die Patienten sollen selbst entscheiden, welche Ausdrucksmittel sie erproben möchten. So können sie sich direkt sprachlich äußern oder kompensatorisch Gestik, Mimik, Schriftsprache oder Zeichnen einsetzen (freie Wahl der Modalität).

Ein wesentliches therapeutisches Prinzip ist das natürliche **Feedback**. Schrittweise geben Therapeuten Rückmeldungen, ob sie die Mitteilung des Patienten verstanden oder teilweise verstanden haben:

- Zunächst erfolgt ein **allgemeines Feedback** (z. B.: „Das hab ich nicht ganz verstanden." – „Probieren Sie es noch einmal.").
- Ist der Patient nicht in der Lage, seine Sprachäußerung nachzubessern, wird ein **spezifisches Feedback** gegeben, das beispielsweise mögliche Antwortalternativen vorgibt (z. B. „Meinten Sie Glas oder Gas?" – „Hat es etwas mit Ihrem Garten zu tun?").

Auf aphasische Fehler, die die Informationsübermittlung nicht beeinträchtigen, wird nicht eingegangen. Eine Rückmeldung oder Aufforderung zur Selbstkorrektur erfolgt nur bei Verständigungsproblemen. Dabei sind die Interventionen der Therapeutin möglichst indirekt. Direkte Aufforderungen zu bestimmten Sprachhandlungen sind zu vermeiden. Vielmehr wird dem Patienten die optimale Mitteilungsmodalität über das Modellverhalten des Therapeuten nahegelegt, beispielsweise umschreibende Gestik oder Zeichnen bei Wortfindungsstörungen. Der Lernerfolg wird durch wiederholte Überprüfung der inhaltlichen Verständlichkeit von Benennungen oder Beschreibungen anhand einer 5-stufigen Rating-Skala überprüft (Davis u. Wilcox 1981).

Wirksamkeitsstudien

Zur Überprüfung der Wirksamkeit der PACE-Therapie führten Davis u. Wilcox (1985) eine methodenvergleichende Gruppen- und eine Einzelfallstudie durch. Dabei wurde PACE mit einer direkten Stimulationsmethode verglichen. Die Leistungen der Teilnehmer wurden vor, während und nach der Therapie mit einer Rollenspiel-Testbatterie und einem standardisierten Aphasietest untersucht. Die Ergebnisse im Rollenspiel zeigen, dass die PACE-Methode der direkten Stimulierung überlegen war. Allerdings war die Anzahl der Testpersonen in den beiden Probandengruppen mit je 4 Patienten gering.

Weitere Studien belegen ebenfalls die Effektivität der PACE-Therapie zur Verbesserung kommunikativer Leistungen, weisen aber gleichzeitig auf Einschränkungen hin, die insbesondere die theoretischen Voraussetzung der Methode betreffen. So kommen Greitemann u. Wolf (1991) auf der Grundlage von 13 Fallbeschreibungen zu dem Schluss, dass der PACE-Ansatz auch bei Menschen mit schweren Aphasien geeignet ist, das Kommunikationsverhalten zu modifizieren. Allerdings werde die Wahl der Mitteilungsmodalität von Begleitsymptomen (nichtsprachliche kognitive Störungen) und stereotypem Verhalten bestimmt. Insofern sei nicht von einer freien Wahl zwischen verschiedenen Modalitäten auszugehen (Greitemann u. Wolf 1991). Weiterhin wird die Effektivität des Modelllernens kritisch bewertet. Indirektes sprachliches Lernen am Modell des sprachgesunden Dialogpartners scheint nur bei Menschen mit leichterer Aphasie zu gelingen (Glindemann 1991, Greitemann u. Wolf 1991). Daher sind grundsätzlich direkte Rückmeldungen mit Vorschlägen für eine verbesserte Kommunikationsstrategie oder die Aufforderung zum Wechsel in eine andere Mitteilungsmodalität sinnvoll. Dies konnte Springer (1991) in einer methodenvergleichenden Studie an 3 Einzelfällen überzeugend nachweisen. Um alle Kapazitäten des Wiederlernens auszuschöpfen, sollte die PACE-Therapie zudem durch störungsspezifische Methoden ergänzt werden (Springer 1991, Glindemann u. Springer 1989).

Modifizierte PACE-Therapie nach Springer und Glindemann

Der modifizierte PACE-Ansatz (Springer 1991, Glindemann u. Springer 1989, 1995) kombiniert pragmatische und störungsspezifische Methoden. Die Modifikationen betreffen das therapeutische Setting, die Art des Feedbacks und die Auswahl des Stimulusmaterials:

► **Therapeutisches Setting.** Patient und Therapeutin haben jeweils das gleiche Stimulusmaterial. Es ist im Gegensatz zur traditionellen PACE-Therapie verdoppelt. Dazwischen ist eine Sichtblende, sodass Manipulationen mit dem Stimulusmaterial für den Dialogpartner nicht sichtbar sind.

► **Art des Feedbacks.** Im Gegensatz zum traditionellen Vorgehen gibt die Therapeutin nicht nur „natürliche" Rückmeldungen über die Verständlichkeit der Mitteilungen, sondern interveniert direkter. Der Patient erhält genauere Rückmeldung über die Wirksamkeit seiner Ausdrucksmittel, z. B. seiner verbalen Umwegstrategien, Gesten oder Zeichnungen:

- „Ich konnte Sie besser verstehen, weil Sie mir gesagt haben, was man mit dem Gegenstand tut."
- „Ich könnte Sie besser verstehen, wenn Sie auch eine Handbewegung machen könnten."
  Wie im traditionellen PACE-Ansatz bezieht sich die Rückmeldung jedoch immer auf die kommunikative Verständlichkeit und nicht auf die sprachliche Korrektheit einer Äußerung.

► **Auswahl des Stimulusmaterials.** Das Übungsmaterial wird nach sprachsystematischen Merkmalen zusammengestellt und störungsspezifisch ausgewählt. Beispielsweise werden Übungen zum semantischen Sortieren oder zum gestischen oder verbalen Umschreiben im PACE-Setting durchgeführt.

Die Wirksamkeit der modifizierten PACE-Therapie gegenüber dem traditionellen Vorgehen wurde in einer methodenvergleichenden Therapiestudie mit 4 chronisch aphasischen Patienten untersucht (Springer 1991). Die Ergebnisse zeigten, dass durch störungsspezifisch ausgewähltes Therapiematerial und durch gezieltes Feedback in der PACE-Therapie bessere Lerneffekte zu erzielen sind.

Die PACE-Therapie kann sowohl in Einzel- als auch in der Gruppentherapie (Bongartz et al. 1990) eingesetzt werden und eignet sich auch gut für häusliche Sprachübungen in der Familie. In der Akutbehandlung kann die modifizierte PACE-Therapie sinnvoll genutzt werden, um aktivierte Sprachleistungen zu stabilisieren und direkt kommunikativ anzuwenden. Dies gelingt beispielsweise durch wiederholte Bearbeitung von Items aus der multimodalen Stimulierung im PACE-Setting. Dabei können auch Floskeln und Frage- oder Antwortsequenzen anhand von Situationsbildern geübt werden.

5.4 Behandlung bei schweren Störungen des Bewusstseins: interdisziplinäre Konzepte in der Frührehabilitation

In der neurologischen Frührehabilitation leiden viele Patienten neben schweren körperlichen Störungen auch unter schweren Störungen der Bewusstheit für sich und/oder die Umwelt. Daraus folgt, dass auch die Kommunikationsfähigkeit in erheblichem Ausmaß beeinträchtigt und bei Menschen im Koma oft gänzlich aufgehoben ist. Interdisziplinäre Förderkonzepte zielen deshalb zunächst darauf ab, eine nonverbale, basale Kommunikationsfähigkeit anzubahnen und zu stabilisieren. Spezifisch logopädische Behandlungsmethoden, wie in den vorausgegangenen Abschnitten vorgestellt, sind bei schweren Bewusstseinsstörungen kaum oder gar nicht anwendbar.

Im Folgenden werden ausgewählte interdisziplinäre Konzepte zur Behandlung von Menschen mit schweren Bewusstseinsstörungen vorgestellt. Dabei soll ein Überblick zum methodischen Vorgehen vermittelt werden. Ziel ist es, das Spektrum logopädischen Handelns bei Menschen mit Kommunikationsstörungen in der Akut- und Frührehabilitation darzustellen. Die praktische Anwendung dieser Verfahren erfordert eine weitergehende Beschäftigung mit den beschriebenen Förderkonzepten.

Die zentrale Aufgabe von Logopädinnen in der Frührehabilitation ist die Behandlung des faziooralen Traktes einschließlich eines Schluck- und Esstrainings und des Trachealkanülenmanagements (s. Kasten). Sie folgt in der Regel dem Konzept der F.O.T.T. (Therapie des faziooralen Trakts, Nusser-Müller-Busch 2011). Daneben zählt der Kommunikationsaufbau zu den wichtigen Aufgaben von Logopädinnen. Die Anbahnung und Verbesserung nonverbaler Kommunikation (z. B. mimische Bewegungen) und die Beobachtung körperlicher Antwortreaktionen (z. B. mimisch-gestische Reaktionen nach taktiler Stimulation) sind integrale Bestandteile der faziooralen Therapie.

Übersicht

Logopädische Aufgaben in interdisziplinären Konzepten zur Frührehabilitation

- Behandlung des faziooralen Traktes
  - Normalisierung der Wahrnehmung im Mund- und Gesichtsbereich
  - Tonusregulierung im Mund- und Gesichtsbereich
  - Verringerung pathologischer oder übersteigerter oraler Reflexe und Reaktionen
  - Training der Zungen- und Gesichtsmotorik
  - Schluck- und Esstraining
  - Kostaufbau und Adaptation des Ernährungsregimes Trachealkanülenmanagement
- Kommunikationsaufbau
  - Bahnung körpersemantischer Antworten
  - Aufbau eines Ja/Nein-Verständigungscodes
  - Erarbeitung unterstützter Kommunikationsformen
  - sprachliche Aktivierung
- Behandlung von Sprech- und Sprachstörungen (dieser Behandlungsschwerpunkt ist originär logopädisch, alle anderen Aufgaben werden gemeinsam im interdisziplinären Rehateam übernommen.)

Abhängig vom Remissionsgrad rücken kommunikativ-sprachliche Therapieziele, insbesondere die Verbesserung des Sprachverständnisses, die Anbahnung der Lautsprache sowie die Erarbeitung unterstützter Kommunikationsformen, stärker in den Vordergrund. In der Frührehabilitation ist die logopädische Behandlung aber immer Teil eines konsequent interdisziplinären Gesamtkonzepts. Schlucken, Nahrungsaufnahme, Sprache und Kommunikation werden grundsätzlich in allen Therapien ebenso wie in der Pflege und mit Unterstützung der Angehörigen angebahnt, verbessert und stabilisiert.

Tab. 5.20 Syndrome der Komaremission mit Bewusstseinsstörungen unterschiedlicher Ausprägung und möglichen Förderkonzepten.

Syndrom	Bewusstheit	Behandlungsansätze (Auswahl)
Wachkoma (Syn.: apallisches Syndrom, vegetativer Zustand)	fehlt	Komastimulation: • sensorische Stimulationsbehandlung • körpernaher Dialogaufbau • Musiktherapie
minimal responsiver Zustand (Syn.: MCS – Minimal Conscious State, postapallischer Zustand)	geringfügig vorhanden	• frühe sprachliche Aktivierung (FSA) • Aufbau von Ja/Nein-Verständigungscodes • Erarbeitung unterstützter Kommunikationsformen
apallisches Durchgangssyndrom (syn.: Confusional State)	normal, aber Desorientierung zu Situation, Ort und Zeit	• Training von Tätigkeiten des alltäglichen Lebens (ADL) • Behandlung von Sprech- und Sprachstörungen zunehmend nach „klassischen" Methoden

Da die Komaremissionsphasen von unterschiedlicher Dauer sein können und zwischen den Phasen fließende Übergänge bestehen, gibt es keine strikte Abfolge von Behandlungsmethoden. Abhängig vom Grad der Bewusstheit stehen unterschiedliche Therapiekonzepte im Vordergrund (▶ Tab. 5.20); die Übergänge sind auch hier fließend. Bestimmte Behandlungsziele, insbesondere der Aufbau von Kommunikationsmöglichkeiten (z.B. Etablierung eines stabilen Ja/Nein-Codes), werden aber phasenübergreifend erarbeitet.

In der Phase des apallischen Durchgangssyndroms können die Patienten auf Ansprache reagieren und einfache Aufforderungen befolgen. Trotz häufiger Desorientierung zu Ort, Situation und Zeit sowie ausgeprägten Einschränkungen in der Aufmerksamkeit können in der Sprachtherapie zunehmend die klassisch logopädischen Methoden genutzt werden, die in den vorausgegangen Abschnitten beschrieben sind. Aus diesem Grund wird auf eine Darstellung der in ▶ Tab. 5.20 aufgeführten Behandlungsansätze in dieser Remissionsphase verzichtet.

5.4.1 Therapieansätze bei Menschen im Wachkoma – Komastimulation

Zur Behandlung des Wachkomas sind vielfältige unspezifische und spezifische Ansätze entwickelt worden, die vereinfacht unter der Bezeichnung „Komastimulation" zusammengefasst werden (Rietz u. Hagel 2000). Sie reichen von pharmakologischen Interventionen über elektrische Neurostimulationsansätze bis hin zu neurophysiologischen Verfahren. Zu letzteren gehören u.a. die funktionell-übenden Verfahren (z.B. Affolter, Bobath, Perfetti), die multisensorische Stimulationsbehandlung, der körpernahe Dialogaufbau und die Musiktherapie. Eine detaillierte Übersicht über diese Förderkonzepte findet sich in Nydahl (2010) und Lipp u. Schlaegel (1996).

Die Stimulationsansätze zur Komatherapie unterscheiden sich hinsichtlich Dauer, Intensität, Frequenz und Alltagsintegration. Grundsätzlich können 2 Ansätze unterschieden werden:

- Konzepte, die zeitlich umschriebene Stimulationsbehandlungen im Rahmen interdisziplinärer Therapieeinheiten vorsehen, wie beispielsweise die sensorische Stimulationsbehandlung (Lippert-Grüner 2002, Lippert-Grüner u. Terhaag 2000, Lippert-Grüner et al. 1997).
- Konzepte, die die multisensorische Stimulation in alltägliche Handlungen und sinnvolle, kommunikative Zusammenhänge integriert, wie beispielsweise die basale Stimulation (Bienstein u. Fröhlich 2010) oder der körpernahe Dialogaufbau (Zieger 1996, 2005, 2010).

Die basale Stimulation ist ein pflegerisches Förderkonzept, das viele Elemente der sensorischen Stimulation enthält. Es wird von den Pflegekräften in die normalen Stations-, Pflege- und Betreuungsabläufe integriert (z.B. beim Waschen und Lagern). Basale Stimulation in der Pflege wird in der Mehrzahl der Rehabilitationskliniken unabhängig von der Ausrichtung therapeutischer Förderkonzepte praktiziert. Eine ausführliche Darstellung findet sich in Nydahl u. Bartoczek (2008).

Sensorische Stimulationsbehandlung

Ziele

Wie bei allen Interventionen zur Komastimulation ist die Steigerung oder Wiedererlangung der Bewusstheit für sich und/oder die Umwelt auch das übergeordnete Ziel der sensorischen Stimulationsbehandlung. Spezifische Ziele der sensorischen Stimulationsbehandlung sind:

- Steigerung der Wachheit
- Wiedererkennen von Umweltereignissen
- Bahnung funktionellen Verhaltens (z. B. Lächeln, mimische Reaktionen)

Zielgruppe

Die sensorische Stimulationsbehandlung wird bei Menschen im Wachkoma eingesetzt. Die Patienten können spontan atmen und öffnen dabei zeitweise die Augen, zeigen aber keine erkennbaren Reaktionen auf innere oder äußere Reize und auch keine intentionale Kontaktaufnahme mit der Umwelt. Eine bewusste kognitive Verarbeitung von Reizen ist nicht möglich.

Theoretische Grundlagen

Die theoretischen Grundlagen der multisensorischen Stimulation basieren auf Befunden zur anregenden Umgebung (engl. Enriched Environment; van Praag et al. 2000). Eine anregende Umgebung ermöglicht viele gezielte, soziale Interaktionen und ist mit sensorischen und motorischen Reizen angereichert. In Tierexperimenten konnte gezeigt werden, dass die Mechanismen der neuronalen Plastizität durch früh einsetzende multimodale sensorische Stimulation unterstützt und beeinträchtigte Funktionen verbessert werden (Lippert-Grüner et al. 2007).

Vorgehen

In der Behandlung werden sensorische Reize auf verschiedenen Sinneskanälen strukturiert, gezielt und in angereicherter Form angeboten. Therapieräume, die mit entsprechenden Materialien (Vibrationsbett, Spiegel, Musikanlage, Beduftungssystem etc.) ausgestattet und frei von störenden Umwelteinflüssen sind (sog. multisensorische Räume), erleichtern die Durchführung der Behandlung, sind aber nicht obligat.

Übersicht

Arten der sensorischen Stimulierung

- auditive Stimulierung
  - vom Alltag erzählen (Familie, Krankenhaus)
  - Texte vorlesen (Zeitung, Buch, Gedichte)
  - Tonbandaufnahmen abspielen (Geräusche, Stimmen, Texte)
  - Musik hören
- visuelle Stimulierung
  - Bilder, Fotos, Fotoanimationen
  - wechselndes Farblicht, Lichtspiele, Mobiles
- taktile Stimulierung
  - stimulierende (Ganzkörper-)Waschungen
  - Berühren, Streichen der Haut mit verschiedenen Materialien und Gegenständen (Bürsten, Schwämme, Felle, Sandsäckchen)
- thermische Stimulierung
  - kalte Reize (Eis, Metall)
  - warme Reize (Dinkelsäckchen, nasses Tuch)
- orofaziale Stimulierung
  - Berühren, Ausstreichen von Gesichts- und Mundbereich mit verschiedenen Materialien und Gegenständen (Hände, Pinsel, Wattebausch)
- olfaktorische Stimulierung
  - Gerüche und Düfte aus dem Alltag (Seife, Parfüm, Orange)
  - Aromen und Essenzen in Riechfläschchen und Beduftungssystemen
- gustatorische Stimulierung
  - Obststückchen, Trockenfrüchte, getrockneter Schinken in Gazesäckchen
  - Watteträger mit Flüssigkeiten getränkt
  - gefrorene Flüssigkeiten an Spateln oder Stäbchen
- propriozeptive und kinästhetische Stimulierung
  - Lagerungsveränderung
  - passives Durchbewegen der Gelenke mit unterschiedlicher Geschwindigkeit, mit Druck und Zug
  - geführte Bewegungen mit Alltagsbezug (eigene Haut streicheln, zeigen, Glas anheben)

Die Behandlung folgt keinem statischen Ablauf, sie orientiert sich an den Reaktionen des Patienten. Diese Antworten (vegetative und körperliche Reaktionen, s. ► Tab. 5.21) weisen auch auf die Belastbarkeit des Patienten hin und bestimmen Dauer und Frequenz der Reizdarbietung. Empfohlen wird eine intensive Stimulierung mit vielen Wiederholungen (6–8 h täglich). Diese Intensität wird durch Einbindung der Pflege und der Angehörigen erreicht. Als Rahmenbedingung für die interdisziplinäre therapeutische Therapie werden täglich 2 einstündige Behandlungseinheiten vorgeschlagen. Hierbei muss auf häufige Regenerationspausen zwischen den Reizdarbietungen und zwischen den Therapieeinheiten geachtet werden. Unangenehme und schmerzhafte Reize sind zu vermeiden.

Um eine ausreichende Intensität der Stimulationsbehandlung zu gewährleisten, werden die Angehörigen und das Pflegeteam in das Konzept eingebunden. Neben der basalen Stimulation in der Pflege können Angehörige, Freunde und/oder Pflegekräfte verschiedene Wahrnehmungsbereiche fördern:

- auditive Wahrnehmung: Erzählen über den Alltag, Vorlesen aus Zeitungen und Büchern, gemeinsames Musikhören
- taktile Wahrnehmung: Berühren, Streicheln, sanftes Massieren
- visuelle Wahrnehmung: gemeinsames Anschauen von Fotos und Bildern

Sinnvoll ist es zudem, die Angehörigen in die Mundpflege nach den Prinzipien der F.O.T.T. einzuweisen. Bestimmte Arten der sensorischen Stimulierung sollten jedoch den Fachtherapeuten vorbehalten sein (z. B. vertikale Körperausrichtung von Physiotherapeuten).

Diagnostik und Evaluation der Behandlung

Die Effekte der Stimulationsbehandlung werden zum einen anhand von Beobachtungsbögen dokumentiert, die die unmittelbaren Reizantworten in den einzelnen Behandlungen erfassen (z. B. Lippert-Grüner 2000). Darüber hinaus können Veränderungen semiquantitativ mit verschiedenen Komaremissionsskalen erfasst werden (z. B. Glasgow Coma Scale, Skala für Expressive Kommunikation und Selbstaktualisierung, s. S. 81).

Zum anderen wird die reizbezogene Reaktivität der Patienten über apparative diagnostische Verfahren erfasst. Veränderungen der Grundparameter des Neuromonitorings (u. a. Herz- und Atemfrequenz, Blutdruck, Oberflächen-Elektromyografie – EMG, Elektroenzephalografie – EEG) bilden unter anderem auch Reaktionen der Patienten auf verschiedene Stimuli ab. Reize, auf die eine positive vegetative Reaktion erfolgt, können zur weiteren Therapieplanung, insbesondere für den Aufbau einer ersten Kommunikation, genutzt werden.

Körpernaher Dialogaufbau

Ziele

Ziel des Ansatzes ist die zwischenmenschliche Beziehungsaufnahme mit Menschen im Koma oder Wachkoma. Der körpernahe Dialog soll den Betroffenen ermöglichen, ihre Selbstwirksamkeit wieder zu erfahren, also die Überzeugung, dass Menschen spezifische Verhaltensweisen ausführen können, die zu dem führen, was sie wollen.

Übergeordnetes Ziel des körpernahen Dialogaufbaus ist ebenso wie das der sensorischen Stimulation die Steigerung oder Wiedererlangung der Bewusstheit mit den entsprechenden Behandlungszielen:

- Steigerung der Wachheit
- Wiedererkennen von Umweltereignissen
- Bahnung körpersemantischer Reaktionen im Dialog (z. B. Augen öffnen, Zuwendung des Blickes)

Zielgruppe

Körpernaher Dialogaufbau ist ein Förderkonzept für Menschen, die sich nach schweren Hirnverletzungen im Koma oder Wachkoma befinden. Die Patienten können spontan atmen und öffnen dabei zeitweise die Augen, zeigen aber keine erkennbaren Reaktionen auf innere oder äußere Reize und auch keine intentionale Kontaktaufnahme mit der Umwelt. Eine bewusste kognitive Verarbeitung von Reizen ist nicht möglich.

Theoretische Grundlagen

Das Konzept des körpernahen Dialogaufbaus wurde von dem Neurologen Andreas Zieger entwickelt (u. a. Zieger 1996, 2005, 2010). Es ist stark von einem humanistischen Menschenbild und religionsphilosophischem Gedankengut geprägt (u. a. Buber 2006). Zwischenmenschliche Beziehungserfahrung im Dialog wird als grundlegend für die Erfahrung und Entwicklung des eigenen Seins verstanden („Der Mensch wird am Du zum Ich“; Buber 2006). Diese Erfahrungen und Entwicklungen sind in den pathologischen Lebensbedingungen des Komas für die Betroffenen kaum wahrnehmbar. Personale Identität, Körpereigenerleben und aktive Beziehungsgestaltung über vertraute, individuelle Möglichkeiten sind nicht erfahrbar. Daher soll die therapeutische Haltung stets von dem Bemühen geleitet sein, dem Menschen im Koma über körpersprachliche und körperbezogene Dialoge Beziehungserfahrung zu ermöglichen.

Eine wichtige Voraussetzung für den Dialogaufbau ist die veränderte Deutung körperlicher Reaktionen von Menschen im Wachkoma. So werden Körperzeichen wie beispielsweise eine spastische Haltung als Antwort auf traumatischen Stress verstanden (körpersemantische Antwort) und nicht klinisch-beschreibend als Symptom nach einer schweren Hirnschädigung erfasst (s. ▶ Tab. 5.21). Diese Interpretation bedeutet zugleich, den Menschen im Wachkoma eine hohe kommunikative Kompetenz zuzuschreiben. Hier besteht eine starke Anlehnung an die Körperpsychotherapie.

Körpernaher Dialogaufbau stellt das Beziehungsangebot und den Dialog aller Mitglieder des Rehabilitationsteams einschließlich der Angehörigen mit dem Patienten in den Mittelpunkt der Behandlung. Im Unterschied zur sensorischen Stimulationsbehandlung werden die Wahrnehmungsfunktionen der Patienten immer auch in ihrer unmittelbaren Funktion zur Kommunikation und Beziehungsaufnahme gesehen. Insofern ist dieser Ansatz konsequent teilhabeorientiert.

Vorgehen

Zieger (u. a. 1996) beschreibt 4 Schritte in der dialogischen Begegnung mit Menschen im Koma und Wachkoma:

1. Hinwendung
2. Begrüßung und Annäherung
3. gemeinsames Gestalten des Dialogs
4. Abschied nehmen und Auseinandergehen

Zentraler Bereich des interdisziplinären Förderkonzepts ist die gemeinsame Gestaltung des Dialogs. Die Angebote und Therapieformen beinhalten alle Arten der sensorischen Stimulierung (s. S. 183). Im Unterschied zur sensorischen Stimulationsbehandlung erfolgen die Reizangebote in ontogenetischer (entwicklungslogischer) Reihenfolge (olfaktorische, taktile, auditive, visuelle Reize) und mit hohem persönlichem Bezug (z. B. Lieblingsgerüche, Lieblingsstoffe, Lieblingsmusik). Gemeinsames Atmen, Spüren und Bewegen wie beispielsweise beim Umarmen, Streicheln, Wiegen und Schaukeln, sind wichtige Sinnesangebote im körpernahen Dialogaufbau. Die multisensorische Stimulation ist in diesem Ansatz konsequent in alltägliche Handlungen und sinnvolle kommunikative Zusammenhänge integriert.

Körpersemantische Antwortreaktionen werden im körpernahen Dialogaufbau möglichst früh auch zum Aufbau eines einfachen Ja/Nein-Verständigungscodes genutzt. Geeignete körperliche Antworten sind beispielsweise Seufzen, Blinzeln,

Tab. 5.21 Körperliche Reaktionen im Sinne dialogischer Antworten (in Anlehnung an Zieger 2005).

klinische Symptome / Antwortverhalten in der Körpersprache	körpersemantischer Ausdruck für
Augen öffnen und schließen	erschöpfungszeitliches Wachsein
Blinzeln	Unterbrechung der Aufmerksamkeit
kurzes Fixieren, Blickkontakt	Erblicken, visuelle Aufmerksamkeit
Blick- und Kopfwendung auf Ansprache / Reizquelle / Objekt	Aufmerksamkeitslenkung, Orientierung im Raum, visuelle/akustische Objektsuche
Blickfolgen, nach Objekten schauen	explorieren, verfolgen, suchen, Bezugnahme auf Objekt
mimische Reaktionen (Mund/Lippen öffnen und schließen, Kauen, Schmatzen, Schlucken, lächeln)	Körperreaktionen und Selbstbefinden, emotionale Bewertung von Reizen, Bindungs- und Dialogbereitschaft
spastische (Beuge-)Haltung	Selbstschutz, Selbststabilisierung
Aufbäumen	auf sich aufmerksam machen, nach Kontakt rufen

Augenschließen, Kopfbewegungen (Nicken, Schütteln, Drehen), Handbewegungen (Händedruck, Tastendruck) oder auch Beinbewegungen (Beugen).

Diagnostik und Evaluation der Behandlung

Zur Verlaufsbeobachtung des körpernahen Dialogaufbaus wurde eine deskriptive Ratingskala, die Skala für Expressive Kommunikation und Selbstaktualisierung (SEKS), von der Arbeitsgruppe um Zieger entwickelt (Zieger 2002, s. auch S. 81). Für die Untersuchung ist das körpersprachliche Antwortverhalten (unwillkürliche Reflexe, Automatismen, willkürlich initiierte Reaktionen) entscheidend und handlungsleitend, nicht das Vorhandensein oder Nichtvorhandensein von Bewusstheit. Die SEKS erfasst nonverbale (vegetative, mimisch-gestische, motorische) und verbale (Stimme und Sprache) Körpersignale, die als körpersemantische Antworten auf das aktuelle Erleben und die aktuelle Wahrnehmung der erlittenen Hirnschädigung interpretiert werden (▶ Tab. 5.21).

5.4.2 Therapieansätze bei Menschen im minimalresponsiven Zustand

Menschen, die nicht mehr komatös sind, aber noch schwere Beeinträchtigungen in der Wahrnehmungs- und Kommunikationsfähigkeit aufweisen, befinden sich im minimalresponsiven Zustand (Minimal Conscious State – MCS). Kennzeichen dieser Remissionsphase sind minimale aber eindeutige Verhaltensweisen (z. B. Augenbewegungen, spontane Lautäußerungen, Befolgen einfacher Aufforderungen), die jedoch relativ selten gezeigt werden und nur selten reproduzierbar sind (Heindorf u. Keller 2009). Dies erschwert die Unterscheidung zwischen Menschen im Wachkoma und Menschen im MCS erheblich, zumal die kognitiven Fähigkeiten oftmals auch durch schwere motorische Beeinträchtigungen überlagert sind. Deshalb ist eine ausführliche Diagnostik erforderlich, die in unterschiedlichen Situationen und über einen längeren Zeitraum durchgeführt wird. Um dabei auch verdeckte Fähigkeiten zu identifizieren, ist der Einsatz von Hilfsmitteln zur Unterstützten Kommunikation wie etwa Buchstabentafeln oder Tastensysteme notwendig (Heindorf u. Keller 2009).

Für die Behandlung bedeutet dies, dass bei ersten Hinweisen auf eine bewusste Verarbeitung von Sinneseindrücken der Versuch unternommen wird, die kognitiven und sprachlichen Anforderungen zu steigern. Methoden der Komastimulation werden aber noch beibehalten. Die Behandlung folgt nicht durchgängig strikt nach einem Ansatz, vielmehr sind die Übergänge fließend. Einen Ansatz zur Festigung und sukzessiven Erweiterung wiedererlangter kommunikativer Fähigkeiten im MCS bietet das Dreiphasenmodell zur frühen sprachlichen Aktivierung (FSA) von Kemper u. Bach (2005). Neben der Verbesserung der sprachlich-kommunikativen Leistungen steht die Stabilisierung einer reproduzierbaren Ja/Nein-Kommunikation im Mittelpunkt der interdisziplinären Behandlung.

Dreiphasenmodell zur frühen sprachlichen Aktivierung (FSA)

Ziele

Übergeordnete Ziele von Therapieansätzen bei Menschen im MCS sind die Steigerung von Bewusstheit und Aufmerksamkeit ebenso wie der Aufbau einer stabilen Interaktion und Kommunikation. Die spezifischen Ziele der FSA sind:

- Kontaktanbahnung
- Entwicklung von formalen Dialogstrukturen
- Aufbau von komplexen interpersonalen Interaktions- und Handlungsabfolgen

Zielgruppe

Die FSA richtet sich an Menschen mit schweren Hirnschädigungen, die trotz erheblicher Beeinträchtigungen des Bewusstseins wenige und kaum reproduzierbare, aber eindeutige Reaktionen oder Handlungen zeigen, die auf die Umwelt oder die eigene Person gerichtet sind. Zielgruppe sind Patienten, die erste typische Remissionszeichen wie beispielsweise Augenöffnen oder kurzes Fixieren des Blickes zeigen.

Theoretische Grundlagen

Der Therapieansatz zur frühen sprachlichen Aktivierung wurde von Kemper u. Bach (2005) entwickelt. Er basiert auf dem Verständnis psychischer Funktionen des russischen Psychologen und Arztes Alexander R. Lurija. Dieser geht unter anderem davon aus, dass höhere kortikale Funktionen wie Denken, Lernen und Gedächtnis in ihrem Ursprung sozial und durch Sprache vermittelt sind (u. a. Lurija 1987). Weiterhin sieht Lurija Sprache als eine psychische Funktion zur Selbstregulation. Selbstregulierendes äußeres oder inneres Sprechen dient dazu, Aufmerksamkeit, Emotionen, Impulse und Handlungen zu steuern. Sprache wird somit als ein Instrument zur Handlungs- und Emotionsregulation verstanden. Folglich soll die frühe sprachliche Aktivierung zur Reaktivierung aller höheren kognitiven Leistungen führen.

Weiterhin stützen sich die Autoren auf die Theorien zur kindlichen Sprachentwicklung von Jerome Bruner (2008). Dieser postuliert, dass Sprache aus gemeinsamen Handlungen von Mutter und Kind entsteht. Aus gewohnheitsmäßigen, ritualisierten Handlungsmustern während der vorsprachlichen Kommunikation entwickelt sich das kommunikative und sprachsystematische Wissen des Kindes. Diese Entwicklung wird durch die Interpretation aller verbalen und nonverbalen Äußerungen des Kindes als bedeutungstragende, kommunikativ absichtsvolle Äußerungen angeregt. In Anlehnung an Bruners Theorie nutzt der Ansatz der frühen

Tab. 5.22 Vorgehen zur frühen sprachlichen Aktivierung (FSA) nach Kemper u. Bach (2005).

Phase	Ziel	Therapeutische Intervention	Beispiel
1	Kontaktanbahnung	Initiierung des Kontakts	Initialberührung, Ansprache, Begrüßung, Blickkontakt
		Feedback und Verstärkung des Kontakts	emotionale Ausdrücke (z. B. Gähnen) imitieren und kommentieren („Ja, Sie sind müde.“)
		Erweiterung des Kontakts durch Erzählungen	Therapeutin beschreibt deutlich artikuliert und prosodisch markiert ein Foto des Patienten
		Förderung der Aufmerksamkeit unter Einsatz von Realobjekten und Bildern	affektiv anregendes Bild (z. B. Haustier) zeigen, langsam bewegen und den Patienten auffordern dieses zu fixieren
2	Entwicklung von formalen Dialogstrukturen	Entwicklung erster Dialogstrukturen unter Einbezug von Prosodie, Mimik, Gestik, einfachen Handlungen und sprachlichen Äußerungen	Frage und Aufforderung („Erkennen Sie mich wieder? Dann drücken Sie mir bitte die Hand.“) emotionale Ausdrücke (z. B. Gähnen, Stöhnen) aufgreifen und sprachlichen Dialog initiieren („Sie gähnen gerade. Sind Sie müde?“)
		Stabilisierung der Dialogstrukturen mithilfe von Objektbenennung, -wahrnehmung und -handlung	sprachlich begleitetes Geben und Nehmen von Objekten („Schauen Sie, das ist Seife.“), Objekteigenschaften über verschiedene Wahrnehmungskanäle erfassen (sehen, tasten, riechen) Vor- und Nachmachen von Zeigegesten (Therapeutin zeigt: „Das ist eine Blume. Was ist das? Zeigen Sie auf die Blume.“)
3	Aufbau von komplexeren interpersonalen Interaktions- und Handlungsabfolgen	Förderung semantischer Verarbeitungsprozesse durch Objektidentifizierung	Wort-Objekt-Zuordnung mit Realobjekten aus unterschiedlichen semantischen Kategorien Nehmen und Geben von Objekten
		Förderung von selbstgenerierten Handlungen und spontanen Sprachäußerungen	lautsprachliche Äußerungen aufgreifen, verstärken, erweitern Mit- und Nachsprechen (u. a. automatisierte Reihen, Reime, Verse)
		Aufbau von komplexen Interaktionsabfolgen durch einen situativen Kontext	Anregung einfacher Frage-Antwort-Dialoge in konkreten Alltagssituationen (z. B. beim Händewaschen: „Wo ist die Seife? Nehmen Sie die Seife. Was machen Sie damit? Wie riecht die Seife?“)

sprachlichen Aktivierung von Menschen mit Bewusstseinsstörungen nonverbale Interaktionen zur Steigerung von Aufmerksamkeits- und Handlungsstrukturen. Darüber hinaus werden konsequent Interpretationsangebote für alle nichtsprachlichen Äußerungen des Patienten gemacht und es wird versucht, daran anknüpfend einen Dialog zu initiieren (▶ Tab. 5.22).

Vorgehen

Zur sprachlichen Aktivierung kommen in der FSA nonverbale Kommunikationsformen und Elemente der auditiven, taktilen und visuellen Stimulation zum Einsatz (▶ Tab. 5.22). Sie ist immer in eine soziale Interaktion mit möglichst unmittelbarem verbalem und nonverbalem Feedback eingebunden. Im Verlauf der Behandlung orientiert sich die sprachliche Stimulierung zunehmend an spezifisch sprachlichen Verarbeitungsprozessen.

In der ersten Phase steht die Stimulierung auditiv-sprachlicher Verarbeitungsprozesse im Vordergrund. Die zweite Phase beinhaltet basale Dialoge wie beispielsweise Aufforderung – Reaktion und Frage – Antwort. Die Patienten können sprachlich reagieren, müssen dies aber nicht. Im Fokus der Behandlung stehen hier die interaktive Kommunikation und die Anregung innerer Dialoge. In der dritten Phase werden semantische Verarbeitungsprozesse und Sprachproduktion im situativen Kontext stimuliert. Elemente aus den ersten beiden Phasen werden durchgängig angeboten. Der Übergang zur nächsthöheren Phase der Aktivierung erfolgt anhand klinischer Beobachtungskriterien (u.a. Stabilisierung des Blickkontakts, Besserung der Aufmerksamkeit).

Diagnostik und Evaluation der Behandlung

Die individuelle Entwicklung der Interaktions- und Kommunikationsfähigkeit während und nach der frühen sprachlichen Aktivierungsbehandlung kann mithilfe eines eigens entwickelten Dokumentationsbogens erfasst werden (Kemper et al. 2009). Überprüft werden die Behandlungsziele „basale Kontaktfähigkeit", „formale Dialogstrukturen" und „komplexe Interaktionen und Handlungsabfolgen" über eine semiquantitative Ratingskala (s. auch S. 82).

Aufbau von Ja/Nein-Verständigungscodes und Einsatz technischer Kommunikationshilfen

Die wiedererlangte Kommunikationsfähigkeit erleben Betroffene wie Angehörige im Verlauf der Frührehabilitation als „Meilenstein" (Heindorf u. Keller 2009). Sie geht mit einem deutlichen Zugewinn an Lebensqualität einher. Die Ursachen für die Unfähigkeit zu sprechen und zu kommunizieren sind vielfältig und reichen vom akinetischen Mutismus über das Locked-In-Syndrom bis hin zu schweren Bewusstseinsstörungen. Letztere stellen die häufigste Verursachung bei Patienten in der Frührehabilitation dar und werden deshalb im Folgenden näher erläutert.

Ziel

Ziel eines Kommunikationstrainings ist das Wiedererlangen und der Aufbau von Kommunikationsmöglichkeiten mit allen verfügbaren verbalen oder nonverbalen Mitteln.

Zielgruppe

Zielgruppe für den Aufbau von elementaren Ja/Nein-Verständigungscodes sind Patienten, die erste reiz- und interventionsbezogene Reaktionen im Sinne eines Antwortverhaltens erkennen lassen. Die Zuordnung zu einer Remissionsphase (Wachkoma oder MCS) ist aufgrund der Instabilität körpersemantischer Zeichen häufig nicht eindeutig möglich. Der Aufbau elaborierter Codes (Buchstaben zeigen, Mimik und Gestik einsetzen) und der Einsatz technischer Kommunikationshilfen (Tasten, Computer) sind frühestens bei Patienten im MCS möglich.

Theoretische Grundlagen

In Beschreibungen zum Vorgehen beim Aufbau eines stabilen Ja/Nein-Codes und zum Einsatz von Kommunikationshilfen bei Menschen mit schweren Bewusstseinsstörungen finden sich viele klinische, aber kaum theoretische Begründungen (z.B. Heindorf 2005, Zieger 2005). Einen geeigneten Bezugsrahmen zur Erklärung sprachlicher und kommunikativer Beeinträchtigungen ebenso wie zur Diagnostik, Planung und Durchführung von UK-Interventionen bietet das Partizipationsmodell von Beukelman u. Mirenda (u.a. 2005). Es orientiert sich am Modell der ICF (DIMDI 2005) und fokussiert die Teilhabe von unterstützt kommunizierenden Menschen am sozialen Leben. Eine ausführliche Erläuterung des Partizipationsmodells findet sich bei Päßler-van Rey (2011).

Vorgehen

Ein Kommunikationstraining in der Frührehabilitation nutzt verbliebene motorische und kognitive Fähigkeiten, um eine eindeutige und reproduzierbare Kommunikationsfähigkeit zu erreichen. Aus vielfältigen körpersemantischen Reaktionen können Ja/Nein-Verständigungscodes aufgebaut werden. Hierzu zählen beispielsweise Seufzen, Lidschlag, Augenschließen, Kopfnicken, Handdrücken oder -heben, Beinbeugen oder eine Buzzer-Taste (große runde Drucktaste) drücken. Dabei erfordern die Kommunikationsanbahnung und der Kommunikationsaufbau ein kleinschrittiges Vorgehen (Heindorf u. Keller 2009, Heindorf 2005, Zieger 2005):

- Die Etablierung eines Ursache-Wirkungs-Zusammenhangs. Die Patienten lernen, dass eine Handlung oder eine Bewegung einen Effekt in der Umwelt bewirkt (z. B. erklingt Musik nur so lange wie eine Taste gedrückt oder die Hand gehoben wird).
- Den Aufbau einer Intention zur Kommunikation. Die Patienten lernen, die Effekte in der Umwelt wiederholt auszulösen und die erforderlichen Bewegungen willentlich auszuführen.
- Die Kopplung intendierter motorischer Reaktionen mit dem semantischen Inhalt. Die Patienten lernen, erarbeitete Bewegungen mit einem Ja oder Nein zu verknüpfen (z. B. Taste drücken, Hand heben, Augen öffnen für „ja").

In diesem Prozess sind vor allem klare, intensive Aufforderungen und häufiges Wiederholen wichtig (▶ Tab. 5.23).

Als Hilfsmittel zum Kommunikationsaufbau dienen häufig auch Tasten und elektronische Geräte (z. B. Buzzer-Tasten, CD-Spieler, Computer). Eine detaillierte Erläuterung zur computerunterstützten Interaktions- und Kommunikationsanbahnung bei Patienten im MCS findet sich bei Heindorf (2005). Zur Etablierung und Festigung zweier motorischer Reaktionen (z. B. Hand heben für „ja", Hand schließen für „nein") hat sich ein strukturiertes Training mit hierarchisch abgestuften Hilfen in mehreren Einzelfällen gegenüber einem nichtstrukturierten Training als überlegen erwiesen (Barreca et al. 2003). Dieses abgestufte Feedbacktraining sieht eine schrittweise Erhöhung der Hilfen bis hin zur multimodalen Vermittlung von Antwortreaktion vor (s. auch Heindorf et al. 2007).

Tab. 5.23 Empfehlungen zum Aufbau von Ja/Nein-Verständigungscodes (in Anlehnung an Zieger 2005).

Therapeutische Intervention	Beispiel
wie zu einer Person sprechen	„Guten Tag Herr Peters! Ich möchte heute probieren, ob Ihnen das Handheben wieder gelingt" NICHT: „Heute wird Handheben geübt!"
herabsetzende Äußerungen vermeiden	NICHT: „Das habe ich aber schon mal besser gesehen."
Schmerzreize vermeiden	angemessene Sprechlautstärke wählen
klare, intensive Aufforderung geben	„Öffnen Sie die Augen, wenn Sie mich hören!" „Öffne die Augen!"
Fragen stellen ohne zu Beschämen	„Heißen Sie Wilhelm?" „Möchten Sie wieder ins Bett?"
intensives Wiederholen von Fragen, die eine erkennbare Reaktion oder Ja/Nein-Antwort provoziert haben	„Wenn ich morgen wiederkommen soll, heben Sie die Hand! Bitte geben Sie mir das Zeichen!"
positive Rückmeldung geben	„Ja schön, noch einmal die Hand heben! Sehr gut, wie Sie die Hand gehoben haben!"

Diagnostik und Evaluation der Behandlung

Zur Diagnostik und Verlaufsdiagnostik des Aufbaus eines stabilen Verständigungscodes existieren keine spezifischen Verfahren, die beispielsweise auch die Entwicklung des Verhaltens beschreiben. Kommunikationsbezogene Beobachtungsbögen enthalten aber einzelne Items (z.B. Dokumentationsbogen FSA „Kontaktfähigkeit"; SEKS „Eigenbewegungen"), mit denen Aspekte dieses Behandlungsschwerpunkts erfasst werden.

5.4.3 Evidenzbasierte Praxis der Therapie bei schweren Störungen des Bewusstseins

Während einige diagnostische Ansätze in der Frührehabilitation (u.a. SEKS) als evidenzbasiert angesehen werden können, liegt für keines der neuropsychologischen Therapieverfahren zur Komastimulation ein gesicherter Wirksamkeitsnachweis vor (Heindorf et al. 2007, Zieger 2003). In einer Effektivitäts- und Vergleichsstudie kommt Zieger (2003) aber zu dem Schluss, dass ein ausreichender empirischer Nachweis der Wirksamkeit für die (multi)sensorischen Stimulationsverfahren vorliegt: „Der Stand der Forschung (gestattet) bei kritischer Betrachtung und Berücksichtigung gültiger Evidenzkriterien gegenwärtig die Bewertung von ‚Komastimulationstherapie' als Empfehlung, die eindeutig über den Status einer Option hinausgeht" (Zieger 2003). Für die therapeutischen Verfahren zur Behandlung von Menschen im MCS mit dem Ziel der Interaktions- und Kommunikationsanbahnung fehlt eine empirische Überprüfung derzeit nahezu völlig (s. auch Heindorf u. Keller 2009).

Obgleich kaum empirische Evidenz für einzelne Förderkonzepte vorliegt, schlussfolgern Chua et al. (2007) in einer systematischen Übersichtsarbeit, dass die Interdisziplinarität in der Frührehabilitation den Outcome von Behandlungsmaßnahmen hinsichtlich der sozialen Teilhabe der Patienten nachweislich verbessert.

5.5 Behandlung neurogener Dysphagien und des faziooralen Traktes

Im Folgenden wird ein kurzer Überblick über die Behandlung von Dysphagien in der Akutphase nach einem Schlaganfall gegeben. Der prozentuale Anteil der Patienten, die nach einem Schlaganfall an einer Schluckstörung leiden (über 60%) ist im Vergleich zu denjenigen, die an einer akuten Aphasie (ca. 30%) leiden, deutlich höher. Aufgrund der epidemiologischen Daten und auch der unmittelbar vitalen Auswirkungen von Dysphagien steht deren Behandlung für Logopädinnen auf der Stroke Unit oder der Akutstation im Vordergrund. Deshalb wird dieser Therapiebereich im Zusammenhang mit der Behandlung akuter Aphasien kursorisch zusammen gefasst. Ausführliche Darstellungen finden sich in aktuellen Fachbüchern zur Dysphagie (u.a. Prosiegel u. Weber 2010, Bartolome u. Schröter-Morasch 2010, Gröne 2009, Seidel u. Stanschuss 2009). Zum Dysphagiemanagement bei akutem Schlaganfall haben Aere et al. die Empfehlungen der kanadischen Schlaganfallgesellschaft übersetzt (Aere et al. 2011).

5.5.1 Medizinische Maßnahmen

Auf Akutstationen, Stroke Units und in der Frührehabilitation findet sich ein hoher Anteil an Patienten, die künstlich ernährt werden müssen und/ oder aufgrund respiratorischer oder dysphagischer Probleme mit Trachealkanülen versorgt sind. Nonorale Ernährung und Tracheotomie sind bei Patienten mit Schluckstörungen häufig erforderlich, um einen vital kritischen Zeitraum zu überbrücken. Eine vitale Gefährdung geht in dieser Patientengruppe von der Aspiration, dem Eindringen von Substanzen in Trachea und Bronchialtrakt, aus. Charakteristische, direkte Zeichen für eine Aspiration sind unter anderem:

- Husten vor, während und nach dem Schlucken
- gurgelndes Atemgeräusch
- raue, gurgelnde Stimme (Wet Voice)

Indirekte Zeichen wie beispielsweise verstärkte Verschleimung, unklare Temperaturerhöhungen,

Kurzatmigkeit oder Pneumonien müssen sorgfältig abgeklärt werden, da sie Symptome einer stillen Aspiration bei fehlendem Hustenreflex sein können (Bartolome u. Schröter-Morasch 2010).

Fundierte Kenntnisse zum Umgang mit Trachealkanülen und zur enteralen Ernährung sind für Schlucktherapeutinnen unerlässlich. Sie sind Voraussetzung für den kompetenten interdisziplinären Austausch, für eine effektive Diagnostik und Therapie von Dysphagien sowie die Beratung von Patienten und Angehörigen.

Enterale Ernährung

Enterale Ernährung bezeichnet die Ernährung über den Magen-Darm-Trakt (gr. *enteron*, der Darm). Bei dieser sogenannten künstlichen Ernährung werden spezielle Nährstofflösungen über eine Sonde dem Magen zugeführt, sodass der gesamte oropharyngeale Trakt umgangen wird. Im Gegensatz dazu wird bei der parenteralen (gr. *par-*, neben) Ernährung auch der Verdauungstrakt umgangen. Nährstoffe werden per Infusion direkt in die Blutbahn geleitet, d. h. intravenös verabreicht.

Die Indikation zur enteralen Ernährung bei Menschen mit Dysphagien liegt dann vor, wenn eine komplette oder teilweise orale Flüssigkeits- und Nahrungszufuhr nicht ohne vitale Gefährdung möglich ist (Prosiegel u. Weber 2010). Bei Patienten mit schweren Bewusstseinsstörungen ist eine enterale Ernährung auch ohne Vorliegen einer Dysphagie indiziert, weil die notwendigen Schutzreflexe für aspirationsfreies Schlucken (Husten, Schlucken, Würgen) unzureichend sind oder gänzlich fehlen.

Nach akutem Schlaganfall kann die Flüssigkeitszufuhr zunächst intravenös sichergestellt werden. Ist aber nach etwa einer Woche weiterhin keine orale Ernährung möglich, muss über eine enterale Ernährung entschieden werden (Leischker et al. 2007, Prosiegel et al. 2008). Hierzu sind grundsätzlich 2 Sondenarten zu unterscheiden:

- nasal platzierte Sonden (nasogastrale Sonde – NSG-Sonde)
- perkutan (durch die Bauchwand) platzierte Sonden (Anlage über perkutane endoskopische Gastrostomie – PEG-Sonde)

In der Regel wird zunächst eine **nasogastrale Sonde** verwendet, die bei längerfristig notwendiger Sondenernährung nach 2–4 Wochen durch eine PEG-Sonde ersetzt wird (Leischker 2007). Nasogastrale Sonden haben unter anderem den Nachteil, dass sie ein mechanisches Hindernis beim Schlucken darstellen und daher die Dysphagietherapie erschweren. Sie werden darüber hinaus von vielen Patienten nicht gut toleriert, häufig auch durch Manipulation disloziert oder entfernt. Demgegenüber bieten **perkutan platzierte Sonden (PEG)** insbesondere für die Schlucktherapie den Vorteil, dass sie die Stimulations- und Übungsbehandlung nicht behindern.

> **Cave**
>
> Die Aspiration von Speichel, Sekreten, Refluat oder Erbrochenem ebenso wie daraus resultierende Aspirationspneumonien können weder die NSG- noch die PEG-Sonden verhindern.

Trachealkanülen

Dysphagien, die mit massiver Speichelaspiration (und evtl. rezidivierenden Aspirationspneumonien) einhergehen, erfordern zumeist eine Tracheotomie mit Einsetzen einer geblockten Trachealkanüle. Durch die Anlage eines Tracheostomas (chirurgische Öffnung der Luftröhre) werden die unteren Atemwege vor dem Eindringen von aspiriertem Material geschützt. Die häufigste Indikation für ein Tracheostoma ist aber nicht das Vorliegen einer Dysphagie sondern eine Einengungen der oberen Luftwege oder eine Langzeitbeatmung nach Operation. Denn grundsätzlich dient eine Trachealkanüle dazu, die Atemluft unter Aussparung des Kehlkopfs direkt in die Trachea zu leiten.

Die Anlage eines Tracheostomas kann durch Weitung der Trachea nach Punktion (Dilatationstracheostoma) oder durch einen chirurgischen Eingriff mit Inzision in die Trachea und Öffnung über 2–3 Trachealspangen (plastisches Tracheostoma) erfolgen.

> **Cave**
>
> Dilatationstracheostomata können sich innerhalb von Minuten so stark wieder zusammenziehen, dass eine Rekanülierung nicht mehr möglich ist und ein lebensbedrohlicher Zustand eintritt. Die Pflege eines Dilatationstracheostomas erfordert daher auch für Schlucktherapeutinnen eine spezielle Schulung, ohne die ein Kanülenwechsel nicht vorgenommen werden darf!

Bei längerfristiger Kanülenversorgung ist ein plastisches Tracheostoma anzulegen, das stabiler offen bleibt und einen leichteren Kanülenwechsel ermöglicht (Prosiegel et al. 2008). Allerdings erfordert die Anlage des Stomas einen operativen Eingriff. Voraussetzung hierfür ist ein klinisch stabiler Zustand des Patienten, der in der frühen Akutphase oft noch nicht gegeben ist. Nach erfolgreicher Kanülenentwöhnung muss das Stoma ebenfalls operativ verschlossen werden.

Blockbare Trachealkanülen

Blockbare Trachealkanülen haben eine aufblasbare Manschette (Cuff) um den Teil der Kanüle, der in der Trachea liegt. Ist die Manschette aufgeblasen, wird der Raum zwischen Trachealwand und Kanüle abgedichtet. Eine geblockte Kanüle verhindert so das Entweichen der zugeführten Luft bei beatmeten Patienten. Bei Patienten mit Aspiration verhindert die Blockung weitgehend das Eindringen von Speichel in die tiefen Luftwege, allerdings können Wasser und andere Flüssigkeiten aufgrund von Faltenbildung und Unregelmäßigkeiten im Trachealquerschnitt durchsickern (Winkelmaier et al. 2005). Um die Gefahr von Aspirationspneumonien zu minimieren, wird deshalb in der Akutphase häufig eine NPO-Empfehlung (Non-per-os-Ernährung) ausgesprochen. Im weiteren Rehabilitationsverlauf kann je nach Rückbildungsverlauf der Dysphagie über diätetische Maßnahmen (Anpassen der Nahrungskonsistenz, z. B. breiige Kost) eine teilweise orale Ernährung bei zeitweise entblockter Kanüle ermöglicht werden. Diese adaptive Maßnahme kann in der Akutphase das erste partizipationsorientierte Behandlungsziel der Dysphagietherapie sein.

> **Merke**
>
> **Stimmhaftes Sprechen ist bei geblockter Kanüle nicht möglich!**
> Wenn eine gefahrlose Entblockung mit ausreichender oraler oder nasaler Atemführung kurzzeitig möglich ist, kann mit einem aufgesetzten Sprechventil phoniert werden. Die Ausatmungsluft strömt dabei an der entblockten Kanüle vorbei in den Kehlkopf. Voraussetzung für die Phonation sind Glottisschluss und ein ausreichend subglottischer Druck. Dabei sind die Patienten häufig auf logopädische Anleitung angewiesen. Die erlangte verbale Kommunikationsfähigkeit erleben viele Patienten als eine große Befreiung aus der Isolation. In der Akutphase ist die Anbahnung der Kommunikation bei Patienten mit Trachealkanülen primäres partizipationsorientiertes Ziel der Sprachtherapie.

► **Absaugen.** Aspirierter Speichel, Sekret oder auch Nahrung bleiben bei geblockter Kanüle oberhalb der Blockung liegen. Dabei kann es zum Aufstau und insbesondere bei Speichel auch zum Überlauf in das Tracheostoma kommen. Daher ist regelmäßiges Absaugen erforderlich, um ein sauberes, reizloses und trockenes Tracheostoma zu erreichen. Bei massivem Speichel- und Sekretaufstau oberhalb der Blockung können Trachealkanülen mit subglottischer Absaughilfe indiziert sein. Sie verfügen über einen zusätzlichen Schlauch oberhalb des Cuffs, über den das aufgestaute Sekret abgesaugt werden kann. Blockbare Sprechkanülen mit subglottischer Absaugung sind aber auch mit Nachteilen verbunden, wie etwa häufigen Anwendungsfehlern oder einem großen äußeren Durchmesser (für eine kritische Diskussion s. Bartolome u. Schröter-Morasch 2010).

Das Absaugen wird zumeist von Pflegekräften vorgenommen. Das sichere Beherrschen des Absaugens nach einer Einweisung durch einen Arzt oder eine Pflegefachkraft ist aber auch für Schlucktherapeutinnen unerlässlich. Denn therapeutisches Absaugen von angesammeltem Sekret ist vor Beginn der Dysphagiebehandlung zumeist notwendig, um beispielsweise funktionelle Übungen mit entblockter Kanüle durchzuführen oder den Bolustransport bei der Nahrungsaufnahme zu erleichtern.

Nicht blockbare Trachealkanülen

Kanülen ohne Blockung (einfache Kanülen und Sprechkanülen) werden eingesetzt, wenn das Tracheostoma zur Sicherung der Atmung weiter erforderlich, eine Beatmung oder ein Aspirationsschutz aber nicht mehr notwendig ist. Der Kanülenverschluss kann mit dem Finger oder einem Sprechventil erfolgen. Hierdurch wird der Luftstrom beim Ausatmen Richtung Glottis gelenkt, sodass stimmhaftes Sprechen möglich ist. Einige Modelle sind gefenstert (oder gesiebt), d. h. an der Stelle der stärksten Krümmung mit einer Öffnung versehen. Zu einigen Modellen gehört zusätzlich eine ebenfalls gefensterte Innenkanüle, die mit einem Sprechventil verbunden ist. Für Patienten in der Akutphase sind in der Regel Kanülen ohne Blockung (noch) nicht indiziert.

Ausführliche Informationen zu den verschiedenen Kanülenmodellen (mit oder ohne Blockung, Absaugmöglichkeiten oberhalb des Cuffs, Innenkanülen, Sprechfensterung, Blockung mit Cuffdruckmessgerät oder Spritze) unterschiedlicher Hersteller und aus unterschiedlichen Materialien sowie Informationen zum Kanülenzubehör finden sich beispielsweise bei Nusser-Müller-Busch (2011), Bartolome u. Schröter-Morasch (2010), Gröne (2009) und Seidel u. Stanschus (2009).

► **Auswirkungen eines Tracheostomas auf Schlucken und Kommunikation.** Trachealkanülen schützen die unteren Atemwege. Sie führen aber aufgrund des unphysiologisch geleiteten Atemstroms und/oder des geblockten Kanülencuffs ihrerseits auch zu Komplikationen und Schluckproblemen. Hierzu zählen beispielsweise Sensibilitätsstörungen im Larynx, die eine Beeinträchtigung des Hustenreflexes und eine Verminderung der Schluckfrequenz zur Folge haben oder ein verminderter Druckaufbau im Thorax, der das Abhusten erschwert. Verbale Kommunikation ist nicht möglich, weil die Atemluft durch das Stoma und nicht durch den Kehlkopf fließt. Geblockte Kanülen behindern die Boluspassage und komprimieren den Oesophagus.

Die lange Zeit vorherrschende Meinung, dass alleine schon die biomechanische Behinderung des Schluckvorgangs durch eine Trachealkanüle eine Dysphagie verursacht, muss aber aufgrund einer prospektiven Studie von Terk et al. (2007) infrage gestellt werden. In der Studienstichprobe (n = 7) fanden sich keine Auswirkungen auf die Hyoid- und Larynxbewegungen bei Patienten mit geblockter Trachealkanüle.

Zum Ausgleich von Beeinträchtigungen, die während des Schluckens durch eine Trachealkanüle verursacht werden, geben verschiedene Autoren die Empfehlung, Schluckversuche nur bei entblockter Kanüle und gleichzeitigem Verschluss durch ein Sprechventil durchzuführen (Nusser-Müller-Busch 2011, Prosiegel u. Weber 2010, Elpern et al. 2000, Logemann et al. 1998). In der Akutphase ist diese Strategie nicht immer umsetzbar, weil die Gefahr der Speichelaspiration zu hoch ist oder die Beatmung nicht unterbrochen werden kann. Schluckversuche müssen dann mit geblockter Kanüle durchgeführt werden. Es erfolgt aber keine ernährungsrelevante Nahrungsaufnahme, solange der Patient eine ununterbrochen geblockte Kanüle benötigt!

Schrittweise Dekanülierung

Primäres Ziel der Dysphagietherapie bei Patienten mit Trachealkanülen ist die dauerhafte Entfernung der Kanüle (Dekanülierung). Über Indikation und Zeitpunkt zur Dekanülierung wird im interdisziplinären Team entschieden, die Entwöhnung erfolgt schrittweise. Dabei wird die Trachealkanüle zunächst in der Therapie, dann auch mit zunehmender Dauer außerhalb der Therapie entblockt. Detaillierte Darstellungen und Erläuterungen zum Vorgehen bei der Dekanülierung sind u. a. bei Nusser-Müller-Busch (2011), Bartolome u. Schröter-Morasch (2010), Gröne (2009) und Lipp u. Schlaegel (1997) beschrieben.

5.5.2 Therapeutische Maßnahmen

Funktionelle Dysphagietherapie (FDT)

Übergeordnetes Ziel der funktionellen Dysphagietherapie ist das aspirationsfreie Schlucken. Die FDT integriert Ansätze aus verschiedenen Behandlungskonzepten. Eine besonders enge Verbindung besteht zu den Zielen und Schwerpunkten der Bobath-Therapie, einem physiotherapeutischen Behandlungskonzept. Innerhalb der FDT werden adaptierende, restituierende und kompensatorische Verfahren unterschieden (Bartolome u. Schröter-Morasch 2010).

Die Wahl des therapeutischen Verfahrens orientiert sich an den Befunden der Diagnostik (s. S. 92). Dabei muss besonders in der Akutphase das Ausmaß der aphasischen Störung berücksichtigt werden. Schwere Beeinträchtigungen des Sprachverstehens können das Erlernen kompensatorischer Strategien oder das Einhalten adaptierender Verfahren deutlich erschweren oder auch unmöglich machen. In diesen Fällen sind Methoden der Dysphagietherapie vorzuziehen, die vom Patienten keine oder nur geringe Mitarbeit verlangen (diätetische Maßnahmen, Stimulationsbehandlung). Parallel muss in der Sprachtherapie durch Verbesserung des Situations- und Sprachverstehens die Grundlage für die weitere Dysphagietherapie geschaffen werden. Bei Patienten mit Störungen der Bewusstheit oder bei ausgeprägter Vigilanzminderung stehen zunächst Methoden der Therapie des faziooralen Trakts (F.O.T.T.) im Vordergrund.

Adaptierende Verfahren

Adaptierende Verfahren sind Verfahren, die durch externe Hilfen eine Anpassung an die sensomotorische Störung bewirken. Solche Hilfen zur Anpassung sind:

- diätetische Maßnahmen (z.B. Anpassung der Nahrungskonsistenz an die Schluckfähigkeit)
- geeignete Platzierung der Nahrung (z.B. mit Teelöffel auf nichtparetische Zungenseite)
- spezielle Ess- und Trinkhilfen (z.B. Becher mit Nasenausschnitt)
- Hilfestellung während der Essensbegleitung (z.B. Nahrung klein schneiden zur Anpassung der Bolusgröße)

Gemeinsam ist diesen Maßnahmen, dass sie die Anforderungen an den Schluckablauf verringern und den Schluckakt vorbereiten. Adaptierende Maßnahmen zielen folglich darauf ab, die Nahrungsaufnahme zu erleichtern, die Schluckeffizienz zu verbessern und Aspiration zu vermeiden.

Für die Akutphase haben diese Verfahren hohe Relevanz, weil sie unmittelbar umgesetzt werden können und bei leichteren Schluckstörungen eine sofortige Besserung der Symptomatik erzielen. Sie gewährleisten eine orale Ernährung, die für die Lebensqualität, einem wichtigen Teilhabeaspekt, entscheidend ist. Parallel zu den adaptierenden Maßnahmen kann dann ein Funktions- und Kompensationstraining erfolgen.

Restituierende Verfahren

Zu den restituierenden Verfahren zählen alle Maßnahmen, die die ursprüngliche Funktion von Strukturen, die am Schluckvorgang beteiligt sind, wiederherstellen oder erhaltene Restfunktionen aktivieren sollen. Das Training bestimmter Teilfunktionen des Schluckvorgangs dient außerdem der Erarbeitung und erfolgreichen Umsetzung kompensatorischer Schlucktechniken. So sind in die Behandlung je nach Störungsschwerpunkt Lippen-, Kiefer-, Zungen-, und Velumübungen integriert. Darüber hinaus umfassen restituierende Verfahren Übungen zur laryngealen Adduktion, Larynxelevation, Pharynxkontraktion und zur Stimulation des Schluckreflexes.

Das methodische Vorgehen schließt grundsätzlich 3 Behandlungsstufen ein: vorbereitende Stimulation, Mobilisationstechniken und autonome Bewegungsübungen. Je nach Art und Ausmaß der Störung wird auf unterschiedlichen Behandlungsstufen begonnen. Ein Leitfaden für die Wahl störungsspezifischer Übungen ebenso wie eine Zusammenstellung evidenzbasierter Übungen findet sich bei Bartolome u. Schröter-Morasch (2010, S. 353 ff). In der Akutphase bestehen häufig schwere Bewegungsstörungen und/oder die Betroffenen sind bewusstseinseingeschränkt, sodass fast immer mit den stimulierenden Übungen auf der ersten Behandlungsstufe zu beginnen ist.

Kompensatorische Verfahren

Kompensationsstrategien vermitteln Verhaltensänderungen beim Schlucken, insbesondere Haltungsänderungen und spezielle Schlucktechniken. Ziel ist das effiziente und aspirationsfreie Schlucken trotz bestehender Einschränkungen der Schluckfunktion. Die zugrunde liegende Pathophysiologie wird nicht bearbeitet.

Haltungsänderungen betreffen überwiegend Veränderungen der Kopfstellung (z.B. Kopfneigung oder Kopfdrehung beim Schlucken). Häufig eingesetzte Schlucktechniken sind beispielsweise das kräftige Schlucken, supraglottisches und super-supraglottisches Schlucken oder die Mendelsohn-Technik. Die Indikation ist abhängig vom zugrunde liegenden Pathomechanismus. Die verschiedenen Schlucktechniken mit Zielen, Indikation und Durchführung werden u.a. in Bartolome u. Schröter-Morasch (2010) ausführlich beschrieben.

In der Akutphase ist die Vermittlung kompensatorischer Strategien deutlich erschwert, weil sie ausreichende Aufmerksamkeits- und Gedächtnisleistungen voraussetzen. Das Erlernen von Haltungsänderungen und Schlucktechniken erfordert Aufmerksamkeit, Eigenwahrnehmung und Selbstkontrolle. Darüber hinaus muss eine erlernte Strategie beim Schlucken erinnert werden, um sie selbstständig anzuwenden (Bartolome u. Schröter- Morasch 2010). Diese kognitiven Anforderungen erfüllen Patienten in der Akutphase oft noch nicht, insbesondere dann nicht, wenn gleichzeitig eine akute Aphasie besteht. Während Haltungsänderungen bei einigen Patienten passiv durch entsprechende Lagerung und therapeutische Führung unterstützt werden können, ist die Vermittlung von Schlucktechniken zumeist erst bei gebesserten Aufmerksamkeits- und Gedächtnisleistungen und ggf. Sprachverstehensleistungen möglich.

M!

Merke

Intensive funktionelle Dysphagietherapie (FDT) ist schon in der Akutphase effektiv. Einen hohen Stellenwert haben adaptierende Maßnahmen und restituierende Verfahren. Kompensatorische Strategien sind in der Akutphase schwer vermittelbar, weil sie gute Aufmerksamkeits- und Gedächtnisleistungen voraussetzen. Insbesondere Beeinträchtigungen des Sprachverstehens bei gleichzeitig bestehender Aphasie erschweren die Erarbeitung kompensatorischer Strategien oder auch die Einhaltung adaptierender Maßnahmen. Methoden der FDT sind auch bei Patienten mit Trachealkanülen anzuwenden, um aspirationsfreies Schlucken zu erarbeiten und eine dauerhafte Entfernung der Kanüle zu erreichen.

Behandlung des faziooralen Trakts (F.O.T.T.)

Die Therapie des faziooralen Trakts (F.O.T.T.) ist ein neurophysiologisches Förderkonzept, das von der englischen Sprachtherapeutin Kay Coombes in den 70er-Jahren entwickelt und im deutschsprachigen Raum vor allem durch die Logopädin Ricki Nusser-Müller-Busch (u.a. 2011) bekannt wurde.

Ziel der F.O.T.T. ist es, den Patienten möglichst normale Bewegungserfahrungen in einem individuell stimulierenden Alltagskontext anzubieten. Verloren gegangene oder beeinträchtigte Funktionen werden vorwiegend durch gezielte taktile Fazilitation (sensorische Stimulation) angebahnt und über sensomotorisches Lernen (wieder)erlangt. Dieser Lernprozess wird vor allem durch das Spüren eigener aktiver Bewegungen angeregt. Zusätzliche verbale Instruktionen sind deshalb immer kurz, prägnant und auf die konkrete Situation bezogen. Die F.O.T.T. basiert auf dem Bobath-Konzept (u.a. Bobath 1998, Davies 2002), aus dem auch die grundsätzlichen Behandlungsprinzipien abgeleitet sind.

Info

Wichtige Behandlungsprinzipien in der Therapie des faziooralen Trakts

- Das Wissen über die charakteristischen Merkmale normaler Entwicklung und normaler Haltungs- und Bewegungsreaktionen ist Voraussetzung für jeden Behandlungsschritt.
- Der Haltungstonus ist das Fundament der Behandlung.
- Der Patient erhält Hilfen, über die möglichst physiologische Bewegungen erfahrbar werden.
- Die Reaktionen und Antworten der Patienten werden kontinuierlich evaluiert (beobachten und erspüren – behandeln – beobachten und erspüren).
- Jeder Behandlungsschritt muss rational begründet sein und soll ein aktivitätenorientiertes Ziel haben.
- Assoziierte Reaktionen sind zu verhindern oder zu hemmen.
- Praxis fördert Lernen, die Behandlung beginnt so früh wie möglich.
- Die Atemwege sind immer zu schützen.

Die F.O.T.T. dient der strukturierten „Befunderhebung und Behandlung neurogener Störungen des mimischen Ausdrucks, oraler Bewegungen, des Schluckens und der Atmung, der Stimmgebung und des Sprechens" (Nusser-Müller-Busch 2011, S.12). In der Behandlung werden sinnvolle, individuell und therapeutisch zu variierende, alltägliche Aktivitäten anstelle von standardisierten Übungen genutzt. Wesentliche Merkmale des Ansatzes sind Interdisziplinarität, konsequentes Einbeziehen von alltagsbezogenen Funktionen und Aktivitäten in die Therapie (z.B. Zähneputzen) und die Durchführung als 24-Stunden-Konzept. Folglich handelt es sich um ein Konzept, nach dem alle Mitglieder des Rehateams (Pflegekräfte, Logopädinnen, Ergo- und Physiotherapeutinnen) arbeiten, oftmals auch zu zweit und unter Einbeziehung der Angehörigen.

Behandlungsbereiche in der F.O.T.T.

Die F.O.T.T. umfasst 4 übergeordnete Bereiche:
- Nahrungsaufnahme
- Mundhygiene
- nonverbale Kommunikation
- Atmung – Stimme – Sprechen

Darüber hinaus beinhaltet die F.O.T.T. ein spezielles Trachealkanülenmanagement. Die 4 Bereiche greifen ineinander über, wie die Fähigkeiten beim Kauen oder nach dem Schlucken zu atmen oder gleichzeitig zu essen und zu sprechen zeigen. Dieses wechselseitige Bedingungsgefüge wird in der Therapie berücksichtigt, deshalb werden die 4 Bereiche nicht isoliert sondern immer gemeinsam behandelt. Insofern handelt es sich bei der F.O.T.T. auch nicht um eine reine Dysphagietherapie.

Die Behandlung sollte so früh wie möglich beginnen, im günstigsten Fall schon während der Intensiv- oder Akutbehandlung. Das therapeutische Vorgehen wird der Bewusstseinslage des Patienten angepasst. Da zu Beginn vor allem taktile Reize angeboten werden, eignet sich die F.O.T.T. auch für Menschen im Koma und Wachkoma und für Menschen mit schweren Beeinträchtigungen im Sprachverstehen. Bei gebessertem Allgemeinzustand und verbessertem Bewusstsein werden zunehmend aktive und selektive Funktionen fazilitiert, beispielsweise schluckrelevante Bewegungen oder Stimm- und Sprechfunktionen. Sobald die Patienten aktiv an der Behandlung teilnehmen können, findet die Behandlung vornehmlich im Stuhl sitzend oder auch im Stehen statt. Zudem integriert das Vorgehen immer mehr Alltagshandlungen und Bewegungselemente (z.B. Mundpflege, Nahrungsaufnahme, bewegungsunterstützte Phonation).

5.5.3 Evidenzbasierte Praxis der Dysphagietherapie

Die Wirksamkeit von Schlucktherapie in der Akutphase wurde in einer randomisierten klinischen Studie (RCT) nachgewiesen (Carnaby et al. 2006). Patienten mit neurogenen Dysphagien nach Schlaganfall erhielten ab Tag 2–7 nach Erkrankungsbeginn funktionelle Dysphagietherapie. Die Ergebnisse zeigen neben der Effektivität von Dysphagietherapie, dass bei intensiver (täglicher) Behandlung eine vollständige Erholung der Schluckfunktion und die vollorale Ernährung mit Normalkost eher erreichbar ist als bei weniger intensiver (dreimal wöchentlicher) Therapie.

Für zahlreiche methodische Verfahren der funktionellen Dysphagietherapie wurde die Wirksamkeit in klinischen Studien nachgewiesen, allerdings mit unterschiedlichem Evidenzgrad. Eine Übersicht über diese Studien findet sich in den „Leitlinien neurogene Dysphagien" der DGN (Prosiegel et al. 2008) und bei Bartolome u. Schröter-Morasch (2010, S. 362). Mit hohem Empfehlungsgrad verweisen die Leitlinien der DGN für die Übungsbehandlung bei neurogener Dysphagie auf diejenigen Verfahren, für die Wirksamkeitsnachweise bei bestimmten Störungsmustern vorliegen.

Für die F.O.T.T. liegt keine ausreichend gesicherte Evidenz vor. In einer Pilotstudie konnte ein positiver Einfluss der Methode auf Wachheit und Schluckfrequenz bei Patienten mit schwerer Dysphagie und Trachealkanüle in der Akutphase gezeigt werden (Seidel et al. 2007).

Aachener Aphasie-Bedside-Test

Patient: ______________________, geb. am: ______, Unters.-Datum: __________

Unters.-Nr.: 1 2 3 Ereignisdatum: __________

Krankheitsdauer: ______________ Untersuchungsdauer: ______________

Auswertung:

Untertest	Punktwert (max. 50)	Prozentrang (bezogen auf Tag _____)
BLIKO		
MUMO		
SIREI		
IDENT		
BENENN		

ART	Silben/Sek	verkürzt	normal
/bababa..../		☐	☐
/danadanadana./		☐	☐
PHONHALT	Sekunden		
/a/		☐	☐
/i/		☐	☐
/f/		☐	☐

Hinweise auf Dysarthrie: ☐ ______________________________

Sprechapraxie: ☐ ______________________________

bukkofaziale Apraxie: ☐ ______________________________

Hinweise auf Antriebsstörungen: ☐ ______________________________

Version 2012 1

Aachener Aphasie-Bedside-Test

1. Globales Kommunikationsverhalten bei Begrüßung und Verabschiedung

Beobachtungsmerkmal	Reaktion des Patienten spontan	leicht stimulierbar	schwer stimulierbar	nicht
Blickkontakt	☐	☐	☐	☐
Händedruck	☐	☐	☐	☐
Sprache*	☐	☐	☐	☐
Mimik	☐	☐	☐	☐
Gestik	☐	☐	☐	☐

Sonstige Beobachtungen:

- faziale Parese re/li - keine
- Speichelfluss stark - leicht - gelegentlich - keiner

- Psychomotorische Unruhe bei Ansprache stark - leicht - gelegentlich - keine

- Schwankung in der Zuwendung stark - leicht - gelegentlich - keine

*mindestens ein erkennbares Inhaltswort

Version 2012 2

Aachener Aphasie-Bedside-Test

2a. Spontansprache (Tonaufnahme)

Gesprächsthemen (offene Fragen des Untersuchers, danach je 3 enge Fragen)

1. **Krankheitsverlauf** (Wie ist das gekommen mit Ihrer Krankheit? Was ist passiert? Lagen Sie gerade im Bett? Sind Sie umgefallen? Waren Sie bei der Arbeit?)
2. **Familie** (Was macht Ihre Familie? Was machten Ihre Eltern? Leben Sie schon lange hier? Sind Sie verheiratet? Haben Sie Kinder? Haben Sie Geschwister?)
3. **Freizeit** (Was machen Sie in Ihrer Freizeit? Haben Sie ein Hobby? Haben Sie Sport getrieben? Sehen Sie gerne Fernsehen? Schauen Sie sich gern Fußballspiele an? Gehen Sie gerne spazieren?)

2b. Fortlaufendes Transkript der ersten 30 Phrasen

In der Auswertung der Spontansprache wird das Bewertungsschema des AAT benutzt.

Aachener Aphasie-Bedside-Test

3. Aufforderungen zu Blick- und Kopfbewegungen

Item	Stimulierungsstufe 1	2	3	4	Art der Reaktion	Punktwert (0-5)
1. Schließen Sie die Augen	K AU FA RI	K AU FA RI	K AU FA RI	K AU FA RI	LA EI ZI SU	
2. Schauen Sie zum Fenster/zur Tür	K AU FA RI	K AU FA RI	K AU FA RI	K AU FA RI	LA EI ZI SU	
3. Schauen Sie zur Decke	K AU FA RI	K AU FA RI	K AU FA RI	K AU FA RI	LA EI ZI SU	
4. Schauen Sie zur Wand/zum Vorhang	K AU FA RI	K AU FA RI	K AU FA RI	K AU FA RI	LA EI ZI SU	
5. Schauen Sie auf Ihre Füße	K AU FA RI	K AU FA RI	K AU FA RI	K AU FA RI	LA EI ZI SU	
6. Schauen Sie auf meine Hand	K AU FA RI	K AU FA RI	K AU FA RI	K AU FA RI	LA EI ZI SU	
7. Nicken Sie mit dem Kopf	K AU FA RI	K AU FA RI	K AU FA RI	K AU FA RI	LA EI ZI SU	
8. Kneifen Sie das re/li Auge zu	K AU FA RI	K AU FA RI	K AU FA RI	K AU FA RI	LA EI ZI SU	
9. Schütteln Sie den Kopf	K AU FA RI	K AU FA RI	K AU FA RI	K AU FA RI	LA EI ZI SU	
10. Kneifen Sie beide Augen zu	K AU FA RI	K AU FA RI	K AU FA RI	K AU FA RI	LA EI ZI SU	
					gesamt	

Stimulierungsstufe	
1	verbale Aufforderung
2	Wiederholung der verbalen Aufforderung
3	Vormachen der Bewegung
4	wiederholtes Vormachen der Bewegung und/oder zusätzliche taktile oder situative Stimulierung (Vorschläge s. Handanweisung)

Art der Reaktion	
K	keine Reaktion
AU	automatisierte oder perseverierte Bewegung
FA	falsche Reaktion
RI	richtige Reaktion

bei falscher oder richtiger Reaktion wird weiter eingestuft:

LA	verzögertes Einsetzen der Bewegung
EI	eingeschränkter Bewegungsumfang und/oder verlangsamte Ausführung
ZI	zittrige und/oder überschießende Ausführung
SU	apraktische Suchbewegungen

Abbruch, wenn bei den ersten 3 Stimuli auch bei Stimulierungsstufe 4 keine Reaktion oder nur Automatismen folgen.

Version 2012 4

Aachener Aphasie-Bedside-Test

4. Mundmotorik und bukkofaziale Apraxie

Item	Stimulierungsstufe 1	2	3	4	Art der Reaktion	Punktwert
1. Mund öffnen	K AU FA RI	K AU FA RI	K AU FA RI	K AU FA RI	LA EI ZI SU	
2. Zunge herausstrecken	K AU FA RI	K AU FA RI	K AU FA RI	K AU FA RI	LA EI ZI SU	
3. Pusten/Blasen	K AU FA RI	K AU FA RI	K AU FA RI	K AU FA RI	LA EI ZI SU	
4. Lippen vorstülpen	K AU FA RI	K AU FA RI	K AU FA RI	K AU FA RI	LA EI ZI SU	
5. Oberlippe ablecken	K AU FA RI	K AU FA RI	K AU FA RI	K AU FA RI	LA EI ZI SU	
6. Zähne klappern	K AU FA RI	K AU FA RI	K AU FA RI	K AU FA RI	LA EI ZI SU	
7. Wangen aufblasen	K AU FA RI	K AU FA RI	K AU FA RI	K AU FA RI	LA EI ZI SU	
8. Zischen	K AU FA RI	K AU FA RI	K AU FA RI	K AU FA RI	LA EI ZI SU	
9. Räuspern	K AU FA RI	K AU FA RI	K AU FA RI	K AU FA RI	LA EI ZI SU	
10. Zunge schnalzen	K AU FA RI	K AU FA RI	K AU FA RI	K AU FA RI	LA EI ZI SU	
					gesamt	

Stimulierungsstufe	
1	verbale Aufforderung
2	Wiederholung der verbalen Aufforderung
3	Vormachen der Bewegung
4	wiederholtes Vormachen der Bewegung und/oder zusätzliche taktile oder situative Stimulierung (Vorschläge s. Handanweisung)

Art der Reaktion	
K	keine Reaktion
AU	automatisierte oder perseverierte Bewegung
FA	falsche Reaktion
RI	richtige Reaktion

bei falscher oder richtiger Reaktion wird weiter eingestuft:

LA	verzögertes Einsetzen der Bewegung
EI	eingeschränkter Bewegungsumfang und/oder verlangsamte Ausführung
ZI	zittrige und/oder überschießende Ausführung
SU	apraktische Suchbewegungen

Abbruch, wenn bei den ersten 3 Stimuli auch bei Stimulierungsstufe 4 keine Reaktion oder nur Automatismen folgen.

Version 2012 5

Aachener Aphasie-Bedside-Test

5. Artikulation und Phonation

5a. Artikulationsschnelligkeit (Tonaufnahme)

Mit dem Patienten üben: /ba/ dann **/bababababa..../**

Aufgabenstellung: so schnell wie möglich mit einem Atemzug sprechen: /babababababa.../

möglich: ja/nein
fehlerhaft: ja/nein
Auswertung: Anzahl der Silben pro Sekunde: ....

Mit dem Patienten üben: /dana/ dann **/danadanadanadana.../**

Aufgabenstellung: so schnell wie möglich mit einem Atemzug sprechen: /danadanadanadana.../

möglich: ja/nein
fehlerhaft: ja/nein
Auswertung: Anzahl der Silben pro Sekunde: ...

5b. Phonemhaltedauer (Tonaufnahme)

- mit einem Atemzug sprechen: /a/ .... Sekunden
- mit einem Atemzug sprechen: /i/ .... Sekunden
- mit einem Atemzug sprechen: /f/ .... Sekunden

<table>
<tr><th>ART</th><th>Silben/Sek</th><th>Norm*</th></tr>
<tr><td>/bababa..../</td><td></td><td>6,93</td></tr>
<tr><td>/danadanadana../</td><td></td><td>6,68</td></tr>
<tr><td>PHONHALT</td><td>Sekunden</td><td></td></tr>
<tr><td>/a/</td><td></td><td rowspan="2">> 12 sek (≤ 50 Jahre)
> 10 sek (> 50 Jahre)</td></tr>
<tr><td>/i/</td><td></td></tr>
<tr><td>/f/</td><td></td><td>> 10 sek (≤ 50 Jahre)
> 8 sek (> 50 Jahre)</td></tr>
</table>

* Normwerte nach Ziegler 2010

Version 2012 6

Aachener Aphasie-Bedside-Test

6. Singen, Reihensprechen, Floskeln

Item	Stimulierungsstufe* 1	2	3	4	Art der Reaktion**	Punktwert
1. Lippen aufeinan.leg. Tonleiter summen (5 Töne)	K AU FA RI	K AU FA RI	K AU FA RI	K AU FA RI	FR NEOL PHO LEX DYS SU	
2. Singen mit Text "Hänschen klein"	K AU FA RI	K AU FA RI	K AU FA RI	K AU FA RI	FR NEOL PHO LEX DYS SU	
3. Melodie ohne Text	K AU FA RI	K AU FA RI	K AU FA RI	K AU FA RI	FR NEOL PHO LEX DYS SU	
4. Zählen von 1-10	K AU FA RI	K AU FA RI	K AU FA RI	K AU FA RI	FR NEOL PHO LEX DYS SU	
5. Aufsagen der Wochentage "Montag, Dienstag..."	K AU FA RI	K AU FA RI	K AU FA RI	K AU FA RI	FR NEOL PHO LEX DYS SU	
6. Nachsprechen bzw. Mitsprechen von Floskeln "Guten Morgen"	K AU FA RI	K AU FA RI	K AU FA RI	K AU FA RI	FR NEOL PHO LEX DYS SU	
7. "Hallo"	K AU FA RI	K AU FA RI	K AU FA RI	K AU FA RI	FR NEOL PHO LEX DYS SU	
8. "Donnerwetter"	K AU FA RI	K AU FA RI	K AU FA RI	K AU FA RI	FR NEOL PHO LEX DYS SU	
9. "Macht nichts"	K AU FA RI	K AU FA RI	K AU FA RI	K AU FA RI	FR NEOL PHO LEX DYS SU	
10. "Auf Wiedersehen"	K AU FA RI	K AU FA RI	K AU FA RI	K AU FA RI	FR NEOL PHO LEX DYS SU	
					gesamt	

Stimulierungsstufe	
1	verbale Aufforderung
2	Wiederholung der verbalen Aufforderung
3	Vormachen durch den Untersucher bzw. ab Punkt 6 Anlauthilfe
4	mit situativer Stimulierung bzw. ab Aufgabe 6 Mitsprechen (Vorschläge s. Handanweisung)

Art der Reaktion	
K	keine Reaktion
AU	automatisierte oder perseverierte Bewegung
FA	falsche Reaktion
RI	richtige Reaktion

bei falscher oder richtiger Reaktion wird weiter eingestuft:

FR	fragmentarisch
NEOL	mit Neologismen
PHO	mit phonematischen Paraphasien
LEX	apraktische Suchbewegungen
DYS	dysarthrisch
SU	mit artikulatorischem Suchverhalten

Untertest auf jeden Fall ganz durchführen, nicht abbrechen

Version 2012 7

Aachener Aphasie-Bedside-Test

7. Identifizieren von Objekten

Der Untersucher legt dem Patienten vier Objekte (Tasse, Messer, Gabel, Teller) in der rechts skizzierten Anordnung vor, am besten auf dem Tablett des Nachttisches. Die Objekte werden einmal sprachlich benannt und gezeigt.

Untersucher

Tasse	Messer
Gabel	Teller

Patient

Item	Stimulierungsstufe 1	2	3	4	Art der Reaktion	Punktwert
1. Nehmen Sie die Tasse	K AU FA RI	K AU FA RI	K AU FA RI	K AU FA RI	LA EI ZI SU	
2. Nehmen Sie das Messer	K AU FA RI	K AU FA RI	K AU FA RI	K AU FA RI	LA EI ZI SU	
3. Nehmen Sie die Tasse	K AU FA RI	K AU FA RI	K AU FA RI	K AU FA RI	LA EI ZI SU	
4. Nehmen Sie den Teller	K AU FA RI	K AU FA RI	K AU FA RI	K AU FA RI	LA EI ZI SU	
5. Zeigen Sie auf die Gabel	K AU FA RI	K AU FA RI	K AU FA RI	K AU FA RI	LA EI ZI SU	
6. Zeigen Sie auf das Messer	K AU FA RI	K AU FA RI	K AU FA RI	K AU FA RI	LA EI ZI SU	
7. Zeigen Sie auf die Gabel	K AU FA RI	K AU FA RI	K AU FA RI	K AU FA RI	LA EI ZI SU	
8. Zeigen Sie auf den Teller	K AU FA RI	K AU FA RI	K AU FA RI	K AU FA RI	LA EI ZI SU	
9. Nehmen Sie die Gabel	K AU FA RI	K AU FA RI	K AU FA RI	K AU FA RI	LA EI ZI SU	
10. Zeigen Sie auf die Tasse	K AU FA RI	K AU FA RI	K AU FA RI	K AU FA RI	LA EI ZI SU	
					gesamt	

Stimulierungsstufe	
1	verbale Aufforderung
2	Wiederholung der verbalen Aufforderung
3	Vormachen der Bewegung
4	wiederholtes Vormachen der Bewegung und/oder zusätzliche taktile oder situative Stimulierung

Art der Reaktion	
K	keine Reaktion
AU	automatisierte oder perseverierte Bewegung
FA	falsche Reaktion
RI	richtige Reaktion

bei falscher oder richtiger Reaktion wird weiter eingestuft:

LA	verzögertes Einsetzen der Bewegung
EI	eingeschränkter Bewegungsumfang und/oder verlangsamte Ausführung
ZI	zittrige und/oder überschießende Ausführung
SU	apraktische Suchbewegungen

Abbruch, wenn bei den ersten 3 Stimuli auch bei Stimulierungsstufe 4 keine Reaktion oder nur Automatismen folgen.

Version 2012 8

Aachener Aphasie-Bedside-Test

8. **Benennen** (Tonaufnahme)

ITEM	Stimulierungsstufe 1	2	3	4	Art der Reaktion	**Punktwert**
1. Tasse			(nicht Teller, sondern ..)	4 (Ta..)		
	K AU FA RI	K AU FA RI	K AU FA RI	K AU FA RI	NEOL PHO LEX DYS SU	
Transkript:						
2. Hammer			(nicht Nagel, sondern ..)	4 (Ha ..)		
	K AU FA RI	K AU FA RI	K AU FA RI	K AU FA RI	NEOL PHO LEX DYS SU	
Transkript:						
3. Kette			(nicht Ring, sondern..)	4 (Ke ..)		
	K AU FA RI	K AU FA RI	K AU FA RI	K AU FA RI	NEOL PHO LEX DYS SU	
Transkript:						
4. Seife			(nicht Wasser, sondern ..)	4 (Sei..)		
	K AU FA RI	K AU FA RI	K AU FA RI	K AU FA RI	NEOL PHO LEX DYS SU	
Transkript:						
5. Birne			(nicht Apfel, sondern..)	4 (Bi ..)		
	K AU FA RI	K AU FA RI	K AU FA RI	K AU FA RI	NEOL PHO LEX DYS SU	
Transkript:						
6. Geige			(nicht Flöte, sondern ..)	4 (Gei..)		
	K AU FA RI	K AU FA RI	K AU FA RI	K AU FA RI	NEOL PHO LEX DYS SU	
Transkript:						
7. Bürste			(nicht Kamm, sondern...)	4 (Bü..)		
	K AU FA RI	K AU FA RI	K AU FA RI	K AU FA RI	NEOL PHO LEX DYS SU	
Transkript:						
8. Nadel			(nicht Faden, sondern ..)	4 (Na ..)		
	K AU FA RI	K AU FA RI	K AU FA RI	K AU FA RI	NEOL PHO LEX DYS SU	
Transkript:						
9. Pinsel			(nicht Farbe, sondern..)	4 (Pi..)		
	K AU FA RI	K AU FA RI	K AU FA RI	K AU FA RI	NEOL PHO LEX DYS SU	
Transkript:						
10. Kuli			(nicht Füller, sondern...)	4 (Ku..)		
	K AU FA RI	K AU FA RI	K AU FA RI	K AU FA RI	NEOL PHO LEX DYS SU	
					gesamt	

Stimulierungsstufe	
1	sprachliches Benennen
2	gestisches Beschreiben*
3	semantische Hilfe
4	Anlauthilfe

*Gesten s. Handanweisung S.15

Art der Reaktion	
K	keine Reaktion
AU	automatisierte oder perseverierte Bewegung
FA	falsche Reaktion
RI	richtige Reaktion

bei falscher oder richtiger Reaktion wird weiter eingestuft:

NEOL	mit Neologismen
PHO	mit phonematischen Paraphasien
LEX	mit lexikalischen Veränderungen
DYS	dysarthrisch
SU	mit artikulatorischem Suchverhalten

Abbruch, wenn bei den ersten 3 Stimuli auch bei Stimulierungsstufe 4 keine Reaktion oder nur Automatismen folgen.

Version 2012

9

Aachener Aphasie-Bedside-Test

9. Verlaufsbogen

Untertest	**Datum:**	**U.Tag:**	**Datum:**	**U.Tag:**	**Datum:**	**U.Tag:**
	Punkte	Prozentrang	Punkte	Prozentrang	Punkte	Prozentrang
BLIKO						
MUMO						
SIREI						
IDENT						
BENENN						

ART	Silben/ Sekunde	auf-fällig	unauf-fällig	Silben/ Sekunde	auf-fällig	unauf-fällig	Silben/ Sekunde	auf-fällig	unauf-fällig
/bababa/		☐	☐		☐	☐		☐	☐
/danadana/		☐	☐		☐	☐		☐	☐
PHONHALT	Sekunden			Sekunden			Sekunden		
/a/		☐	☐		☐	☐		☐	☐
/i/		☐	☐		☐	☐		☐	☐
/f/		☐	☐		☐	☐		☐	☐

Bildmaterial zum Untertest Benennen

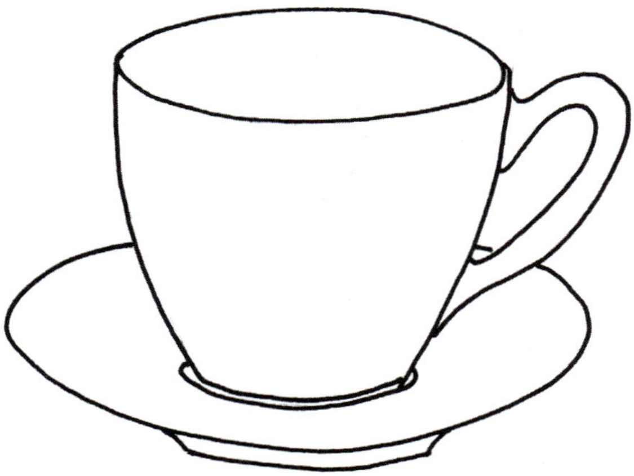

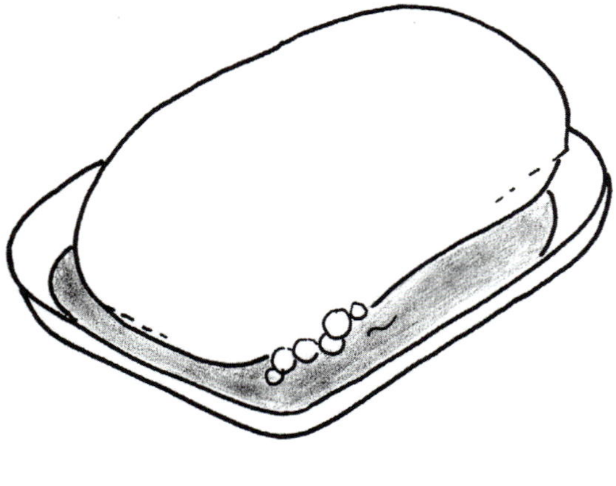

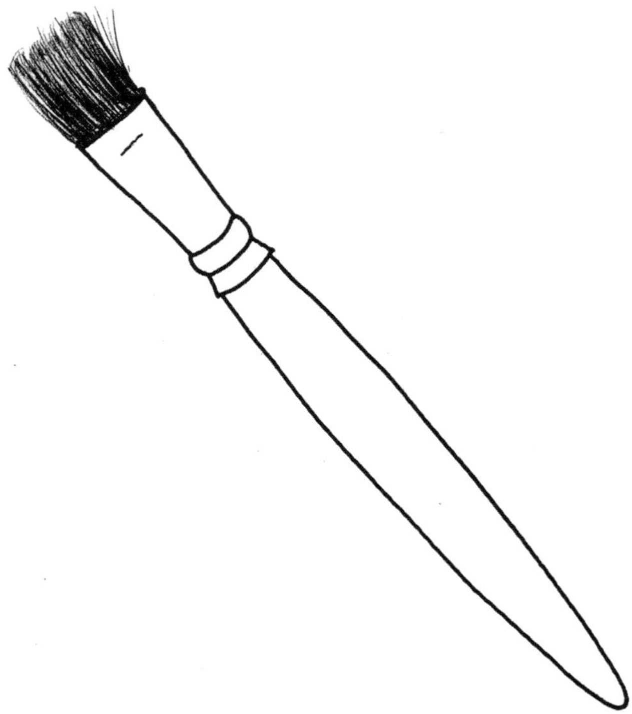

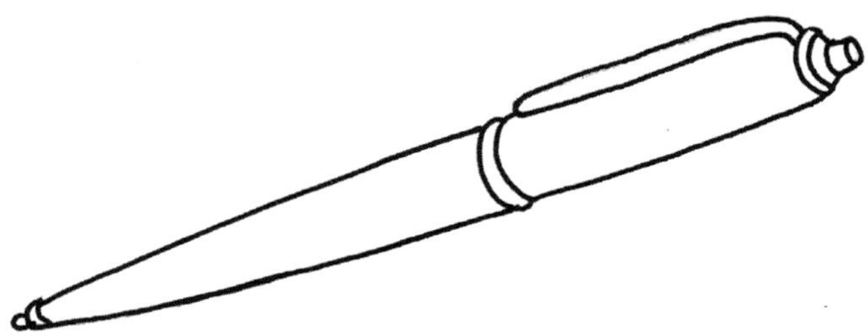

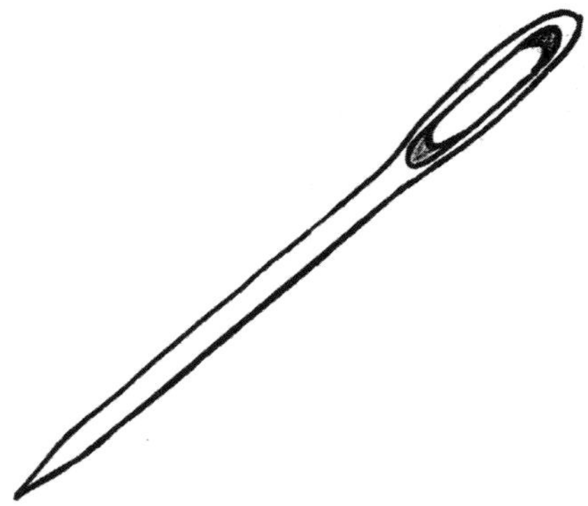

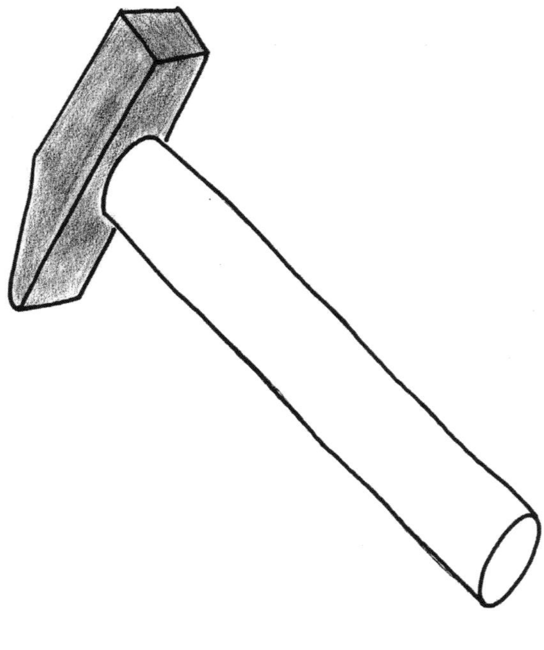

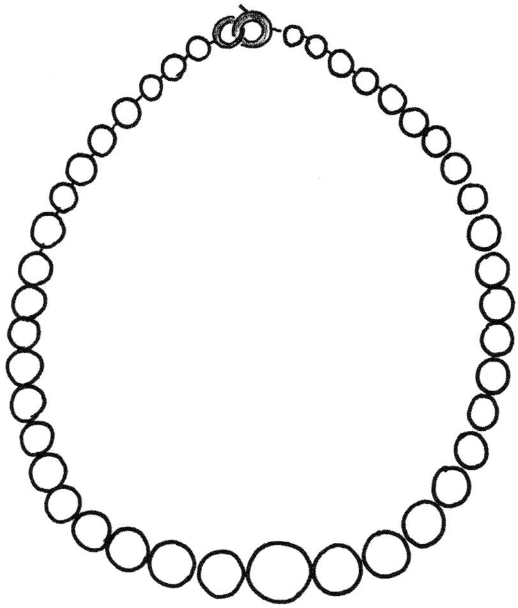

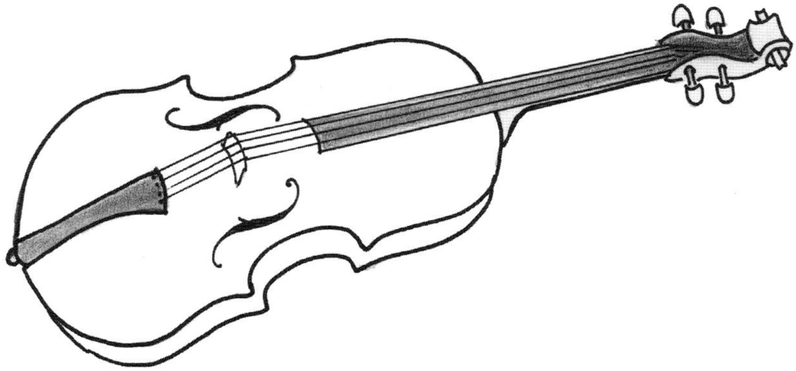

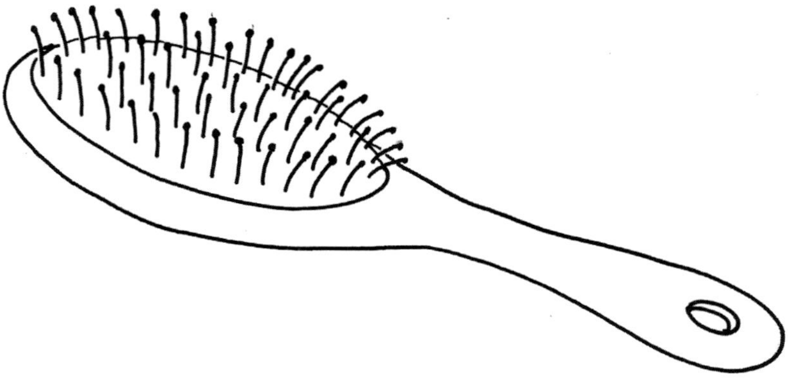

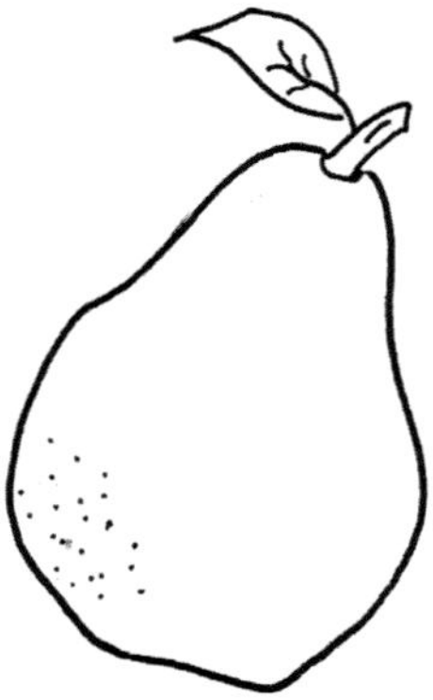

Literatur

Abel S, Schultz A, Radermacher I. Decreasing and increasing cues in naming therapy for aphasia. Aphasiology 2005; 19: 831–848

Abel S. Modellgeleitete Aphasietherapie bei lexikalischen Störungen. Aachen: Shaker; 2007

Ackermann H. Therapie neurogener Sprech- und Stimmstörungen (Dysarthrie/Dysarthrophonie). In: Diener H, Putzki N, Hrsg. Leitlinien für Diagnostik und Therapie in der Neurologie. 4. Aufl. Stuttgart: Thieme; 2008: 903–907

Ackermann H, Schönle P. Multiprofessionelle neurologische Rehabilitation. In: Diener H, Putzki N, Hrsg. Leitlinien für Diagnostik und Therapie in der Neurologie. 4. Aufl. Stuttgart: Thieme; 2008: 880–886

Aere C, Wilmskötter J, Stanschus S. Dysphagie-Management bei akutem Schlaganfall. Idstein: Schulz-Kirchner; 2011

Aichert I, Marquardt C, Ziegler W. Frequenzen sublexikalischer Einheiten des Deutschen: CELEX-basierte Datenbanken. Neurolinguistik 2005; 19: 55–81

Aichert I, Ziegler W. Segmentales und silbisches Lernen bei Sprechapraxie: Eine Studie zur Erhebung von Lern- und Transfereffekten. Forum Logopädie 2008; 22: 10–17

Aichert I, Staiger A. Sprechapraxie. In: Blanken G, Ziegler W, Hrsg. Klinische Linguistik und Phonetik. Freiburg: Hochschul-Verlag; 2010; 231–256

Aichert I, Ziegler W. Therapie bei chronischer Sprechapraxie. Eine Fallbeschreibung. Forum Logopädie 2010; 24: 6–13

Aichert I, Wunderlich A, Ziegler W. Einflussfaktoren bei Sprechapraxie: Gruppeneffekte und individuelle Variation. Sprachheilarbeit 2012; 3, 136–146.

Al-Khawaja I, Wade DT, Collin CF. Bedside screening for aphasia: a comparison of two methods. J Neurol 1996; 243: 201–204

Albert ML, Sparks RW, Helm NA. Melodic intonation therapy. Arch Neurol 1973; 29: 130–131

Albert ML, Goddglass H, Helm NA et al. Clinical Aspects of Dysphasia In: Arnold GE, Winckel F, Wyke BD, Hrsg. Disorders of Human Communication 2. Aufl. Wien: Springer; 1981

Aschenbrenner S, Tucha O, Lange K. Regensburger Wortflüssigkeits-Test (RWT). Göttingen Bern Toronto Seattle: Hogrefe; 2001

Bakheit AMO, Shaw S, Barrett L et al. A prospective, randomized, parallel group, controlled study of the effect of intensity of speech and language therapy on early recovery from poststroke aphasia. Clin Rehabil 2007; 21: 885–894

Balazs V, Wiesenberger A, Glindemann R. Interview zur pragmatisch-funktionellen Diagnostik bei schwerer Aphasie (PFD). Sprachheilarbeit 2010; 5: 232–240

Barreca S, Velikonja D, Brown L et al. Evaluation of the effectiveness of two clinical training procedures to elicit yes/no responses from patients with a severe acquired brain injury: a randomized single-subject design. Brain Inj 2003; 17: 1065–1075

Barthel G. Modellorientierte Aphasietherapie und Aachener Sprachanalyse: Evaluation bei Patienten mit chronischer Aphasie [Dissertation]. Universität Konstanz; 2005

Barthel G, Djundja D, Meinzer M et al. Aachener Sprachanalyse (ASPA): Evaluation bei Patienten mit chronischer Aphasie. Sprache – Stimme – Gehör 2006; 30: 103–110

Bartholome G, Schröter-Morasch H, Hrsg. Schluckstörungen – Diagnostik und Rehabilitation. 4. Aufl. München: Urban&Fischer/Elsevier; 2010

Basso A. Aphasia and its therapy. Oxford: Oxford University Press; 2003

Basso A. „Natural" conversation: A treatment for severe aphasia. Aphasiology 2010; 24: 466–479

Basso A, Capitani E, Vignolo LA. Influence of Rehabilitation on Language Skills in Aphasic Patients. Arch Neurol 1979; 36: 190–196

Bauer A. Akute Aphasien: Überlegungen zur sprachtherapeutischen Intervention in der ersten Rehabilitationsphase Sprache-Stimme-Gehör 2001; 25: 167–173

Bauer A, de Langen-Müller U, Glindemann R et al. Qualitätskriterien und Standards für die Therapie von Patienten mit erworbenen neurogenen Störungen der Sprache (Aphasie) und des Sprechens (Dysarthrie): Leitlinien 2001. Aktuelle Neurologie 2002; 29: 63–75

Bauer A, Auer P. Aphasie im Alltag. Stuttgart: Thieme; 2009

Belin P, van Eeckhout PH, Zilbovicius M et al. Recovery from nonfluent aphasia after melodic intonation therapy: A PET study. Neurology 1996; 47: 1504–1511

Beukelman DR, Mirenda P. Augmentative & Alternative Communication. 3. Aufl. Baltimore: Paul Brookes; 2005

Beyn ES, Shokhor-Trotskaya MK. The preventative method of speech rehabilitation in aphasia. Cortex 1966; 2: 96–108

Bhogal SK, Teasell R, Speechley M. Intensity of aphasia therapy, impact on recovery. Stroke 2003; 34: 987–993

Bienstein C, Fröhlich A. Basale Stimulation in der Pflege: Die Grundlagen. 6. Aufl. Bern: Hans Huber; 2010

Biernanski J, Chernenko G, Corbett D. Efficacy of rehabilitative experience declines with time after focal ischemic brain injury. J Neurosci 2004; 24: 1245–1254

Biniek R. Akute Aphasien. Stuttgart: Thieme; 1993

Birner-Janusch B. Die Anwendung des PROMPTTM-Systems im Deutschen – eine Pilotstudie. Sprache – Stimme – Gehör 2001; 25: 174–179

Blanken G. Einführung in die linguistische Aphasiologie: Theorie und Praxis. Freiburg (Breisgau): Hochschul-Verl.; 1991

Bley M, Wagner A, Berrouschot J. Diagnosis of Aphasia on the stroke unit. Nervenarzt 2002; 73: 336–341

Blomert L. Amsterdam-Nijmegen Everyday Language Test (ANELT). Lisse/NL: Swets Test Services; 1997

Blomert L, Kean M, Koster C et al. Amsterdam-Nijmegen Everyday Language Test: construction, reliability and validity. Aphasiology 1994; 8: 381–407

Bobath B. Die Hemiplegie Erwachsener. 6. Aufl. Stuttgart: Thieme; 1998

Bongartz R. Kommunikationstherapie mit Aphasikern und Angehörigen. Grundlagen – Methoden – Materialien. Stuttgart: Thieme; 1998

Bongartz R, Claussen JP, Sigle G. Anwendung des PACE-Ansatzes zur Behandlung aphasischer Patienten in einer Gruppentherapie. Sprache – Stimme – Gehör 1990; 4: 133–196

Brady SL, Hildner CD, Hutchins BF. Simultaneous Videofluoroscopic Swallow Study and Modified Evans Blue Dye Procedure: An Evaluation of Blue Dye Visualization in Cases of Known Aspiration. Dysphagia 1999; 14: 146–149

Breitbach-Snowdon H. UNS-Untersuchung neurologisch bedingter Sprech- und Stimmstörungen. Köln: Prolog; 2003

Broida H. Language therapy effects in long term aphasia. Arch Phys Med Rehabil 1977; 58: 248–253

Bruner J. Wie das Kind sprechen lernt. Bern: Huber; 2008

Brust JC, Shafer SQ, Richter RW. Aphasia in acute stroke. Stroke 1976; 7: 167–174

Buber M. Das dialogische Prinzip. 10. Aufl. Gütersloh: Gütersloher Verlagshaus; 2006

Buck M, Beckers D, Adler SS. PNF in der Praxis: Eine Anleitung in Bildern. Berlin: Springer; 2010

Bundesarbeitsgemeinschaft für Rehabilitation (BAR). ICF-Praxisleitfaden 3. trägerübergreifende Informationen und Anregungen für die praktische Nutzung der ICF für das Krankenhaus. Frankfurt: Eigenverlag; 2010

Bundesverband für die Rehabilitation der Aphasiker. PictoCom – Kommunikationsbuch. Würzburg: Eigenverlag; 2005

Bungert-Kahl P, Biedermann F, Dörrscheidt GJ et al. Psychoacoustic test tools for the detection of deficits in central auditory processing: Normative data. Z Audiol 2004; 43: 48–71

Burek A, Büßelberg N, Stanschus S. Qualitätssicherungsprojekt zur Prävention von Aspirationspneumonien in der Akutversorgung von Schlaganfallpatienten mit Dysphagie. Forum Logopädie 2009; 3: 18–25

Burg I, Leise D. ScreeLing zur Diagnostik von akuten Aphasien: Pilotstudie für den deutschsprachigen Raum. Unveröffentliche Dipomarbeit, Heerlen Hogeschool Zuyd. Niederlande; 2009:

Cappa S. Spontaneous recovery from aphasia In: Stemmer B, Whitaker H, Hrsg. Handbook of neurolinguistics San Diego/CA: Academic Press; 1998: 535–545

Cappa SF, Benke T, Clarke S et al. ENFS guidelines on cognitive rehabilitation: report of an EFNS task force. European J Neurol 2005; 12: 665–680

Cappa S. Recovery of Aphasia. In: Stemmer B, Whitaker H, Hrsg. Handbook of the neuroscience of language. Amsterdam: Elsevier; 2009: 389–396

Carnaby G, Hankey GJ, Pizzi J. Behavioural intervention for dysphagia in acute stroke: a randomised controlled trial. Lancet Neurol 2006; 5: 31–37

Cherney LR, Patterson JP, Raymer A et al. Evidence-based systematic review: effects of intensity of treatment and constraint-induced language therapy for individuals with stroke-induced aphasia. J Speech Lang Hear Res 2008; 51: 1282–1299

Chua KS, Mg YS, Yap SG et al. A brief review of traumatic brain injury rehabilitation. Annals fo the Academy of Medicine of Singapore 2007; 36: 41–42

Claros-Salinas D, Greitemann G. Berufliche Rehabilitation von Menschen mit zentralen Sprach- und Sprechstörungen. Aphasie und verwandte Gebiete 2005; 3: 15–33

Cohen L, Dehaine S. Competition between past and present: assessemnt and interpretation of verbal perseverations. Brain 1998; 121: 1641–1659

Collin C, Wade D, Davis, S et al. The Barthel ADL index: a reliabiliy study. Int Disabil Stud 1988; 10: 61–63

Crinion J, Price CJ. Right anterior superior temporal activation predicts auditory sentence comprehension following aphasic stroke. Brain 2005; 128: 2858–2871

Daniels SK, McAdam CP, Brailay K. Clinical Assessment of Swallowing and Prediction of Dysphagia Severity. Am J Speech Lang Pathol 1997; 6: 17–24

Darkow R, Hußmann K, Huber W. Supervidierte computergestützte Benenntherapie mit randomisierten Items: Zwei Einzelfallstudien bei Aphasie. Sprache – Stimme – Gehör 2009; 33: 172–178

Daumüller M, Goldenberg G. Therapy to improve gestural expression in aphasia: A controlled clinical trial. Clin Rehabil 2010; 24: 55–65

Davies P. Hemiplegie: Ein umfassendes Behandlungskonzept für Patienten nach Schlaganfall und anderen Hirnschädigungen. 2. Aufl. Berlin: Springer; 2002

Davis GA, Wilcox MJ. Incorporating parameters of natural conversation in aphasia treatment. In: Chapey R, Hrsg. Language Intervention strategies in Adult Aphasia. 1th ed. Baltimore: Williams & Willkins; 1981: 169–193

Davis GA, Wilcox M. Adult Aphasia Rehabilitation: Applied Pragmatics. San Diego: College-Hill Press; 1985

De Bleser R, Cholewa J, Stadie N et al. LeMo – Lexikon modellorientiert Einzelfalldiagnostik bei Aphasie, Dyslexie und Dysgraphie. München: Urban & Fischer bei Elsevier; 2004

de Jong-Hagelstein M, van de Sandt-Koenderman WM, Prins ND et al. Efficacy of early cognitive-linguistic treatment and communicative treatment in aphasia after stroke: a randomised controlled trial (RATS-2). J Neurol Neurosurg Psychiatry 2011; 82: 399–404

de Langen E, Frommelt P, Wiedmann K et al. Messung der funktionalen Selbständigkeit in der Rehabilitation mit dem Funktionalen Selbständigkeitsindex (FIM). Rehabilitation 1995; 34: 4–11

de Renzi E, Vignolo LA. The Token Test. A sensitive Test to detect receptive disturbances in aphasics. Brain 1962; 85: 665–678

Dell GS. A spreading activation theory of retrieval in sentence production. Psychological Review 1986; 93: 283–321

Deutsches Institut für Medizinische Dokumentation und Information (DIMDI). ICF. Internationale Klassifikation der Funktionsfähigkeit, Behinderung und Gesundheit. Online im Internet: http://www.dimdi.de/static/de/klassi/icf/index.htm

Dillon DG, Cooper JJ, Grent-t'-Jong T et al. Dissociation of event-related potentials indexing arousal and semantic cohesion during emotional word encoding. Brain Cogn 2006; 62: 43–57

Doesborgh SJ, van de Sandt-Koenderman MWE, Dippel DWJ. Effects of semantic treatment on verbal communication and linguistic processing in aphasia after stroke. A randomized controlled trial. Stroke 2004; 35: 141–146

Doggett DL, Turkelson CM, Coates V. Recent developments in diagnosis and intervention for aspiration and dysphagia in stroke and other neuromuscular disorders. Curr Atheroscler Rep 2002; 4: 311–318

Donzelli J, Brady S, Wesling M et al. Simultaneous modified Evans blue dye procedure and video nasal endoscopic evaluation of the swallow. Laryngoscope 2001; 111: 1746–1750

Duffy JR. Schuell's stimulation approach to rehabilitation. In: Chapey R, Hrsg. Language Intervention Strategies in Adult Aphasia. 2th ed. Baltimore: Williams & Wilkins; 1986: 187–214

Eckold M, Helmenstein T. Die Bad Schwalbacher Schriftprobe: Validität und Reliabilität. Euro J Ger 2007; 9: 125–129

Edelmann W. Lernpsychologie. Weinheim: Beltz PVU; 2000

Elpern EH, Okonek MB, Bacon M et al. Effect of Passy-Muir tracheostomy speaking valve on pulmonary aspiration in adults. Heart & Lung 2000; 29: 287–293

Enderby P, Wood V, Wade D et al. The Frenchay Aphasia Screening Test: a short, simple test for aphasia appropriate for non-specialists. Int Rehabil Med 1987; 8: 166–170

Enderby P, Petheram B. Has aphasia therapy been swallowed up? Clin Rehabil 2002; 16: 604–608

Enderby PM. Frenchay Dysarthrie Untersuchung / Handanweisung. Idstein: Schulz Kirchner; 2004

Engelien A. Störungen des auditiven Verarbeitens. In: Hartje W, Poeck K, Hrsg. Klinische Neuropsychologie. 6. Aufl. Stuttgart: Thieme; 2006: 435–442

Engell B, Hütter BO, Willmes K et al. Quality of life in aphasia: Validation of a pictorial self-rating procedure. Aphasiology 2003; 17: 383–396

Engl-Kasper E. Verfahren zur Therapie der Sprechapraxie bei aphasisch-apraktischen Patienten. Neurolinguistik 1993; 7: 69–89

Erk S, Martin S, Walter H. Emotional context during encoding of neutral items modulates brain activation not only during encoding but also during recognition. NeuroImage 2005; 26: 829–838

Eroms HW. Syntaktische Funktionen und Kasusrollen. Sprache – Stimme – Gehör 2009; 33: 72–80

Farin E. Teilhabe von Patienten an Lebensbereichen als Gegenstand der Versorgungsforschung: Beziehung zu verwandten Konstrukten und Übersicht über vorhandene Messverfahren. Gesundheitswesen 2011; 73: e1–e11

Fechtelpeter A, Goddenhenrich S, Huber W et al. Approaches to therapy of auditory agnosia. Folia Phoniatrica 1990; 42: 83–97

Ferguson A. Conversational turn-taking and repair in fluent aphasia. Aphasiology 1988; 12: 1007–1031

Ferguson A. Learning in aphasia therapy: It's not so much what you do, but how you do it! . Aphasiology 1999; 13: 125–150

Fillingham JK, Hodgson C, Sage K et al. The application of errorless learning to aphasic disorders: A review of theory and practice. Neuropsychol Rehabil 2003; 13: 337–363

Fink RG, Heide W. Räumlicher Neglect. Nervenarzt 2004; 75: 389–410

Floel A, Meinzer M, Kirstein R et al. Short-Term Anomia Training and Electrical Brain Stimulation. Stroke 2011; 42: 2065–2067

Folstein MF, Folstein SE, McHugh. „Mini-mental state“: a practical method for grading the cognitive state of patients for the clinician. J Psychiatr Res 1975; 12: 189–198

Friede S, Kubandt M. Diagnostik der Aphasie bei Kindern und Jugendlichen. Forum Logopädie 2011; 6: 18–25

Friedhoff M, Schieberle D. Praxis des Bobath-Konzepts: Grundlagen – Handlings – Fallbeispiele. Stuttgart: Thieme; 2007

Fries W. Reha-Philosophie: Konzepte und Strukturen für eine teilhabeorientierte ambulante wohnortnahe Rehabilitation. In: Fries W, Lössl W, Wagenhäuser S, Hrsg. Teilhaben! Stuttgart: Thieme; 2007: 7–16

Gauthier L, Dehaut F, Joanette Y. The Bells Test: a quantitative and qualitative test for visual neglect. Int J Clin Neuropsychol 1989; 11: 49–54

Gerber S, Gurland G. Applied pragmatics in the assessment of aphasia. Semin Speech Lang1989; 10: 263–281

Gerstenbrand F. Das traumatische apallische Syndrom. Heidelberg: Springer; 1967

Glauer M, Häusig S, Krüger M et al. Typizitätsnormen für Vertreter von 30 Kategorien. Neurolinguistik 2007; 2: 5–46

Glindemann R, Springer L. PACE-Therapie und sprachsystematische Übungen – Ein integrativer Vorschlag zur Aphasietherapie. Sprache – Stimme – Gehör 1989; 13: 188–192

Glindemann R. Welche Probleme haben Aphasiker beim turn-taking? In: Mellies R, Ostermann F, Winneken A, Hrsg. Beiträge zur interdisziplinären Aphasieforschung Arbeiten zum Workshop „Klinische Linguistik II“. Tübingen: Narr; 1990: 1–30

Glindemann R. Modell-Lernen in der PACE-Therapie. Neurolinguistik 1991; 5: 105–115

Glindemann R, Springer L. An Assessment of PACE Therapy. In: Code C, Müller D, Hrsg. The treatment of aphasia: from theory to practice. London: Whurr; 1995: 90–107

Glindemann R, Klintwort D, Ziegler W et al. Bogenhausener Semantik-Untersuchung (BOSU). München: Urban & Fischer; 2002

Glindemann R. Aphasietherapie und die Behandlung der nicht-aphasischen zentralen Kommunikationsstörungen. In: Böhme G, Hrsg. Sprach-, Sprech-, Stimm- und Schluckstörungen. Band 2: Therapie. 4. Aufl. München: Urban & Fischer; 2006: 351–380

Godecke E, Hird K, Lalor EE et al. Very early poststroke aphasia therapy: A pilot randomized controlled efficacy trial. Int J Stroke 2011 online first : 6 OCT 2011, DOI:10.1111/j.1747-4949.2011.00631.x

Goldenberg G. Neuropsychologie. 4. Aufl. München: Elsevier; 2007

Goldenberg G. Agnosie. In: Sturm W, Herrmann M, Münte T, Hrsg. Lehrbuch der Klinischen Neuropsychologie. 2. Aufl. Heidelberg: Spektrum; 2009: 538–544

Goldfarb R, Bader E. Espousing melodic intonation therapy in aphasia rehabilitation: A case study. Int J Rehabil Res 1979; 21: 333–342

Goodglass H, Kaplan E, Barresi B. Boston Diagnostic Aphasia Examination (BDAE-3). Austin, TX: PRO-ED, 2001

Gotts S, Incisa della Rocchetta A, Cipolotti L. Mechanisms underlying perseveration in aphasia: evidence from a single case study. Neuropsychologia 2002; 40: 1930–1947

Gotts S, Plaut D. Connectionist approaches to understanding aphasic perseveration. Semin Speech Lang 2004; 25: 323–334

Grande M, Hussmann K, Bay E et al. Basic parameters of spontaneous speech as a sensitive method for measuring change during the course of aphasia. Int J Lang Commun Disord 2007; 43: 408–426

Graves R, Landis T, Goodglass H. Laterality and sex differences for visual recognition of emotional and non-emotional words. Neuropsychologia 1981; 19: 95–102

Greitemann G, Wolf W. Erfahrungen mit der PACE-Therapie bei schweren Aphasien. Neurolinguistik 1991; 5: 93–103

Griesbach G, Gomez-Pinilla F, Hovda D. The upregulation of plasticity-related proteins following TBI is disrupted with acute voluntary exercise. Brain Res 2004; 1016: 154–162

Griesbach G, Gómez-Pinilla F, Hovda D. Time window for voluntary exercise-induced increases in hippocampal neuroplasticity molecules after traumatic brain injury is severity dependent. J Neurotrauma 2007; 24: 1161–1171

Gröne B, Hrsg. Schlucken und Schluckstörungen: Eine Einführung. München: Urban & Fischer; 2009

Grötzbach H, Iven C. ICF in der Sprachtherapie: Umsetzung und Anwendung in der logopädischen Praxis. Idstein: Schulz-Kirchner; 2009

Gutbrod K, Michel M. Zur klinischen Validität des Token-Tests bei hirngeschädigten Kindern mit und ohne Aphasie. Diagnostica 1986; 32: 118–128

Guyomard V, Fulcher RA, Redmayne O et al. Effect of dysphasia and dysphagia on inpatient mortality and hospital length of stay: a database study. J Am Geriatr Soc 2009; 57: 2101–2106

Haag E, Huber W, Hündgen R et al. Repetitives sprachliches Verhalten bei schwerer Aphasie. Nervenarzt 1985; 56: 543–552

Hacke W. Neurologie. 13. Aufl. Heidelberg: Springer; 2010

Hamilton RH, Chrysikou EG, Coslett B. Mechanisms of aphasia recovery after stroke and the role of noninvasive brain stimulation. Brain Lang 2011; 118: 40–50

Han TR, Paik NJ, Park JW et al. The prediction of persistent dysphagia beyond six months after stroke. Dysphagia 2008; 23: 59–64

Hartwig M. Faszialisprogramm Gesicht – Mund – Zunge. Bad Honnef: Hippocampus; 2010

Hebb DO. The organization of behavior. New York: Wiley; 1949

Heck G, Steiger-Bächler G, Schmidt T. Early Functional Abilities (EFA) – a scale for the evaluation of clinical changes in the early stage of neurological rehabilitation. Neurol Rehabil 2000; 6: 125–133

Heidler MD. Kognitive Dysphasien. Differenzialdiagnostik aphasischer und nichtaphasischer zentraler Sprachstörungen sowie therapeutische Konsequenzen. Frankfurt a. M.: Lang; 2006

Heidler MD. „Kognitive Dysphasien" – Klassifikation, Diagnostik und Therapie nichtaphasischer zentraler Sprachstörungen. Forum Logopädie 2007; 1: 20–27

Heilmann K, Valenstein E, Watson R. Neglect and related disorders. Semin Neurol 2000; 20: 463–470

Heindorf R. Interaktions- und Kommunikationsanbahnung bei Patienten im minimal conscious state. Reha aktuell 2005; 2: 13–16

Heindorf R, Müller SV, Zieger A. Evidenzbasierte neuropsychologische Therapie in der neurologischen Frührehabilitation von komatösen und apallischen Patienten. Zeitschrift für Neuropsychologie 2007; 18: 29–39

Heindorf R, Keller I. Neurologisch-neuropsychologische Frührehabilitation. In: Sturm W, Herrmann M, Münte TF, Hrsg. Lehrbuch der Klinischen Neuropsychologie. 2. Aufl. Heidelberg: Spektrum; 2009

Heiss WD, Emunds HG, Herholz K. Cerebral glucose metabolism as a predictor of rehabilitation after ischemic stroke Stroke 1993; 24: 1784–1788

Heiss W, Weiduschat N. Schweregrad und Rückbildung von Aphasien: Darstellung mittels funktioneller Bildgebung. Sprache – Stimme – Gehör 2011; 35: e18–e25

Helm NA. Melodische Intonationstherapie. In: Peuser G ed, Studien zur Sprachtherapie. München: Fink; 1979: 428–441

Helm N, Barresi B. Voluntary control of involuntary utterances: A treatment approach for severe aphasia. In: Brookshire R, Hrsg. Clinical Aphasiology Conference Proceedings. Minneapolis: BRK Publishers 1980: 308–315

Helm-Estabrooks N, Fitzpatrick P, Barresi B. Visual Action Therapy for Global Aphasics. J Speech Hear Disord 1982; 47: 385–389

Helm-Estabrooks N, Emery P, Albert ML. Treatment of aphasic perseveration (TAP) program: A new approach to aphasia therapy. Arch Neurol 1987; 44: 1253–1255

Henne H, Rehbock H. Einführung in die Gesprächsanalyse. Berlin, New York: de Gruyter; 2001

Hillis AE, Kleinman JT, Newhart M et al. Restoring Cerebral Blood Flow Reveals Neural Regions Critical for Naming. J Neurosci 2006; 26: 8069–8073

Hinojosa JA, Carretié L, Méndez-Bértolo C et al. Arousal contributions to affective priming. Emotion 2009; 9: 164–171

Hinojosa JA, Méndez-Bértolo C, Carretié L et al. Emotion modulates language production during covert picture naming. Neuropsychologia 2010; 48: 1725–1734

Hogrefe K, Goldenberg G. Aphasie und Gestik. In: Blanken G, Ziegler W, Hrsg. Klinische Linguistik und Phonetik. Mainz: HochschulVerlag; 2010: 411–433

Holland AL, Fridriksson J. Aphasia management during the early phases of recovery following stroke. Am J Speech Lang Pathol 2001; 10: 19–28

Holland A, Halper A, Cherney L. Tell me your story: Analysis of script topics selected by persons with aphasia. Am J Speech Lang Pathol 2010; 19: 198–203

Hopper T, Holland AL. Aphasia and learning in adults. Key concepts and clinical considerations. Top Geriatr Rehabil 2005; 21: 315–322

Horst R. PNF. Stuttgart: Thieme; 2008

Horton S. Learning-in-interaction: Resourceful work by people with aphasia and therapists in the course of language impairment therapy. Aphasiology 2008; 22: 985–1014

Howard D. Cognitive neuropsychology and aphasia therapy: The case of word retrieval. In: Papathanasiou I, Hrsg. Acquired neurogenic communication disorders: A clinical perpective. London: Whurr; 2000: 76–99

Huber W, Poeck K, Weniger D et al. Aachener Aphasie-Test (AAT). Göttingen: Hogrefe; 1983

Huber W. Ansätze der Aphasietherapie. Neurolinguistik 1991; 5: 71–92

Huber W, Grande M, Springer L. Aachener Sprachanalyse. Handanweisung. Aachen: Delta-Systems; 2005

Huber W, Poeck K, Springer L. Klinik und Rehabilitation der Aphasie. Stuttgart: Thieme; 2006a

Huber W, Poeck K, Weniger D. Aphasie. In: Hartje W, Poeck K, Hrsg. Klinische Neuropsychologie. Stuttgart: Thieme; 2006b: 93–160

Huber W. Standards und Perspektiven der Aphasietherapie. In: de Langen-Müller U, Hielscher-Fastabend M, Kleissendorf B, Hrsg. Sprachtherapie lohnt sich?! Zum aktuellen Stand der Evaluations- und Effektivitätsforschung in der Sprachtherapie Tagungsbericht zum 10 Wissenschaftliches Symposium des dbs eV Köln: Prolog; 2009: 79–98

Huber W, Ziegler W. Störungen von Sprache und Sprechen. In: Sturm W, Herrmann M, Münte TF, Hrsg. Lehrbuch der Klinischen Neuropsychologie. 2. Aufl. Heidelberg: Spektrum; 2009: 558–608

Hußmann H, Grande M, Bay E et al. Computergestützte Analyse von Spontansprache anhand von linguistischen Basisparametern. Sprache – Stimme – Gehör 2006; 30: 1–8

Inatomi Y, Yonehara T, Omiya S et al. Aphasia during the acute phase in ischemic stroke. Cerebrovascular diseases (Basel, Switzerland) 2008; 25: 316–323

Ischebeck A, Friederice A, Alter K. Processing prosodic boundaries in natural and hummed speech: An fMRI study. Cerebral Cortex 2008; 18: 541–552

Kaesberg S, Kalbe E, Kessler J et al. Kölner Neuropsychologisches Screening für Schlaganfall-Patienten (KöpSS). Göttingen: Hogrefe; in Vorbereitung

Kalbe E, Reinhold N, Ender U et al. Aphasie-Check-Liste (ACL) Köln: Prolog; 2002

Karnath H. Neglect. In: Hartje W, Poeck K, Hrsg. Klinische Neuropsychologie. 6. Aufl. Stuttgart: Thieme; 2006: 334–360

Keil A. Macroscopic brain dynamics during verbal and pictorial processing of affective stimuli. Prog Brain Res 2006; 156: 217–232

Keith R, Granger C, Hamilton B et al. The Functional Independence Measure: a new tool for rehabilitation. In: Eisenberg M, Greslak R, Hrsg. Advances in Clinical Rehabilitation. New York: Springer; 1987: 6–8

Keith RL, Aronson AE. Singing as Therapy for Apraxia of Speech and Aphasia: Report of Case. Brain Lang 1975; 2: 483–488

Kelly H, Brady MC, Enderby P. Speech and language therapy for aphasia following stroke. Cochrane Database of Systematic Reviews 2010, DOI: 10.1002/14651858. CD000425.pub2: CD000425

Kemper B, Bach A. Ein Therapiemodell zur frühen sprachlichen Aktivierung schwerst hirnverletzter Patienten. Neurol Rehabil 2005; 11: 336–341

Kemper B, Mause B, Bach A. Frühe sprachliche Aktivierung schwerst schädelhirnverletzter Patienten in der Frührehabilitation: Ein Dokumentationsbogen für die klinische Praxis. Neurologie & Rehabilitation 2009; 3: 199–204

Kent R, Kent J, Rosenbek J. Maximum performance tests of speech production. J Speech Hear Disord 1987; 52: 367–387

Kessler J, Calabrese P, Kalbe E et al. DemTect. Ein neues Screening-Verfahren zur Unterstützung der Demenzdiagnostik. Psycho 2000; 6: 334–347

Kidd D, Lawson J, Nesbitt R et al. Aspiration in acute stroke: a clinical study with videofluoroscopy. Q J Med 1993; 86: 825–829

Kiran S. Complexity in the treatment of naming deficits. Am J Speech Lang Pathol 2007; 16: 18–29

Kirmess M, Maher L. Constraint induced language therapy in early aphasia rehabilitation. Aphasiology 2010; 24: 725–736

Kissler J, Koessler S. Emotionally positive stimuli facilitate lexical decisions – an ERP study. Biol Psychol 2011; 86: 254–264

Kleim JA, Jones TA. Principles of experience-dependent of neural plasticity: Implications for rehabilitation after brain damage. J Speech Lang Hear Res 2008; 51: 225–239

Kleim JA, Jones TA, Schallert T. Motor enrichment and the induction of plasticity before or after brain injury. Neurochem Res 2003, 1757–1769

Klein E, Domahs U, Grande M et al. Neuro-cognitive foundations of word stress processing – evidence from fMRI. Behav Brain Funct 2011; 7: 15

Knott M, Voss DE. Proprioceptive neuromuscular facilitation. New York: Harper&Row; 1968

Kolk HHJ, Heeschen C. Adaptation symptoms and impairment symptoms in Broca's aphasia. Aphasiology 1990; 4: 221–231

Kollen BJ, Lennon S, Lyons B et al. The Effectiveness of the Bobath Concept in Stroke Rehabilitation. What is the Evidence? Stroke 2009; 40: e89–e97

Kroker C. AST – Ein neues standardisiertes Verfahren für akute Aphasien. Die Sprachheilarbeit 2000; 45: 224–226

Kroker C. Aphasie-Schnell-Test (AST) Leverkusen: Steiner; 2000

Laganaro M, Di Pietro M, Schnider A. Computerised treatment of anomia in chronic and acute aphasia: An explorative study. Aphasiology 2003, 709–721

Laganaro M, Di Pietro M, Schnider A. Computerised treatment of anomia in acute aphasia: treatment intensity and training size. Neuropsychol Rehabil 2006; 16: 630–640

Landis T. Emotional words: what's so different from just words? Cortex 2006; 42: 823–830

Landis T, Graves R, Goodglass H. Aphasic reading and writing: possible evidence for right hemisphere participation. Cortex 1982; 18: 105–112

Lang C, Dehm A, Dehm B et al. Kurze Aphasieprüfung KAP. Frankfurt: Swets & Zeitlinger; 1999

Laska A, Hellblom A, Murray V et al. Aphasia in acute stroke and relation to outcome. J Intern Med 2001; 249: 413–422

Laska A, Kahan T, Hellblom A et al. Design and methods of a randomized controlled trial on early speech and language therapy in patients with acute stroke and aphasia. Top Stroke Rehabil 2008; 15: 256–261

Laska A, Kahan T, Hellblom A et al. A randomized controlled trial on very early speech and language therapy in patients with acute stroke and aphasia. Cerebrovasc Dis 2010; 29 (Suppl 2): 63

Lauer N, Birner-Janusch B. Sprechapraxie im Kindes- und Erwachsenenalter. 2. Aufl. Stuttgart: Thieme; 2010

Laughlin SA, Naeser MA, Gordon WP. Effects of three syllable durations using the Melodic Intonations Therapy Technique. J Speech Hear Res 1979; 22: 311–320

Leischker A. S3-Leitlinie: Enterale Ernährung bei Patienten mit Schlaganfall der Deutschen Gesellschaft für Ernährungsmedizin, der Deutschen Gesellschaft für Geriatrie und der Deutschen Gesellschaft für Neurologie. AWMF online 2007; AWMF-Registernummer 073/017

Lendrem W, Lincoln M. Spontaneous recovery of language in patients with aphasia between 4 and 34 weeks after stroke. J Neurol Neurosurg Psychiatry 1985; 48: 743–748

Levelt WLM. Speaking. From intention to articulation. Cambridge, Mass: MIT Press; 1989

Lezak MD. Neuropsychological assessment. Oxford: Oxford University Press; 1995

Lienert G, Raatz U. Testaufbau und Testanalyse. Weinheim: Beltz; 1994

Liepold M, Ziegler W, Brendel B. Hierarchische Wortlisten. Ein Nachsprechtest für die Sprechapraxiediagnostik. EKN 2010. Online im Internet: www.ekn.mwn.de

Lipp B, Schlaegel W. Wege von Anfang an. Frührehabilitation schwerst hirngeschädigter Patienten. Villingen-Schwenningen: Neckar-Verlag; 1996

Lippert-Gruener M, Maegele M, Garbe J et al. Late effects of enriched environment (EE) plus multimodal early onset stimulation (MEOS) after traumatic brain injury in rats: Ongoing improvement of neuromotor function despite sustained volume of the CNS lesion. Exp Neurol 2007; 203: 82–94

Lippert-Grüner M. Frühstimulation. Ein multimodaler Therapieansatz in der Behandlung von Komapatienten. München: Pflaum; 2002

Lippert-Grüner M, Quester R, Terhaag D. Frühstimulation, ein Bestandteil des frühr-ehabilitativen Behandlungskonzeptes auf der neurochirurgischen Intensivstation. Die Rehabilitation 1997; 2: 111–115

Lippert-Grüner M, Terhaag D. Multimodal early onset stimulation (MEOS) in rehabilitation after brain injury. Brain Injury 2000; 14: 585–594

Logemann JA, Pavlovski BR, Colangelo L. High digital occlusion oft he tracheostomy tube: a pilot study of effecrts on aspiration and biomechanics of the swallow. Head & Neck 1998; 1998: 52–57

Lomas J, Pickard L, Bester S et al. The communitive effectiveness index: development and psychometric evaluation of a functional measure of adult aphasia. J Speech Hear Res 1989; 54: 113–124

Lurija AR. Sprache und Bewußtsein. Bonn: Pahl-Rugenstein; 1987

Maas MB, Lev MH, Ay H et al. The Prognosis for Aphasia in Stroke. Stroke 2010; 41: 2316–2322

Mahoney F, Barthel D. Functional evaluation: The Barthel Index. MD State Med J 1965; 14: 61–65

Mann G, Hankey GJ, Cameron D. Swallowing disorders following acute stroke: prevalence and diagnostic accuracy. Cerebrovasc Dis 2000; 10: 380–386

Marangolo P, Bonifazi S, Tomaiuolo F et al. Improving language without words: First evidence from aphasia. Neuropsychology 2010; 48: 3824–3833

Marquardsen J. The Natural History of Acute Cerebrovascular Disease. Kopenhagen: Munksgaard; 1969

Martin N, Dell G. Perseverations and anticipations in aphasia: primed intrusions from the past and future. 2004; 25: 349–362

Martino R, Foley N, Bhogal S et al. Dysphagia after stroke. Incidence, Diagnosis and Pulmonary Complications. Stroke 2005; 36: 2756–2763

Martino R, Pron G, Diamant NE. Screening for oropharyngeal dysphagia in stroke. Dysphagia 2000; 15: 19–30

Martino R, Silver F, Teasell R et al. The Toronto Bedside

Swallowing Screening Test (TOR-BSST): development and validation of a dysphagia screening tool for patients with stroke. Stroke 2009; 40: 555–561

Martins I. Childhood aphasias. Clin Neurosci 1997; 4: 73–77

Marx P. Klinische Symptome von Schlaganfällen. Psychoneurologie 2005; 3: 249–255

Masur M. Skalen und Scores in der Neurologie. Stuttgart: Thieme; 1995

McHorney C, Robbins J, Lomax K et al. The SWAL-QOL and SWAL-CARE outcomes tool for oropharyngeal dysphagia in adults: III. Documentation of reliability and validity. Dysphagia 2002; 17: 97–114

McNeil M, Robin D, Schmidt R. Apraxia of Speech: Definition, differentiation and treatment. In: McNeil M, Hrsg. Clinical Management of Sensimotor Speech Disorders. New York: Thieme; 1997: 311–344

McNeil MR. Hand and Mind. What Gestures Reveal about Thought. Chicago, London: University of Chicago Press; 1992

Meffert E, Grande M, Hußmann H et al. Basisparameter ungestörter Spontansprache: Voraussetzung für die Aphasiediagnostik. Sprache – Stimme – Gehör 2010; 34: 16–24

Meinzer M, Breitenstein C. Functional imaging of treatment-induced recovery in chronic aphasia. Aphasiology 2008; 22: 1251–1268

Meister I, Boroojerde B, Folty H et al. Motor cortex hand area and speech: implications for the development of language. Neuropsychologia 2003; 41: 401–406

Meng N, Wang T, Lien I. Dysphagia in patients with brainstem stroke: Incidence and outcome. Am J Phys Med Rehabil 2000; 79: 170–175

Menke R, Meinzer M, Kugel H et al. Imaging short- and long-term training success in chronic aphasia. BMC Neurosci 2009; 10: 118

Methé S, Huber W, Paradis M. Inventory and classification of rehabilitation models. In: Paradis M, Hrsg. Foundations of Aphasia Rehabilitation. Oxford: Pergamon Press; 1993: 3–60

Möhrle C, Spenver P. Kinder und Jugendliche mit Aphasie. Forum Logopädie 2007; 6: 6–12

Morton J. The Logogen model and orthographic structure. In: Frith U, Hrsg. Cognitive Processes in Spelling. London: Academic Press; 1980: 117–133

Münte TF. Störungen der auditiven Verarbeitung. In: Sturm W, Herrmann M, Münte TF, Hrsg. Lehrbuch der Klinischen Neuropsychologie. 2 . Aufl. Heidelberg: Spektrum; 2009: 530–537

Murray L, Holland A. The language recovery of acutely aphasics patients receiving different therapy regimes. Aphasiology 1995; 9: 397–405

Naeser MA, Martin PI, Nicholas M et al. Improved picture naming in chronic aphasia after TMS to part of right broca's area, an open-protocol study. Brain Lang 2005; 93: 95–105

Neumann S, Romonath R. Kinder mit LKGS-Fehlbildung im Spiegel der ICF-CY: Entwicklung eines sprachtherapeutischen Core Sets. Die Sprachheilarbeit 2008; 3: 264–273

Nickels L. Therapy for naming disorders: Revisiting, revising and reviewing. Aphasiology 2002; 16: 935–979

Nickels L, Howard D. Aphasic naming: What matters? Neuropsychologia 1995; 33: 1281–1303

Nicola F, Ziegler W, Vogel M. Die Bogenhausener Dysarthrieskalen (BODYS): Ein Instrument für die klinische Dysarthriediagnostik. Forum Logopädie 2004; 18: 14–22

Nobis-Bosch R, Rademacher I, Springer L. Das elektronische Hilfsmittel B.A.Bar in der Aphasietherapie: Eine Einzelfallstudie zum supervidierten Heimtraining. Forum Logopädie 2006; 2: 14–19

Nobis-Bosch R, Huber W, Radermacher I et al. Aachener B.A.Bar Lexikon-Training. Pforzheim: INCAP; 2009

Nobis-Bosch R, Springer L, Radermacher I et al. Supervidiertes Heimtraining bei Aphasie: Sprachlernen im Dialog. Forum Logopädie 2010; 5: 2–9

Nobis-Bosch R, Springer L, Radermacher I et al. Supervised home training of dialogue skills in chronic aphasia: A randomized parallel group study. J Speech Lang Hear Res 2011; 54: 1118–1136

Nonn K. Unterstützte Kommunikation in der Logopädie. Stuttgart: Thieme; 2011

Norrie B, Nevett-Duchcherer J, Gorassini M. Reduced functional recovery by delayed motor training after spinal cord injury. J Neurophysiol 2005; 94: 255–264

Nürnberger H. Logicon – Kommunikation mit Bildern. 3. Aufl. Köln: Prolog; 2010

Nusser-Müller-Busch R. Die Therapie des Facio-Oralen Trakts. 3. Aufl. Berlin, Heidelberg: Springer-Verlag; 2011

Nydahl P. Wachkoma. Betreuung, Pflege und Förderung eines Menschen im Wachkoma. 3. Aufl. München: Elsevier; 2010

Nydahl P, Bartoszek G. Basale Stimulation: Neue Wege in der Pflege Schwerstkranker. München: Urban&Fischer; 2008

Okreu S, Beckers M. Mundmotorik & Fazialisübungen. Ein Übungsheft für Betroffene. Bad Honnef: Hippocampus; 2002

Orgass B. Eine Revision des Token Tests: I. Vereinfachung der Auswertung, Itemanalyse und Einführung einer Alterskorrektur. II. Validitätsnachweis: Normierung und Standardisierung. Diagnostica 1976; 22: 70–87; 141–156

Ozdemir E, Norton A, Schlaug G. Shared and distinct neural correlates of singing and speaking. NeuroImage 2006; 33: 628–681

Parker C, Power M, Hamdy S et al. Awareness of dysphagia by patients following stroke predicts swallowing performance. Dysphagia 2004; 19: 28–35

Päßler-van Rey D. Partizipationsmodell und ICF. In: Nonn K, Hrsg. Unterstützte Kommunikation in der Logopädie. Stuttgart: Thieme; 2011: 16–22

Pedersen PM, Jørgensen HS, Nakayama H et al. Aphasia in acute stroke: incidence, determinants, and recovery. Ann Neurol 1995; 38: 659–666

Pedersen PM, Vinter K, Olsen T. Aphasia after Stroke: Type, Severity and Prognosis. Cerebrovasc Dis 2004; 17: 35–43

Perry L. Screening swallowing function of patients with acute stroke Part II: Detailed evaluation of the tool used by nurses. J Clin Nurs 2001; 10: 463–473

Perry L, Love CP. Screening for dysphagia and aspiration in acute stroke: a systematic review. Dysphagia 2001; 16: 7–18

Pickering MJ, Garrod S. Toward a mechanistic psychology of dialogue. Behav Brain Sci 2004; 27: 160–226

Poeck K, Huber W, Willmes K. Outcome of intensive speech therapy in aphasia. J Speech Hear Disord 1989; 20: 661–668

Popovici M, Mihăilescu L. Melodic Intonation in the rehabilitation of Romanian aphasics with bucco-lingual apraxia. Rom J Neurol Psychiatry 1992; 30: 99–113

Prigatano GP, Roueche JR, Fordyce DJ. Non-aphasic language disturbances after brain injury. In: Prigatano G, Fordyce D, Zeiner H et al., Hrsg. Neuropsychological rehabilitation after brain injury. Baltimore: John Hopkins University Press; 1986

Pritzel M, Brand M, Markowitsch H. Gehirn und Verhalten. Heidelberg: Spektrum; 2009

Prosiegel M, Heintze M, Wagner-Sonntag E et al. Schluckstörungen bei neurologischen Patienten: Eine prospektive Studie zu Diagnostik, Störungsmustern, Therapie und Outcome. Nervenarzt 2002; 73: 364–370

Prosiegel M. Rehabilitation Neurogener Dysphagien. In: Diener HC, Putzki N, Hrsg. Leitlinien für Diagnostik und Therapie in der Neurologie. 4. Aufl. Stuttgart: Thieme; 2008: 645–670

Prosiegel M. Rehabilitation Neurogener Dysphagien. Leitlinien für Diagnostik und Therapie in der Neurologie 2012, (in Vorbereitung)

Prosiegel M, Weber S. Dysphagie – Diagnostik und Therapie. Heidelberg: Springer; 2010

Pulvermüller F, Berthier ML. Aphasia therapy on a neuroscience basis. Aphasiology 2008; 22: 563–599

Radermacher I. Computergestützte Aphasietherapie – Anspruch und Realität. In: Huber W, Schönle PW, Weber P, Wiechers R, Hrsg. Computer helfen heilen. Bad Honnef: Hippocampus; 2002: 246–254

Radermacher I. Einsatz computergestützter Verfahren in der Aphasietherapie – Medienpädagogische und therapeutische Aspekte. Sprache – Stimme – Gehör 2009; 33: 166–171

Radermacher I, Nobis-Bosch R, Springer L et al. Aachener B.A.Bar Dialog-Training. Pforzheim: INCAP; 2010

Rapp M. Stottern im Spiegel der ICF. Ein neuer Rahmen für Diagnostik, Therapie und Evaluation. Forum Logopädie 2007; 2: 14–19

Raymer A, Singletary F, Rodrigues A et al. Effects of gesture + verbal treatment for noun and verb retrieval in aphasia. J Int Neuropsychol Soc 2006; 12: 867–882

Raymer AM, Beeson P, Holland A et al. Translational research in aphasia: from neuroscience to neurorehabiliation. J Speech Lang Hear Res 2008; 51: 259–275

Reichel HS. Das PNF-Konzept. Stuttgart: Thieme; 2007

Rentsch HP, Bucher PO. ICF in der Rehabilitation. Idstein: Schulz-Kirchner; 2008

Reuterskiöld C. The effects of emotionality on auditory comprehension in aphasia. Cortex 1991; 27: 595–604

Richter K, Wittler M, Hielscher-Fastabend M. Bielefelder Aphasie Screening (BIAS) Hofheim: Natverlag; 2006

Richter M, Miltner W, Straube T. Association between therapy outcome and right-hemispheric activation in chronic aphasia. Brain 2008; 131: 1391–1401

Riegel I, Büdel S. Hierarchisch strukturiertes Material für die Sprechapraxietherapie. Sprache – Stimme – Gehör 2010; 34: 149–150

Rietz S, Hagel K. Spezifische Therapiemaßnahmen in der Behandlung des Wachkomas und ihr effizienter Einsatz. Akt Neurol 2000; 27: 252–257

Robey R. A meta-analysis of clinical outcomes in the treatment of aphasia. J Speech Hear Res 1998; 41: 172–187

Rodriguez AD, Raymer AM, Gonzalez Rothi LJ. Effects of gesture + verbal and semantic-phonologic treatments for verb retrieval in aphasia. Aphasiology 2006; 20: 286–297

Rose M. The utility of arm and hand gestures in the treatment of aphasia. Advances in Speech Language Pathology 2006; 2006: 92–109

Rose M, Sussmilch G. The effects of semantic and gesture treatments on verb retrieval and verb use in aphasia. Aphasiology 2008; 22: 691–706

Rosenbeck J, Lemme M, Ahern M et al. A treatment for apraxia of speech in adults. J Speech Hear Disord 1973; 38: 462–472

Rosenbek JC, Robbins J, Roecker EV et al. A penetration-aspiration scale. Dysphagia 1996; 11: 93–98

Rotterdam N. Die sprachtherapeutische Behandlung akuter Aphasien. Sprache – Stimme – Gehör 2009; 33: 156–157

Ruiter MB, Kolk HHJ, Rietveld TCM. Speaking in ellipses: The effect of a compensatory style of speech on functional communication in chronic agrammatism. Neuropsychol Rehabil 2010; 20: 423–458

Salonen L. The language enriched, individual therapy program for aphasic patients. In: Sarno T, Hrsg. Aphasia: assessment and treatment. Stockholm: Almqvist&Wiksell 1980: 105–115

Saur D. Bildgebung der Aphasien. Der Nervenarzt 2010; 81: 1429–1437

Saur D, Lange R, Baumgaertner A et al. Dynamics of language reorganization after stroke. Brain 2006; 129: 1371–1384

Schegloff EA. Putting the interaction back into dialogue. Open peer commentory. Behavioral and Brain Sciene 2004; 27: 207–208

Schegloff EA. Sequence organization in interaction. A primer in conversation analysis I. Cambridge: University Press; 2007

Schellig D, Hättig H. Die Bestimmung der visuellen Merkspanne mit dem Block-Board. Zeitschrift für Neuropsychologie 1993; 4: 104–112

Schlaug G, Marchina S, Norton A. From singing to speaking: Why singing may lead to recovery of expressive language function in patients with Broca's aphasia. Music perception 2008; 25: 315–323

Schlaug G, Marchina S, Norton A. Evidence for plasticity in white-matter tracts of patients with chronic Broca's aphasia undergoing intense intonation-based speech therapy. Annals of the New York Academy of Sciences 2009; 1169: 385–394

Schlenck C, Schlenck K. Beratung und Betreuung von Angehörigen aphasischer Patienten. Logos Interdisziplinär 1994; 2: 90–97

Schlenck KJ, Schlenck C, Springer L. Die Therapie des schweren Agrammatismus – Die Reduzierte-Syntax-Therapie (REST). Stuttgart: Thieme; 1995

Schmidt K. Du stirbst nicht. Roman. Köln: Kiepenheuer&Witsch; 2009

Schmutzhard E. Viral infections of the CNS with special emphasis on herpes simplex infections. J Neurol 2001; 248: 469–477

Schnider A, Weniger D, Landis T. Die akute Aphasie. Schweizerische Rundschau für Medizin Praxis 1990; 79: 1291–1296

Schröder A. Semantische Störungen. In: Blanken G, Ziegler W, Hrsg. Klinische Linguistik und Phonetik. Mainz: HochschulVerlag; 2010: 101–130

Schröter-Morasch H. Klinische Untersuchung des Oropharynx und videoendoskopische Untersuchung der Schluckfunktion. In: Bartolome G, Schröter-Morasch H, Hrsg. Schluckstörungen – Diagnostik und Rehabilitation. München: Urban & Fischer; 2010

Schuell H, Jenkins J, Jimenez-Pabon E. Aphasia in adults. Diagnosis, Prognosis and

Treatment. New York: Harper and Row; 1964

Schultze-Jena A, Becker R. Anhaltspunkte für eine Demenz in der Aphasiediagnostik – Ergebnisse einer Pilotstudie. Forum Logopädie 2005; 5: 14–20

Schuntermann MF. Einführung in die ICF: Grundkurs, Übungen, offene Fragen. 3. Aufl. Landesberg/Lech: Ecomed Medizin; 2009

Schütz S, de Langen E. Der Partner-Kommunikations-Fragebogen (PKF). Sprachheilarbeit 2010; 6: 282–290

Seidel R, Nusser-Müller-Busch R, Hollweg W. Pilot study of a neurophysiological dysphagia therapy for neurological patients. Clin Rehabil 2007; 21: 886–897

Seidel S, Stanschus S. Dysphagie – Diagnostik und Therapie: Ein Kompendium. Idstein: Schulz-Kirchner; 2009

Shulman K, Shedletsky R, Silver I. The challenge of time: Clock-Drawing and cognitive function in the elderly. Int J Geriatr Psychiatry 1986; 1: 135–140

Siegmüller J, Heide J. Erworbene Sprachstörungen bei Kindern. In: Siegmüller J, Barthels H, Hrsg. Leitfaden Sprache, Sprechen, Stimme, Schlucken. London: Elsevier; 2006: 355–359

Simmons-Mackie N, Raymer A, Armstrong E et al. Communication Partner Training in aphasia: a systematic review. Arch Phys Med Rehabil 2010; 91: 1814–1837

Simons B. Therapie akuter Aphasien. Frankfurt: Lang; 1997

Snodgrass J, Vanderwart M. A standardized set of 260 pictures: Norms for name agreement, image agreement, familiarity, and visual complexity. J Exp Psychol Hum Learn 1980; 6: 174–215

Sparks RW, Helm N, Albert ML. Aphasia rehabilitation resulting from melodic intonation therapy. Cortex 1974; 10: 303–316

Spencer P. Kindliche Aphasie – Hintergründe und Praxis. Not 2006; 3: 24–26

Spitzer M. Lernen. Heidelberg: Spektrum; 2007

Springer L. Zur Anwendung der Deblockierungsmethode. In: Peuser G, Hrsg. Studien zur Sprachtherapie. München: Fink; 1979: 462–474

Springer L, Weniger D. Aphasietherapie aus logopädisch-linguistischer Sicht. In: Böhme G, Hrsg. Therapie der Sprach-, Sprech- und Stimmstörungen. Stuttgart: Fischer; 1980

Springer L. Behandlungsphasen einer syndromorientierten Aphasietherapie. Sprache – Stimme – Gehör 1986a; 10: 22–29

Springer L. Erfahrungen mit der Visual Action Therapie (V.A.T.). In: Springer L, Kattenbeck G, Hrsg. Aphasie. München: Tuduv; 1986b: 205–228

Springer L. Kann und soll sprachsystematisches Üben in der PACE-Therapie stattfinden? Neurolinguistik 1991; 5: 117–130

Springer L, Glindemann R, Huber W et al. How efficacious is PACE-therapy when Language Systematic Training is incorporated? Aphasiology 1991; 5: 391–399

Springer L, Huber W, Schlenk K et al. Agrammatism: Deficit or compensation? Consequences for aphasia therapy. Neuropsychol Rehabil 2000; 10: 279–309

Springer L. Therapeutic Approaches in Aphasia Therapy. In: Stemmer B, Whitaker H, Hrsg. Handbook of the Neuroscience of Language. London: Elsevier; 2008: 397–406

Springer L. Verständigungshilfen im Dialog mit aphasischen Gesprächspartnern. Patienteninformation. Sprache – Stimme – Gehör 2010; 34: 180

Square-Storer P, Hayden D. PROMPT Treatment. In: Square-Storer P, Hrsg. Acquired Apraxia of Speech in aphasic adults. London: Tayler & Francis; 1989

Stadie N, Schröder A. Kognitiv orientierte Sprachtherapie. München: Elsevier; 2009

Stadie N, Schröder A, Postler J et al. Unambiguous generalization effects after treatment of non-canonical sentence production in German agrammatism. Brain Lang 2008; 104: 211–229

Stahl B, Kotz SA, Henseler I et al. Rhythm in disguise: why singing may not hold the key to recovery from aphasia. Brain 2011; 134: 3083–3093

Staiger A, Aichert I. Therapie der Sprechapraxie. Aphasie und verwandte Gebiete 2010; 1: 27–46

Stark J. Everyday Language Activities (ELA) Photoserie. Set 1–3. Köln: Prolog; 1992–1997

Sturm W, Herrmann M, Münte T. Lehrbuch der Klinischen Neuropsychologie. Grundlagen, Methoden, Diagnostik und Therapie. Heidelberg: Spektrum; 2009

Terént A, Asplund K, Farahmand B et al. Stroke unit care revisited: who benefits the most? A cohort study of 105,043 patients in Riks-Stroke, the Swedish Stroke Register. J Neurol Neurosurg Psychiatry 2009; 80: 881–887

Terk AR, Leder SB, Burrell MI. Hyoid bone and laryngeal movement dependent upon presence of a tracheotomy tube. Dysphagia 2007; 22: 89–93

Thommessen B. Screening by nurses for aphasia in stroke – the Ullevaal Aphasia Screening (UAS) test. Disabil Rehabil 1999; 21: 110–115

Thompson CK, Shapiro LP, Kiran S et al. The role of syntactic complexity in treatment of sentence deficits in agrammatic aphasia: the complexity account of treatment efficacy (CATE). J Speech Lang Hear Res 2003; 46: 591–607

Thöne-Otto A. Gedächtnisstörungen. In: Sturm W, Herrmann M, Münte TF, Hrsg. Lehrbuch der Klinischen Neuropsychologie. 2. Aufl. Heidelberg: Spektrum; 2009: 453–479

Tillmanns E, Meffert E, Heim S et al. Neuronale Korrelate lexikalischen Suchverhaltens in der aphasischen Spontansprache: Ein Einzelfall. Sprache – Stimme – Gehör 2011; 35: e60–e67

Tompkins C, Scharp V, Marshall R. Communicative value of self cues in aphasia: A re-evaluation. Aphasiology 2006; 20: 684–704

Tonkovich JD, Marquardt TP. The effects of stress and melodic intonation on apraxia of speech. In: Brookshire R, Hrsg. Clinical Aphasiology Conference Proceedings. Minneapolis: BRK Publishers 1977: 210–217

Trapl M, Eckhardt R, Bosak P. Früherkennung von sprachlichen und sprachassoziierten Störungen nach akutem Schlaganfall. Wien Med Wochenschr 2004; 24: 571–576

Trapl M, Enderle P, Nowotny M et al. Dysphagia bedside screening for acute-stroke patients: The Gugging Swallowing Screen. Stroke 2007; 38: 2948–2952

Van der Meulen I, van de Sandt-Koenderman W, Duivenvoorden H et al. Measuring verbal and non-verbal communication in aphasia: reliability, validity and sensitivity to change of the Scenario Test. Int J Lang Comm Dis 2010; 45: 424–435

Van Praag H, Kempermann G, Gage FH. Neural consequences of environmental enrichment. Nat Rev Neurosci 2000; 1: 191–198

Visch-Brink E, van de Sandt-Koenderman W. ScreeLing: Testbuch, Handanweisung, Protokollbogen. Rotterdam: Erasmus MC; 2006

Vogel M. Therapie bei zentralen Sprechstörungen: Dysarthrie, Sprechapraxie. In: Böhme G, Hrsg. Sprach-, Sprech-, Stimm- und Schluckstörungen. 4. Aufl. München: Elsevier; 2006

Wade DT, Hewer RL, David RM et al. Aphasia after stroke: natural history and associated deficits. J Neurol Neurosurg Psychiatry 1986; 49: 11–16

Wade DT, Hewer RL. Functional abilities after stroke: measurement, natural history and prognosis. J Neurol Neurosurg Psychiatry 1987; 50: 177–182

Wallesch CW, Bak T, Schulte-Mönting J. Acute aphasia – patterns and prognosis. Aphasiology 1992; 6: 373–385

Wallesch CW, Johannsen-Horbach H, Bartels C. Akute vaskuläre Aphasien. Sprache – Stimme – Gehör 2008; 32: 157–163

Wallesch CW, Bartels C. Acute Aphasias. In: Stemmer B, Whitaker H, Hrsg. Handbook of the neuroscience of language. Amsterdam: Elsevier; 2008: 269–278

Wallesch CW, Bartels C, Johannsen-Horbach H. Akute Aphasien. In: Blanken G, Ziegler W, Hrsg. Klinische Linguistik und Phonetik. Aachen: Hochschulverlag (Verlagsgruppe Mainz); 2010: 435–452

Wambaugh JHL. A comparison of the relative effects of phonologic and semantic cueing treatment. Aphasiology 2003; 17: 433–441

Webster J, Gordon B. Contrasting therapy effects for verb and sentence processing difficulties: A discussion of what worked and why. Aphasiology 2009; 23: 1231–1251

Wechsler D. Wechsler Memory Scale-Revised (WMS-R). San Antonio: TX Psychological Cooperation; 1987

Weiduschat N, Thiel A, Rubi-Fessen I et al. Effects of repetitive transcranial magnetic stimulation in aphasic stroke: A randomized controlled pilot study. Stroke 2011; 42: 409–415

Weigl E. The phenomenon of temporary deblocking in aphasia. Zeitschrift für Phonetik, Sprachwissenschaft und Kommunikationsforschung 1961; 14: 337–364

Weigl E. Neuropsychologische und neurolinguistische Grundlagen eines Programms zur Rehabiliation aphasischer Störungen. In: Peuser G, Hrsg. Studien zur Sprachtherapie. München: Fink; 1979: 491–514

Weiller C, Isensee C, Rijntjes M. Recovery from Wernickes Aphasia: a positron emission tomographic study. Ann Neurol 1995; 37: 723–732

Weinberg J, Diller L, Gordon W et al. Visual scanning training effect on reading-related tasks in aquired right brain damage. Arch Phys Med Rehabil 1977; 58: 479–486

Weintraub S, Mesulam M. Mental state assessment of young and elderly adults in behavioral neurology. In: Mesulam M, Hrsg. Principles of behavioral neurology. Philadelphia: Davis; 1985: 71–123

Weniger D, Springer L. Therapie der Aphasie. In: Hartje W, Poeck K, Hrsg. Klinische Neuropsychologie. 6. Aufl. Stuttgart: Thieme; 2006: 161–173

Whitworth A, Webster J, Howard D. Assessment and Intervention in Aphasia. Hove: Psychology Press; 2005

Wiesner G, Grimm J, Bittner E. Stroke: prevalence, incidence, trends, East-West comparison. Initial results of the 1998 Federal Health Survey. Gesundheitswesen (Bundesverband der Ärzte des Öffentlichen Gesundheitsdienstes (Germany)) 1999; 61 Spec No: S79–84

Willmes K, Poeck K. Results of a multicenter study on the spontaneous prognosis of aphasias of vascular etiology. Nervenarzt 1984; 55: 62–71

Winkelmaier U, Wüst K, Wallner F. Evaluation des Aspirationsschutzes blockbarer Trachealkanülen. HNO 2005; 53: 1057–1062

Wittler M. Akut-aphasische Sprachproduktion: Eine Dichotomie? Zur Spontansprache akuter Aphasien [Dissertation]. Universität Bielefeld; 2006 Online im Internet: http://pub.uni-bielefeld.de

Wittler M. Rückbildungsprozesse in der Akut- und Postakutphase von Aphasien. Evidenzen aus der neurologischen Forschung. Forum Logopädie 2009; 6: 12–18

Woodlee M, Schallert T. The interplay between behaviour and neurodegeneration in rat models of Parkinsons's disease and stroke. Restor Neurol Neurosurg 2004; 22: 153–161

Woodlee M, Schallert T. The impact of motor acitivity on the brain. Curr Dir Psychol Sci 2006; 15: 203–206

Wuttge-Hannig A, Hannig C. Radiologische Funktionsdiagnostik bei neurologischen Krankheitsbildern und bei therapierten onkologischen Kopf-Hals-Erkrankungen. In: Bartholome G, Schröter-Morasch H, Hrsg. Schluckstörungen – Diagnostik und Rehabilitation. 4. Aufl. München: Urban&Fischer/Elsevier; 2010: 99–154

Zieger A. Dialogaufbau in der Frühphase mit komatösen Schädel-Hirn-Verletzten. In: Lipp B, Schlaegel W, Hrsg. Wege von Anfang an. Villingen: Neckar-Verlag; 1996: 202–239

Zieger A, Hildebrandt H. Neuropsychologische Frührehabilitation während der intensivmedizinischen Versorgung. In: Gauggel S, Kerkhoff H, Hrsg. Fallbuch klinische Neuropsychologie. Göttingen: Hogrefe; 1997: 267–289

Zieger A. Der schwerstgeschädigte neurologische Patient im Spannungsfeld von Bio- und Beziehungsmedizin. Intensivpflege 2002; 10: 261–274

Zieger A. Komastimulationstherapie – was wissen wir? Neurol Rehabil 2003; 9: 39–48

Zieger A. Körpernaher Dialogaufbau mit Menschen im Koma/Wachkoma nach erworbener schwerer Hirnschädigung. In: Boenisch J, Otto K, Hrsg. Leben im Dialog – Unterstützte Kommunikation über die gesamte Lebensspanne. Karlsruhe: Loeper; 2005: 390–403

Zieger A. Wachkoma – eine medizinische Einführung. In: Nydahl P, Hrsg. Wachkoma. Betreuung, Pflege und Förderung eines Menschen im Wachkoma. 3. Aufl. München: Elsevier; 2010: 4–17

Ziegler W, Jaeger M. Materialien zur Sprechapraxie-Therapie. EKN 2010. Online im Internet: www.ekn.mwn.de

Ziegler W, Ackermann H. Mutismus und Aphasie – eine Literaturübersicht. Fortschr Neurol Psychiatrie 1994; 62: 366–371

Ziegler W. Psycholinguistic and motor speech models of apraxia of speech. Semin Speech Lang 2002; 23: 231–243

Ziegler W. Zur Autonomie sprech-motorischer Kontrollfunktionen. Forum Logopädie 2003; 2: 6–13

Ziegler W. Die bukkofaziale Apraxie. Sprache – Stimme – Gehör 2009; 33: 103

Ziegler W, Vogel M. Dysarthrie. Stuttgart: Thieme; 2010

Ziegler W. Rehabilitation aphasischer Störungen nach Schlaganfall. Leitlinien für Diagnostik und Therapie in der Neurologie. 2012 (im Druck)

Zihl J, Nelles G. Rehabilitation von zerebralen Sehstörungen.

In: Nelles G, Hrsg. Neurologische Rehabilitation. Stuttgart: Thieme; 2004: 129–140

Zihl J. Zerebrale Sehstörungen. In: Karnath H, Hartje W, Ziegler W, Hrsg. Kognitive Neurologie. Stuttgart: Thieme; 2006: 1–18

Leitlinien

Ackermann H. Therapie neurogener Sprech- und Stimmstörungen (Dysarthrie/Dysarthrophonie). In: Diener H, Putzki N, Hrsg. Leitlinien für Diagnostik und Therapie in der Neurologie. 4. Aufl. Stuttgart: Thieme; 2008: 903–907

Ackermann H, Schönle P. Multiprofessionelle neurologische Rehabilitation. In: Diener H, Putzki N, Hrsg. Leitlinien für Diagnostik und Therapie in der Neurologie. 4. Aufl. Stuttgart: Thieme; 2008: 880–886

Bauer A, de Langen-Müller U, Glindemann R et al. Qualitätskriterien und Standards für die Therapie von Patienten mit erworbenen neurogenen Störungen der Sprache (Aphasie) und des Sprechens (Dysarthrie): Leitlinien 2002. Aktuelle Neurologie 2002; 29: 63–75

Leischker A. S3-Leitlinie: Enterale Ernährung bei Patienten mit Schlaganfall der Deutschen Gesellschaft für Ernährungsmedizin, der Deutschen Gesellschaft für Geriatrie und der Deutschen Gesellschaft für Neurologie. AWMF online 2007; AWMF-Registernummer 073/017

Prosiegel M. Rehabilitation Neurogener Dysphagien. In: Diener HC, Putzki N, Hrsg. Leitlinien für Diagnostik und Therapie in der Neurologie. 4. Aufl. Stuttgart: Thieme; 2008: 645–670

Ziegler W. Rehabilitation aphasischer Störungen nach Schlaganfall. Leitlinien für Diagnostik und Therapie in der Neurologie. 2012 (im Druck)

Untersuchungsverfahren akute Aphasie (Auswahl)

Online-Materialien:

- AABT mit Normwerten, Protokollbögen und Handanweisung
- Skala Expressive Kommunikation und Selbstaktualisierung (SEKS) (Zieger 2002)
- Untersuchungsbogen auf bukkofaziale Apraxie (W. Huber nach Kerschensteiner u. Poeck 1974)

Aschenbrenner S, Tucha O, Lange K. Regensburger Wortflüssigkeits-Test (RWT). Göttingen Bern Toronto Seattle: Hogrefe; 2001

Biniek R. Akute Aphasien (enthält AABT). Stuttgart: Thieme; 1993

Eckold M, Helmenstein T. Die Bad Schwalbacher Schriftprobe: Validität und Reliabilität. Euro J Ger 2007; 9: 125–129

Glindemann R, Klintwort D, Ziegler W et al. Bogenhausener Semantik-Untersuchung (BOSU). München: Urban & Fischer; 2002

Heidler MD. Kognitive Dysphasien. Differenzialdiagnostik aphasischer und nicht aphasischer zentraler Sprachstörungen sowie therapeutische Konsequenzen (enthält AGD). Frankfurt a.M.: Lang; 2006

Huber W, Poeck K. Weniger D et al. Der Aachener Aphasie-Test (AAT). Göttingen: Hogrefe; 1983

Kalbe E, Reinhold N, Ender U et al. Aphasie-Check-Liste (ACL) Köln: Prolog; 2002

Kemper B, Mause B, Bach A. Frühe sprachliche Aktivierung schwerst schädelhirnverletzter Patienten in der Frührehabilitation: Ein Dokumentationsbogen für die klinische Praxis. Neurologie & Rehabilitation 2009; 15: 199–204

Kroker C. Aphasie-Schnell-Test (AST). Leverkusen, Germany: Steiner; 2000. Der Test ist aktuell nur als eBook erhältlich!

Lang C, Dehm A, Dehm B et al. Kurze Aphasieprüfung (KAP). Frankfurt, Germany: Swets & Zeitlinger; 1999

Liepold M, Ziegler W, Brendel B. Hierarchische Wortlisten. Ein Nachsprechtest für die Sprechapraxiediagnostik. EKN 2010. Online im Internet: www.ekn.mwn.de

Richter K, Wittler M, Hielscher-Fastabend M. Bielefelder Aphasie Screening (BIAS). Hofheim: Natverlag; 2006

Simons B. Therapie akuter Aphasien (enthält USLA). Frankfurt: Lang; 1997

Schultze-Jena A, Becker R. Anhaltspunkte für eine Demenz in der Aphasiediagnostik – Ergebnisse einer Pilotstudie. Forum Logopädie 2005; 5: 14-20 (kostenloser Download für Mitglieder des dbl unter www.dbl.de)

Zieger A. Der schwerstgeschädigte neurologische Patient im Spannungsfeld von Bio- und Beziehungsmedizin. Intensivpflege 2002; 10: 261–274 (kostenloser Download der SEKS unter www.thieme.de)

Therapiematerialien

Die Auswahl beschränkt sich auf die im Buch und online erwähnten Materialien und erhebt keinen Anspruch auf Vollständigkeit!

Online-Materialien:

- Übungsmaterialien für die Visual Action Therapie (VAT) (Springer 1986)

Kommunikationsbücher

Bundesverband für die Rehabilitation der Aphasiker. PictoCom – Kommunikationsbuch. Würzburg: Eigenverlag; 2005

Nürnberger H. Logicon – Kommunikation mit Bildern. 3. Aufl. Köln: Prolog 2010

Auswahl an Bildsammlungen, Therapieprogrammen, Übungssammlungen für die Aphasie- und Sprechapraxiebehandlung

Stark J. Everyday Language Activities (ELA) Fotoserie. Set 1–3. Köln: Prolog; 1992–1997

Nobis-Bosch R, Huber W, Radermacher I et al. Aachener B. A.Bar Lexikon-Training. Pforzheim: INCAP; 2009

Radermacher I, Nobis-Bosch R, Springer L et al. Aachener B. A.Bar Dialog-Training. Pforzheim: INCAP; 2010

Lutz L. MODAK – Modalitätenaktivierung in der Aphasietherapie. 2. Aufl. Berlin: Springer; 2009

Simons B. Therapie akuter Aphasien. Frankfurt: Lang; 1997

Ziegler W, Jaeger M. Materialien zur Sprechapraxie-Therapie. EKN 2010. Online im Internet: www.ekn.mwn.de

Mundmotorik und Fazialistraining

Hartwig M. Fazialisprogramm Gesicht – Mund – Zunge. Bad Honnef: Hippocampus; 2010

Okreu S, Beckers M. Mundmotorik & Fazialisübungen. Ein Übungsheft für Betroffene. Bad Honnef: Hippocampus; 2002

Weiterführende Literatur für Angehörige und Beratung

Auer P, Bauer A. Aphasie im Alltag. Stuttgart: Thieme; 2009

Lutz L. Das Schweigen verstehen. 4. Aufl. Berlin: Springer; 2010

Springer L. Verständigungshilfen im Dialog mit aphasischen Gesprächspartnern. Patienteninformation. Sprache – Stimme – Gehör 2010; 34: 180

Steiner J. Von Aphasie mitbetroffen. Zum Erleben von Angehörigen aphasiebetroffener Menschen. Leverkusen: Steiner; 2002

Bundesverband für Aphasie

Bundesverband für die Rehabilitation
der Aphasiker e. V.
Klosterstraße 14
97084 Würzburg
Tel. 09 31 / 25 01 30-0
Fax 09 31 / 25 01 30-39
info@aphasiker.de
wwww.aphasiker.de

Sachverzeichnis